W0246560

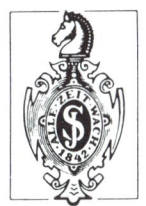

Forensische Psychiatrie heute

Prof. Dr. med. Ulrich Venzlaff
zum 65. Geburtstag gewidmet

Herausgegeben von

H. Pohlmeier, E. Deutsch,
H.-L. Schreiber

Springer-Verlag
Berlin Heidelberg New York
London Paris Tokyo

Prof. Dr. med. Hermann Pohlmeier
Georg-August-Universität Göttingen
Zentrum psychologische Medizin
Abt. Medizinische Psychologie, Humboldtallee 3
3400 Göttingen

Prof. Dr. Erwin Deutsch
Juristisches Seminar der Universität Göttingen
Nikolausberger Weg 9a
3400 Göttingen

Prof. Dr. Hans-Ludwig Schreiber
Juristisches Seminar der Universität Göttingen
Nikolausberger Weg 9a
3400 Göttingen

ISBN 3-540-17241-6 Springer-Verlag Berlin Heidelberg New York
ISBN 0-387-17241-6 Springer-Verlag New York Berlin Heidelberg

Gesamtherstellung: Kieser, Augsburg
2119/3140-543210

Vorwort

Psychopathologie heute hieß die Festschrift, die dem Klassiker dieses Faches K. Schneider 1962 zum 75. Geburtstag gewidmet wurde. Die Idee des Herausgebers Kranz war, Aufsätze von Schülern und Freunden des Jubilars unter ein bestimmtes Leitthema zu stellen und damit Dank und Glückwunsch zu verbinden. Auf diese Weise ist ein Buch entstanden, das über den aktuellen Anlaß hinaus bis heute Gültigkeit und Bedeutung behalten hat. Wir als Herausgeber der Festschrift zu Ulrich Venzlaffs 65. Geburtstag hatten dieselbe Idee, Arbeiten von Freunden und Kollegen des Jubilars unter ein Leitthema zu stellen, um ebenfalls dem Buch über den aktuellen Anlaß hinaus, eine Bedeutung für die Zukunft zu sichern. In bewußter Anlehnung an eine klassische Vorlage haben wir den Titel *Forensische Psychiatrie heute* gewählt und denken, daß wir damit der Bedeutung des Jubilars für das Fach und der Bedeutung des Faches selbst angemessen Rechnung getragen haben. Die Bedeutung des Faches innerhalb der Psychiatrie und innerhalb der Medizin und für die Rechtsprechung liegt in einer zunehmenden Spezialisierung, die mehr und mehr von Fachleuten für forensische Psychiatrie wahrgenommen wird. Es ist heute kaum noch möglich, daß ein Psychiater ohne besondere Kenntnis und Erfahrung im Umgang mit forensisch-psychiatrischen Problemen zu allen zu begutachtenden Rechtsfragen Stellung nehmen kann. So haben sich folgerichtig in den letzten Jahrzehnten Psychiater und Psychologen hervorragend in diesem Gebiet spezialisiert und qualifiziert. Gelegentlich ist es im Zuge dieser Entwicklung auch zur Einrichtung forensisch-psychiatrischer Fachabteilungen und Fachinstitute gekommen, wenngleich diese Tendenz auch wieder rückläufig zu werden droht. Zahlreiche so tätige Wissenschaftler kommen, eingerahmt von ebenso engagierten Juristen, in dem vorliegenden Buch zu Wort, ohne daß damit der Anspruch auf Vollständigkeit verbunden wäre. Auf diese Weise ist aber ein Buch zustandegekommen, welches im Querschnitt den Zustand und die besondere Problematik der forensischen Psychiatrie abbildet, orientiert an den Schwerpunkten „Grundlegend-theoretische Probleme der forensischen Psychiatrie"; „Methodisch-praktische Probleme der forensischen Psychiatrie"; „Einzeldisziplinen in Beziehung zur forensischen Psychiatrie"; „Spezielle Fälle in der forensischen Psychiatrie"; „Psychopathologisch-klinische Syndrome in der forensischen Psychiatrie"; „Der Sachverständige". Wir würden uns freuen, wenn damit ein breiter Leserkreis Interesse an dem Zustand der forensischen Psychiatrie findet und wenn das Buch für die Zukunft eine Orientierung bleiben wird, von wo aus – und wie – der heutige

Erkenntnisstand der forensischen Psychiatrie sich weiterzuentwickeln hat. Als Herausgeber hoffen wir mit allen gratulierenden Autoren, daß wir damit dem Jubilar Ulrich Venzlaff zu seinem 65. Geburtstag ein angemessenes Geschenk machen, angemessen an die hervorragenden Leistungen und Verdienste, die er in diesem Fach aufzuweisen hat. Das Geschenk dieser Festschrift ist verbunden mit Dank für Leistung und Verdienst und vor allem mit besten Glückwünschen für den Jubilar und seine Zukunft – ein Klassiker seines Faches ist Ulrich Venzlaff glücklicherweise noch nicht, dafür sind er selbst und das Fach noch zu jung!

Gratulamur!

Göttingen, zum 8. Dezember 1986   *Hermann Pohlmeier*
                                                                          Erwin Deutsch
                                                        Hans-Ludwig Schreiber

Inhaltsverzeichnis

V. Psychopathologisch-klinische Syndrome in der forensischen Psychiatrie

VI. Der Sachverständige

Mitarbeiterverzeichnis

BLAU, G., Prof. Dr. jur.
Ostpreußenstr. 15, 6000 Frankfurt am Main 60

BÖCHER, W., Prof. Dr. Dr. med. et jur.
Universität Gesamthochschule Essen, Fachbereich 2 –
Erziehungswissenschaften, Postfach 10 37 64, 4300 Essen 1

DASKALOPOULOS, J., M., Prof. Dr. jur.
Universität Athen, Juristische Fakultät Sina 3, Athen 143/Griechenland

DEUTSCH, E., Prof. Dr. jur.
Juristisches Seminar der Universität Göttingen, Nikolausberger Weg 9 A,
3400 Göttingen

DUNCKER, H., Dr. med.
Westfälische Klinik Schloß Haldem, Postfach 20 15, 4995 Sternwede 2

EHRHARDT, H. E., Prof. Dr. med., Dr. phil., Dr. jur. h.c.
em. o. Professor und Direktor des Univ.-Instituts für Gerichtliche
und Sozial-Psychiatrie, Ortenbergstr. 8, 3550 Marburg

FOERSTER, K., Prof. Dr. med.
Eberhard-Karls-Universität Tübingen, Abt. Allgemeine Psychiatrie
mit Poliklinik, Osianderstr. 22, 7400 Tübingen

FOTAKIS, N. S., Prof. Dr. med.
Nikiforou Lytra 2, 15452 Palaio Psychiko/Griechenland

FRANK, C., Dr. med.
Institut für forensische Psychiatrie der Universität Salzburg,
Ignaz-Harrer-Str. 79, 5020 Salzburg/Österreich

HARRER, G., Prof. Dr. med.
Institut für Forensische Psychiatrie der Universität Salzburg,
Ignaz-Harrer-Str. 79, 5020 Salzburg/Österreich

HOPPE, K. D., Prof. Dr. med.
The Hacker Clinic, 6399 Wilshire Boulevard, Suite 414, Los Angeles,
California 90048/USA

LEMPP, R., Prof. Dr. med.
Zentrum für Psychiatrie und Neurologie der Universität Tübingen,
Osianderstr. 14, 7400 Tübingen 1

LEYGRAF, N., Dr. med.
Psychiatrische und Nervenklinik der Westfälischen Wilhelms-Universität,
Abt. Klinik für Psychiatrie, Albert-Schweitzer-Str., 4400 Münster

LITTMANN, E., Dipl.-Psych. Dr. phil.
Klinik und Poliklinik für Neurologie und Psychiatrie des Bereiches Medizin
(Charité) der Humboldt-Universität Berlin, Abt. für forensische Psychiatrie und
Psychologie, Schumannstr. 20/21, 1040 Berlin/DDR.

MENDE, W., Prof. Dr. med.; MENDE, M., Dr. phil., Psychologe
Abt. für Forensische Psychiatrie der Nervenklinik der Universität München,
Beethovenplatz 4, 8000 München 2

MESTER, H., Prof. Dr. med. †
Psychiatrische und Nervenklinik der Westfälischen Wilhelms-Universität,
Abt. Klinik für Psychiatrie, Albert-Schweitzer-Str. 11, 4400 Münster

MÜLLER-LUCKMANN, E., Prof. Dr. phil.
Institut für Psychologie (Haus b), Postfach 33 29, 3300 Braunschweig

NIEDERLAND, W. G., Prof. Dr. med.
108 Glenwood Road, Englewood, New Jersey 07631/USA

POHLMEIER, H., Prof. Dr. med.
Georg-August-Universität Göttingen, Zentrum psychologische Medizin,
Abt. Medizinische Psychologie, Humboldtallee 3, 3400 Göttingen

RASCH, W., Prof. Dr. med.
Institut für Forensische Psychiatrie der Freien Universität Berlin,
Limonenstr. 27, 1000 Berlin 45

SCHEWE, G., Prof. Dr. med., Dr. jur.
Institut für Rechtsmedizin, Justus-Liebig-Universität, Frankfurter Str. 58,
6300 Gießen

SCHORSCH, E., Prof. Dr. med.
Abteilung für Sexualforschung, Martinistr. 52, 2000 Hamburg 20

SCHREIBER, H. L., Prof. Dr. jur.
Juristisches Seminar, Nikolausberger Weg 9A, 3400 Göttingen

SCHÜLER-SPRINGORUM, H., Prof. Dr. jur.
Institut für die gesamten Strafrechtswissenschaften der Universität München,
Veterinärstr. 1, 8000 München 22

SPECHT, F., Prof. Dr. med.
Abt. für Kinder- und Jugendpsychiatrie, Klinikum der Georg-August-Universität
Göttingen, v.-Siebold-Str. 5, 3400 Göttingen

SZEWCZYK, H., Prof. Dr. Dr. sc. med.
Neue Schönholzer Str. 13, 1100 Berlin-Pankow/DDR

TÖLLE, R., Prof. Dr. med.
Psychiatrische und Nervenklinik der Westfälischen Wilhelms-Universität,
Abt. Klinik für Psychiatrie, Albert-Schweitzer-Str. 11, 4400 Münster

WEGENER, H., Prof. Dr. phil. Dr. med.
Institut für Psychologie der Christian-Albrechts-Universität, Neue Universität,
Olshausenstr. 40/60, 2300 Kiel 1

WILLE, R., Prof. Dr. med. Dr. jur.
Sexualmedizinische Forschungs- und Beratungsstelle, Klinikum
der Christian-Albrechts-Universität Kiel, Hospitalstr. 17/19, 2300 Kiel 1

Ulrich Venzlaff – 65 Jahre alt

H. POHLMEIER

Ulrich Wilhelm Venzlaff wurde am 8. Dezember 1921 als Sohn des Studienrates Dr. Wilhelm Venzlaff in Luckenwalde bei Berlin geboren. An seinem Heimatort besuchte er die Volksschule sowie das Gymnasium und legte im März 1939 die Reifeprüfung mit der Note „gut" ab. Nach damals pflichtgemäßer Ableistung einer halbjährigen Dienstzeit beim sog. Reichsarbeitsdienst immatrikulierte er sich im Oktober 1939 an der medizinischen Fakultät der Universität Göttingen und studierte dort bis zum 5. April 1945 Medizin. Das Studium fiel in die Zeit des 2. Weltkriegs, eine Zeit, in der es angehenden Medizinern möglich war, das Studium in Studentenkompanien zu absolvieren. Im April 1945, kurz vor Kriegsende, konnte Ulrich Venzlaff das Medizinstudium mit der sog. „Notapprobation" abschließen und mit der Note „sehr gut" zum Doktor der Medizin promovieren.

Nach dem Kriege war Ulrich Venzlaff in amerikanischer Kriegsgefangenschaft. Er studierte dann im Wintersemester 1946/47 noch ein Semester Medizin, um dann endgültig am 30. Juli 1947 mit dem offiziellen medizinischen Staatsexamen sein Studium mit der Note „sehr gut" abzuschließen. Ulrich Venzlaff war dann etwa ein halbes Jahr allgemeinärztlich tätig und begann am 1. Januar 1948 an der Universitätsnervenklinik Göttingen unter Prof. Dr. G. Ewald seine Facharztausbildung in den damals noch kombinierten Disziplinen Neurologie und Psychiatrie. Im Rahmen seiner Weiterbildung war er im Jahre 1952 und 1953 neuroradiologisch an der Chirurgischen Universitätsklinik Göttingen tätig sowie psychiatrisch 1954 und 1955 am Niedersächsischen Landeskrankenhaus am Rosdorfer Weg in Göttingen.

Ulrich Venzlaff arbeitete während seiner Weiterbildung zum Facharzt für Neurologie und Psychiatrie intensiv wissenschaftlich. Schon seine Doktorarbeit mit dem Thema *Untersuchungen über den Antagonismus zwischen Sulfonamiden und Nikotinsäureamid* hatte seine Fähigkeit zum selbständigem wissenschaftlichen Arbeiten belegt und die entsprechende Anerkennung mit der Benotung „sehr gut" gefunden. Am 19. November 1956 erhielt er für seine wissenschaftlichen Leistungen durch die medizinische Fakultät der Universität Göttingen die Venia legendi für die Fächer Neurologie und Psychiatrie. Das Thema seiner Habilitationsschrift, das seinen weiteren wissenschaftlichen und beruflichen Werdegang bis heute begleiten sollte, war: *Die psychoreaktiven Störungen nach entschädigungspflichtigen Ereignissen*. Diese empirisch sehr gründliche, literarisch fundierte und auch problemorientierte Auseinandersetzung mit den sog. Unfallneurosen ist in überarbeiteter Form 1958 als Monographie im Springer-Verlag erschienen und wurde wegweisend für die forensische Psychiatrie.

Ulrich Venzlaff wurde am 1. August 1958 Oberarzt an der Neurologisch-psychiatrischen Klinik der Universität Göttingen. Durch seine Tätigkeit am Landeskrankenhaus mit allen Krankheitsbildern der großen Psychiatrie vertraut, konnte er – wie sein Lehrer Ewald – beide damals noch in einer Klinik vereinten Disziplinen, vertreten. Nach der Teilung der Klinik wurde er erster und geschäftsführender Oberarzt der Psychiatrischen Universitätsklinik, die sich inzwischen von der Neurologie getrennt hatte. Am 2. Mai 1962 erfolgte die Ernennung zum Außerplanmäßigen Professor, am 2. Januar 1969 die zum Medizinaldirektor.

Ulrich Venzlaff übernahm damit das Direktorat des Niedersächsischen Landeskrankenhauses am Rosdorfer Weg in Göttingen bis heute. Nach seinem 65. Geburtstag im Dezember 1986 gibt er dieses Amt im Januar 1987 ab, nicht aber seine Arbeit in der Wissenschaft der Psychiatrie und insbesondere in der Wissenschaft der forensischen Psychiatrie.

Ulrich Venzlaff ist als Angehöriger des Jahrgangs 1921 in der Medizin schnell vorangekommen. Er verdankt dies nicht dem scheinbar glücklichen Umstand, im Kriege durch die Einrichtung der Trimester und der Studentenkompanien studiert haben zu können. Diese sogenannten Vergünstigungen des raffinierten nationalsozialistischen Systems dienten ja nur der Steigerung der Wehrkraft und nicht der Förderung qualifizierten Nachwuchses in der Medizin. Ulrich Venzlaff verdankt seine Karriere hingegen jener besonderen Qualifikation für Medizin und Psychiatrie, die Förderung hätte erfahren sollen. Mit ausgeprägter Sensibilität für die Leiden der Kranken hat er als Arzt die Dimensionen der Krankheit genau wahrgenommen und mit dieser sensiblen Wahrnehmung ein besonderes Problembewußtsein entwickelt für untersuchungswürdige Bereiche der medizinischen Wissenschaft. Er widmete sich insbesondere Fragen der Neurotraumatologie und erweiterte die Fragestellung dann schnell zu dem sehr schwierigen Bereich des psychischen Traumas, der traumatischen Neurose und der Unfallneurose. So sah er sich „kreativ gezwungen", die Psychologie in seine Arbeit mit einzubeziehen und seine Kompetenz um das Erlernen psychologischer Methoden zu erweitern. Insbesondere die Fähigkeit zur Anwendung der tiefenpsychologisch orientierten biographischen Anamnese verstand er auf das Glücklichste in seine wissenschaftliche Arbeit einzubeziehen. Seine Tätigkeit erstreckte sich dann schwerpunktmäßig auf die forensisch-psychiatrische Begutachtung erlebnisbedingter Verfolgungsschäden. Aber auch seine Tätigkeit in anderen Bereichen der forensischen Psychiatrie zeigte, wie angebracht die Verbindung von Biologie und Psychologie in diesem Bereich der Psychiatrie ist.

Als außerordentlich kenntnisreicher und methodengewandter Gutachter wurde Ulrich Venzlaff zunehmend von Gerichten in Anspruch genommen und begann, in der juristischen Wissenschaft hohes Ansehen zu erringen. Im Rahmen seiner Lehrtätigkeit hat er regelmäßig Vorlesungen über gerichtliche Psychiatrie und medizinische Kriminologie gehalten, dies gemeinsam mit Kollegen der juristischen Fakultät in gerichtspsychiatrisch-kriminologischen Seminaren. Den von juristischer Seite außerordentlich geschätzten Sachverstand des Jubilars konnte dieser auf vielen Tagungen und auf Fortbildungen u. a. an der Richterakademie in Trier zur Verfügung stellen. Diese gemeinsame Arbeit mit Juristen führte dann auch zu besonderem Engagement in der Sozialpsychiatrie und vorbereitender Arbeit für die Einführung sozialtherapeutischer Anstalten. Den Maßregelvollzug hat er kompetent und kenntnisreich mit modernen Ideen innoviert. Als Direktor eines Landeskrankenhauses war er ja mit dem Problem der psychisch kranken Rechtsbrecher dauernd konfrontiert und dem Grundsatz „Therapie statt Strafe" sehr zugeneigt. Aus intensiver realistischer Alltagserfahrung hat er andererseits die nötige kritische Distanz bezüglich der Durchführung dieses Prinzips. Er hat seine Kompetenz auch sehr wirksam in Kommissionen zur Reform des Strafvollzugsgesetzes auf Bundesebene und des Maßregelvollzugsgesetzes und des sog. „Psych-KG" auf Landesebene in Niedersachsen einbringen können. Gewichtig war auch seine Stimme in der Enquetekommission zur Erstellung des *Berichts über die Lage der Psychiatrie in der BRD für den Deutschen Bundestag* 1975. Als engagierter Hochschullehrer war er auch maßgeblich tätig in der Studienreformkommission, welche die Grundideen des „Neuen Niedersächsischen Hochschulgesetzes" für die einzelnen Hochschulen fruchtbar zu machen versuchte.

Ein krönender Abschluß seiner langen Zusammenarbeit mit Juristen ist die unter seiner Herausgeberschaft im Jubiläumsjahr erschienene *Psychiatrische Begutachtung – Ein Handbuch für Ärzte und Juristen* im Gustav-Fischer-Verlag, Stuttgart, New York, 1986. Ulrich Venzlaff hat es in diesem Handbuch verstanden, die kompetentesten Vertreter aus dem Zivil- und Strafrecht und aus den verschiedenen Bereichen der Psychiatrie zu einem Dialog zu führen, den er auch in eigenen Beiträgen in diesem Handbuch inauguriert. Diesen Dialog hat er in verschiedenen Arbeitskreisen mit Ärzten und Juristen durch seine maßgebliche Stimme entscheidend eingeleitet, und so ist dieses Handbuch – als Konsequenz seines Lebenswerks – nun ein konkreter literarischer Niederschlag, der das Fach „forensische Psychiatrie" bleibend befruchten wird. Es erscheint in diesem Zusammenhang nicht zufällig, daß Ulrich Venzlaff bei allem Engagement für die Hochschullehre 1965 den Ruf auf den Lehrstuhl für Psychiatrie an der Universität Erlangen, wo damals noch Neurologie und Psychiatrie in einer Klinik vereint waren, ablehnte, ebenso wie den 1970 nach Berlin auf den Lehrstuhl für forensische Psychiatrie.

Das Lebenswerk von Ulrich Venzlaff scheint an die umfassende Anstaltspsychiatrie gebunden, die wohl noch eher die intensive Auseinandersetzung mit den schweren forensisch-psychiatrischen Fällen erlaubt als die Universitätspsychiatrie. Soll inhaltlich Venzlaffs Lebenswerk eine angemessene Würdigung erfahren, so geschieht dies am sinnvollsten durch die Hervorhebung von 3 Schwerpunkten seiner Arbeit. Herausgegriffen werden sollen in diesem Sinne die Bedeutung der Göttinger Psychiatrie, der Psychologie und der forensischen Psychiatrie.

Die Göttinger Psychiatrie ist in der Nachkriegszeit besonders bemerkenswert durch das Wirken von Ewald und den originellen Impuls des viel zu früh verstorbenen Conrad. Die Fortführung der klassischen deutschen Psychopathologie durch Meyer über fast 2 Jahrzehnte, gewährleistete eine ruhige Entwicklung der Hochschulpsychiatrie am Ort, besonders in den Wirren der Studentenproteste 1968 und später. Ewald wurde in Göttingen für Venzlaff gewissermaßen ein Schlüsselerlebnis: er hatte 1934 den Lehrstuhl übernommen und war von Anfang an gezwungen, seine Wissenschaft und seine Patienten vor dem Zugriff politisch Verantwortungsloser zu schützen. Für ihn, den umfassende Bildung, ungewöhnliche Toleranz anders Denkenden gegenüber und tiefe Menschlichkeit für den Kranken auszeichnete, war dies selbstverständlich, aber in jener Zeit auch nicht leicht. Öffentlich-politisch trat Ewald hervor, als er 1940 zusammen mit der deutschen Bevölkerung und dem Kardinal Graf von Galen aus Münster erreichte, daß Hitler seine T 4-Aktion beendete, die Ärzte dazu ermächtigte, nach der damaligen Ideologie „lebensunwertes Leben" von Patienten auszulöschen. Schon vorher hatte sich Ewald intensiv dafür eingesetzt, daß diese Aktion gar nicht erst zustande kam, zunächst ohne Erfolg, dann aber war sein Widerstand um so wirksamer. Er bereitete seine – von entsprechenden Aktivitäten flankierte – Intervention sorgfältig vor. So wurde auf seine Veranlassung in den Göttinger Vorlesungen für Psychiatrie ausführlich über Euthanasie gesprochen, um die Urteilskraft der Studenten und der angehenden Ärzte für den Unterschied von Gnadentod, Euthanasie und Mord zu schärfen. Bereits in der Studienzeit vermittelte Ewald dem Jubilar die Faszination der Psychiatrie.

In der Assistentenzeit war der besondere Umgang mit der Psychiatrie durch Ewald für Venzlaff von großer Bedeutung. Für die damalige Zeit ungewöhnlich, wurde in der Göttinger Psychiatrie sehr ernst damit gemacht, daß in dem Namen des Faches das Wort Seele (Psyche) vorkommt. Venzlaff wußte die in der Klinik eingeführten psychotherapeutischen Seminare sehr zu schätzen, in denen u. a. Kühnel und Delius Inhalte und Methoden der *Psychologie* und der Tiefenpsychologie den angehenden Psychiatern nahezubringen versuchten. Die Assistenten hatten Gelegenheit, unter diesen Gesichtspunkten ihre Patienten zu beobachten und auch die Therapie danach auszurichten. Sie taten dies u. a. auf dem Hintergrund der Arbeiten von Adler und Freud und hatten offenbar für sich selbst großen Gewinn davon und waren auch in der Lage, ihre Patienten angemessener zu behandeln als sie nur zu verwahren. Schon während der ersten Assistentenjahre in der Ewaldschen Klinik wuchs bei Venzlaff das Interesse, die psychische Störung als multidimensionales Geschehen zu begreifen und die verschiedenen biologischen, psychologischen und soziologischen Faktoren zu einem Gesamtbild zusammenzusetzen.

So war er gut vorbereitet, sein bald bevorzugtes Arbeitsgebiet der Unfallneurosen so zu studieren und zu untersuchen, daß wesentliche, neue Erkenntnisse daraus erwuchsen. Der Anknüpfungspunkt war die frühere Beschäftigung mit der Neurotraumatologie, für welche die Klinik reiches Anschauungsmaterial bot. Der entscheidende Anstoß zur Weiterentwicklung der Erkenntnis auf diesem Gebiet war die bis heute nicht mehr abgerissene Begegnung mit den Verfolgten des Naziregimes. Venzlaff wurde bald klar, daß die üblichen Schemata der Psychiatrie zur Beurteilung dieser einmaligen Ereignisse und Zustände nicht mehr ausreichten. In einem Entschädigungsverfahren beim Oberlandesgericht Celle unterlag einer der Psychiatriepäpste der Nachkriegszeit, E. Kretschmer, als Obergutachter den Ausführungen von Venzlaff: er konnte ein Verfolgtenschicksal nicht mehr damit abtun, daß die zahlreichen psychischen Störungen, insbesondere die Depressionen, des zu Begutachtenden anlagebedingt seien und ohnehin aufgetreten wären, unabhängig von der Schreckensgefangenschaft durch die Nationalsozialisten. Die These der damaligen Psychiatrie, die seelische

Belastung liege im Unendlichen, wie es etwa Hoff formuliert hat, wurde von der Empirie überholt, wenn der Beobachter und Untersucher sich für die Fakten eine offene Wahrnehmung behielt. Venzlaff führte als Folge unvoreingenommener Beobachtung den Begriff „erlebnisbedingter Persönlichkeitswandel" ein, damals schon Mitte der 50er Jahre, sehr unterstützt u. a. von von Bayer und Kolle. Durch immer neue Untersuchungen und Beobachtungen bestätigt, ist der erlebnisbedingte Persönlichkeitswandel heute fester Bestandteil der psychiatrischen Erkenntnis und hat auch die Psychologie zu viel differenzierteren Konzepten der Entwicklung der Persönlichkeit veranlaßt.

Die forensische Psychiatrie ist dann für Ulrich Venzlaff Lieblingskind und Herzensangelegenheit geblieben. Er erkannte unter dem Eindruck neuerer Erkenntnisse der genannten Art die Notwendigkeit der Spezialisierung in diesem Bereich. Noch mehr als in der Psychiatrie sonst, kam es ihm hier darauf an, die Analyse der Persönlichkeit - über die Beschreibung der Psychopathologie hinaus - differenzierter weiter zu treiben. Dazu bot ihm die Aufforderung der besonderen Analyse der Täterpersönlichkeit im Strafrecht willkommene Gelegenheit, bei der sich lebensgeschichtliche Ereignisse, gesellschaftliche Entwicklungen, situative Bedingungen und biologische Determinationen wie ein Puzzle zusammensetzen. Natürlich liest Ulrich Venzlaff mit diesem Spürsinn auch Kriminalromane, die ihm wie jedem Analytiker das Vergnügen des Erkennens von Zusammenhängen bereiten. So wurde über die Beschäftigung mit den Verfolgten des Nationalsozialismus die Auseinandersetzung mit dem Strafrecht für ihn wichtig, wobei es ihm nicht nur um die manchmal relativ einfache Frage der Schuldfähigkeit geht, sondern - über die Analyse der Täterpersönlichkeit hinaus - auch um die praktischen Konsequenzen aus Begutachtung und Rechtsprechung. Konsequent dazu gehört für ihn zum Spezialgebiet der forensischen Psychiatrie die Praxis des Maßregelvollzugs und die Therapie statt Strafe.

Schon 17 Jahre vor seinem 65. Geburtstag konnte Ulrich Venzlaff in seinem Landeskrankenhaus eine eigene offene Abteilung für Maßregelvollzug eröffnen, die von einem psychologischen Oberrat geleitet wird. Dort wird keineswegs nur in leichten Fällen versucht, durch Gruppentherapie und Soziotherapie zu rehabilitieren, sondern durchaus auch in Fällen schwerer Kriminalität, da für Venzlaff die Schwere der Straftat nicht unbedingt ein Indikator für das Ausmaß der psychischen Störung ist.

Das Lebenswerk von Ulrich Venzlaff diesseits seines 65. Geburtstages hat das Fach „forensische Psychiatrie" etabliert und profiliert. Mit anderen seiner Generation aus Medizin und Rechtswissenschaft hat er die Eigenständigkeit dieser Disziplin - und die Gründe dafür - herausgestellt. Es ist für einen allgemeinen Facharzt für Psychiatrie nicht möglich, die differenzierten Fragen der Gerichte über die Motive rechtswidriger Handlungen zu bearbeiten und zu beantworten. Die Universitätskliniken haben zu wenig Möglichkeiten, die Vielfalt der Rechtsbrecher bei sich aufzunehmen. Schon deshalb sehen die angehenden Psychiater dort zu wenig. Ein unentbehrlicher Ort der Untersuchung in diesem Bereich und dann auch der Praxis der Rehabilitation sind die Landeskrankenhäuser. Die Spezialisierung der forensischen Psychiatrie erfordert hier und an den Universitätskliniken eigene Abteilungen und Lehrstühle für dieses Fach. Eine die modernen Erkenntnisse der Psychologie berücksichtigende Justiz erfordert auf der anderen Seite einen entsprechend spezialisierten Sachverstand. Diese Einsicht gewinnt bei Juristen und Psychiatern an Boden, u. a. wächst das Interesse der jungen Psychiatergeneration in dieser Richtung.

Möge das Lebenswerk von Ulrich Venzlaff dem Interesse dieser Generation entgegenkommen und von ihr weitergeführt werden, so wie er selbst sicherlich auch im sogenannten Ruhestand daran weiterarbeiten wird.

Verzeichnis der Publikationen von U. Venzlaff

A. Dissertationsschrift

Untersuchungen über den Antagonismus zwischen Sulfonamiden und Nikotinsäureamid. Universität Göttingen, 1945

B. Habilitationsschrift

Die psychoreaktiven Störungen nach entschädigungspflichtigen Ereignissen. Universität Göttingen, 1956

C. Buchveröffentlichungen

1. *Die psychoreaktiven Störungen nach entschädigungspflichtigen Ereignissen (Die sog. Unfallneurosen).* Springer, Berlin Göttingen Heidelberg, 1958
2. *Psychiatrische Begutachtung. Ein Handbuch für Ärzte und Juristen.* G. Fischer, Stuttgart New York, 1986

D. Buchbeiträge

1. „Aufgaben des Psychiaters in der Rechtspflege". In: *Praktische Psychiatrie und Neurologie für das Krankenpflegepersonal.* Weise (Verlag für med. Bücher und Zs.), Göttingen, 1960
2. a) „Erlebnishintergrund und Dynamik seelischer Verfolgungsschäden";
   b) „Zur Frage des Zusammenwirkens erlebnisreaktiver, vegetativer und hormonaler Faktoren bei Verfolgungsschäden".
   In: *Psychische Spätschäden nach politischer Verfolgung.* (Bibliotheca „Vita humana", Fasc. 2.) Karger, Basel New York, 1963, ²1967
3. „Neurologische Erkrankungen". In: *Der diagnostische Blick* (Bilder zur Differentialdiagnose innerer Krankheiten, hrsg. von Südhof, Tischendorf, Klostermann). Schatthauer, Stuttgart, 1964, ²1969, ³1976
4. „Psychische Spätschäden nach Gefangenschaft und Verfolgung". In: Herberg HJ (Hrsg) *Die Beurteilung von Gesundheitsschäden nach Gefangenschaft und Verfolgung* (Manualia Nicolai). Nicolaische Verlagsbuchhandlung, Herford, 1967
5. „Forensic psychiatry of schizophrenic in survivors". In: Krystal H (ed) *Massive psychic trauma.* Internat. Univ. Press., New York 1968
6. „Die Wirbelsäule als Projektionsfeld psychischer Störungen". In: Trostdorf E, Stender H-S (Hrsg) *Wirbelsäule und Nervensystem.* Thieme, Stuttgart, 1970

7. a) „Der unruhige Kranke",
   b) „Psychotrope Pharmaka",
   c) „Therapie psychiatrischer Erkrankungen".
   In: Südhof H (Hrsg) *Therapie (Ein kurzes Handbuch)*. Schatthauer, Stuttgart, 1971, [2]1978

8. „Konservative Therapie cerebraler Durchblutungsstörungen". In: Herrschaft H et al. (Hrsg) *Diagnostik und Therapie cerebraler Gefäßverschlüsse*. Thieme, Stuttgart, 1971

9. „Neuropsychiatrische Aspekte der Voralterung, Frühinvalidität und frühzeitigen Sterblichkeit". In: Wannagat L (Hrsg) *Die akute Hepatitis*. Thieme, Stuttgart, 1971

10. „Neurologisch-psychiatrische Ursachen von Voralterung und Frühinvalidität nach Konzentrationslagerhaft und Kriegsgefangenschaft". In: Herberg HJ (Hrsg) *Spätschäden nach Extrembelastungen*. Nicolaische Verlagsbuchhandlung, Herford, 1971

11. „Das Schädelhirntrauma im Alter". In: *Neuropathien im Alter*. Werk-Verlag E. Banaschewski, München-Grafelfing, 1971

12. „Neuropsychiatrische Aspekte der Voralterung Konzentrationslagerüberlebender". In: *Ermüdung und vorzeitiges Altern (Folge von Extrembelastungen)*. JA Barth, Leipzig, 1973

13. „Psychiatrische Aspekte von Wirbelsäulensyndromen". In: *Neuro-psychiatrische Komplikationen*. Werk-Verlag E Banaschewski, München-Gräfelfing, 1973

14. „Pharmakotherapie zerebraler Durchblutungsstörungen". In: Loogen F, Credner K (Hrsg) *Gefäßerkrankungen*. Witzstrock, Baden-Baden Brüssel, 1974

15. „2. Strafrechtsreformgesetz und Krankenhauspsychiatrie". In: *Festschrift für Friedrich Schaffstein*. Schwartz, Göttingen 1975

16. „Aktuelle Probleme der forensischen Psychiatrie". In: Kisker KP, Meyer J-E, Müller C, Strömgen E (Hrsg) *(Psychiatrie der Gegenwart*, Bd. III. Springer, Berlin Heidelberg New York, [2]1975

17. „Streß und Wirbelsäule". In: *Streß und Nervensystem*. Werk-Verlag E Banaschewski, München-Gräfelfing, 1976

18. „Psychotherapie im Psychiatrischen Krankenhaus". In: Geyer N (Hrsg) *Psychiatrie, Geschichte – Entwicklung, Probleme, Standpunkte*. Werk-Verlag E Banaschewski, München-Grafelfing, 1977

19. „Psychotherapie in einem psychiatrischen Krankenhaus". In: Heigl F, Neun H (Hrsg) *Psychotherapie im Krankenhaus*. Vandenhoeck & Ruprecht, Göttingen Zürich, 1981

20. „Maßregelvollzug – ein Stiefkind der Strafrechtsreform". In: Bergener M (Hrsg) *Psychiatrie und Rechtsstaat*. Luchterhand, Neuwied, 1981

21. „Die Mitwirkung des psychiatrischen Sachverständigen bei der Beurteilung der Schuldfähigkeit". In: Schmidt-Hieber W, Wassermann R (Hrsg) *Justiz und Recht. Festschrift aus Anlaß des 10jährigen Bestehens der Deutschen Richterakademie*. CF Müller (Juristischer Verlag), Heidelberg, 1983

22. „Psychiatrisch-psychologische Begutachtung von Straftätern in einem psychiatrischen Krankenhaus (§§ 63, 64, 67b–67e, 67g STGB)". In: Blau G, Kammermeier H (Hrsg) *Straftäter in der Psychiatrie*. Enke, Stuttgart, 1984

23. „Diskriminierungstendenzen im Maßregelvollzug am Beispiel schizophrener Gewalttäter". In: Broda C, Deutsch E, Schreiber HL, Vogel HJ (Hrsg) *Festschrift für Rudolf Wassermann zum 60. Geburtstag.* Luchterhand, Neuwied, 1985

24. „Die forensisch-psychiatrische Beurteilung affektiver Bewußtseinsstörungen. Wertungs- oder Quantifizierungsproblem?" In: Benz M, Geilen G, Herzberg RD, Schwind HD, Warda G (Hrsg) *Festschrift für Günther Blau.* De Gruyter, Berlin New York, 1985

I. Grundlegend-theoretische Probleme der forensischen Psychiatrie

Ethische und rechtliche Probleme der Zwangsbehandlung

H.-L. SCHREIBER

I

Unter Zwangsbehandlung versteht man die notfalls durch unmittelbaren Zwang durchsetzbare Anwendung diagnostischer oder therapeutischer Maßnahmen durch einen Arzt ohne oder gegen den ausdrücklichen Willen des Betroffenen [1]. Ihrer Zulässigkeit steht prinzipiell Art. 2 Abs. 2 des Grundgesetzes entgegen, der jedem das Recht auf Leben und körperliche Unversehrtheit verfassungrechtlich verbürgt. In dieses Recht darf nur aufgrund eines Gesetzes eingegriffen werden. Eine Zwangsbehandlung widerspricht auch grundsätzlich dem Bild der Beziehung zwischen Arzt und Patient. Gewalt und Medizin vertragen sich nicht miteinander. Jaspers hat in der „Idee des Arztes" das Idealbild dahin umschrieben, daß Arzt und Patient sich als zwei vernünftige Wesen begegnen und der Kranke aus Einsicht der vom Sachkundigen verordneten Therapie folgt [2]. In einer seiner frühen grundsätzlichen Entscheidungen zur Aufklärungspflicht, bei der es um eine Elektroschockbehandlung ging, hat der Bundesgerichtshof das Erfordernis der freien Einwilligung des Patienten für eine Behandlung hervorgehoben: „Ärzte und Juristen sind sich darüber einig, daß es zu einer ärztlichen Behandlung grundsätzlich einer Einwilligung des Patienten bedarf. Abgesehen von besonderen Ausnahmefällen, ist ein Eingriff in den Körper des Patienten mit dem Recht nur zu vereinbaren, wenn er mit Einwilligung des Patienten geschieht. Das ergibt sich aus Art. 2, Abs. 2 des Grundgesetzes, der jedem das Recht auf körperliche Unversehrtheit gewährleistet. Ein Behandlungszwangsrecht, wie es zur Zeit des Nationalsozialismus erörtert, vom Reichsgericht aber stets abgelehnt worden ist (*RGZ* 151, 349), wird von niemandem mehr gefordert." [3] Weiter heißt es in dieser Entscheidung des Bundesgerichtshofs, der Richter dürfe nicht übersehen, daß das Verhältnis zwischen Arzt und Patient ein starkes Vertrauen voraussetze, daß es in starkem Maße in der menschlichen Beziehung wurzele, in die der Arzt zu dem Kranken tritt, und daß es daher weit mehr als eine juristische Vertragsbeziehung darstelle [4]. Für den Arzt stehe die Gesundheit des Patienten im Vordergrund. Sie wiederherzustellen und zu erhalten sei ärztliche Aufgabe. Daher sei es verständlich, daß der gewissenhafte Arzt sich oft für berechtigt, ja geradezu für verpflichtet halte, helfend einzugreifen, wenn es um das Leben und die Gesundheit seines Patienten gehe. Gleichwohl müsse diesem Streben dort eine Grenze gesetzt werden, wo es mit dem Recht des Patienten, selbst über seinen Körper zu bestimmen, in Widerstreit trete [5]. Die ärztliche Bestallung gibt keine eigenen Eingriffsbefugnisse in Persönlichkeitsrechte des Patienten [6].

II

Eine zwangsweise Behandlung ist nur in besonderen Fällen aufgrund gesetzlicher Ermächtigung zulässig. Aus übergeordneten Gründen des Schutzes der Gemeinschaft sowie um Kranke vor schweren Schäden zu bewahren, wird vom Recht in einzelnen Gesetzen eine zwangsweise Untersuchung und Behandlung bzw. Isolation zugelassen.

Wenden wir uns zunächst exemplarisch einer Reihe wesentlicher und typischer Fälle gesetzlich zulässiger Zwangsbehandlung zu. Mit ihrer Hilfe sollen die allgemeinen, mit der Zwangsbehandlung verbundenen, ethischen und rechtlichen Fragen deutlich werden.

Das Recht der öffentlichen Gesundheitsfürsorge, das Straf- und Strafverfahrensrecht, das Zivilverfahrensrecht sowie das Wehrpflicht-, Zivildienst- und Soldatenrecht kennen Fälle der Zwangsbehandlung, mittelbar auch das Sozialversicherungsrecht.

1. Im Bereich der öffentlichen Gesundheitsfürsorge enthält das Gesetz zur Verhütung und Bekämpfung übertragbarer Krankheiten beim Menschen, das Bundesseuchengesetz [7], spezielle Regeln über die Untersuchung, Schutzimpfung und Absonderung von Personen zum Zwecke der Bekämpfung von übertragbaren Krankheiten (§§ 10, 14, 32 Abs. 2, 36 Abs. 2, 37 Abs. 1–3 Bundesseuchengesetz). Weiter sieht das Gesetz zur Bekämpfung der Geschlechtskrankheiten [8] die zwangsweise Untersuchung und Behandlung von Geschlechtskrankheiten bis zur Beseitigung der Ansteckungsgefahr vor (§§ 3, 5, 6, 17, 18 Geschlechtskrankheitengesetz).

Die jeweiligen Unterbringungsgesetze der Länder lassen die zwangsweise Behandlung und Unterbringung psychisch Kranker zu. Nehmen wir als Beispiel das Niedersächsische PsychKG vom 30. Mai 1978 [9]. Danach kann ein psychisch Kranker, der an einer Psychose, an einer Suchtkrankheit oder an einer anderen krankhaften seelischen oder geistigen Behinderung leidet, nach einem abgestuften System zur Untersuchung, Behandlung und notfalls zwangsweisen Behandlung im Rahmen einer Unterbringung gebracht werden.

Zunächst ist die Ladung zu einer ärztlichen Untersuchung bzw. ein ärztlicher Besuch zu Zwecken der Untersuchung in der Wohnung zulässig (§ 7). Als nächstes können Behandlungsempfehlung (§ 8) und Behandlungsauflagen (§ 9) folgen. Wenn sich dringende Anhaltspunkte dafür ergeben, daß die Voraussetzungen einer Unterbringung vorliegen, so kann der Betroffene zu einer ärztlichen Untersuchung vorgeführt werden (§ 7 II). Er hat die Untersuchung zu dulden und an ihr mitzuwirken. Das weitergehende Mittel ist dann die Unterbringung (§§ 12 ff). Sie erfolgt durch gerichtliche Entscheidung aufgrund eines ärztlichen Gutachtens. Voraussetzung der Unterbringung ist eine gegenwärtige erhebliche Gefahr, daß sich der Betroffene selbst infolge seiner Krankheit schwerwiegenden gesundheitlichen Schaden zufügt, oder daß das durch die Krankheit bedingte Verhalten des Betroffenen aus anderen Gründen eine gegenwärtige erhebliche Gefahr für die öffentliche Sicherheit oder Ordnung darstellt, die nicht auf andere Weise abgewendet werden kann.

Während der Unterbringung erhält der Betroffene die nach den anerkannten

Regeln der ärztlichen Kunst gebotene Heilbehandlung (§ 26 Abs. 1 PsychKG). Das Gesetz schreibt vor, ihm die Heilbehandlung zu erläutern, soweit dies ärztlich zu verantworten ist (§ 26, Abs. 2 PsychKG). Erfordert die Behandlung einen operativen Eingriff oder ist sie mit Gefahr für Leben oder Gesundheit des Untergebrachten verbunden oder würde sie seine Persönlichkeit wesentlich oder auf Dauer nachteilig verändern, so darf sie nur mit seiner Einwilligung und nur dann vorgenommen werden, wenn sie nicht außer Verhältnis zu dem zu erwartenden Erfolg steht (§ 26 Abs. 2 PsychKG).

Ist der Untergebrachte nicht fähig, Grund, Bedeutung und Tragweite der Behandlung einzusehen oder seinen Willen nach dieser Einsicht zu bestimmen, so ist die Einwilligung seines gesetzlichen Vertreters in den persönlichen Angelegenheiten maßgebend. Das Gesetz bestimmt weiter, daß die Einwilligung in eine Behandlung, die die Persönlichkeit des Untergebrachten in ihrem Kernbereich verändern würde, prinzipiell unwirksam ist [10].

2. Im Zivil- und Strafverfahrensrecht finden sich Bestimmungen, die eine zwangsweise Untersuchung ermöglichen. Das gilt u. a. nach § 656 ZPO bei der Untersuchung des zu Entmündigenden zur Feststellung seines Geisteszustands bzw. bei der Entnahme von Blutproben nach § 372a ZPO zur Feststellung der Abstammung.

Nach § 81 der Strafprozeßordnung kann eine Unterbringung des Beschuldigten zur Beobachtung für die Vorbereitung eines Gutachtens über seinen Geisteszustand erfolgen. § 81a StPO läßt zwangsweise körperliche Untersuchungen des Beschuldigten zu, wenn davon kein Nachteil für seine Gesundheit zu befürchten ist. Wie weitgehend solche körperlichen Untersuchungen und Eingriffe sein dürfen, ist umstritten. Für unbedenklich werden im allgemeinen die Entnahme von Blutproben, die Magenaushebung, Röntgenaufnahmen, Computertomographie etc. gehalten. Dagegen wird bezweifelt, ob mit einem Risiko verbundene Eingriffe wie Angiographien, Liquorentnahmen, Hirnkammerluftfüllungen zulässig sind [11]. Es gilt der Grundsatz der Verhältnismäßigkeit, wonach besonders schwerwiegende Eingriffe nur bei schwerem strafrechtlichen Vorwurf und hohem Verdachtsgrad erlaubt sein sollen.

Untersuchungen anderer Personen als des Beschuldigten sind ohne deren Einwilligung nach § 81c StPO nur in sehr viel geringerem Umfang zulässig, soweit zur Erforschung der Wahrheit festgestellt werden muß, ob sich an ihrem Körper eine bestimmte Spur oder Folge einer Straftat befindet [12].

3. Weiter gestatten das Wehrpflicht-, Zivildienst- und Soldatenrecht zwangsweise Untersuchungen und Behandlungen. Das gilt etwa für die Untersuchung durch den Musterungsarzt. Soldaten sind verpflichtet, ärztliche Maßnahmen zu dulden, die mit dem Ziel vorgenommen werden, übertragbare Krankheiten zu verhüten und zu bekämpfen (§ 17 Abs. 4, Satz 3 Soldatengesetz). Anerkannte Kriegsdienstverweigerer müssen bestimmte ärztliche Untersuchungen gestatten (§ 39 Abs. 1, 2 Zivildienstgesetz). Das gilt auch für die Untersuchungen Wehrpflichtiger bei der Musterung (§ 17 Abs. 4 Wehrpflichtgesetz).

Das Soldatengesetz kennt weiter einen mittelbaren Zwang, sich einer zumutbaren ärztlichen Behandlung zur Erhaltung bzw. Wiederherstellung der Gesundheit zu unterziehen. Nach § 17 Abs. 4 des Soldatengesetzes kann dem Soldaten, der eine zumutbare ärztliche Behandlung ablehnt und dessen Dienst- oder Erwerbsfähigkeit dadurch ungünstig beeinflußt wird, eine ihm sonst zustehende Versorgung versagt werden [13].

4. Von besonderer Bedeutung ist die Zwangsbehandlung im Strafvollzug. Der nach langer und kontroverser Diskussion geänderte § 101 des Strafvollzugsgesetzes [14] läßt medizinische Untersuchung und Behandlung sowie Ernährung zwangsweise bei Lebensgefahr, bei schwerwiegender Gefahr für die Gesundheit des Gefangenen oder bei Gefahr für die Gesundheit anderer Personen zu. Die Maßnahmen müssen für die Beteiligten zumutbar und dürfen nicht mit erheblicher Gefahr für Leben oder Gesundheit des Gefangenen verbunden sein. Die Vollzugsbehörde ist zur Durchführung der Maßnahmen nicht verpflichtet, solange von einer freien Willensbestimmung des Gefangenen ausgegangen werden kann. In der früheren Fassung hatte es dann gelautet: „es sei denn, es besteht akute Lebensgefahr". Nach den erheblichen Auseinandersetzungen um die ärztliche Mitwirkungspflicht bei Zwangsernährung und Zwangsbehandlung ist dieser Satz gestrichen worden. Solange von einer freien Willensbestimmung des Gefangenen ausgegangen werden kann, ist nach neuem Recht also auch bei akuter Lebensgefahr keine Verpflichtung der Anstalt begründet, zwangsweise Ernährung und Behandlung durchzuführen [15].

5. Auch für den Vollzug der Maßregel nach §§ 63 und 64 StGB (Unterbringung in einem psychiatrischen Krankenhaus bzw. in einer Entziehungsanstalt) ist eine zwangsweise Behandlung zulässig. Das Bundesrecht enthält darüber keine speziellen Regeln [16]. Seit dem Urteil des Bundesverfassungsgerichts vom 14. 3. 1972 [17] läßt sich aus dem besonderen Anstalts- bzw. Gewaltverhältnis der Unterbringung keine Befugnis zu zwangsweisen Eingriffen während dieser Unterbringung mehr herleiten. Vielmehr bedarf es dafür gesetzlicher Grundlagen. Sie finden sich teilweise in den Maßregelvollzugsgesetzen der Länder. Nehmen wir als Beispiel das Niedersächsische Maßregelvollzugsgesetz vom 1. 6. 1982 [18]. Nach § 8 dieses Gesetzes erhält der Untergebrachte die nach den anerkannten Regeln der ärztlichen Kunst gebotene Behandlung. Diese ist dem Untergebrachten zu erläutern. Ist er fähig, Grund, Bedeutung und Tragweite der Behandlung einzusehen und seinen Willen nach dieser Einsicht zu bestimmen, so soll die Erläuterung auch darauf hinzielen, daß er der Behandlung zustimmt. Ein operativer Eingriff oder eine sonstige Behandlung, die mit Gefahr für Leben oder Gesundheit des Untergebrachten verbunden ist, oder die seine Persönlichkeit wesentlich oder auf Dauer nachteilig verändern würde, darf nur mit seiner Einwilligung vorgenommen werden. Ähnlich wie bei der Unterbringung psychisch Kranker kommt es auf die Einwilligung des gesetzlichen Vertreters an, wenn der Untergebrachte Grund, Bedeutung und Tragweite der Behandlung nicht einsehen oder nach dieser Einsicht handeln kann [19].

6. Mittelbaren Zwang zur Untersuchung und Behandlung kennt das Sozialversicherungsrecht. Dort werden Leistungen wie Rentenzahlungen von vorheriger Offenbarung des Gesundheitszustands, von Untersuchungen durch einen vom Versicherungsträger bestimmten Arzt sowie evtl. auch von einer möglichen Behandlung abhängig gemacht. Wird eine mögliche und zumutbare Behandlung verweigert, so kann die Versicherungsleistung versagt bzw. entzogen werden [20]. Mittelbar begründet das einen Zwang zur Untersuchung und Behandlung.

Das gilt z. B. auch im zivilen Schadensersatzrecht, wo Schadensersatzleistungen von Untersuchung und Bereitschaft zur Behandlung insofern abhängig sind, als eine Verweigerung als mitwirkendes Verschulden angesehen wird. Das ist z. B. der Fall bei der Verweigerung zumutbarer Behandlung, die den durch einen Unfall verursachten Schaden beseitigen oder jedenfalls mindern könnte [21].

III

Brechen wir hier den ganz unvollständigen Überblick über Beispiele gesetzlicher Regelungen einer Zwangsbehandlung ab [22]. Zusammenfassend soll folgendes festgehalten werden: Zwangsbehandlung ist unter zwei verschiedenen Aspekten zulässig: Einmal sind es Gefahren für andere, bzw. die Allgemeinheit, die eine zwangsweise Behandlung bzw. Isolierung rechtfertigen. Der zweite Aspekt unter dem Zwangsbehandlung zulässig wird, ist der Schutz des Betreffenden selbst vor Gefahren, die ihm durch eine Erkrankung bzw. sein Verhalten drohen.

1. Die materialen Wertgesichtspunkte, die in der ersten Gruppe den Zwangs-eingriff rechtfertigen, sind evident: Hier ist es das Interesse der anderen, das die Zwangsbehandlung erlaubt. Bei gefährlichen Infektionskrankheiten oder bei Geschlechtskrankheiten ist der Erkrankte insoweit sozialpflichtig, als er zwangs-weise dazu angehalten werden kann, die Ausbreitung der Krankheit auf andere durch Behandlung und Isolierung zu verhindern. Hier findet das Recht auf Selbstbestimmung seine Grenze an den Rechten der anderen. Im Interesse ihrer körperlichen Integrität wird dem Kranken ein Sonderopfer zugunsten der Gesell-schaft auferlegt. Ob er die Krankheit verschuldet hat, ist unerheblich. Es kommt nur auf die Gesundheitsgefahr an, die von ihm ausgeht. Ihretwegen muß er sich behandeln lassen. Ob eine solche Behandlung zugleich auch in seinem eigenen Interesse liegt, sein Leben retten bzw. seine Gesundheit wiederherstellen kann, ist nicht entscheidend. Auch in für den Kranken selbst hoffnungslosen Situatio-nen, in denen eine Heilung oder Besserung seiner Erkrankung nicht mehr erreicht werden kann, besteht die Befugnis zu zwangsweiser Behandlung und Isolierung zum Zwecke der Vermeidung einer Ansteckung.

In den aus dem Wehrrecht genannten Fällen handelt es sich ebenfalls um eine Behandlung unter dem Gesichtspunkt der Sozialpflichtigkeit. Untersuchung und Behandlung müssen geduldet werden, soweit es im Interesse der Erhaltung einer handlungsfähigen Truppe liegt bzw. es um die Vermeidung der Ausbreitung von Krankheiten in der Truppe geht. Das gilt etwa von den Pflichten im Zusam-menhang mit der Musterung bzw. während der Soldaten- und Zivildienstzeit.

Die Untersuchungspflichten der Prozeßordnungen dienen dem öffentlichen Interesse an der Erforschung der Wahrheit. Bemerkenswert ist, daß im Straf-prozeß zwischen dem Beschuldigten, der einer Straftat verdächtig ist, und dem Dritten, Unbeteiligten, differenziert wird (§§ 81a und 81c StPO). Hier hat der Beschuldigte nach § 81a StPO sehr viel weitergehende Duldungspflichten. Diese können nicht etwa auf ein Verschulden zurückgeführt werden, denn der Be-schuldigte ist ja noch nicht überführt, sondern nur verdächtig. Aber dieser Verdacht ist es, der im öffentlichen Interesse sehr viel weitergehende Untersuchungspflichten begründet als bei demjenigen, der lediglich als Zeuge in Betracht kommt.

Auch die Befugnisse zur Zwangsbehandlung im Straf- und Maßregelvollzugsrecht dienen m. E. vorrangig Zwecken der Allgemeinheit. Hier mischt sich freilich sehr viel stärker als bei den genannten Eingriffsmöglichkeiten nach Seuchen- und Prozeßgesetzen der Zweck einer Erhaltung von Leben und Gesundheit des von staatlicher Strafe und Maßregel Betroffenen mit ein. Straf- und Maßregelvollzug dienen der Besserung und Sicherung. Ihr unmittelbarer Zweck ist vorrangig gewiß der Schutz der Allgemeinheit vor künftigen Taten der Inhaftierten. Zwangsbehandlung und Zwangsernährung nach § 101 des Strafvollzugsgesetzes sind sicher zunächst auf die generellen Zwecke des staatlichen Strafvollzuges ausgerichtet. Ihr Ziel ist es, die Person des Gefangenen zu erhalten und die Gesundheit anderer Personen vor Ansteckung zu schützen. Das geschieht freilich auch im individuellen Interesse der Betroffenen. Ihr Leben und ihre Gesundheit sollen gewahrt werden. Anlaß und Rechtfertigung des zwangsweisen Eingreifens bildet die besondere Situation des Gefangenen, der zwangsweise zu staatlichen Zwecken festgehalten und in eine von ihm nicht freiwillig gewählte Umgebung verbracht wird. Die Belastungen durch das früher als die rechtliche Grundlage für Eingriffsbefugnisse angesehene „besondere Gewaltverhältnis" der Haft werden kompensiert durch eine Behandlungs- und Ernährungspflicht des Staates [23]. Diese verpflichtet den Gefangenen seinerseits zu zwangsweiser Duldung der Fürsorge. Das geschieht, wenn es auch der Erhaltung von Leben und Gesundheit des Gefangenen dient, m. E. vorrangig zu Zwecken des staatlichen Vollzugs. Niemand soll durch ihn Leben oder Gesundheit einbüßen müssen. Wie weit hier öffentliche Interessen im Spiele sind, hat sich während der wiederholten Hungerstreikaktionen der Gefangenen aus der Terroristenbewegung in den letzten Jahren gezeigt. Die sorgfältig organisierten Aktionen dienten der Fortsetzung des politischen Kampfes aus dem Strafvollzug heraus. Sie sollten eine Freilassung bzw. eine Verbesserung der Haftbedingungen, Zusammenlegung bzw. mehr Kontakte erzwingen. Gelang das nicht, so war der Tod der Gefangenen als Folge eines angeblich unmenschlichen Strafvollzugs mit einkalkuliert. Der Staat und sein Strafvollzug sollten als menschenfeindliche Institutionen dargestellt werden.

Diesen Zwecken zu begegnen dient die Zwangsbehandlung in solchen Fällen. Die weitere Durchführung des Vollzugs soll gesichert, eine Diskreditierung der staatlichen Instanzen verhindert werden.

2. Sowohl öffentliche, auf den Schutz der Allgemeinheit zielende, als auch individuelle Aspekte mischen sich bei der Unterbringung und zwangsweisen Behandlung psychisch Kranker. Die Unterbringungsgesetze nennen deutlich die beiden Gesichtspunkte, nämlich den Schutz der öffentlichen Sicherheit und Ordnung sowie die Heilung und Betreuung psychisch Kranker [24]. Bemerkenswert erscheint für die ethische Beurteilung, daß es eine Zwangsbehandlung allein somatisch Kranker im eigenen Interesse nicht gibt. Hier werden offenbar die psychisch Kranken besonders gesehen. Tragender Gesichtspunkt dürfte dabei sicher die generell angenommene Beeinträchtigung der eigenen Handlungs- und Entscheidungsfreiheit des psychisch Kranken, die weitergehende Beeinträchtigung seiner Person durch die Krankheit sein. Bei körperlichen

Erkrankungen gibt es Behandlungspflichten nur im öffentlichen Interesse, soweit es sich um Gefährdungen durch Ansteckung etc. handelt. Bei psychischen Erkrankungen tritt darüber hinaus auch der Gedanke der Fürsorge für die Person des Kranken hinzu. Nicht nur die potentielle Gefährlichkeit des Geisteskranken sowie der Anstoß, den sein Auftreten erwecken kann, auch die Hilfe für den Kranken selbst gibt Anlaß für eine zwangsweise Behandlung. Diese erstreckt sich auch auf etwa auftretende körperliche Leiden des psychisch Kranken. Bemerkenswert ist, daß z. B. nach § 11 des PsychKG für Nordrhein-Westfalen allein die fehlende Bereitschaft, sich behandeln zu lassen, für eine Unterbringung nicht ausreicht. Fragt man, warum beim psychisch Kranken der eigene Wille anders als beim somatisch Erkrankten nicht bzw. nur in Grenzen berücksichtigt werden soll, so stößt man m. E. auf das ethische Kernproblem der Zwangsbehandlung, soweit diese jedenfalls auch im Interesse und zum Schutze des Kranken erfolgt.

Soweit vorwiegend öffentliche, allgemeine Interessen im Spiele sind, findet das Selbstverfügungsrecht des einzelnen seine Grenze an der Sozialpflichtigkeit im Interesse der anderen. Insoweit ist sicher das Maß, die Festlegung der Grenzen für die Hinnahmepflichten einer Behandlung streitig. Im Prinzip wird aber wohl nicht bestritten, daß die Freiheit des einzelnen Grenzen an der Freiheit des anderen finden muß, etwa für Behandlungszwang und Isolierungsbefugnisse bei ansteckenden Erkrankungen.

Bei der Zwangsbehandlung im Interesse bzw. zum Schutze der Betroffenen selbst kollidieren Selbstbestimmung und Fürsorge für das Wohl des einzelnen unmittelbar miteinander. Wenn aufgrund der Krankheit die Einsicht in die Notwendigkeit einer Behandlung fehlt, so endet das Recht der Selbstbestimmung in den eigenen Angelegenheiten. Nur dem vernünftigen Subjekt wird es zugestanden. Bei diesem hat grundsätzlich die Selbstbestimmung den Vorrang, auch soweit die getroffenen Entscheidungen selbst unvernünftig erscheinen, etwa in der Ablehnung einer möglichen Behandlung, auch einer solchen, die ein anderer normalerweise in Anspruch nehmen würde. Die „voluntas" rangiert prinzipiell nach unserer Verfassungsordnung vor dem „salus". Man spricht zutreffend vom insoweit individualistischen Ansatz unseres Verfassungsrechts. Das bringt der Bundesgerichtshof in einer seiner grundlegenden Entscheidungen über die Einwilligung in einen ärztlichen Eingriff zum Ausdruck, wenn er ausführt, das in Art. 2, Abs. 2, Satz 1 des Grundgesetzes gewährleistete Recht auf körperliche Unversehrtheit fordere auch bei einem Menschen Berücksichtigung, der es ablehne, seine körperliche Unversehrtheit selbst dann preiszugeben, wenn er dadurch von einem lebensgefährlichen Leiden befreit werde. Niemand dürfe sich zum Richter in der Frage aufwerfen, unter welchen Umständen ein anderer vernünftigerweise bereit sein sollte, seine körperliche Unversehrtheit zu opfern, um dadurch wieder gesund zu werden [25]. Beim psychisch Kranken, der nicht in der Lage ist, überhaupt bzw. nach unseren vorherrschenden Anschauungen vernünftig zu handeln, rangiert dagegen das von der Sozietät besser verstandene „Wohl" des Kranken vor seinem Willen. Nur der einsichtsfähige und voll verantwortliche Wille ist stets zu respektieren [26]. Zutreffend drückt das Volckart überspitzt wie folgt aus: „Der Patient hat kein Recht auf seine Verrücktheit" [27].

Gegen den psychisch Kranken wird dabei durchaus nicht notwendig unvermittelt direkter Zwang angewendet. Vielmehr wird ein Vormund oder Pfleger von Staats wegen bestellt, der anstelle des Kranken die Entscheidung trifft, das Selbstbestimmungsrecht also quasi stellvertretend ausübt [28]. Die Maßstäbe, nach denen das geschieht, sind die allgemeinen, d. h. die der Mehrheit der sog. „Normalen“. Und diese „Normalen“ lassen eben sowohl somatische als auch psychische Krankheit behandeln. Vormund bzw. Pfleger willigen stellvertretend in solche Behandlung bei aufgrund psychischer Erkrankung fehlender Normalität ein. Damit soll das vernünftige Selbstbestimmungsrecht nicht tangiert werden, die Behandlung gilt vielmehr von diesem als gewollt. Die Persönlichkeit, die das Grundgesetz schützt, ist nicht allein der Mensch in seinem augenblicklichen Zustand, sondern auch derjenige, der er – befreit von seiner Krankheit – sein könnte [29].

Die zwangsweise Unterbringung zur Behandlung bedarf zusätzlich der gerichtlichen Bestätigung, ein weiteres formelles staatliches Verfahren wird zusätzlich in der gerichtlichen Unterbringungsanordnung zur Kontrolle eingeschaltet. Anhörung und Befragung des Betroffenen selbst sollen dabei, soweit möglich, jedenfalls gewisse Rudimente der Selbstbestimmung sichern [30]. Der Untergebrachte bleibt dabei für das Recht Träger von Individualrechten, diese werden bei fehlender Einsichtsfähigkeit durch den gesetzlichen Vertreter ausgeübt [31].

Man sollte nicht in Abrede stellen, daß damit eine zwangsweise Anpassung des „unvernünftigen Subjekts“ an die allgemeinen, vernünftigen bzw. allgemein für vernünftig gehaltenen Anschauungen über Leben und Gesundheit erfolgt. Die Gesetze ziehen dort eine Grenze, wo der Kernbereich der Person betroffen würde, in ihn darf nicht verändernd eingegriffen werden [32]. Hier liegt z. B. die Grenze für stereotaktische Eingriffe, wie sie zeitweise bei Sexualstraftätern praktiziert wurden, um sie von ihrem abartigen Trieb zu heilen.

3. In strukturell vergleichbarer Weise wie bei psychischer verfährt man auch bei somatischer Erkrankung, wenn der Betroffene sich etwa wegen Bewußtlosigkeit oder sonst begründeter zeitweiliger Entscheidungsunfähigkeit nicht selbst äußern kann. Dann verfährt der Arzt nach den Grundsätzen der mutmaßlichen Einwilligung: das mutmaßliche Interesse und der vernünftig verstandene, auf die Erhaltung seines Wohls gerichtete Wille des Patienten ist maßgeblich [33].

Beim Fehlen gegenteiliger Anhaltspunkte ist dabei vom Wunsch nach Lebenserhaltung und Wiederherstellung der Gesundheit auszugehen. Der Sache nach sind es Notstandsaspekte, die hier bestimmend werden. Das aber sind ebenfalls allgemeine Gesichtspunkte: Es ist danach zu entscheiden, wie der vernünftige Mensch sich im allgemeinen verhalten würde. Es erfolgt eine jedenfalls partielle Anpassung an die vorherrschenden, für vernünftig gehaltenen Anschauungen über Weiterleben und Wiederherstellung der Gesundheit als Wert.

Das geschieht in Grenzsituationen auch beim nicht psychisch, sondern „nur“ somatisch Kranken. Steht jemand vorübergehend unter Schock, etwa nach einem Unfall oder in krankheitsbedingter zeitweiser Beeinträchtigung der Entscheidungsfreiheit, so relativiert das seine Entscheidung.

Sehr deutlich wird das an einem von Wachsmuth eindrucksvoll in seinem Beitrag über die „Zwiespältigkeit des Selbstbestimmungsrechts“ geschilderten Fall. Ein 21jähriger junger Mann hat sich in den Kopf geschossen, weil sein Mädchen ihn verließ. Bei völlig klarem Bewußtsein verweigert er jeden operativen Eingriff, weil er lieber sterben wolle. Als er nach wiederholtem guten Zureden bei seiner Weigerung blieb, ließ ihn Wachsmuth in Narkose versetzen und nahm die operative Wundversorgung vor. Nach glattem Heilverlauf verließ der Patient die Klinik glücklich über sein Überleben. Wachsmuth sieht an diesem Fall die Relativität des individuell gegenwärtigen Willens und unterscheidet den vermeintlichen Willen vom wahren Willen des Patienten [35]. Dieser und ähnliche Fälle führen regelmäßig zu lebhaftem Streit zwischen Juristen und Medizinern um den Rang des individuellen Selbstbestimmungsrechts und die Grenzen zulässiger Zwangsbehandlung. Offenbar ist es die Überbrückung von Ausnahmesituationen, die als Rechtfertigung für eine Behandlung trotz des augenblicklich erklärten gegenteiligen Willens genommen wird. Ich habe Verständnis dafür, wenn ein Arzt in derartiger Situation den Patienten nicht sterben läßt, sondern zur Überbrückung nach dem von ihm verstandenen „vernünftigen" Willen entscheidet [36].

Die Selbstbestimmung gibt dem einzelnen das Recht, auch entgegen der „allgemeinen" Vernunft über sich und sein Leben zu entscheiden. Wir räumen sie aber nur dem prinzipiell vernünftigen einzelnen ein, nicht dem psychisch Kranken oder demjenigen, der sich in einer besonderen Ausnahmesituation befindet. Selbstbestimmung ist danach offenbar nicht bloße Verfügung des jeweils einzelnen über sich ohne Rücksicht auf seinen Zustand und seine Situation. Selbstbestimmung gilt vielmehr offenbar nur für eine gewisse Streubreite – allerdings bis zur Konsequenz der Inkaufnahme des Todes – im Rahmen des noch für vernünftig Gehaltenen und nicht mehr, wenn dieser Rahmen verlassen wird. Dann – wie beim psychisch Kranken – wird eine zwangsweise Behandlung in seinem besser verstandenen Interesse zugelassen. Das ist wohl auch unvermeidbar, wenn es um eine Gemeinschaft Freier und Vernünftiger geht.

Selbstbestimmung ist das Vehikel, mit dem eine abweichende Auffassung etwa gegenüber dem Arzt über das eigene Wohl durchgesetzt wird. Eine häufige und nachdrückliche Berufung auf das Selbstbestimmungsrecht ist ein Indiz für das Vorhandensein unterschiedlicher Ansichten über das wirkliche Wohl etwa zwischen Ärzten und Patienten. Stimmen die Auffassungen dagegen überein, kommt es nicht zur Berufung auf das Selbstbestimmungsrecht, weil individueller Wunsch und das von Fürsorge getragene ärztliche Verhalten nicht auseinandergehen.

IV

Lassen Sie mich das Gesagte an den Rettungs- und Hilfspflichten beim Suizidversuch erläutern. Die wohl ganz überwiegende Ansicht geht dahin, daß der Arzt nicht verpflichtet sei, etwa zwangsweise einen Suizidenten am Leben zu halten, wenn es sich um eine frei verantwortliche, ernstliche Entscheidung eines Willensfähigen handelt [37]. Die gegenwärtige Rechtsprechung zieht die Grenze zulässiger Passivität noch enger: Passivität ist jedenfalls dann nicht mehr zulässig, wenn der Suizident die Herrschaft über das Geschehen verliert. Sobald er – so das sog. Wittig-Urteil des BGH [38] – in Bewußtlosigkeit verfällt, entsteht eine

Rettungspflicht, weil nicht davon ausgegangen werden könne, daß der Selbsttötungswille auch über diese kritische Situation hinaus aufrechterhalten werde. Grenze für die zwangsweise Rettungspflicht soll dann nur die Unzumutbarkeit sein. Der BGH sieht diese erst dort, wo eine Rettung nur um den Preis schwerster, bleibender Dauerschäden möglich wäre. Sonst – so die Argumentation – würde die mitmenschliche Solidarität, die pflichtgemäße Mitsorge für das Wohl des anderen vernachlässigt [39].

Mir scheint das die Rettungspflicht zu weit auszudehnen und eine Grenze in verfehlter Weise beim Eintritt der Bewußtlosigkeit zu setzen. Erst danach einsetzende Rettungshandlungen kommen auch meist zu spät und können nur selten noch sinnvolle Hilfe bringen.

V

Über das Maß gebotener Fürsorge und der Respektierung der Selbstverfügung besteht Streit; ich kenne keine Zauberformel, mit deren Hilfe der Konflikt zwischen notwendiger Hilfe und zu achtender Freiheit gelöst werden könnte. Es gibt hier kein einfaches „Entweder/Oder"; man kann nicht einseitig für „voluntas" oder „salus" des Kranken optieren, beide fordern Berücksichtigung.

1. Bei der Zwangsbehandlung im öffentlichen Interesse geht es um den Grad der Gefahr, die erforderlich ist, um eine Zwangsbehandlung ggf. mit Unterbringung zu gestatten. Bei psychisch Kranken kommt es darauf an, ob das Verhalten eine gegenwärtige erhebliche Gefahr für die öffentliche Sicherheit oder Ordnung darstellt [41]. Es ist erklärlich, daß bei der Auslegung dieser Begriffe in der Unterbringungspraxis ein erheblicher Unterschied zwischen den verschiedenen Gerichten besteht. Meines Erachtens zutreffend hat Bochnik kürzlich von der „Schere" gesprochen, die sich zwischen einer sehr liberalen Unterbringungspraxis und der eher strengen Annahme von Pflichten zu Kontrolle und Aufsicht während der Unterbringung, etwa bei der Verhinderung von Suiziden öffne.

2. Noch weit schwieriger gestaltet sich die Abwägung zwischen Selbstverfügung und Fürsorge bei der zwangsweisen Behandlung im Interesse des Betroffenen selbst.

Entscheidendes Kriterium ist die „freie Willensbestimmung", von der § 101 des Strafvollzugsgesetzes spricht, bzw. die Fähigkeit, Grund, Bedeutung und Tragweite der Behandlung einzusehen oder seinen Willen nach dieser Einsicht zu bestimmen (so § 26 Abs. 3, Nieders. PsychKG).

Bei dieser Fähigkeit kann es sich sicher nicht um die „Willensfreiheit" des Menschen im absoluten Sinne handeln, um die ein wohl unentscheidbarer Streit geht. Sie kann m. E. kaum in der Situation der notwendigen Behandlung oder etwa mit den Mitteln eines gerichtlichen Verfahrens festgestellt werden. Vielmehr kann es sich nur um die allenthalben praktisch vorausgesetzte normale, durchschnittliche Vernünftigkeit handeln, die wir im Verhalten gegenüber der Notwendigkeit ärztlicher Behandlung allgemein der Erfahrung nach annehmen [42]. Rekurriert wird auf die „natürliche Einsichts- und Handlungsfähigkeit", die etwa alters- oder krankheitsbedingt fehlen kann. Entspricht das Verhalten nicht diesem normativen Bild von Vernünftigkeit, so ist davon auszugehen, daß die

Fähigkeit dazu nicht vorhanden ist. Dann wird die Befugnis zur Einwilligung auf Vormund oder Pfleger verlagert und damit dessen Entscheidung zwangsweise über den Willen des Betroffenen hinweg durchgesetzt. Auf die Diagnose der psychischen Erkrankung, ihre Art, kommt es dabei nicht entscheidend an, ausschlaggebend ist die Fähigkeit bzw. Unfähigkeit, die Bedeutung der Behandlung zu begreifen. Für ihr Fehlen ist allerdings die Art der Erkrankung durchaus insoweit von Bedeutung, als nach der Erfahrung bei derartigen Krankheitszuständen eine Beeinträchtigung bzw. ein Fehlen der „freien Willensbestimmung" in Betracht kommt. Letztlich ausschlaggebend ist aber die konkrete Auswirkung der Erkrankung auf die Fähigkeit zur vernünftigen Selbstbestimmung.

Der zu vernünftiger Entscheidung Unfähige wird über sein Selbstbestimmungsrecht hinweg in Fürsorge genommen. Auch die Hilfspflicht bei drohendem Suizid soll sich nach dem Kriterium der freien Verantwortlichkeit, der Fähigkeit zur ernstlichen Entscheidung bestimmen. Das sieht der Alternativentwurf eines Gesetzes über Sterbehilfe [43] vor. Nach seinem § 215 ist die Nichthinderung der Selbsttötung eines anderen dann nicht rechtswidrig, wenn diese Selbsttötung auf einer „frei verantwortlichen, ausdrücklich erklärten oder aus den Umständen erkennbaren, ernstlichen Entscheidung beruht" [44]. In der Begründung wird davon ausgegangen, die Mehrzahl der Suizide beruhe nicht auf einer solchen freien, überlegten Entscheidung, sondern geschehe in ausweglos erscheinenden Notsituationen, in denen Hilfe geboten sei [45]. Diese müsse im Interesse des solidarischen Lebensschutzes durch das Strafrecht abgesichert sein. Hilfe müsse insbesondere zur Überbrückung kritischer Situationen und zum Schutz vor übereilten, vom Augenblick bestimmten Entscheidungen geleistet werden. Im Zweifel, wenn eine rasche Entscheidung nötig sei, müsse eingegriffen werden. Nur dann, wenn aus den Umständen erkennbare, verläßliche Anhaltspunkte für eine frei verantwortliche, ernstliche Entscheidung sprechen, dürfe der Rettungsversuch unterbleiben [46].

Deutlich wird auch hier das vorstehend umrissene normative Konzept von Vernünftigkeit als Basis und Grenze der Selbstbestimmung. „Ernstlichkeit" soll eher in den Fällen unaufhaltbarer Krankheit gegeben sein, in denen der Suizidversuch einfühlbar erscheint, als bei Gesunden und jungen Menschen, bei denen der Wunsch zu sterben nicht verständlich ist [47]. Die Annahme von Freiheit, Ernstlichkeit und Fähigkeit zur Selbstbestimmung richtet sich also auch hier nach dem vorausgesetzten normativen Bild eines vernünftigen Menschen. Dessen Entscheidungen sind zu respektieren, auch wenn sie in der Sache vom Normalen abweichen, aber noch in einem Rahmen des Verständlichen, Annehmbaren bleiben. Überschreiten sie diese, so wird unmittelbar oder mittelbar zwangsweise Fürsorge zulässig.

Wie fließend und wenig sicher die Grenzen bei zwangsweiser Behandlung im Interesse des Betreffenden selbst sind, dürfte damit hinreichend deutlich geworden sein [48].

Die Einstellung in der Ärzteschaft, bei den Gerichten und in der rechtswissenschaftlichen Literatur ist durchaus unterschiedlich. So finden wir etwa beim Streit um Zwangsernährung und -behandlung der Gefangenen aus dem Umfeld des Terrorismus im Vollzug einen erheblichen Widerstand gegen die gesetzliche Verpflichtung zur Zwangsbehandlung auch bei anzunehmender freier Willensbestimmung, wenn akute Lebensgefahr bestand [49]. Diese Vorschrift ist dann auch nicht zuletzt auf Interventionen aus der Ärzteschaft geändert worden: Die „freie Willensbestimmung" markiert jetzt, auch bei akuter Lebensgefahr, die Grenze der zwangsweisen Hilfe. Die „Zumutbarkeit" für die Beteiligten bildet eine weitere. Die Auslegung dieses unbestimmten Rechtsbegriffs ist für vielfältige Kriterien offen wie die Rechtmäßigkeit der Maßnahme für die Menschenwürde wie für standesrechtliche und religiöse Gesichtspunkte [50].

Auf ärztlicher Seite wird mehr als auf juristischer das Element der Fürsorge betont, man ist eher geneigt, eine Unfähigkeit zur freien Willensbestimmung anzunehmen [51]. Der unmittelbare Umgang mit dem Kranken führt offenbar mehr dazu, nicht so sehr auf seine Selbstverfügung als vielmehr auf seine Hilfsbedürftigkeit zu sehen. Diese Antinomie läßt sich wohl überhaupt nicht glatt auflösen.

Anmerkungen

[1] Rieger, *Lexikon des Arztrechts* (1984), Rdn. 2003.
[2] Karl Jaspers, ‚Die Idee des Arztes', in: *Philosophische Aufsätze* (1967), S. 113.
[3] BGH in *Neue Juristische Wochenschrift* 1959, S. 811 ff. (812).
[4] Der BGH bezieht sich dafür auf Eberhard Schmidt, ‚Der Arzt im Strafrecht', in: Ponsold (Hrsg.), *Lehrbuch der gerichtlichen Medizin* (1957), S. 1 f.
[5] BGH, *a. a. O.*, S. 813.
[6] BGH, *Versicherungsrecht* 1973, S. 246.
[7] Gesetz zur Verhütung und Bekämpfung übertragbarer Krankheiten beim Menschen *(Bundesseuchengesetz)* vom 18. 12. 1979 *(BGBl.* I, S. 2262).
[8] Gesetz vom 23. 07. 1953 *(BGBl.* I, S. 700).
[9] Niedersächsisches Gesetz über Hilfen für psychisch Kranke und Schutzmaßnahmen (Nds. PsychKG) vom 30. 05. 1978 *(Nieders. GVBl.,* S. 443).
[10] Zur Regelung im Unterbringungsrecht der anderen Bundesländer vgl. Marschner, ‚Rechtsgrundlagen zur Zwangsbehandlung', in: *Recht und Psychiatrie* (1985), S. 3 ff. Vgl. näher etwa das Nordrhein-Westfälische Gesetz über Hilfen und Schutzmaßnahmen bei psychischen Krankheiten (PsychKG) vom 02. 12. 1969 *(GV NW,* S. 872): § 26 schreibt vor, daß während der Unterbringung eine nach den Regeln der ärztlichen Kunst gebotene und rechtlich zulässige Heilbehandlung vorgenommen wird, soweit dies mit dem Zweck der Unterbringung vereinbar ist. Ärztliche Eingriffe, die mit erheblicher Gefahr für Leben oder Gesundheit verbunden sind oder die Persönlichkeit wesentlich verändern, dürfen nur mit Einwilligung des Betroffenen vorgenommen werden. Bei Minderjährigen sowie bei solchen Volljährigen, die Bedeutung und Tragweite des Eingriffs und der Einwilligung nicht beurteilen können, ist der Wille des gesetzlichen Vertreters maßgebend.
[11] Kleinknecht-Meyer, *Strafprozeßordnung,* 37. Aufl. (1985), § 81a, Rdn. 20 ff.; Pelchen in *Karlsruher Kommentar zur StPO* (1982), § 81a, Rdn. 4 ff.
[12] Zu den Einzelheiten vgl. Kleinknecht-Meyer, *Strafprozeßordnung,* 37. Aufl. (1985), § 81c, Rdn. 6 ff.
[13] Als nicht zumutbar wird nach § 17 Abs. IV, Satz 5 des Soldatengesetzes eine Behandlung angesehen, die mit einer erheblichen Gefahr für Leben oder Gesundheit des Soldaten verbunden ist, eine Operation auch dann, wenn sie einen erheblichen Eingriff in die körperliche Unversehrtheit bedeutet.
[14] In der Fassung vom 27. 02. 1985, *BGBl.* I, S. 461

[15] Zur Diskussion um Zwangsernährung und Zwangsbehandlung im Strafvollzug vgl. Cal-liess/Müller-Dietz, *Strafvollzugsgesetz,* 3. Aufl. (1983), § 101, Rdn. 2 ff. mit vielen weiteren Nachweisen aus der sehr kontroversen Diskussion; Kaiser-Kerner-Schöch, *Strafvollzug,* 3. Aufl. (1982), S. 183 f.; Narr, *Ärztliches Berufsrecht,* 2. Aufl. (1985), S. 82 ff., insbesondere über die ärztlichen Pflichten zur Mitwirkung bei der Zwangsbehandlung und ihre Grenzen; Heim (Hrsg.), *Zwangsernährung und Zwangsbehandlung von Gefangenen* (1983).

[16] Streitig ist, ob sich eine Zwangsbehandlungsrecht im Maßregelvollzug bereits aus dem Zusammenhang der bundesrechtlichen Bestimmungen ergibt. Vgl. dazu grundlegend Baumann, ,Fehlende Rechtsgrundlage bei ärztlicher Zwangsbehandlung Untergebrachter', *Neue Juristische Wochenschrift* 1980, S. 1873 ff.; Volckart, *Maßregelvollzug* (1984), S. 93 ff. (mit weiteren Nachweisen); Rüping, Therapie und Zwang bei untergebrachten Patienten, *Juristenzeitung* 1984, S. 744 ff.; Tondorf, Die katastrophale Lage psychisch Kranker im Maßregelvollzug, *Zeitschrift für Rechtspolitik* 1983, S. 118; Baur, Anmerkung, *Strafverteidiger* 1982, 33 ff., 125 ff.

[17] BVerfGE 33, 1 in: *Neue Juristische Wochenschrift* 1972, S. 811.

[18] Nieders. GVBl., S. 131.

[19] Auf die von Volckart, *Maßregelvollzug* (1984), S. 93 in systematischer und teleologischer Auslegung der §§ 63, 64 StGB und § 136 Strafvollzugsgesetz gewonnene bundesrechtliche Grundlage kommt es m. E. danach nicht mehr an, jedenfalls solange eine abschließende bundesrechtliche Regelung nicht vorliegt. Das wird auch von Volckart *a. a. O.* nicht angenommen.

[20] Vgl. *Sozialgesetzbuch I – Allg. Teil – v. 11. 12. 1975 (BGBl. I 3015), §§ 63, 66.* Zu den Folgen fehlender Mitwirkung vgl. näher Krauskopf, *Soziale Krankenversicherung (Stand: Mai 1985),* zu § 66, Anm. 1–2.2.

[21] Dazu näher Grunsky in *Münchener Kommentar zum BGB,* Bd. 2 (1979), § 254, Rdn. 45 ff.; vgl. weiter Palandt-Heinrichs, 45. Aufl. (1986), § 254, Anm. 3b ff.

[22] Weitere Beispiele etwa bei Rieger, (wie Anm. 1), Rdn. 2004 ff.

[23] Eingehend zur rechtlichen Problematik Geppert, Die gegenwärtige gesetzliche Regelung der Zwangsernährung und Zwangsbehandlung von Gefangenen, (§ 101 Strafvollzugsge-setz), in: Heim (Hrsg.): *Zwangsernährung und Zwangsbehandlung von Gefangenen* (1983), S. 55 ff.

[24] Vgl. etwa § 12 des Niedersächsischen PsychKG und § 11 des in Nordrhein-Westfalen geltenden Gesetzes über Hilfen und Schutzmaßnahmen bei psychischen Krankheiten; vgl. oben Anm. 9 und 10.

[25] BGHSt 11, 111 ff. (113 f.), sog. „Myomurteil". Von diesem richtigen Ausgangspunkt her überspitzt die gegenwärtig vorherrschende Rechtsprechung die ärztliche Aufklärungs-pflicht in unangemessener Weise zu ihr eigentlich fremden haftungsrechtlichen Zwecken und schafft dadurch erhebliche Belastungen für das Arzt-Patienten-Verhältnis; vgl. dazu Schreiber, Die Patientenaufklärung in juristischer Sicht, *Internist* 1983, S. 185 ff.; Wachs-muth/Schreiber, Das Dilemma der ärztlichen Aufklärung, *Neue Juristische Wochenschrift* 1983, S. 1985.

[26] Volckart, Maßregelvollzug (1984), S. 92.

[27] Volckart, *a. a. O.*

[28] Rechtsgrundlage sind § 1896 BGB (Vormund) und § 1940 BGB (Pfleger) vgl. dazu Deutsch, *Arztrecht und Arzneimittelrecht* (1983), Rdn. 295.

[29] So E. Wulff in einem Diskussionsbeitrag während des 7. Strafverteidigertages, nach Bericht von Volckart, (wie Anm. 26), S. 92.

[30] Vgl. §§ 12 ff. des Nieders. PsychKG.

[31] Rüping, Therapie und Zwang bei untergebrachten Patienten, *Juristenzeitung* 1982, S. 744 (749).

[32] Vgl. § 26 Abs. IV Nieders. PsychKG: „Die Einwilligung in eine Behandlung, welche die Per-sönlichkeit des Untergebrachten in ihrem Kernbereich verändern würde, ist unwirksam".

[33] Laufs, *Arztrecht,* 3. Aufl. (1984), Rdn. 133 ff.; Deutsch, *Arzt- und Arzneimittelrecht* (1983), Rdn. 57 ff.

[34] Wachsmuth, Die Zwiespältigkeit des Selbstbestimmungsrechts, *Deutsche Medizinische Wochenschrift* 1982, S. 1527, abgedruckt auch in: Wachsmuth, *Reden und Aufsätze* (1985), S. 261 ff.

[35] Wachsmuth, *a. a. O.*, S. 1528 bzw. S. 262.

[36] So Wachsmuth, *a. a. O.*, S. 1528 bzw. S. 263.

[37] Schönke-Schröder-Eser, *StGB*, 22. Aufl. (1985), Vorbemerkung vor §§ 211 ff., Rdn. 41 ff.

[38] BGHSt 32, 367 (372 ff.); vgl. dazu Kutzer, *Monatsschrift für Deutsches Recht* 1985, S. 710 ff. mit weiteren Nachweisen aus der Rechtsprechung.

[39] Vgl. dazu Kutzer, *a. a. O.*, S. 713.

[40] Näheres dazu Schreiber, Das Recht auf den eigenen Tod – zur gesetzlichen Neuregelung der Sterbehilfe, *Neue Zeitschrift für Strafrecht* 1986, S. 337 ff.

[41] Vgl. § 12 Abs. I Nr. 2 Nieders. PsychKG; näher zu diesen Begriffen, die aus dem Polizei- und Ordnungsrecht stammen, Drews-Wacke-Vogel-Mertens, *Gefahrenabwehr,* 9. Aufl. (1986), § 12.

[42] Zu diesen der strafrechtlichen Schuldfähigkeit ähnlichen Kriterien vgl. ausführlich Schreiber, Grundlagen der psychiatrischen Beurteilung im Strafverfahren, Juristische Grundlagen, in: Venzlaff (Hrsg.), *Psychiatrische Begutachtung* (1986), S. 7 ff.

[43] *AE-Sterbehilfe, Entwurf eines Arbeitskreises von Professoren des Strafrechts und der Medizin sowie ihrer Mitarbeiter,* hrsg. von Baumann u. a. (1985).

[44] Das entspricht der in der strafrechtlichen Literatur ganz vorherrschenden Ansicht, vgl. statt vieler Schönke-Schröder-Eser, *StGB*, 22. Aufl. (1985), Vorbemerkung §§ 211 ff. Rdn. 41 ff.

[45] *AE-Sterbehilfe,* wie Anm. 43, S. 28, S. 29 f.

[46] *AE-Sterbehilfe,* wie Anm. 43, S. 30; vgl. dazu näher Schreiber, Das Recht auf den eigenen Tod – zur gesetzlichen Neuregelung der Sterbehilfe, *Neue Zeitschrift für Strafrecht* 1986, S. 337 ff. (S. 342 ff.).

[47] *AE-Sterbehilfe,* (wie Anm. 43), S. 29 f.

[48] Vgl. in diesem Zusammenhang die ganz unterschiedliche Akzentuierung der Selbstbestimmung und Bewertung der Zwangsbehandlung bei Deutsch [*Arztrecht und Arzneimittelrecht* (1983), Rdn. 294 f.] einerseits und Volckart [*Maßregelvollzug* (1983), S. 94 ff.] andererseits.

[49] Vgl. Narr, *Ärztliches Berufsrecht,* 2. Aufl. (Stand 1985), S. 83 f.; Calliess/Müller-Dietz, *Strafvollzug,* 3. Aufl. (1983), § 101 Rdn. 2 mit weiteren Nachweisen.

[50] Calliess/Müller-Dietz, wie Anm. 48, § 101 Rdn. 10.

[51] Das zeigt sich auch im Streit um die Aufklärung; vgl. dazu aus der Fülle der Literatur etwa nur Groß, Die Patientenaufklärung in ärztlicher Sicht, *Internist* 1983, S. 190 ff.; Schreiber, Die Patientenaufklärung in juristischer Sicht, *Internist* 1983, 185 ff.; ferner Schreiber, Notwendigkeit und Grenzen rechtlicher Kontrolle der Medizin, *Göttinger Universitätsreden* 1983, S. 46 ff.

Die Bedeutung von Lehre und Forschung für die forensische Psychiatrie

K. Foerster

Die forensische Psychiatrie findet in letzter Zeit national und international zunehmendes Interesse. Sie wird dabei als Teilgebiet der allgemeinen Psychiatrie verstanden, das sich mit allen Fragen befaßt, die in Zusammenhang mit Rechtsproblemen bei psychisch kranken oder gestörten Menschen auftreten können. Als Gebiet einer allgemeinen klinischen und poliklinischen Psychiatrie verfügt sie für ihre Erkenntnisse grundsätzlich über die gleichen methodischen Möglichkeiten wie diese.

Für ein sich derart entwickelndes Teilgebiet haben Lehre und Forschung besonderes Gewicht. Dies gilt für die forensische Psychiatrie in besonderem Maße, da in ihr als einem typischen interdisziplinären Fach die Erfordernisse der Lehre und die Methoden der Forschung verschiedener Fächer konvergieren: Psychiatrie/Psychotherapie, Psychologie und Rechtswissenschaft. Praktische und wissenschaftliche Berührungspunkte bestehen daneben zur Kriminologie und zur Sozialpädagogik.

Die zahlreichen Aufgaben, denen sich die forensische Psychiatrie in der Lehre wie in der Forschung gegenüber sieht, sollen nachfolgend skizziert werden. Dabei bleibt die Darstellung auf die Situation in der Bundesrepublik Deutschland beschränkt, die Verhältnisse in den übrigen deutschsprachigen Ländern können nicht berücksichtigt werden.

Die *Situation der Lehre* im universitären Bereich wurde im Rahmen einer eigenen Umfrage bereits früher dargelegt (Foerster 1983a). Eine entsprechende Erhebung für den Bereich der Landeskrankenhäuser und für den Maßregelvollzug steht trotz gelegentlicher Absichtserklärungen noch aus; eine erste Übersicht hierzu wurde ebenfalls 1983 vorgelegt (Guth 1983).

Die Situation der Lehre in der forensischen Psychiatrie im Universitätsbereich kann derzeit nur durch die Auflistung von Defiziten charakterisiert werden. Die Ausbildung in forensischer Psychiatrie ist in keinem Studiengang Pflichtfach, weder in der medizinischen, noch in der juristischen Ausbildung, weder bei den Psychologen, noch bei den Sozialpädagogen. Es bleibt dem einzelnen Studenten völlig überlassen, ob er Lehrveranstaltungen dieses Gebietes besucht oder nicht. Dabei ist unmittelbar einleuchtend, daß Grundkenntnisse in der Psychiatrie – und seien sie auch rudimentär – für Juristen wichtig sind. Als Beispiel seien nur der strafrechtliche Bereich oder zivilrechtliche Fragen genannt. Während seiner Ausbildung erfährt beispielsweise der spätere Notar nichts über psychische

Auffälligkeiten, die die Geschäfts- oder Testierfähigkeit beeinträchtigen könnten – ein ebensowenig akzeptabler Zustand wie der, daß der spätere Strafrichter
während seiner Ausbildung ebenfalls nichts über psychiatrische Probleme lernt,
sofern er nicht besonderes Interesse hierfür hat. Die gleiche Unverbindlichkeit
besteht seitens der Lehrenden: Hier ist die Darstellung der forensischen Psychiatrie abhängig von persönlichen Interessen und Neigungen einzelner Mitarbeiter
der jeweiligen Universitätskliniken (Foerster 1983a).

Ähnlich problematisch ist die Situation in der Weiterbildung der genannten
Berufsgruppen: diese wird ebenfalls unzureichend wahrgenommen. Für den
Bereich der Weiterbildung zum Arzt für Psychiatrie bzw. zum Nervenarzt bedeutet dies, daß z.B. nach den derzeit gültigen Richtlinien der Landesärztekammer Baden-Württemberg „die Anfertigung von mindestens 10 Gutachten
und der Erwerb eingehender Kenntnisse und Erfahrungen in der Begutachtung
von Sozial-, Zivil- und Strafsachen und des Versicherungswesens" verlangt wird.
Eine solche Vorschrift ist selbstverständlich völlig unzulänglich, ganz abgesehen
davon, daß im Rahmen von 10 Gutachten solche eingehenden Kenntnisse und
Erfahrungen sicherlich nicht erworben werden können.

Bei Betrachtung dieser unbefriedigenden Situation der Aus-, Weiter- und
Fortbildung der genannten Berufsgruppen möchte ich anregen, forensisch-
psychiatrisches Basiswissen zukünftig im Rahmen von *Pflichtveranstaltungen* zu
vermitteln. Anzustreben wäre in diesem Zusammenhang auch die Vermittlung
juristischer Grundkenntnisse für die im forensisch-psychiatrischen Bereich
tätigen Psychiater und Psychologen.

Für das psychiatrische bzw. nervenärztliche Gebiet ist m.E. die Forderung
berechtigt, daß jeder Psychiater bzw. Nervenarzt Grundkenntnisse forensisch-
psychiatrischer Probleme einschließlich der Begutachtung bei allen häufiger
vorkommenden Fragen (Straf-, Zivil-, Sozialrecht) haben sollte. Es wäre daher
sinnvoll, in die Weiterbildungsordnung ein differenzierteres *Curriculum für den
Bereich forensische Psychiatrie* aufzunehmen. Die Notwendigkeit der Entwicklung
eines derartigen Curriculums ergibt sich im internationalen Vergleich auch aus
einer Übersicht über die Verhältnisse in den USA. Dabei wurden bereits sehr
detaillierte Vorschläge für die Inhalte eines solchen Curriculums gemacht
(Hanson et al. 1984; Rosner 1983). Interessanterweise wurde festgestellt, daß nur
wenige Psychiater ausschließlich im forensisch-psychiatrischen Bereich tätig
sind, sondern daß sie ihre berufliche Aktivität zwischen klinischer bzw. ambulanter Arbeit und forensisch-psychiatrischen Fragen aufteilen. Damit wird meine
bereits früher erhobene Forderung nach einer Integration der forensischen in die
allgemeine Psychiatrie (Foerster 1983b) auch aufgrund dieser und anderer internationaler Erfahrungen gestützt (Gunn 1982).

Auch an einer solchen wünschenswerten Fortentwicklung der Weiterbildungsordnung wäre abzulesen, daß die forensische Psychiatrie Teil der allgemeinen Psychiatrie ist. Eine Sonderstellung, etwa im Sinne eines eigenen Bereiches
oder Gebietes ist nicht anzustreben, wie dies auch international vertreten wird
(Gunn 1982, 1985; Hanson et al. 1984). Jeder wissenschaftlich tätige Psychiater
setzt im Rahmen seiner Forschungsarbeit Schwerpunkte. In diesem Sinne sollte
die forensische Psychiatrie für einige Psychiater Schwerpunkt der wissenschaftlichen Arbeit innerhalb der allgemeinen Psychiatrie sein. Hierbei ist klar, daß

neben der anzustrebenden speziellen Lehre der forensischen Psychiatrie auch ein erheblicher Bedarf und Nachholbedarf für eine spezialisierte Forschung besteht. Hierzu ist im universitären Bereich sicher eine institutionalisierte Organisation erforderlich. Die jeweilige konkrete Form einer solchen „Einheit" (Institut oder Abteilung oder Sektion) dürfte weitgehend von den jeweiligen örtlichen Verhältnissen abhängen, wobei neben der Integration in die psychiatrische Klinik ein enger Kontakt zur nächsten Einrichtung des Maßregelvollzugs geschaffen werden sollte. Erst dadurch wären die notwendigen empirischen Untersuchungen über die langfristige stationäre Behandlung psychisch kranker Rechtsbrecher zu leisten, die bisher nur in unzureichendem Umfange vorliegen (Blau u. Kammeier 1984). Bei der anzustrebenden Integration in die psychiatrische Klinik ist zu bedenken, daß für die forensische Psychiatrie ein gewisses Maß an Eigenständigkeit zur Erfüllung ihrer besonderen Aufgaben erhalten bleibt. Andererseits sollte eine einseitige Tätigkeit in diesem Bereich in jedem Fall vermieden werden: Der forensisch tätige Psychiater sollte sowohl klinisch-therapeutisch als auch wissenschaftlich arbeiten und sich nicht ausschließlich einer gutachterlichen Tätigkeit widmen. Es sollten Bedingungen geschaffen werden, die es erlauben, daß die intelligentesten und besten der psychiatrischen Assistenten Interesse für das Gebiet der forensischen Psychiatrie gewinnen können (Gunn 1985). Aus eigener Erfahrung ist festzuhalten, daß es durchaus gelingt, jüngere begabte Mitarbeiter für dieses Gebiet zu interessieren, u. a. dann, wenn ihnen nahegebracht werden kann, welche Vielzahl von offenen und ungeklärten Forschungsaufgaben der wissenschaftlichen Bearbeitung harrt.

Die Situation in der Forschung in der forensischen Psychiatrie in der Bundesrepublik Deutschland läßt ein in den letzten Jahren allmählich zunehmendes Interesse an Forschungsfragen überhaupt erkennen. Dabei kann Forschung m. E. nur empirische Forschung bedeuten. Nur im Rahmen einer empirischen Bearbeitung der zahlreichen offenen Fragen und Probleme kann es gelingen, über eine – wie bisher häufig – immer wieder aufs neue wiederholte Darlegung eigener Positionen im Sinne bloßer Meinungsäußerung hinaus zu fundierten Ergebnissen zu gelangen. Dieser Standpunkt findet allmählich wachsende Zustimmung.

Entsprechend dem frühen Wissensstand im Teilgebiet forensische Psychiatrie dürfte es sich dabei vorwiegend um hypothesengenerierende und zum jetzigen Zeitpunkt weniger um hypothesenbestätigende Forschungsansätze handeln. Grundsätzlich ist dabei immer zu bedenken, daß es sich bei psychiatrischem Wissen und Kenntnisstand um eine Haltung wissenschaftlicher Methodik handelt. Diese Haltung setzt ihre Aussagen über seelische Störungen, deren Verursachung und deren Behandlungsmethoden immer wieder der empirischen Prüfung aus. Dies bedeutet, daß die psychiatrische Wissenschaft bereit ist, Antworten dieser empirischen Überprüfung anzunehmen, daraus resultierende Konsequenzen zu reflektieren und zu neuen, womöglich besseren Formulierungen zu gelangen (Foerster 1983 b).

Wissenschaftliches Vorgehen ist dabei zu definieren als der Versuch, überindividuelle Regeln rational und empirisch zu begründen. Diese Regeln sollten lehrbar sein und mit ihnen sollte verallgemeinerungsfähiges Wissen erworben werden können (Helmchen 1985).

Betrachtet man vor diesem Hintergrund die Situation in der forensischen Psychiatrie, ist festzuhalten, daß vielfach die festen Grundlagen fehlen. Es wäre daher eine vordringliche Aufgabe, eine empirisch fundierte Basis der forensisch-psychiatrisch bedeutsamen Bereiche zu erarbeiten. Einige m. E. wichtige Aufgaben sollen im folgenden skizziert werden, eine ausführliche Übersicht über diese Fragen wurde an anderer Stelle veröffentlicht (Foerster 1986a).

Für den Bereich der Begutachtung steht eine Erforschung der Begutachtungssituation als solche aus. Die übliche Gesprächssituation zwischen Psychiater und Psychotherapeut ist durch die Tatsache einer dyadischen Beziehung gekennzeichnet. In der Begutachtungssituation wird durch den Auftraggeber aus dieser dyadischen Beziehung eine triadische Situation. Inwieweit diese anderen Voraussetzungen die Beziehung zwischen Proband und Sachverständigen tangieren, ist eine offene Frage. Darüber hinaus ist zu bedenken, daß alle Aspekte, die für derartige Gesprächssituationen gelten, auch für die Begutachtungssituation zutreffen, d. h. die Interaktion zwischen Sachverständigem und Proband ist zu berücksichtigen. Dieser Aspekt ist für die Situation der Begutachtung erst kürzlich überhaupt in die Diskussion geraten, ohne daß er bislang wissenschaftlich bearbeitet worden wäre. Diagnostische Zuordnungen, u. a. im Bereich der Persönlichkeitsstörungen und der funktionellen Störungen, lassen sich bekanntlich nicht von der Interaktion zwischen Untersucher und Proband trennen. Daher müssen diese Aspekte auch bei der Diagnostik im Rahmen von gutachterlichen Fragen berücksichtigt werden, denn eine Forderung nach Neutralität und emotionaler Abstinenz des Sachverständigen kann wohl nur Fiktion sein (Schorsch 1983). Statt dessen muß der Sachverständige versuchen, sich seiner gefühlsmäßigen Stellungnahme und seiner emotionalen Reaktionen bewußt zu werden und diese zu reflektieren. Der methodische Zugang zu diesen Fragen ist schwierig und bislang ungeklärt, wie auch durch neuere amerikanische Arbeiten belegt wird (Ciccone u. Clements 1984; Potter u. Travin 1983).

Neben einer notwendigen Erforschung der Begutachtungssituation als solcher, gesehen als Interaktion zwischen Proband und Sachverständigem, ist darüber hinaus zu fragen, *was* in der Begutachtungssituation festgestellt wird: Stellen wir überdauernde Persönlichkeitszüge („Traits") eines Menschen fest oder vielleicht doch vorwiegend „State-Variablen"? Diese Frage scheint berechtigt, denn der Proband befindet sich bei der Begutachtung stets in einer für ihn außergewöhnlichen Situation. Ergänzend könnte ein weiteres Problem untersucht werden, das bislang für Begutachtungsfragen nie dezidiert bearbeitet wurde: Inwieweit kann das Begutachtungsgespräch eventuell eine „therapeutische" Wirkung auf den Probanden haben? In diesem Zusammenhang wäre auch der Frage nachzugehen, wie der Proband Tätigkeit und Äußerungen des Sachverständigen erlebt und wie er dessen Stellungnahme und Beurteilung intellektuell und emotional verarbeitet.

Neben diesen allgemeinen Problemen, die sich in jeder gutachterlichen Situation stellen, sollen nachfolgend einige offene Fragen aus verschiedenen Rechtsgebieten skizziert werden.

Im *strafrechtlichen Bereich* stellen Täter mit Persönlichkeitsstörungen nach wie vor ein Kernproblem dar. In einem ersten Schritt handelt es sich hierbei um ein diagnostisches Problem, das bislang nicht zufriedenstellend gelöst ist. Dabei ist allerdings zu bedenken, daß diese Fragen erst in letzter Zeit auch in der allgemeinen klinischen Psychiatrie nach längerer wissenschaftlicher Vernachlässigung erneut bearbeitet werden. Eine dringende Aufgabe wäre es, etwa eine Symptomcheckliste zu erarbeiten, um Probanden mit Persönlichkeitsstörungen nach solchen allgemein akzeptierbaren Kriterien zu erfassen, die unabhängig vom jeweiligen theoretischen Standpunkt und der theoretischen Meinung des Gutachters sind. Ein weiteres Problem ist das der Gewichtung einer derartigen Persönlichkeitsstörung. Entsprechend dem Gesetzestext, der von einer „schweren" Störung spricht, muß eine Gewichtung vorgenommen werden. Als dritte, hiermit verknüpfte Frage besteht das Problem der Feststellung einer „Erheblichkeit" der Verminderung der Einsichts- und/oder Steuerungsfähigkeit. An welchen konkreten Kriterien wird diese Erheblichkeit nachgewiesen, etwa im Vergleich zu einer bestehenden Einschränkung der Einsichts- und/oder Steuerungsfähigkeit, die aber nicht in rechtlicher Weise erheblich ist? Hier zeigt sich unmittelbar, daß die Gewichtung einzelner Faktoren verlangt wird. Derzeit ist unklar, wie diese Gewichtung vom einzelnen Sachverständigen vorgenommen wird, und ob hierfür empirisch gefundene Kriterien existieren oder nicht. Selbstverständlich kann es sich bei den diesbezüglichen Äußerungen des Sachverständigen in foro nur um Vorschläge an das Gericht handeln, dem die Entscheidung genuin vorbehalten ist.

Wiederum bei der strafrechtlichen Begutachtung in die Diskussion geraten sind „Affekttaten", wobei m. E. auch der theoretische Hintergrund der sog. „tiefgreifenden Bewußtseinsstörung" in Frage gestellt werden müßte. Hierauf soll an dieser Stelle nicht weiter eingegangen werden, da die Problematik anderweitig ausführlich erörtert wird (Müller-Luckmann 1986; Steller 1986).

Zunehmend beschäftigt sich der forensisch tätige Psychiater/Psychotherapeut neben der Begutachtung im engeren Sinne mit therapeutischen Fragen, sei es im ambulanten oder im stationären Bereich. Für den stationären Bereich vollzieht sich dies u. a. auf die Möglichkeiten des Maßregelvollzugs. Bislang liegt lediglich eine schmale Basis empirischer Feststellungen vor. Zu fragen wäre nach denjenigen Probanden, die überhaupt in den Maßregelvollzug gelangen; danach, ob es solche Probanden sind, bei denen für diese Maßnahme tatsächlich eine begründete Indikation besteht und wie dann der Verlauf, insbesondere der Behandlungsverlauf im Maßregelvollzug ist. Weiter zu berücksichtigen wären Katamnesen nach Ende des Maßregelvollzugs. Zur Bearbeitung dieser Fragen existiert ein Forschungsprojekt am Kriminologischen Forschungsinstitut Niedersachsen (Jacobsen 1986; Retzmann 1986). Erst wenn hierüber mehr gesicherte Befunde vorliegen, wird es möglich sein, die auch von Politikern geforderten besser fundierten Feststellungen für den Bereich des Maßregelvollzugs zu treffen.

Vor allem bei Sexualstraftätern, die nicht gleichzeitig Gewalttäter sind, ergibt sich zunehmend häufiger die Frage nach ambulanten Therapiemöglichkeiten. Erste Ergebnisse, die von der Arbeitsgruppe um Schorsch im Rahmen einer größeren Untersuchung vorgelegt wurden, stimmen optimistisch (Schorsch et al. 1985). Offenbar kann es gelingen, mit Patienten auch im Rahmen einer „angeordneten Therapie" zu arbeiten, ein Ergebnis, welches wir aufgrund der Erfahrungen mit ausgewählten Einzelfällen bestätigen können.

Für den Bereich des *Zivilrechtes* wird seit langem eine gesetzliche Neufassung der Regelungen der Entmündigung und der Pflegschaftsbestimmungen angestrebt. Auf die Institution der Entmündigung sollte verzichtet und statt dessen ein differenziertes System der Betreuungsbedürftigkeit entwickelt werden (Mende 1983). Konkret wären entsprechend diesen Vorschlägen folgende Reformziele anzustreben: Entwicklung eines abgestuften Systems von Betreuungsmaßnahmen; Ersatz der Entmündigung durch die Feststellung von „Betreuungsbedürftigkeit"; einheitliche, auf das individuelle Betreuungsbedürfnis abgestellte Verfahrensregelungen.

Dabei ist immer wieder daran zu erinnern, daß der Grundgedanke einer Entmündigung wie auch der Errichtung einer Pflegschaft darin liegt, die Persönlichkeitsrechte des Betroffenen zu schützen und ihm Fürsorge angedeihen zu lassen. Niemals kann es Ziel solcher Eingriffe sein, die Betroffenen zu diskriminieren. Ausdrücklich ist hervorzuheben, daß Belange der öffentlichen Sicherheit und Ordnung nicht in den Wirkungsbereich des Entmündigungsrechts fallen, das nicht als Schutzmaßnahme bei Gefährlichkeit mißverstanden werden darf.

Bei einer Reform der gesetzlichen Bestimmungen sollte daran gedacht werden, die bisherigen Rechtsbegriffe „Geisteskrankheit" und „Geistesschwäche" des § 6 BGB, Abs. 1, Ziff. 1, neu zu fassen. Es ist zu berücksichtigen, daß es bei diesen Formulierungen nicht auf eine differenzierte diagnostische Zuordnung, sondern auf den Ausprägungsgrad einer bestehenden psychischen Störung der Behinderung ankommt. Immer sollte auch die Möglichkeit bestehen, die dem psychisch Kranken und Behinderten noch verbliebenen gesunden Anteile seiner psychischen Verfassung wahrzunehmen und seine sich daraus ableitenden Möglichkeiten entsprechend zu respektieren (Mende 1983). Die zur Fundierung dieser Neufassungen notwendigen empirischen Forschungsarbeiten wurden bislang nicht geleistet.

Im *Bereich des Sozialrechts* wird der Psychiater/Psychotherapeut in zunehmendem Umfang als Sachverständiger in Anspruch genommen. Ein sehr aktuelles, bislang ungelöstes Problem stellt die Abgrenzung sog. „Pflegefälle" von sog. „Behandlungsfällen" im Bereich psychischer Erkrankungen dar. Um Anwendung und Auslegung des § 184 RVO wird häufiger zwischen den Kostenträgern (Krankenkassen bzw. Rentenversicherungträgern) gestritten. Kommt es bei diesen Streitigkeiten zu gerichtlichen Auseinandersetzungen, wird in deren Verlauf meist die Hilfe des Sachverständigen erbeten. Hierbei wird von den auftraggebenden Gerichten erwartet, daß eine sachlich begründete und fachkundig erläuterte Entscheidung möglich ist. Demgegenüber handelt es sich aus psychiatrischer Sicht bei den zu treffenden Entscheidungen häufig um normative Entscheidungen, die unter eher formalen Aspekten getroffen werden. Für den Bereich chronischer psychischer Erkrankungen dürfte es sich in den allerseltensten Fällen eindeutig entscheiden lassen, ob ein sog. „Pflegefall" vorliegt, bei dem etwa eine Linderung der Beschwerden nicht mehr möglich sein sollte. Es ist dringend erforderlich, daß alle Zuständigen – verantwortliche Politiker, Fachleute der Kostenträger, Juristen, fachkundige Psychiater – eine praktikable Regelung durch gemeinsame Bemühungen erarbeiten (Foerster u. Heimann 1986b).

Im sozialrechtlichen Bereich bestehen zahlreiche offene Fragen bei der Beurteilung funktioneller Störungen, neurotischer Behinderungen und Persönlichkeitsstörungen. Bei der Beurteilung der beruflichen Leistungsfähigkeit dieser Probanden ist der Sachverständige konkret gefragt, ob bzw. warum ein bestimmter Proband beispielsweise nur noch untervollschichtig arbeiten kann und welche konkreten Folgen eine vollschichtige Tätigkeit für die Gesundheit hätte bzw. welche konkreten gesundheitlichen Schädigungen zu erwarten wären. Bei den schwierig zu beurteilenden Fällen scheint es bislang so zu sein, daß der psychiatrisch-psychotherapeutische Sachverständige nicht über die erforderlichen ausreichenden Beurteilungskriterien verfügt, um die juristischerseits gestellten Fragen mit der gewünschten Prägnanz zu beantworten (Foerster 1984a, 1984b).

In Anbetracht der schwierigen, häufig chronifizierten Krankheitsverläufe bei diesen Probanden mit eingeschränkten therapeutischen Möglichkeiten scheint es wichtig, Vorgehensweisen zu erarbeiten, um solche Patienten zu erkennen, bevor sie auf die „Rentenschiene" gelangen. Es sollte versucht werden, Methoden der Prävention und Prophylaxe für diesen Personenkreis zu entwickeln, wobei auch die Suche nach therapeutischen Möglichkeiten mit bedacht werden sollte.

Am Rande sei angemerkt, daß bislang unbekannt ist, wie häufig derartige Verläufe mit einer Rentenantragstellung im Rahmen der Rentenversicherung bei neurotischen Probanden bzw. bei Patienten mit funktionellen Störungen sind.

Es ist auch unbekannt, wie häufig derartige Entwicklungen funktioneller Syndrome nach Unfällen sind. Ebenso ungeklärt ist die Frage nach der Entwicklung ähnlicher psychischer Symptome bei unversicherten Probanden bzw. bei Unfallverursachern – ein auch theoretisch sehr interessantes Problem. All diese Fragen können sicher nur im Verbund bzw. im Rahmen von Multicenterstudien bearbeitet werden.

Die genannten Aufgaben forensisch-psychiatrischer Forschung stellen die Aspekte des gesamten Bereichs dar. Weitere aktuelle Fragen sind beispielsweise die der Unterbringung und der Behandlung gegen den Willen der betroffenen Patienten; Probleme des Suizids, dessen Prophylaxe und Beurteilung sowie Fragen der Schweigepflicht, verbunden mit dem Problem der Einsichtsnahme in die Krankengeschichte, und Fragen der Aufklärung (Helmchen 1984). An diesen Fragenkomplexen ist zu erkennen, daß forensische Psychiatrie kein eigenes Fach und kein eigenes Gebiet sein kann, sondern integriert der allgemeinen klinischen Psychiatrie zugehören muß.

Zur Verbesserung der ungenügenden Organisationsform und zur Förderung der Forschung rege ich an, in Ergänzung zu den bislang existierenden interdisziplinären Arbeitsgruppen mit Psychologen und Juristen für den Kernbereich forensisch-psychiatrischer Tätigkeit eine Arbeitsgemeinschaft forensischer Psychiater zu gründen. Diese sollte die Basis für die Erarbeitung einer einheitlichen Sprachregelung sowie gemeinsamer Kriterien für Diagnostik und gutachterliche Fragen bilden, wie dies durch die Arbeitsgemeinschaft für Methodik und Dokumentation (AMDP) in der klinischen Psychiatrie beispielhaft gezeigt wurde.

Es wäre sicherlich zweckmäßig, eine solche Arbeitsgemeinschaft, etwa unter dem Namen „Arbeitsgemeinschaft für forensische Psychiatrie (AFP)", im Rahmen der Fachgesellschaft, der Deutschen Gesellschaft für Psychiatrie und Nervenheilkunde (DGPN), zu etablieren. Wie sich in anderen Teilbereichen der Psychiatrie, etwa der Psychotherapie und der Gerontopsychiatrie gezeigt hat, ist eine solche institutionalisierte Arbeitsgruppe eine günstige Voraussetzung für Fortentwicklung und organisatorische Stabilisierung eines Teilgebietes.

Mit den geschilderten, für die Bereiche der Lehre und der Forschung ausgewählten Aspekten, wollte ich zeigen, welch wichtiges, sich stark in der Entwicklung befindliches und überdies sehr interessantes Teilgebiet der allgemeinen klinischen Psychiatrie die forensische Psychiatrie heute ist.

Literatur

Blau G, Kammeier H (1984) Straftäter in der Psychiatrie. Enke, Stuttgart

Ciccone R, Clements C (1984) Forensic psychiatry and applied clinical ethics: Theory and practice. Am J Psychiatry 141:395–399

Foerster K (1983a) Die Forensische Psychiatrie an den Universitäten in der Bundesrepublik Deutschland, in Österreich und in der Schweiz. Forensia 4:73–79

Foerster K (1983b) Der psychiatrische Sachverständige zwischen Norm und Empirie. NJW 36:2049–2053

Foerster K (1984a) Neurotische Rentenbewerber. Enke, Stuttgart

Foerster K (1984b) Neurose und Sozialrecht. Nervenarzt 55:335–341

Foerster K (1986a) Aktuelle Forschungsfragen der forensischen Begutachtung. In: Kury H (Hrsg) Ausgewählte Fragen und Probleme Forensischer Begutachtung. Heymanns, Köln

Foerster K, Heimann H (1986b) Zur Problematik der Abgrenzung sog. „Pflegefälle" von sog. „Behandlungsfällen" (§ 184 RVO) im Bereich psychischer Erkrankungen. Medizinrecht 4:21–23

Gunn J (1982) Forensic psychiatry as a subspeciality. Int J Law Psychiatry 5:65–79

Gunn J (1985) Formation des psychiatres-legistes. Rev Med Suisse Romande 105:33–37

Guth W (1983) Untersuchungen zur Situation der psychisch kranken Rechtsbrecher in Deutschland. Psychiatr Prax 10:165–195

Hanson CD, Sadoff RL, Sager P, Dent J, Stagliano D (1984) Comprehensive survey of forensic psychiatrists: Their training and their practices. Bull Am Acad Psychiatry Law 12:403–410

Helmchen H (1984) Einige aktuelle Rechtsentwicklungen und psychiatrische Praxis. Nervenarzt 55:565–573

Helmchen H (1985) Zusammenfassung der Symposiumsbeiträge. In: Pflug B, Foerster K, Straube E (Hrsg) Perspektiven der Schizophrenieforschung. Fischer, Stuttgart-New York

Jacobsen HF (1986) Funktion der psychiatrischen Begutachtung von Sexualstraftätern für deren Distribution auf den Strafvollzug und Maßregelvollzug. In: Kury H (Hrsg) Ausgewählte Fragen und Probleme forensischer Begutachtung. Heymanns, Köln

Mende W (1983) Vormünder überlastet - Terminologie überholt. In: Helmchen H, Pietzcker A (Hrsg) Psychiatrie und Recht. Werk Verlag, München-Gräfelfing

Müller-Luckmann KE (1986) Tiefgreifende Bewußtseinsstörung und außergewöhnliche Affektlagen. In: Pohlmeier H., Deutsch E Schreiber HL (Hrsg) Festschrift für U Venzlaff. Springer, Berlin Heidelberg New York Tokyo

Potter B, Travin S (1983) The significance of countertransference and related issues in a multiservice court clinic. Bull Am Acad Psychiatry Law 11:223–230

Retzmann E (1986) Diagnosekriterien und subjektive Theorien in Sachverständigengutachten zur Schuldfähigkeitsbeurteilung und deren Auswirkungen auf gerichtliche Entscheidungen. In: Kury H (Hrsg) Ausgewählte Fragen und Probleme forensischer Begutachtung. Heymanns, Köln

Rosner R (1983) Education and training in forensic psychiatry. Psychiatr Clin North Am 6:585–595
Schorsch E (1983) Psychotherapeutische Aspekte bei der Forensischen Begutachtung. Psychiatr Prax 10:143–146
Schorsch E, Galedari G, Haag A, Hauch M, Lohse H (1985) Perversion als Straftat. Springer, Berlin Heidelberg New York Tokyo
Steller M (1986) Objektivierung und Quantifizierung von Affektmerkmalen. In: Kury H (Hrsg) Ausgewählte Fragen und Probleme forensischer Begutachtung. Heymanns, Köln

Über einen speziellen Fall „tiefgreifender Bewußtseinsstörung"

E. MÜLLER-LUCKMANN

Tagaus, tagein mühen sich Prozeßbeteiligte in den Gerichtssälen, insbesondere bei der Verhandlung von Tötungsdelikten, um den Begriff der Bewußtseinsstörung. Dabei ereignet es sich ständig, daß auch die psychiatrischen bzw. psychologischen Sachverständigen überfragt werden und – was schlimmer ist – sich überfragen lassen. Denn psychologische Forschung, die speziell mit dem Begriff der hier gemeinten Bewußtseinsstörung arbeitet, gibt es nicht. Es kann sie nicht geben, weil dieser Begriff normativ so befrachtet ist, daß er sowohl in der kognitiven wie in der sozialpsychologischen Forschung nahezu unbrauchbar ist. Hinzu kommt, daß alle in diesen beiden Bereichen antreffbaren Experimente an 2 Handicaps leiden:
1. Das menschliche Gehirn ist wegen seiner Komplexität nur sehr begrenzt erforschbar;
2. der Erforschung stehen ethische Gründe entgegen, die man nicht einmal zu nennen braucht, weil sie so selbstverständlich und zwingend sind.

Wir scheinen also auf lange Zeit gezwungen zu sein, immer dann, wenn der Begriff „Bewußtseinsstörung" auf den Plan tritt, überwiegend mit Hypothesen zu arbeiten. Gesicherte Erkenntnisse haben eher Seltenheitswert. Das meiste, was Psychiater und Psychologen beisteuern können, ist reine Deskription. Da es zum Verständnis der Juristen verbalisiert werden muß und kaum jemals in Meßwerten ausgedrückt werden kann, ist es mit mehr oder weniger treffender Metaphorik belastet.

Aber gerade das entspricht vielleicht am ehesten der Natur der Sache. In seinem Buch *Die Grenzen des Bewußtseins* sagt Ernst Pöppel (1985) als neurophysiologischer Forscher:

„Wenn wir etwas betrachten, hören, riechen, schmecken oder wenn wir etwas bedenken, erörtern, planen oder erforschen, stets ist der Bewußtseinsinhalt, der mit dieser Tätigkeit verbunden ist, mehr als ein objektives Ereignis, mehr als eine nüchterne Auskunft über die reale Welt oder über ein Geschehen in uns selbst. Jedes Erlebnis, jeder Bewußtseinsinhalt ist von vornherein immer auch angenehm oder unangenehm, interessant oder langweilig, erfreulich oder unerfreulich, mit anderen Worten: durch unsere Gefühle gefärbt . . . Normalerweise sind wir bei jeder Handlung und bei jedem Erlebnis auch mit Gefühlen dabei. Sie sind die Bewertungsinstanz, die uns überhaupt erst die Bedeutung von Ereignissen zu diagnostizieren ermöglicht. Damit ich etwas merke, damit es mir bewußt werden kann, muß es mich interessieren, und das impliziert bereits eine emotionelle Einstellung . . .

Auch Gefühle sind also wie die anderen Funktionen, die wir erörtert haben, an bestimmten Orten im Gehirn repräsentiert. Daraus folgt, daß wir nicht beliebig viele Gefühle haben können.

Da die neuronalen Mechanismen für die einzelnen Gefühle Platz brauchen und das Gehirn des Menschen nur etwa 1,5 kg schwer sein, also nicht beliebig groß werden kann, ist auch der Umfang unseres Gefühllebens eingeschränkt. Wir können uns nicht wunschgemäß neue Gefühle zulegen, so erstrebenswert dies manchmal auch wäre, sondern wir müssen mit dem auskommen, was als emotionelle Funktion im Laufe der Entwicklungsgeschichte verfügbar gemacht wurde. Wenn nun unsere Gefühle an Zahl auch begrenzt sind, so heißt das nicht, daß sie im Hintergrund unseres Bewußtseins bleiben. Unser Wahrnehmen, unser Denken und Handeln ist immer emotionell getönt. Wie anders wäre es sonst zu verstehen, daß ganze philosophische Schulen wie etwa die Stoiker bemüht waren, sich von der Allgegenwart der Gefühle zu befreien."

Um gleich an das letzte anzuknüpfen: sollte diese „Allgegenwart der Gefühle" so übermächtig werden, daß sich der Betroffene einer extrem negativen Gefühlsbewertung durch eine in einem weiten Sinn aggressive Handlung zu entledigen sucht, erwartet der Gesetzgeber, daß eine solche Handlung unterlassen wird. Aber er geht auch davon aus, daß es psychische Zustände gibt, in denen dieses Abstandnehmen sehr erschwert oder unmöglich ist. Eine dieser Möglichkeiten besteht darin, daß bei dem Produzenten solcher Bewertungen eine Bewußtseinsstörung gegeben ist, von der der Gesetzgeber erwartet, daß sie „tiefgreifend" sei. Unter den zahlreichen Versuchen, den Begriff des Bewußtseins zu definieren, greife ich hier nur einen heraus, wie er von Steigleder (1974) formuliert und auf die Verwendungsmöglichkeit im forensischen Bereich zugeschnitten worden ist: „Für die forensische Anwendung wird es darauf ankommen, mit dem Begriff des Bewußtseins die Beziehung zwischen Person und Umwelt zu verbinden, Fühlen, Denken, Handeln im Verhältnis zur Realität, im Sinnzusammenhang des Daseins zu sehen. Wir möchten danach das Bewußtsein als Erlebnisfähigkeit in ihrem realen Umweltbezug definieren. Geht man von dieser Begriffsinterpretation aus, so wird sich die tiefgreifende Bewußtseinsstörung im strafrechtlichen Sinn an der Störung oder dem Verlust des Realitätsbegriffs am ehesten begreifen, aber auch phänomenologisch darstellen lassen."

Es ist nun die Frage (die hier zur Diskussion gestellt werden soll, aber keineswegs beantwortet werden kann), ob es immer nur stärkste Affekte sein müssen, die tatauslösend wirken und eine tiefgreifende Bewußtseinsstörung herbeiführen.

Die juristisch weit gefaßten Kriterien der nichtkrankhaften tiefgreifenden Bewußtseinsstörung haben Vor- und Nachteile für den Diagnostiker: der Gesetzgeber hat z. B. dazu formuliert, das Adjektiv „tiefgreifend" solle einen Grad der psychischen Affiziertheit beschreiben, in dem „das seelische Gefüge des Betroffenen zerstört oder erheblich erschüttert" sei. Mit dieser interpretierbaren Formulierung aber ist der spezifischen Art und Weise der tatauslösenden Befindlichkeit ein weiterer Spielraum gegeben als nur das Auftreten eines eindeutig sthenischen Affektes.

An dieser Stelle greife ich auf die Feststellungen von Pöppel (1985) zurück: „Damit ich etwas merke, damit es mir bewußt werden kann, muß es mich interessieren, und das impliziert bereits eine emotionelle Einstellung." Wenn dies also erwiesen ist, dann setzt sich z. B. laut Pöppel bei Tötungsdelikten die Bewertungsqualität „negativ" ungehemmt u. a. dann durch, wenn das Objekt dieser extrem negativen emotionalen Bewertung das spätere Opfer ist. Aber bedarf es dazu jener Affekte, die in der Literatur (offensichtlich aus Verlegenheit mangels

stringenterer Definitionen) z. B. mit solchen Metaphern beschrieben werden
wie: „Dammbruch, letzter Tropfen, der das Faß zum Überlaufen bringt, Gefühls-
tunnel, berstender Dampfkessel (Überdruckhypothese) usw."?

Ich beschreibe im folgenden einen (aus Platzgründen nur diesen einzigen)
Fall:

Zwei junge Frauen, etwa gleichaltrig, lebten in einer Wohnung zusammen; zwischen ihnen
bestand eine lesbische Beziehung. A. versorgte den Haushalt, B. ging stundenweise ins Bordell
und betätigte sich als Prostituierte. A litt sehr unter dieser Tatsache: nicht aus Gründen der
Moral, sondern sie war stark eifersüchtig, weil die Freundin ihr nicht allein gehörte und weil sie
befürchtete, sie könnte eines Tages (obwohl B. ständig versicherte, sich nie wirklich zu engagie-
ren) doch an der Heterosexualität Geschmack finden. A. hing sehr an der Freundin, zweifelte
aber, ob diese ihre Gefühle in ähnlichem Umfang erwiderte. Allerdings beschrieb sie die Beziehung, abgesehen von ihren sich hartnäckig haltenden Befürchtungen, als überwiegend harmo-
nisch. (Da A. eine – an ihrer Homosexualität gescheiterte – disharmonische Ehe hinter sich
hatte, genoß sie diese Beziehung besonders und suchte in ihr gleichzeitig menschlichen Halt.)
    Angeregt durch schönes Sommerwetter planten die beiden jungen Frauen eines Nachmittags,
ein Schwimmbad aufzusuchen. B. wollte aber vorher noch kurz in ihrer Stammkneipe etwas
trinken. A. willigte ein. Man traf Bekannte, kam ins Plaudern, blieb dort sitzen. Getrunken
wurde Bier, Coca Cola und Weinbrand. A. hielt sich zurück, B. trank mehr. Die Zeit verstrich.
Die Freundinnen änderten ihren Plan: B. erklärte, sie wolle in ihr Zimmer in der unweit
gelegenen Bordellstraße gehen, um noch etwas Geld zu verdienen, A. entschloß sich daraufhin,
nach Hause zu gehen und das Abendessen vorzubereiten.
    Es dauerte etwa eine Stunde bis B. erschien. A. sah auf den ersten Blick, daß B. an der Ober-
lippe eine blutende Wunde hatte. Ihr schoß durch den Kopf: Jetzt ist es eingetroffen, sie hat
ihren Freier so leidenschaftlich geliebt, daß er sie (in höchster Erregung) in die Lippe gebissen
hat. A. ergriff sofort ein noch vom Brotschneiden her auf dem Küchentisch liegendes Messer
und stieß es B. in die Brust. Sie traf das Herz. B. brach zusammen und starb auf der Stelle. A.
holte sofort Nachbarn und wirkte auf diese total verstört.
    Später berichtete sie sinngemäß (mit einfachen Worten) ihren Zustand so: sie habe diesen
Anblick als Verkörperung ihrer totalen Verlassenheit und Hoffnungslosigkeit einfach beseitigen
müssen. Ihre Verzweiflung über den (vermeintlichen) Verlust sei so groß gewesen, daß sie sie
nicht mehr habe ertragen können. Die Vorstellung von der leidenschaftlichen Partnerin in den
Armen eines nicht minder leidenschaftlichen Partners habe jede mögliche Gegenvorstellung
verdrängt. Sie habe in diesem Augenblick den Sinn ihres Daseins völlig dahinschwinden sehen –
zusammengefaßt also: ein Erlebnis totalen Sinnverlustes. *Wie* sie den Stich geführt habe, wisse
sie nicht; es bestehe allerdings kein Zweifel, *daß* sie es getan habe. Das sei ihr klar. Sie meine
selbst, daß ihre Kraft gerade noch ausgereicht habe, diesen einzigen Stich zu führen. Sie finde es
entsetzlich, daß sie das Herz getroffen habe; sie habe nach ihrer Erinnerung nur „irgendwie"
zugestochen.
    Später stellte sich durch verläßliche Zeugenaussagen heraus, daß B. ihr Vorhaben, in die
Bordellstraße zu gehen, nicht ausführte, sondern im Lokal weitertrank. Sie begab sich dann auf
den Nachhauseweg, auf dem sie, stark angetrunken, stürzte und sich die Oberlippe aufschlug.
Passanten halfen ihr auf.

Wenn wir uns jetzt fragen, was zum Zeitpunkt der Tat im Kopf von A. vor sich
gegangen ist, dann kann als erstes gesagt werden, daß dies (wenn ihre Selbstdar-
stellung zutrifft) nicht der typischen Konfiguration des „steilen Affekts" entspricht. Der Vorgang widerspricht allen gängigen Metaphern. A. beschreibt
keinen sthenischen Affekt, sondern eher das Gegenteil: zwar ein „Außer-sich-
sein", aber in einer Form, die ihrer Gestalt und Erlebnisqualität nach eher
asthenisch wirkt. Beim klassischen „sthenischen" Affektsturm, gerade dann
auch, wenn Stichwaffen benutzt werden, ist übrigens ein einziger Stich wie in

diesem Falle eher eine Seltenheit. Häufig anzutreffen ist dagegen die redundante Handlung: „blindwütig" wird weiter zugestochen (bis zu 30mal und mehr), obwohl der Zweck, d. h. die Eliminierung des störenden Objekts, längst erreicht ist.

Es kann also festgestellt werden, daß es anscheinend Formen der Erschütterung oder Zerstörung des seelischen Gleichgewichtes gibt, bei denen alle klassischen Symptome der sthenischen Affektlage fehlen können und dennoch die Voraussetzungen für die Diagnose „tiefgreifende Bewußtseinsstörung" erfüllt sind. Es ist die Frage, ob sich die somatischen Auffälligkeiten, aufgelistet bei Wegener, in einem solchen Fall mehr in Richtung eines „fading" bewegen. Hier jedenfalls berichteten Zeugen, daß A. wie ein Mensch kurz vor einer Ohnmacht gewirkt habe; sie selbst beschreibt gleichfalls Symptome im Sinne kollapsähnlicher Erscheinungen.

Die Analyse der Vorgeschichte der Täterin zeigt klar, daß sie nie gelernt hatte, das zu entwickeln, was A. Mitscherlich (1965) „kluge Gefühle" genannt hat. In einem seinerzeit nicht allzusehr beachteten Essay „Großstadt und Neurose" formuliert er: „Auf der Konstanz allein können wir unsere Identität als Affektwesen aufbauen. Zur Identität beruflichen Spezialistentums, das so überaus schmal in seinem Erprobungsbereich geworden ist, muß die Identität kluger Gefühle als Rückhalt treten, wenn überhaupt Individuierung, individuelle Entscheidungsfreiheit als gesellschaftlich akzeptiertes Ziel des menschlichen Lebens angesehen wird. Identität kluger Gefühle bedeutet, daß im Laufe des Lebens gelernt wird, Gefühle in den Bereich des Nachdenkens gelangen zu lassen. Solche Reflexion macht die Zuwendung dauerhafter als momentaner Triebhunger."

A war von B. deutlich sexuell abhängig; sie hatte als lesbische Frau ein sehr schwieriges „Coming out" gehabt, war sich über die Beständigkeit ihrer eigenen Rolle jedoch, wie die Exploration eindeutig ergab, keineswegs im klaren. Die mühsam errungene Homosexualität war personifiziert in Gestalt von B. Insofern repräsentierte B. im Augenblick der Tat auch die Gefährdung durch die eigene schwache Position. Die Tötung von B. war also subjektiv für A. durchaus sinnvoll: ihr größtes Problem war für den Moment gelöst. Von einer „persönlichkeitsfremden" Tat kann also zugleich nicht die Rede sein - einem Kriterium, dem man trotz seiner Fragwürdigkeit in psychiatrischen und psychologischen Gutachten bis in die jüngste Zeit hinein immer wieder begegnet.

Greifen wir noch einmal Steigleders Definition von Bewußtsein (1974) auf, dann ist hier folgendes geschehen: die Erlebnisfähigkeit ist auf den negativen Bewertungspol beschränkt (wenn, wie Pöppel sagt, der Bewußtseinsinhalt bereits den emotionalen Filter durchlaufen hat). Der reale Bezug zur Umwelt (Steigleder) ist schwer gestört durch eine subjektive Projektion der Täterin, die sich durch eine lange Entwicklung in der Tatvorgeschichte konfiguriert hat, und die im Augenblick der Tat kaum durch kognitive Alternativen im Sinne eines ungestörten Realitätsbezugs korrigiert werden konnte. Der klassische steile Affekt blieb zwar aus, dennoch kann m. E. von einer solchen Erschütterung des seelischen Gefüges gesprochen werden, daß man trotz des Fehlens von Wut, Haß, Rache, also sthenischen Gefühlen, von den Voraussetzungen für die Annahme einer tiefgreifenden Bewußtseinsstörung sprechen kann.

Literatur

BT-Sonderausschuß für die Strafrechtsreform, 2. schriftl. Bericht, BT-Dr V/4095, S 11

Mitscherlich A (1965) Großstadt und Neurose. In: Die Unwirtlichkeit unserer Städte. Suhrkamp, Frankfurt am Main

Pöppel H (1985) Grenzen des Bewußtseins. Über Wirklichkeit und Welterfahrung. Deutsche Verlagsanstalt, Stuttgart

Rasch W (1980) Die psychologisch-psychiatrische Beurteilung von Affektdelikten. NJW 24:1309–1315

Steigleder W (1974) Affekthandlungen. In: Eisen G (Hrsg) Handwörterbuch der Rechtsmedizin. Enke, Stuttgart, Bd II, S 59–70

Thomae H, Schmidt HD (1967) Psychologische Aspekte der Schuldfähigkeit. In: Gottschaldt K, Lersch P, Sander F, Thomae H (Hrsg) Hogrefe, Göttingen (Handbuch der Psychologie, Bd XI, S 326–396)

Undeutsch U (1974) Schuldfähigkeit unter psychologischem Aspekt. In: Eisen G (Hrsg) Enke, Stuttgart, (Handwörterbuch der Rechtsmedizin, Bd II, S 91–115)

Wegener H (1981) Einführung in die Forensische Psychologie. Wissenschaftliche Buchgesellschaft, Darmstadt, S 86

Blutalkoholwert und Schuldfähigkeit

Anmerkungen zur medizinischen und juristischen Problematik des Verhältnisses von Einzelinformation und Gesamtbeurteilung

G. SCHEWE

Einleitung

Anfang der 60er Jahre, als es um die Neufassung der Schuldfähigkeitsbestimmungen ging, rangen Psychiater und Psychologen um das Problem der Schuldfähigkeit bei Affekttätern und abnormen Persönlichkeiten. Hintergründig, so hieß es, sei es wohl eher um Kompetenzstreitigkeiten gegangen. Gäbe es bei der Beurteilung der Schuldfähigkeit von Alkoholtätern ähnliche Beziehungen zwischen Rechtsmedizin und forensischer Psychiatrie, dann müßte die Rechtsmedizin dem Bundesgerichtshof eigentlich dafür dankbar sein, daß er ihren Erkenntnissen über die Blutalkoholbestimmung und Rückrechnung zunehmend den Vorrang vor der Psychodiagnostik einräumt: Zwar geht man allgemein davon aus, daß bei Alkoholwerten ab 3 ‰ Schuldunfähigkeit und ab 2 ‰ verminderte Schuldfähigkeit in Betracht kommt, aber während man in diesen Werten zunächst nur grobe Anhaltspunkte und Hilfsmittel der Psychodiagnostik sah, sind sie in den letzten Jahren weitgehend an deren Stelle getreten und zu „Grenzwerten" erstarrt, denen die höchstrichterliche Rechtsprechung bei der Beurteilung der Schuldfähigkeit ähnliche Bedeutung beimißt wie den Werten von 0,8 und 1,3 ‰ bei Verkehrsstraftaten.

Nur: die Rechtsmedizin beansprucht keineswegs einen solchen Vorrang errechneter Blutalkoholwerte für die Beurteilung der Schuldfähigkeit. Nach ihrer Auffassung kann der Blutalkoholwert zwar ein wichtiges psychodiagnostisches Hilfsmittel sein, insbesondere wenn man über das Verhalten und die Befindlichkeit des Täters zur Tatzeit wenig weiß; aber wesentlicher für die Beurteilung der Schuldfähigkeit sind jene psychodiagnostischen Kriterien, die auch sonst bei forensisch-psychiatrischen Gutachten angewendet werden [1].

Ähnlich haben sich fast alle bekannten Vertreter der forensischen Psychiatrie geäußert [2].

Im juristischen Schrifttum wurde die Beurteilung der Schuldfähigkeit nach dem Blutalkoholwert zunächst womöglich noch zurückhaltender beurteilt [3]; aber auch in der letzten Auflage des Standardkommentars von Schönke-Schröder betont Lenckner [4], „nur einen groben Anhaltspunkt" liefere die „Faustregel", daß ab 3 ‰ Schuldunfähigkeit und ab 2 ‰ verminderte Schuldfähigkeit in Betracht komme.

Es gibt auch eine Reihe höchstrichterlicher Entscheidungen, die mit diesen Auffassungen durchaus in Einklang stehen und der Vorrangigkeit psychodiagnostischer Kriterien gegenüber dem Blutalkoholwert Rechnung tragen: Einerseits kann danach die Schuldfähigkeit auch schon bei 2,4 ‰ bzw. 2,5 ‰, in besonderen Ausnahmefällen bereits bei 2 ‰ ausgeschlossen und bei 1,7 ‰ vermindert sein; andererseits wurde z. B. bei 3,96 ‰ bzw. 4,09 ‰ wegen hoher Alkoholtoleranz keine Schuldunfähigkeit angenommen [5]. Eine Entscheidung von 1976 betont unter ausführlichen Hinweisen auf das einschlägige forensisch-psychiatrische und rechtsmedizinische Schrifttum die „nur sehr eingeschränkte Bedeutung des Blutalkoholspiegels für die psychopathologische Beurteilung" und läßt auch deutlich eine zurückhaltende Bewertung rein rechnerisch möglicher hoher Blutalkoholwerte erkennen, die nur aufgrund einer Maximalwertberechnung ermittelt wurden [6].

Aber mit zunehmender Häufigkeit wird in den letzten Jahren vom BGH eine ganz andere Auffassung vertreten. In formelhaft wiederkehrenden Redewendungen, mit geringen Abwandlungen, heißt es hier: Trotz planmäßigen, zielgerichteten und überlegten Vorgehens könne dem Täter die „Hemmungsfähigkeit" fehlen; auch Erinnerungsfähigkeit spreche nicht dagegen [7]. Den Bekundungen von Zeugen soll ebenfalls keine entscheidende Bedeutung zukommen [8]. Wesentliche Bedeutung wird zwar in manchen Entscheidungen der Frage beigemessen, ob die Tat ihrer Art nach dem Angeklagten wesenseigen oder wesensfremd war [9]. Doch für „wesensfremd" hält es der BGH schon, wenn der bereits wegen gefährlicher Körperverletzung und versuchter Vergewaltigung vorbestrafte Täter nach zunehmenden ehelichen Spannungen wegen wirtschaftlicher Schwierigkeiten seine Ehefrau mit einer Wäscheleine erdrosselt [10]. Nicht „wesensfremd" wäre danach wohl allenfalls die Tat eines notorischen Rückfalltäters; dies wäre aber kein psychodiagnostisches Kriterium mehr.

Bei Tötungsdelikten findet sich zwar der Hinweis, „daß erfahrungsgemäß auch erhebliche Alkoholmengen gewöhnlich nicht die Hemmungen völlig zu beseitigen vermögen, die jeden Menschen davon abhalten, schwerste Angriffe gegen Leib und Leben zu begehen" [11]; aber auch damit werden keine diagnostischen Kriterien angesprochen; nach Rasch [12] ist es eher eine Mahnung, bei Tötungsdelikten die §§ 20, 21 StGB nur selten anzuwenden.

Für Psychodiagnostik bleibt nach alledem jedoch praktisch nichts mehr übrig. Zum entscheidenden Kriterium wird allein der Promillewert. Aber dies wird nirgends ausdrücklich gesagt, ja, vielfach nicht einmal bemerkt. Wir stehen damit vor einer ganz eigenartigen Situation.

Maximalwertberechnung vs. Psychodiagnostik

Die medizinische Literatur über Rauscharten, Rauschsymptome und Schuldfähigkeit ist kaum noch übersehbar, bei Kapitaldelikten werden regelmäßig umfangreiche und subtile Gutachten über die psychische Verfassung des Täters zur Tatzeit erstattet, Gerichte vernehmen zahlreiche Zeugen zum Verhalten und Trunkenheitsgrad des Täters und stellen umfangreiche Rekonstruktionen an, um darüber nähere Aufschlüsse zu gewinnen; immer wieder überzeugen Gutachter die Tatrichter von der Vorrangigkeit psychodiagnostischer Kriterien gegenüber theoretisch errechenbaren „möglichen" maximalen Blutalkoholwerten. Doch solche Urteile werden dann regelmäßig unter Hinweis auf diese „zutreffend festgestellten" Blutalkoholwerte aufgehoben, weil mit den angewandten psychodiagnostischen Kriterien die Einsichtsfähigkeit, zumindest aber das „Hemmungsvermögen", nicht hinreichend sicher nachgewiesen sei [13]. Man könnte geradezu den berühmten Satz von v. Kirchmann, ein Federstrich des Gesetzgebers lasse Bibliotheken rechtsgelehrter Literatur zu Makulatur werden, auf Promillewerte und forensisch-psychiatrische Diagnostik übertragen.

So hatten sich denn auch die von Rasch vor etlichen Jahren erwähnten „Gutachterschlachten" bei Alkoholdelikten bereits von der forensischen Psychiatrie auf die Rechtsmedizin und die Berechnung des maximal möglichen Tatzeitblutalkoholwertes verlagert. Manchmal wurde um Zehntelpromille gekämpft, als ginge es um alles andere als um „Faustregeln" [14]. Das Problem der Maximalwertberechnung dürfte vorerst eine verbindliche und höchstrichterlich akzeptierte Lösung gefunden haben: Der Bund gegen Alkohol im Straßenverkehr hatte auf Anregung des Präsidenten des Deutschen Verkehrsgerichtstags, Bundesrichter Dr. Dr. Spiegel, verschiedene rechtsmedizinische Lehrstuhlinhaber um ein gemeinsames Gutachten gebeten; in diesem 1985 publizierten Gutachten [15] wurde zur Maximalwertberechnung für den Tatzeitpunkt, ausgehend vom Blutentnahmewert, ein stündlicher Abbauwert von 0,2 ‰ und ein einmaliger Zuschlag von 0,2 ‰ vorgeschlagen. Diese Rückrechnungsformel wurde vom BGH inzwischen akzeptiert [16].

Dagegen ist nichts einzuwenden; zu befürchten ist jedoch, daß die Rechtsprechung sich jetzt mit noch größerer Ausschließlichkeit auf die mit dieser Formel berechneten möglichen Maximalalkoholwerte stützt, und daß darüber die Psychodiagnostik vollends zu bloßem Beiwerk wird.

Dies ist aber, wie gesagt, den einzelnen BGH-Entscheidungen nicht ohne weiteres anzusehen; denn neben den angeführten Formeln, mit denen praktisch alle wesentlichen psychodiagnostischen Kriterien für irrelevant erklärt werden, finden sich regelmäßig Hinweise auf Individualfaktoren oder besondere tat- und täterbezogene Umstände, die neben dem Blutalkoholwert zu berücksichtigen seien. Tatrichter und Gutachter, die sich belehren lassen möchten, werden deshalb meinen, in dem betreffenden Fall seien vielleicht nur nicht die richtigen psychodiagnostischen Kriterien angewendet worden. Wer aber eine bestimmte BGH-Entscheidung kritisieren will, kann allenfalls vorbringen, dem Blutalkoholwert sei vielleicht doch eine etwas zu große Bedeutung beigemessen worden, und dann liegt zugleich der Gegeneinwand nahe, daß eben im Zweifel zugunsten des Angeklagten zu entscheiden sei.

Der BGH selbst scheint der Auffassung zu sein, er befinde sich in Einklang mit der „medizinisch gesicherten Erfahrung" und beruft sich auf einen „statistisch gesicherten Erfahrungssatz" – den es aber über die Beziehungen zwischen Blutalkoholwert, Schuldfähigkeit, verminderte Schuldfähigkeit und Schuldunfähigkeit nicht gibt [17].

Hintergründe

Forscht man nach den Ursprüngen dieser Rechtsprechung, so stößt man vorwiegend auf Zitate von Gerichtsentscheidungen – auf Zitatenketten, aus denen sich schließlich eine „ständige Rechtsprechung" ergibt. Sie greift letztlich auf ein Reichsgerichtsurteil von 1929 zurück, in dem es um einen „ziemlich stark angetrunkenen" Angeklagten ging, der „völlig unmotiviert" mit dem Seitengewehr militärische Vorgesetzte angriff, aber nach Auffassung des Landgerichts „bewußt und planmäßig" gehandelt haben und deshalb nicht zurechnungsunfähig gewesen sein soll [18]. Die erste einschlägige BGH-Entscheidung von 1951 rügt, daß das Landgericht die Frage der verminderten Zurechnungsfähigkeit nicht geprüft und aus dem „überlegten Handeln nach der Tat" auf volle Verantwortlichkeit geschlossen habe, wobei das „überlegte Handeln" darin bestand, daß der Täter „die Feststellung seines Namens zu verhindern suchte".

Dieser Entscheidung ist der Leitsatz vorangestellt, der bis zum heutigen Tage ständig zitiert wird, und der sich noch auf die kompliziertesten Handlungsabläufe und auf das raffinierteste Vorgehen des Täters anwenden läßt: „Planmäßiges Handeln schließt rauschbedingte Schuldunfähigkeit nicht aus" [19].

Was dann noch übrigbleibt an psychodiagnostischen Möglichkeiten wird ausgeräumt durch eine BGH-Entscheidung von 1955 [20]: „Den Bekundungen von Zeugen kommt i. allg. ebenfalls keine entscheidende Bedeutung zu", heißt es dort unter Berufung auf Langelüddeke [21]. Dieser weist aber darauf hin, daß die Vernehmung von Zeugen besondere Sorgfalt erfordere; es genüge nicht zu fragen, ob der Täter angeheitert, betrunken, sinnlos betrunken oder aber nüchtern war; man müsse sich vielmehr das Gesamtverhalten beschreiben lassen usw. Bereits in der nächsten Auflage schreibt Langelüddeke: „Wichtig kann auch die Vernehmung von Zeugen sein . . ." [22]. – Indessen wird die genannte Entscheidung von 1955 immer wieder als Beleg für die „ständige Rechtsprechung" angeführt [23], während die Ausführungen von Langelüddeke, die so ziemlich das genaue Gegenteil besagen, unberücksichtigt bleiben.

Ein BGH-Urteil von 1981 [24] beruft sich auf den Satz des Psychiaters Rauch im *Handwörterbuch der Rechtsmedizin* (1974) [25], daß „sich der erfahrene, alkoholgewohnte Trinker meist auch im Rausch noch motorisch kontrollieren und äußerlich geordnet verhalten kann, obgleich sein Hemmungsvermögen möglicherweise schon fortgefallen oder erheblich beeinträchtigt ist". Offenbar will Rauch damit, wie aus seinen weiteren Ausführungen hervorgeht, vor voreiligen Schlüssen oder Fehleinschätzungen warnen. Aber offensichtlich begünstigen seine Ausführungen auch die Vorstellung, daß durch die Alkoholwirkung „ein ‚irgendwie‘ zu denkender rauschhafter Zustand hervorgerufen werde, der die betreffende Persönlichkeit von Grund auf und eben in Richtung des kriminellen Verhaltens verwandelte" [26], so daß möglicherweise ausschließlich das „Hemmungsvermögen" und weiter nichts als dieses beeinträchtigt oder aufgehoben sei. Damit wäre man wiederum auf eine ausschließliche Beurteilung der Schuldfähigkeit nach dem Blutalkoholwert verwiesen.

Dies entspricht nun aber keineswegs der „herrschenden Meinung" in der forensischen Psychiatrie, der Rechtsmedizin oder einer „wissenschaftlichen Erfahrung"; denn ein solches „Hemmungsvermögen" wäre wissenschaftlicher

Erfahrung überhaupt nicht zugänglich. Rauch selbst betont in dem zitierten Artikel mehrfach, „daß es eine feste Beziehung zwischen der Höhe der BAK und dem Grade der psychischen Beeinflussung oder der Tiefe der Bewußtseinsstörung nicht gibt". Nach einhelliger, zumindest nach eindeutig „herrschender" Meinung in der forensischen Psychiatrie und Rechtsmedizin ist der Blutalkoholwert zwar eine Orientierungshilfe, deren Bedeutung vielleicht von verschiedenen Autoren unterschiedlich gewichtet wird; entscheidend sind aber die psychopathologischen Kriterien.

Psychopathologische Kriterien

Die Rechtsprechung wird dabei allerdings mit der Frage konfrontiert, welches denn diese entscheidenden psychopathologischen Kriterien sind. Für den Richter liegt es nahe, das, was die forensische Psychiatrie und vielleicht auch die Rechtsmedizin dazu anbieten, unter dem Aspekt des Satzes „in dubio pro reo" zu prüfen.

Legitim wäre eine solche Überprüfung der einschlägigen medizinischen Literatur z. B. dann, wenn die Verurteilung wegen alkoholbedingter Fahruntüchtigkeit auf einen Blutalkoholwert von über 1,3 ‰ gestützt werden soll: Auch wenn in der Rechtsmedizin zunächst nur vereinzelt die Meinung vertreten wurde, man müsse bei der Rückrechnung u. U. mit längeren Resorptionszeiten und dementsprechend mit niedrigeren Tatzeitblutalkoholwerten rechnen als bis dahin von der „herrschenden Meinung" angenommen wurde, so hat der BGH diese Mindermeinung gewiß zu Recht zugunsten des Angeklagten berücksichtigt, soweit sich daraus die Möglichkeit ergab, daß der Blutalkoholwert zum Vorfallszeitpunkt unter 1,3 ‰ gelegen habe könnte [27].

Durchmustert man aber in gleicher Weise die einschlägige forensisch-psychiatrische Literatur über die Bewertung psychodiagnostischer Kriterien für die Beurteilung von Alkoholräuschen, so ergibt sich folgendes Bild: Witter [28] wie Rauch [29] nennen die Erinnerungslücke ein wichtiges Kriterium; Rasch [30] hält sie für unbrauchbar; Langelüddeke [31] bezeichnet die „Persönlichkeitsfremdheit" als wichtig, Witter [32] schreibt ihr „den geringsten diagnostischen Wert" zu und räumt dafür der „Sinnlosigkeit des Rauschverhaltens" einen hohen Beweiswert ein [33]. Nach Rasch [34] sind dagegen die Begriffe „sinnlos" und „persönlichkeitsfremd" ebenso unbrauchbar wie das Phänomen der Erinnerungslücke. Rauch [35] sagt, der erfahrene Trinker könne sich meist auch im Rausch äußerlich beherrschen und motorisch kontrollieren, doch bei 2,5 ‰ und darüber - man könne aber auch 2,3 oder 2,7 ‰ „wählen" - sei u. a. „die Willensfähigkeit immer stark beeinträchtigt, wenn nicht aufgehoben". Rauch betont zwar auf derselben Seite gleich 2mal und auf der nächsten Seite noch einmal, es gebe keine feste Beziehung zwischen der Höhe der Blutalkoholkonzentration und dem Grad der psychischen Beeinflussung, vielmehr müsse das Ausmaß der Störung im Einzelfall festgestellt werden. Doch nach alledem erscheint es wohl schon weniger verwunderlich, wenn der BGH - den Satz „in dubio pro reo" vor Augen - von Rauch nur jenes, aber nicht dieses zitiert und folgert: „Durchgreifenden Bedenken begegnet insbesondere die Auffassung, bei der Beurteilung der Schuldfähigkeit komme es ‚nicht auf einen abstrakt berechneten BAK-Wert', sondern auf das Verhalten des Täters an" [36]. – Aus juristischer Sicht erscheint ja keines der psychodiagnostischen Kriterien unumstritten und eindeutig zu sein. Einigkeit scheint offenbar nur darin zu bestehen, daß im Regelfall ab 2 ‰ verminderte Schuldfähigkeit, ab 3 ‰ Schuldunfähigkeit in Betracht kommt.

Würde man jedoch den In-dubio-Satz in dieser Weise auf die forensisch-psychiatrische Diskussion über den Wert einzelner psychodiagnostischer Kriterien und dann noch auf das „Einerseits – Andererseits" einzelner Autoren anwenden, dann würde damit letztlich im Subtraktionsverfahren die ganze forensische Psychodiagnostik auf Null reduziert. Konsequenterweise müßte man dann nicht nur bei Alkoholtätern, sondern bei allen Tätern so verfahren.

Man kann jedoch die Beziehungen zwischen Blutalkoholwerten und psycho-pathologischen Symptomen nicht am In-dubio-Satz messen wie Fragen der Alkoholberechnung im Verkehrsstrafrecht; man kann Begriffe und Sentenzen aus der forensisch-psychiatrischen Literatur oder aus Gutachten nicht wie gesetzliche Tatbestandsmerkmale interpretieren und transportieren; man kann sie nicht zu formelhaften Leitsätzen verarbeiten, unter die sich Sachverhalte so subsumieren lassen wie unter Gesetzestexte. Es handelt sich nicht um naturwissenschaftliche Daten oder exakt definierbare Befunde, bei denen man über „richtig" und „falsch", über „bewiesen" und „nicht bewiesen" in gleicher Weise diskutieren kann wie über einen Blutalkoholwert oder andere reine Tatsachenfeststellungen. Vielmehr geht es um beschreibende Charakterisierungen mit Hilfe von unscharfen Begriffen und Kriterien, deren Bedeutung und Stellenwert jeweils erst im Rahmen der Gesamtbeurteilung aller Umstände des konkreten Einzelfalls zu bestimmen ist [37]. Auch die diagnostische Bedeutung des Promillewertes ist erst im Rahmen einer solchen Gesamtbeurteilung zu ermitteln.

Einschränkungen

Maßgebend für die Schuldfähigkeit ist allein die psychische Verfassung des Täters zur Tatzeit. Der Blutalkoholwert ist kein psychischer, sondern ein somatischer Befund. Er ist zwar zugleich – ebenso wie andere körperliche Befunde, z. B. neurologische, hirnelektrische, computertomographische oder toxikologische Befunde – ein psychodiagnostisches Hilfsmittel, aber er kann die Psychodiagnostik nicht ersetzen: Wer Symptome einer schweren Alkoholintoxikation zeigt, ist nicht deshalb nüchtern, weil er nur 1 ‰ hat, und umgekehrt ist nicht volltrunken, wer mit 3 ‰ keine Trunkenheitssymptome bietet.

Gewiß gibt es somatische Extrembefunde, bei denen eine halbwegs geordnete Hirntätigkeit stets mit Sicherheit ausgeschlossen ist – etwa eine im Computertomogramm feststellbare massive Zerstörung der Hirnsubstanz oder ein Blutalkoholwert von 5 ‰. Hier erübrigt sich jede Psychodiagnostik. Aber auf den Zwischenstufen zwischen Extrem- und Normalbefunden – in dem Bereich also, in dem Psychodiagnostik überhaupt nur am Platze ist und Straftaten überhaupt nur begangen werden können – gibt es zwischen Psyche und somatischen Befund keinen strengen psycho-physischen Parallelismus mit gesetzmäßig-kausalen, linearen Abhängigkeiten. Es gibt nur eine statistisch oder nach der Erfahrung mit größerer oder geringerer Wahrscheinlichkeit zu vermutende („stochastische") Beziehung. Der für den Regelfall vielleicht mögliche Schluß vom somatischen auf den psychischen Befund ist im Einzelfall prinzipiell stets widerlegbar und muß als widerlegt gelten, wenn im konkreten Fall tatsächlich ein anderer als der vermutete psychische Befund erhoben wird.

Nur folgende Einschränkung ist möglich: Bei eindeutigem und massivem, einschlägigen somatischen Befund liegt eine hirnorganisch bedingte psychische Störung natürlich nahe. Läßt sich eine solche Störung aber trotz eingehender Psychodiagnostik nicht feststellen, so kann man dies entweder nur als Ausnahmefall verbuchen, oder man kann allenfalls konzedieren, es könnte möglicherweise eine sehr diskrete, psychodiagnostisch nicht faßbare Störung vorgelegen haben. Man kann aber nicht von einer schweren Störung ausgehen, wenn sie psychodiagnostisch mit Sicherheit auszuschließen ist. Je beschränkter allerdings die psychodiagnostischen Möglichkeiten sind und je sicherer und massiver die somatischen Befunde, desto eher sind schwerere psychische Störungen als möglich anzunehmen.

Bezogen auf Promillewerte und Schuldfähigkeit bedeutet dies: Wenn jemand deutlich unter 2 ‰ hat, müssen schon Anhaltspunkte für stärkere Trunkenheit oder deutliche Hinweise auf schwere psychische Störungen vorliegen, um verminderte Schuldfähigkeit oder Schuldunfähigkeit anzunehmen – und umgekehrt bedürfte es bei über 2 ‰ hinreichend sicherer Feststellungen, um anhand psychodiagnostischer Kriterien verminderte Schuldfähigkeit und bei Werten über 3 ‰ Schuldunfähigkeit auszuschließen. Dies dürfte die einhellige, zumindest die eindeutig herrschende Meinung der forensischen Psychiater und der Rechtsmediziner sein. Danach verfahren wir, mit großer Vorsicht natürlich, bei der Begutachtung, und der Tatrichter akzeptiert das in aller Regel.

Wenn nun allerdings der BGH den Blutalkoholwert prinzipiell – wegen möglicher Verminderung oder Aufhebung des „Hemmungsvermögens" – für vorrangig gegenüber der Psychodiagnostik hält, dann läuft dies auf das Postulat hinaus, ab 2 ‰ müsse immer eine erhebliche Verminderung, ab 3 ‰ immer eine Ausschaltung des „Hemmungsvermögens" vorliegen, und dies lasse sich generell nicht mit psychodiagnostischen Mitteln ausschließen. Doch was soll man dann noch unter „Hemmungsvermögen" verstehen? Dieses psychodiagnostisch unfaßbare „Hemmungsvermögen" wäre nur noch eine Zahlengröße. Die Frage wäre, woher überhaupt irgendein Psychiater, Rechtsmediziner oder Jurist etwas anderes über dieses „Hemmungsvermögen" wissen könnte, außer daß es bei 2 ‰ erheblich vermindert sein und ab 3 ‰ fehlen kann.

Es liegt der Einwand nahe, die Rechtsmedizin habe ja bei Blutalkoholwerten über dem Grenzwert der „absoluten Fahruntüchtigkeit" diskrete, aber doch erhebliche Veränderungen nachgewiesen, die oft weder Zeugen noch Blutentnahmeärzten erkennbar sind. Aber zwischen diesen verkehrsmedizinisch relevanten diskreten Veränderungen und jenen Störungen, die die Schuldfähigkeit „erheblich" vermindern oder gar aufheben, besteht ein großer Unterschied. Die Erfahrungen über Schuldfähigkeit und Blutalkoholwerte beruhen auf ganz anderen Erkenntnisquellen – nämlich auf der Beobachtung und diagnostischen Auswertung gerade jener Kriterien, die der BGH jetzt für nachrangig und damit praktisch irrelevant zu halten geneigt ist: Man hat eben bei 2 ‰ in der Mehrzahl der Fälle erhebliche – d. h. psychopathologisch faßbare! – Störungen beobachtet, und man hat festgestellt, daß es Ausnahmen gibt, bei denen dies nicht der Fall ist. Gleiche Erfahrungen hat man bei 3 ‰ mit der Volltrunkenheit gemacht. Darauf beruhen die „Faustregeln". Nur nach den Kriterien, auf denen diese Erfahrungen beruhen, kann man aber auch feststellen, ob ein dem Promillewert entsprechender Regelfall oder ein Ausnahmefall vorliegt. Und nur soweit man diese Kriterien im Einzelfall nicht zur Hand hat, kann und muß man auf die allgemeinen Erfahrungen zurückgreifen und das nach den „Faustregeln" zu Vermutende an die Stelle konkreter Psychodiagnostik setzen. Freilich kommt dies häufig vor, und darum ist die Blutalkoholbestimmung und Berechnung des Tatzeitblutalkoholwertes so wichtig.

Fragwürdigkeit abstrakt berechneter Maximalwerte

Vielleicht wird man einwenden, in der Praxis werde sich nur selten jemand darauf einlassen, bei über 2 ‰ verminderte Schuldfähigkeit, bei über 3 ‰ Schuldunfähigkeit auszuschließen; der Unterschied zwischen Psychodiagnostik und „Promillediagnostik" sei doch eine ziemlich theoretische Angelegenheit und könne praktisch vernachlässigt werden.

Darüber ließe sich reden, wenn es in der Praxis nur um realistische oder doch wahrscheinliche Werte ginge. Aber nach der BGH-Rechtsprechung ist ja grundsätzlich der rechnerisch zu ermittelnde theoretische Höchstwert zugrunde zu legen. Der Gutachter muß ihn regelmäßig als festgeschrieben hinnehmen, obwohl aus ärztlicher Sicht gewiß eine wenige Minuten nach der Tat festgestellte Blutalkoholkonzentration in der Gesamtbeurteilung einen weit höheren diagnostischen Wert hat als eine durch Rückrechnung oder aus zweifelhaften Angaben über Trinkmengen ermittelte „mögliche Maximalkonzentration". Sie stellt – als Extremwert – schon per definitionem einen „höchst unwahrscheinlichen" Wert dar [38]. Oft liegt der berechnete Maximalwert weit über dem Durchschnittswert und erscheint – insbesondere wenn er nur nach Angaben über Trinkmengen und Trinkzeiten berechnet wird – gemessen an der Psychopathologie oder schlicht am Überleben des Täters einfach unglaublich. Daß solche rechnerisch möglichen Maximalwerte dann vorrangig gegenüber psychodiagnostischen Feststellungen sein sollen, sehen offenbar auch Tatrichter nicht ein: In ihren vom BGH aufgehobenen Urteilen ist nicht selten von einem nur „abstrakt berechneten" oder „theoretischen Wert" die Rede, auf den es angesichts des Verhaltens des Täters nicht ankomme.

Die Diskrepanz ist bemerkenswert: Einerseits erscheint es nach dem In-dubio-Satz zwingend, daß man vom Höchstwert ausgehen muß – andererseits aber ist aus medizinischer Sicht kaum verständlich, warum die ganze Diagnostik an einem solchen oft ganz unrealistischen Höchstwert festgemacht werden soll, und warum man die Unsicherheit über den Alkoholwert nicht in der psychodiagnostischen Gesamtbeurteilung berücksichtigen darf. Die Frage ist, ob diese merkwürdige Diskrepanz nicht mit der nahezu völligen Gleichsetzung von Blutalkoholwert und Schuldfähigkeit zusammenhängt.

Indiz und indizierte Tatsache

Zweifel an der Schuldfähigkeit sind gewiß nach dem In-dubio-Satz zu berücksichtigen. Zwar verkennt niemand, daß Promillewerte nur Indizien sind – aber was der In-dubio-Satz für Indizien und *das Verhältnis von Indiz und indizierter Tatsache* bedeutet, ist eine heikle Frage: Genau wie der Blutalkoholwert sind auch andere Einzelbefunde – somatische und psychische Befunde – Indizien, die für das Ausmaß einer Einschränkung der Einsichts- oder Steuerungsfähigkeit „maßgebliche Bedeutung" [39] besitzen. Aber noch nie ist jemand auf die Idee gekommen, auf eines dieser anderen Indizien oder Befunde – Ventrikelanomalien, Heroinspiegel, Intelligenzquotienten, Denkstörungen, Halluzinationen usw. – den In-dubio-Satz anzuwenden. Warum nicht? Offenbar ist hier die Distanz zwischen Indiz und indizierter Tatsache augenfällig und scheinbar erheblich größer, weil der Einzelbefund nicht – wie der Blutalkoholwert – so weitgehend mit dem Urteil über die Schuldfähigkeit gleichgesetzt wird. Aber offenbar macht man einen logischen Fehler, wenn man den In-dubio-Satz auf ein Indiz genauso anwendet wie auf die indizierte Tatsache:

Indizien haben nur Erkenntniswert, wenn und soweit man über die indizierten Tatsachen selbst nichts weiß. Liegen über sie aber unmittelbare und hinreichend sichere Erkenntnisse vor, so ist es völlig belanglos, ob außerdem noch Indizien festgestellt werden, die auf sie hinweisen, oder ob Zweifel hinsichtlich solcher Indizien bestehen: Wäre z. B. durch Zeugenaussagen ein Einbruchsdiebstahl sicher bewiesen, so wäre über Fingerabdrücke und Blutspuren an der aufgebrochenen Fensterscheibe nicht mehr zu diskutieren. Es wäre eine ganz absurde Vorstellung, wollte man aus Unsicherheiten hinsichtlich solcher Indizien Zweifel über die Täterschaft herleiten, wenn diese anderweitig bewiesen wird. Nur wenn die indizierten Tatsachen sich nicht unmittelbar beweisen lassen, kommt es auf die Indizien an, und nur dann sind Zweifel über diese Indizien zugunsten des Angeklagten zu berücksichtigen. Es besteht also prinzipiell eine logische Vorrangigkeit von Erkenntnissen über indizierte Tatsachen gegenüber Erkenntnissen bezüglich der Indizien.

Nichts anderes kann für das Verhältnis zwischen Blutalkoholwert und alkoholbedingten psychischen Störungen gelten. Der Blutalkoholwert als „Indiz" kommt nur dann und nur insoweit zum Tragen, als Unsicherheiten über das Vorhandensein oder Nichtvorhandensein psychischer Störungen oder über deren Ausmaß bestehen. Daß dies häufig der Fall ist, ändert aber nichts daran, daß der Blutalkoholwert nur Indiz ist und daß unmittelbare Feststellungen über das Vorhandensein oder Fehlen psychischer Störungen prinzipiell vorrangige Bedeutung haben.

Man kann solche Unsicherheiten über das Vorhandensein und das Ausmaß psychischer Störungen jedoch nicht pauschal und für jeden Fall mit der Begründung postulieren, daß die Alkoholintoxikation ausschließlich ein diagnostisch sonst nicht faßbares „Hemmungsvermögen" beeinträchtigt oder aufgehoben haben könnte. Denn dann wäre – wie ausgeführt – das „Hemmungsvermögen" nur noch eine Zahlengröße, von der niemand etwas anderes sagen könnte, als daß es bei Blutalkoholwerten unter 2 ‰ i. allg. vorhanden, bei Werten über 2 ‰ i. allg. vermindert und bei Werten über 3 ‰ aufgehoben sei.

Schlußfolgerung

In den Diskussionen um Maximalwertberechnung und Schuldfähigkeit ist bislang wohl nicht hinreichend deutlich geworden, daß Blutalkoholwerte regelmäßig eine Doppelfunktion haben: Niedrige Alkoholwerte sind „belastende Indizien", weil sie *gegen* Schuldfähigkeit oder verminderte Schuldfähigkeit sprechen, hohe Blutalkoholwerte sind „entlastende Indizien", weil sie *für* Schuldunfähigkeit oder verminderte Schuldfähigkeit sprechen. Oft sind beide Aspekte gleichzeitig im Spiel (z. B. spricht ein Wert von 2,3 ‰ für verminderte Schuldfähigkeit, aber gegen Schuldunfähigkeit).

Dies gilt aber generell für alle somatischen und psychischen Befunde: Alle pathologischen Befunde – überhaupt alle Befunde, die auf Schuldunfähigkeit oder verminderte Schuldfähigkeit hinweisen könnten – sind insoweit „entlastende Indizien", während alle „Negativbefunde" oder Hinweise, die gegen verminderte Schuldfähigkeit und Schuldunfähigkeit sprechen, „belastende Indizien" darstellen. Soweit allerdings die Frage der Unterbringung zur Diskussion steht, wäre es umgekehrt, weil die Voraussetzungen der Unterbringung bewiesen werden müßten.

Die Rechtsprechung hat hier bislang in bezug auf Alkoholwerte nicht differenziert; auch im übrigen ist eine Differenzierung, soweit ersichtlich, kaum erkennbar.

Logisch und beweisrechtlich ist aber der Unterschied zwischen belastenden und entlastenden Indizien gravierend, wie ein einfaches Beispiel zeigen mag:

Der Nebenbuhler des in Hannover wohnenden M. wird am Hamburger Hauptbahnhof ermordet. Findet man kurz darauf bei M. im Hauptbahnhof Hannover eine abgestempelte Rückfahrkarte über eine Fahrt im fraglichen Zeitraum zum Tatort und zurück, Fingerabdrücke in den entsprechenden Zügen und gleich nach der Tat einen abgerissenen Jackenknopf von M. am Hamburger Tatort, so wären dies gewiß für M. belastende Indizien. Die gleichen Hinweise für eine Fahrt nach München zur gleichen Zeit wären dagegen zweifellos entlastende Indizien. – Die bloße Möglichkeit aber, daß die genannten Hinweise auf eine Fahrt nach Hamburg vorgelegen haben könnten, wäre ohne Frage kein belastendes Indiz. – Andererseits: Wenn M. sagen würde, er habe eine Rückfahrkarte nach München gehabt, aber verloren und die in diesen Zügen hinterlassenen Fingerabdrücke seien vermutlich verwischt, der Jackenknopf am Münchener Hauptbahnhof unauffindbar, dann würde kein Gericht ernsthaft erwägen, in diesen „nicht widerlegbaren Möglichkeiten" entlastende Indizien zu sehen.

Dementsprechend sagen die einschlägigen Beweisgrundsätze: Belastende Indizien müssen bewiesen werden; im Zweifel gelten sie nach dem Grundsatz „in dubio pro reo" als nicht vorhanden. Bei entlastenden Indizien dagegen bedeutet nach dem Bundesverfassungsgericht der In-dubio-Satz keinen Zwang des Richters zur positiven Feststellung des Zweifelhaften. Für entlastende Indizien gilt nur, „daß ihre Ungewißheit bei der Gesamtabwägung zu berücksichtigen ist" [40]. Bezogen auf Blutalkoholwerte bedeutet dies:

Niedrige Werte, die in Zweifelsfällen zum Ausschluß von Schuldunfähigkeit oder verminderter Schuldfähigkeit herangezogen werden sollen, sind belastende Indizien und müssen bewiesen werden. Hier ist die Maximalwertberechnung am Platze, weil nur durch sie bewiesen wird, daß zur Tatzeit kein höherer Wert vorgelegen haben kann.

Hohe Werte dagegen, die zur Begründung von Schuldunfähigkeit oder verminderter Schuldfähigkeit dienen sollen, wären entlastende Indizien. Hier kann ein nur möglicher, aber u. U. ganz unwahrscheinlich hoher Maximalwert jedoch nicht als feststehende Größe in gleicher Weise der Beurteilung zugrunde gelegt werden wie ein wirklich erhobener somatischer Befund; denn der In-dubio-Satz bedeutet keinen Zwang zur positiven Feststellung des Zweifelhaften. Logisch ist ein nur möglicher, aber ganz unwahrscheinlicher Maximalwert nicht geeignet, Zweifel an der Schuldfähigkeit zu begründen oder zu verstärken, die ohne ihn nicht bestanden hätten. Solche Zweifel kann nur ein hoher Wert begründen, für den selbst zumindest eine gewisse Wahrscheinlichkeit spricht: Ein Indiz ist ein Hinweiszeichen, das eine andere Tatsache wahrscheinlicher macht. Ein Umstand aber, der selbst unwahrscheinlich ist, ist niemals geeignet, eine andere Tatsache wahrscheinlicher zu machen, als sie ohne ihn gewesen wäre: Ein „unwahrscheinliches Indiz" wäre eine Contradictio in adjecto.

In völliger Übereinstimmung damit gilt für das Verhältnis von Befund und Diagnose in der Medizin: Ein „nur möglicher, aber ganz unwahrscheinlicher pathologischer Befund" wäre eigentlich überhaupt kein Befund und jedenfalls nicht geeignet, irgendeine Diagnose zu begründen oder auch nur zu stützen. Er wäre auch nicht geeignet, eine Verdachtsdiagnose – mag es nun eine sehr vage oder eine naheliegende Verdachtsdiagnose sein – zu erhärten, im Gegenteil: Wäre es z. B. „sehr unwahrscheinlich", daß der Täter morphologische Hirnanomalien aufweist, so wäre es damit zugleich ebenso unwahrscheinlich, daß eine auf solchen Anomalien beruhende psychische Störung vorliegt. Ob dies ausreicht, einen anderweitig begründeten Verdacht auf eine hirnorganisch bedingte psychische Störung zu entkräften, mag dahinstehen; erhärten oder verdichten läßt sich ein solcher Verdacht durch Hinweis auf eine „sehr unwahrscheinliche, aber doch mögliche Hirnanomalie" nicht.

Gewiß ist der Richter in seiner Beweiswürdigung und Überzeugungsbildung frei; aber er ist dabei an die Denkgesetze gebunden. Es wäre jedoch mit den Denkgesetzen nicht vereinbar, einen nur rechnerisch möglichen, aber doch höchst unwahrscheinlichen Blutalkoholwert von über 2 oder über 3 ‰ genauso zu bewerten wie einen sicher festgestellten Wert in gleicher Höhe oder irgendeinen anderen wirklich erhobenen pathologischen Befund. Das hat mit dem In-dubio-Satz nichts zu tun, sondern ergibt sich aus dem logischen Verhältnis von Indiz und indizierter Tatsache, insbesondere bei entlastenden Indizien.

Der mögliche maximale Blutalkoholwert wäre also – soweit es sich um einen hohen Wert handelt – zunächst nur geeignet, die Grenzen der Ungewißheit zu bestimmen, mit denen man bei den psychodiagnostischen Überlegungen zu rechnen hätte. Seine Bedeutung als „somatopathologischer Befund" und „psychodiagnostisches Hilfsmittel" läßt sich aber erst abschätzen, wenn man ihn mit dem wahrscheinlichen Tatzeitwert vergleicht. Erst dieser Vergleich zeigt, womit man bei realistischer Beurteilung unter Berücksichtigung von Zweifeln zu rechnen hat und wie die Ungewißheit bei der Gesamtabwägung zu berücksichtigen wäre.

Dies entspräche – wohl nicht ganz zufällig – den strafrechtlichen Beweisgrundsätzen beim Entlastungsbeweis ebenso wie den Vorstellungen der forensischen Psychodiagnostik: Den Stellenwert und das Gewicht der einzelnen diagnostischen Kriterien – auch des Blutalkoholwertes – im Rahmen einer Gesamtbeurteilung des konkreten Einzelfalls zu bestimmen.

Anmerkungen

[1] Zuletzt: Gerchow et al., *Blutalkohol* 1985, S. 77–107, 79, 92 ff., 99, 103 f. Ebenso: Forster u. Joachim, *Blutalkohol und Straftat,* 1975, S. 182, 204; Gerchow u. Heberle, *Alkohol, Alkoholismus.* Lexikon, 1980, S. 83. Vgl. auch die Hinweise auf ältere rechtsmedizinische Literatur in BGH GA 1977, S. 56.

[2] Langelüddeke bereits 1959 (*Gerichtliche Psychiatrie,* 2. Aufl., S. 72); Ehrhardt u. Villinger, *Psychiatrie der Gegenwart,* 1961, III, S. 212; Rasch, in: Ponsold, *Lehrbuch der Gerichtlichen Medizin,* 3. Aufl. 1967, S. 81 ff.; Witter, *Grundriß der gerichtlichen Psychologie und Psychiatrie,* 1970, S. 173 sowie in: *Handbuch der forensischen Psychiatrie* II, 1972, S. 1030; Bresser in: Langelüddeke/Bresser, *Gerichtliche Psychiatrie,* 4. Aufl. 1976, S. 291.

[3] Cramer, *Vollrauschtatbestand,* 1962, S. 9 f.: Die Schuldfähigkeit des Berauschten könne „in forensisch brauchbarer Weise nicht an der Höhe des Blutalkoholgehalts bemessen werden".

[4] 22. Aufl. 1985, § 20, Rdn. 16 f.

[5] Vgl. die Nachweise bei Lenckner, *a. a. O.* (Anm. 4).

[6] BGH GA 1977, S. 56. Das Landgericht habe ohne Rechtsfehler unter Berücksichtigung des höchstmöglichen Abbauwertes von 0,29 ‰ für die Tatzeit einen Blutalkoholgehalt von 4,09 ‰ „unterstellt". Dies wird aber in dem betreffenden Fall nicht als maßgeblich erachtet.

[7] BGH *NStZ* 1982 ff., S. 15, m. w. Nachw.

[8] BGH *GA* 1955, S. 271.

[9] BGH *NStZ* 1982, S. 16.

[10] BGH *NJW* 1969, S. 1581.

[11] BGH *NStZ* 1982, S. 16.

[12] Rasch, NJW 1980, S. 1309, S. 1310.

[13] Zum Beispiel BGH *Blutalkohol* 1985, 486.

[14] vgl. z. B. BGH *NJW* 1969, 1581: „Vergebens wendet sich die Revision dagegen, daß das Schwurgericht für die Tatzeit einen Blutalkoholwert von mindestens 2,9 ‰ und nicht von höchstens 2,8 ‰ angenommen hat." Entscheidungen, die erstinstanzliche Urteile wegen zu niedriger Rückrechnungswerte aufhoben, sind in den letzten Jahren in großer Zahl ergangen.

[15] Gerchow et al., *Blutalkohol* 1985, S. 77–107.

[16] *Blutalkohol* 1986, S. 76.

[17] BGH *Blutalkohol* 1985, S. 486. Mißverständlich Witter, *Handbuch der forensischen Psychiatrie,* Bd. II, S. 1011: „Bei der Alkoholintoxikation ist die Korrelation zwischen der Quantität des biologischen Befundes und der Quantität und Qualität psychisch abnormer Phänomene besonders gut bekannt, und in der forensischen Praxis stehen manchmal sehr genaue Zahlenwerte zur Verfügung." – Auf S. 1030 wird jedoch hingewiesen auf die „nur sehr eingeschränkte Bedeutung, die die Höhe des Blutalkoholspiegels für die psychopathologische Beurteilung hat"; die Blutalkoholwerte könnten natürlich „nur grobe Orientierungspunkte sein, deren reale Bedeutung an der Psychopathologie des Individualfalles stets geprüft werden muß".

[18] RGSt 63, 46.

[19] BGHSt 1, 384, unter Berufung auf RGSt 63, 46 und 67; 49.

[20] BGH GA 1955, 269, 271.

[21] *Gerichtliche Psychiatrie,* S. 72. Gemeint ist offenbar die 1. Aufl. 1950, S. 71.

[22] 2. Aufl. 1959, S. 74.

[23] Zum Beispiel BGH NStZ 1982, 15.

[24] *NStZ* 1982, 15.

[25] Bd. II, S. 217, 219.

[26] Rasch, *Blutalkohol* 1965/66; S. 585.

[27] BGHSt 25, S. 246, 248.

[28] *Grundriß,* S. 174.

[29] *Handwörterbuch der Rechtsmedizin* II, S. 220

[30] in: *Hallermann-Festschr.,* S. 57–67; *Blutalkohol* 1965/66; S. 585.

[31] *Gerichtliche Psychiatrie,* 2. Aufl. 1959, S. 75.

[32] *Grundriß,* S. 173.

[33] *Grundriß*, S. 174: Gemeint sei natürlich nicht die „Sinnlosigkeit" des allgemeinen Sprachgebrauchs, sondern der psychiatrisch definierte Verlust sinngesetzlicher Zusammenhänge.
[34] *Blutalkohol* 1965/66; S. 585.
[35] *Handwörterbuch der Rechtsmedizin* II, S. 219, 220.
[36] BGH *NStZ* 1982, S. 15.
[37] Vgl. auch Schöch, *Mschr Krim* 1983: S. 338, 340.
[38] Nach dem im rechtsmedizinischen Gutachten von 1985 (*Blutalkohol* 1985; S. 77–107) angegebenen Rückrechnungsverfahren wird die so berechnete maximal mögliche Tatzeit-BAK mit einer Wahrscheinlichkeit von 99 % nicht überschritten. Für einen solchen Wert spricht also nur eine Wahrscheinlichkeit von 1 %. Wird in Vaterschaftsprozessen aufgrund serologischer Befunde nach dem Tabellenwerk von Hummel eine Vaterschaftswahrscheinlichkeit von nur 1 % festgestellt, so wäre dem (nach Hummel, S. 91) das Prädikat „Vaterschaft höchst unwahrscheinlich" zuzuerkennen.
[39] So BGH *NStZ* 1984, S. 506 zum Blutalkoholwert.
[40] BVerfG MDR 1975, S. 468, 469. Vgl. auch Foth, *NJW* 1974; S. 1572. Mißverständlich wenn dort gesagt wird, der Satz „in dubio pro reo" beziehe sich nicht auf das einzelne Indiz, sondern nur auf die unmittelbar relevanten Tatsachen; denn belastende Indizien müssen bewiesen werden (Löwe-Rosenberg, § 261, Rdn. 123). Im Ergebnis aber wie hier. Ähnlich Löwe-Rosenberg, Rdn. 122 ff.

Literatur

Cramer P (1962) Der Vollrauschtatbestand als abstraktes Gefährdungsdelikt. Mohr, Tübingen
Ehrhardt H, Villinger W (1961) Forensische und administrative Psychiatrie. In: Gruhle HW, Jung R, Meyer-Gross W, Müller M (Hrsg) Psychiatrie der Gegenwart, Springer, Berlin Heidelberg New York, Bd III, S 181–350
Forster B, Joachim H (1975) Blutalkohol und Straftat. Thieme, Stuttgart
Gerchow J, Heberle B (1980) Alkohol, Alkoholismus. Lexikon. Neuland-Verlagsgesellschaft, Hamburg
Gerchow J, Heifer U, Schewe G, Schwerd W, Zink P (1985) Die Berechnung der maximalen Blutalkoholkonzentration und ihr Beweiswert für die Beurteilung der Schuldfähigkeit. Blutalkohol 22:77–107
Hummel K (1971) Biostatistische Abstammungsbegutachtung. Tabellenband I. Fischer, Stuttgart
Langelüddeke A (1950, 2 1959) Gerichtliche Psychiatrie. De Gruyter, Berlin
Langelüddeke A, Bresser P (1976) Gerichtliche Psychiatrie. 4. Aufl. De Gruyter, Berlin
Lenckner T (1985) Kommentierung zu § 20 StGB. In: Schönke-Schröder, Strafgesetzbuch, Kommentar, 22. Aufl. Beck, München
Rasch W (1965/66) Qualität und Erlebnistönung forensisch relevanter Rauschzustände. Blutalkohol, Bd III, S 583–590
Rasch W (1966) Das Amnesie-Problem in der forensischen Psychiatrie. In: Gerchow J (Hrsg) An den Grenzen von Medizin und Recht. Festschrift für Wilhelm Hallermann, Enke, Stuttgart, S 57–67
Rasch W (1967) Schuldfähigkeit. In: Ponsold A (Hrsg) Lehrbuch der Gerichtlichen Medizin, 3. Aufl. Thieme Stuttgart, S 55–89
Rasch W (1980) Die psychologisch-psychiatrische Beurteilung von Affektdelikten. NJW 1980: 1309–1315
Rauch HJ (1974) Suchten. In: Eisen G (Hrsg) Handwörterbuch der Rechtsmedizin, Enke, Stuttgart, Bd II, S 217–234
Schöch H (1983) Die Beurteilung von Schweregraden schuldmindernder oder schuldausschließender Persönlichkeitsstörungen aus juristischer Sicht. Mschr Krim 66:333–343
Witter H (1970) Grundriß der gerichtlichen Psychologie und Psychiatrie. Springer, Berlin Heidelberg New York Tokyo
Witter H (1972) Die Beurteilung Erwachsener im Strafrecht. In: Göppinger H, Witter H (Hrsg) Handbuch der forensischen Psychiatrie II, Springer, Berlin Heidelberg New York Tokyo, S 966–1094

„Benzin nach Metern"?

Schuldminderung, Schuldausschluß und das Problem der Quantifizierung*

H. Schüler-Springorum

Die Frage nach Schuld und Entschuldigung spielt wohl in jeder Rechtsordnung, die Straftäter staatlichen Sanktionen zuführt, eine zentrale Rolle. Denn Strafrecht erweist sich erst dadurch als „Recht", daß Strafe nur erhält, wer Strafe verdient. Und daß wer ohne Schuld handelt, nicht bestraft werden kann, ist ebenso evident, wie daß man einen zu Unrecht Verdächtigten nicht bestrafen darf. Tatnachweis und Schuldfeststellung sind deshalb die beiden kritischen Etappen eines jeden Strafverfahrens.

Allerdings führen Tatnachweis und Schuldfeststellung, wo das eine oder andere zweifelhaft ist, zu sehr unterschiedlichen Schwierigkeiten, die den Richter eigentlich überfordern, denn er war beim Tathergang nicht dabei, und in den Kopf und das Herz des Täters kann er erst recht nicht hineinschauen. Deshalb machen jene kritischen Etappen das Strafverfahren oft auch zu einem so aufregenden Spiel. Man denke an die bis zum Augenblick des Richterspruchs offene Frage eines Indizienbeweises – oder aber an die Frage eben, ob der Täter z. B. wegen Geisteskrankheit nicht bestraft werden kann: nicht „kann", weil ein so Kranker keine Strafe verdient, und dies wiederum deshalb nicht, weil die Strafe das bei ihm erwartete Echo gar nicht auslösen könnte.

Spannend sind deshalb auch jene Strafprozesse, in denen die subjektive Zurechnung der Tat als „Schuld" auf dem Spiel steht, und dies vor allem dann, wenn der Richter sich an die für Kopf und Herz des Täters zuständigen Sachverständigen um Hilfe wendet. Denn hier tritt die Hilflosigkeit des Richters besonders zutage, – so deutlich, daß der Sachverständige mitunter als „Richter in Weiß" erscheint.

Der Anteil dieser Fälle an allen Strafverfahren ist sehr klein, jedenfalls viel kleiner, als die Berichterstattung in den Massenmedien oder der Auftritt von Sachverständigen in erfundenen Kriminalgeschichten vermuten lassen könnte. Diese Überrepräsentation liegt daran, daß es natürlich publikumswirksam ist, wenn der Ausgang des Ganzen am Votum des Psychiaters oder Psychologen hängt oder zu hängen scheint. Die Spannung kommt hier gerade dadurch hinein, daß diesem Votum im Erleben der Beteiligten etwas prinzipiell Beliebiges anhaftet, – man denke nur an die Steigerung, die sie erfährt, wenn mehrere Experten

---

* Haupttitel mit freundlicher Genehmigung seines Autors *Wilfried Rasch* in *DIE ZEIT* v. 28. 10. 1977: „Die Bemühungen, Begriff und System in die Zweifelsfragen zu bringen, gleichen Versuchen, Benzin nach Metern zu messen."

vor den Schranken des Gerichts einander befehden oder ein „Obergutachter" die forensische Wahrheit offenbaren soll. Der Umstand, daß es in Wirklichkeit nur bei einem kleinen Bruchteil aller Fälle zum Auftritt eines Sachverständigen kommt (Schreiber 1981, Rasch u. Volbert 1985), macht die Sache nicht besser; denn damit erweist sich ja auch die forensische Wirklichkeit selbst als stark von Zufällen abhängig. Zwar wird kaum ein Gericht bei einem sehr schweren Delikt, u. a. bei einem mit versuchter oder vollendeter Tötung verbundenen, auf die Hilfe eines Gutachters verzichten. Bei anderen Anhaltspunkten, die dies nahelegen, etwa wenn Drogen oder Alkohol mit im Spiel sind, ist dies jedoch schon nicht mehr so sicher. Und in wie vielen Fällen der sog. Feld-, Wald- und Wiesendelikte ein Sachverständiger interessante Auskünfte zur Schuldfrage geben *könnte,* wenn nur jemand auf die Idee käme, ihn zu fragen, ist völlig offen.

So ist das gesamte Gutachterwesen im Strafverfahren sichtlich durch Imponderabilien aller Art gekennzeichnet. Das Thema „Quantifizierung von Schweregraden" gilt nur *einer* von ihnen. Es hat nichts mit der Frage zu tun, ob und warum ein Sachverständiger in einem gegebenen Fall zum Zuge kommt, d. h. aufgrund welcher Auffälligkeit der Tat oder des Täters die Schuldzurechnung als ein Problem erscheint, das der Richter nicht allein würde lösen können. Es hat auch nichts mit der Frage zu tun, wie die Auswahl des Sachverständigen jeweils zustande kommt, d. h. aus welchen Gründen und mit welcher Erwartung gerade dieser oder jener Experte eingeschaltet wurde, oder auch von welcher Disziplin und warum (Psychiatrie oder Psychologie vor allem) man sich die nötige Hilfe erwartete (de facto sind psychiatrische Gutachten heute allerdings in der Regel mit einer testpsychologischen Expertise verbunden; vgl. Plewig 1983; Wegener 1981). Das Thema gilt schließlich auch nicht primär den Problemen der Transformation des Gutachtens zum Urteilsinhalt, d. h. den vielfältigen Verständigungs-, Wahrnehmungs- und Übersetzungsprozessen zwischen Sachverständigen und Juristen, wenngleich die „Quantifizierung von Schweregraden", wie wir sehen werden, solche Probleme segmentär mit aufwirft. Im Ausgangspunkt aber handelt es sich um ein an die höchsteigene Adresse der Sachverständigen gerichtetes Postulat. Um dies zu erklären, bedarf es eines kurzen Blicks auf den gesetzlichen Rahmen.

Schuldunfähigkeit und verminderte Schuldfähigkeit

Nach § 46 StGB ist „die Schuld des Täters ... Grundlage für die Zumessung der Strafe". Die höchstrichterliche Rechtsprechung sieht hierin seit jeher den gesetzlichen Ausdruck einer indeterministischen Position (BGH St 2, 194 ff., S. 200). Den wichtigsten Fall eines „Handelns ohne Schuld" nennt das Gesetz „Schuldunfähigkeit wegen seelischer Störungen"; die entsprechende Vorschrift, § 20 StGB, setzt voraus:

1. Es muß eine (oder mehrere) der folgenden „seelischen Störungen" vorliegen: eine „krankhafte seelische Störung", eine „tiefgreifende Bewußtseinsstörung", ein „Schwachsinn" oder eine „schwere andere seelische Abartigkeit"; der letztere Begriff steht als eine Art Sammelname u. a. für Neurosen, Psychopathien und sexuelle Deviationen, vorausgesetzt diese beeindrucken jeweils als „schwere" Abartigkeit.
2. Die seelische Störung nach 1) muß dazu geführt haben, daß der Täter unfähig war, „das Unrecht der Tat einzusehen oder nach dieser Einsicht zu handeln".

Durch die 4 Merkmale nach 1) und die beiden Alternativen nach 2) ergeben sich bereits 8 mögliche Kombinationen. In Wirklichkeit ist deren Zahl natürlich viel größer, da Merkmale nach 1) gehäuft vorliegen können und überdies nicht nur das 4. Merkmal nach 1), die „schwere andere seelische Abartigkeit", sondern auch die davor genannten jeweils Sammelbegriffe für eine mehr oder weniger breite Varianz von Zuständen sind.

Diese Vielfalt wird freilich dadurch wieder ein wenig reduziert, daß die beiden unter 2) genannten Beeinträchtigungen, die man das Fehlen von (Unrechts-) *Einsichtsfähigkeit* und *Steuerungsfähigkeit* (zu einsichtsgemäßem Verhalten) nennt, höchst unterschiedlich verteilt vorkommen: Wo die Einsichtsfähigkeit fehlt, fällt zwar die Steuerungsfähigkeit schon logisch mit weg, in der Praxis jedoch sind Fälle von nach § 20 fehlender Einsichtsfähigkeit im Vergleich zum Wegfall der Steuerungsfähigkeit äußerst selten, so daß auch die Sachverständigen, wenn sie nach der „Schuldfähigkeit" gefragt werden, in aller Regel Befunde beisteuern, die die Steuerungsfähigkeit tangieren (vgl. auch § 17 StGB; neuerdings BGH v. 26. 3. 1985, NStZ 1985, S. 357). Auf der anderen Seite schwillt die Zahl der Kombinationen, auch wenn man stets und nur nach der Steuerungsfähigkeit fragen würde, wiederum erheblich an im Hinblick auf die weitere Vorschrift, die die „verminderte Schuldfähigkeit" betrifft (§ 21 StGB):

Ist die Fähigkeit des Täters, das Unrecht der Tat einzusehen oder nach dieser Einsicht zu handeln, aus einem der in § 20 bezeichneten Gründen bei Begehung der Tat erheblich vermindert, so kann die Strafe ... gemildert werden.

Hieran ist zweierlei bemerkenswert: Die nur „verminderte" Schuldfähigkeit setzt immerhin einen höheren Grad solcher Verminderung voraus, den das Gesetz „erheblich" nennt; und selbst dann resultiert nur die Möglichkeit, nicht die Pflicht, die Strafe zu mildern.

Daß ein Freispruch zwingend ist, wo Schuld*un*fähigkeit nach § 20 festgestellt wird, erscheint demgegenüber selbstverständlich. Vereinfacht läßt sich das gerichtliche Entscheidungsprogramm also wie folgt darstellen:
- Die Schuldfähigkeit ist nicht vermindert oder nur unerheblich vermindert: Hier greift die „volle" Strafe ein, deren konkrete Zumessung im gesetzlichen Rahmen sich u. a. nach den allgemeinen Schärfungs- oder Milderungsgründen richtet.
- Die Schuldfähigkeit ist erheblich vermindert: Hier kann – aber muß nicht – die Strafe nach § 21 gemildert werden.
- Die Schuldfähigkeit ist nach § 20 ausgeschlossen: Hier kommt nur ein Freispruch vom Tatvorwurf in Frage.

Doch muß die so erzielte Vereinfachung abermals kompliziert werden; denn bekanntlich kann sich im Prozeß die Situation ergeben, daß das Gutachten des Sachverständigen die gesetzlich vorgesehenen Gründe für eine Schuldminderung oder einen Schuldausschluß, d. h. die 4 oben unter 1) erwähnten Merkmale, zwar bis zu einem gewissen Grade wahrscheinlich gemacht hat, das Gericht von ihrem Vorliegen aber doch nicht so überzeugt ist, daß ein hinreichend sicher fundierter Schluß auf erheblich verminderte oder auf ausgeschlossene Schuldfähigkeit möglich wird. In der forensischen Sprechweise ist dann von einer „Nicht-

ausschließbarkeit" der Prämissen und Konsequenzen der §§ 20, 21 die Rede, was das obige Entscheidungsprogramm wiederum wie folgt anreichert:
- Die Voraussetzungen des § 21 sind nicht ausschließbar: das Gericht wird prüfen, ob es nach dem Grundsatz „in dubio pro reo" eine erheblich verminderte Schuldfähigkeit annimmt und die Rechtsfolgen des § 21 eintreten läßt.
- Die Voraussetzungen des § 21 sind festgestellt: die Rechtsfolgen des § 21 treten ein.
- Die Voraussetzungen des § 20 sind nicht ausschließbar: das Gericht wird prüfen, ob es nach dem Grundsatz „in dubio pro reo" Schuldunfähigkeit annimmt und § 20 (wo nicht, i. d. R. § 21) annimmt.
- Die Voraussetzungen des § 20 sind festgestellt: die Rechtsfolgen des § 20 treten ein.

Hinter der Bezugnahme auf das Abstraktum „Rechtsfolgen" verbirgt sich ein weiteres: Die Rechtsfolgen des StGB sind nämlich „zweispurig", d. h. sie können Strafen (u. a. Geld- oder Freiheitsstrafen) oder „Maßregeln der Besserung und Sicherung" (und zwar ambulante oder stationäre) sein. Maßregeln sind - wie überall, wo es sie gibt - von der Schuld des Täters unabhängig. Das heißt, sie setzen keine Schuld voraus, es heißt aber nicht, daß sie seine „Unschuld" (seinen Freispruch gemäß § 20) voraussetzen (vgl. Marschner 1985). Vielmehr können z. B. eine Unterbringung in einer Entziehungsanstalt (§ 64) oder der Entzug der Fahrerlaubnis (§ 69) *neben* eine Strafe treten, aber eben auch neben einen Freispruch nach § 20. Andererseits setzt die international ziemlich „klassische" Maßregel der Unterbringung des Täters in einem psychiatrischen Krankenhaus (§ 63) nach unserem Recht voraus, daß „mindestens" eine Schuldminderung nach § 21 vorliegt, - ein „non liquet" genügt insoweit nicht.

Dies hier näher auszuführen, würde sich zu weit vom Quantifizierungsthema entfernen. Denn die Quantifizierung von Schweregraden nach §§ 20, 21 StGB ist, so wie sie sich bisher entwickelt hat, ein Problem der Schuldfeststellung, und zwar, wie erwähnt, eines für die Sachverständigen mehr als für die Richter. Als eines für die Sachverständigen ist es überdies auf die 4 oben unter 1) aufgezählten Merkmale konzentriert, von denen die Minderung oder der Ausschluß der Schuldfähigkeit abhängt. Der Schluß hingegen, ob bzw. daß wegen eines oder mehrerer solcher Merkmale nun wirklich (vor allem) die Steuerungsfähigkeit erheblich vermindert oder ausgeschlossen war (und auch der Schluß, ob bzw. daß dies nicht auszuschließen sei), gilt als den Juristen vorbehalten. Dies steht zwar nicht im Gesetz, ist aber bei Richtern *und* Sachverständigen eine sog. „herrschende" Meinung. Das wiederum bedeutet, daß gerade die hier als „Entscheidungsprogramme" vorgestellten Graduierungen des möglichen *Ergebnisses,* zu denen das Gericht in Sachen Schuldfähigkeit kommen kann, außerhalb unseres Themas liegen. Auch so bleibt, wie sich zeigen wird, noch Stoff genug.

Ansätze und Ziele der Quantifizierung

Am Anfang war das Unbehagen: das Unbehagen nämlich an den einleitend angedeuteten Zufälligkeiten im Gutachterwesen, wo es um strafrechtliche

Schuld oder Nichtschuld geht. Nicht nur, daß sich psychiatrisch/psychologische Gutachter und Strafjuristen des Aneinandervorbeiredens bewußt wurden (vgl. Maisch 1973); vielmehr mußte die Abhängigkeit der jeweiligen Gutachtenergebnisse von der Disziplin (Psychiatrie oder Psychologie, Nervenarzt oder Psychoanalytiker), von der jeweiligen fachlichen „Schule" (dem „Schüler sein von . . .") und nicht zuletzt von dem Image, das dem einzelnen Gutachter bei Juristen und Kollegen eignet (exkulpationsfreundlich oder straforientiert), irgendwann einmal auch den Gutachtern untereinander zum Ärgernis und zur Herausforderung werden. Als Kontrapunkt zu einer Praxis, bei der die Gutachter sich mehr oder weniger unverwechselbar individuell zu „schuldunfähig" oder „(erheblich) vermindert schuldfähig" (oder deren Varianten der Nichtausschließbarkeit) in einer Weise äußerten, als handele es sich hierbei um klar voneinander abgrenzbare Zustände oder Blöcke von Zuständen, bot es sich an, bei Erhebung und Darstellung der Befunde etwas behutsamer vorzugehen. Der wachsenden Einsicht entsprechend, daß viele Übergänge fließend sind, daß Fachtermini nicht eindeutig festgelegt erscheinen (und dies sogar innerhalb derselben Sprache!) und daß eine gewisse Gewähr für eine Gleichbehandlung gleichgelagerter Gutachtenfälle auch ein Gerechtigkeitsinteresse ist, machte man sich zunächst an eine bessere (sachliche und methodische) Verständigung innerhalb der Psychodisziplinen. Daß dieses Bemühen in jüngster Zeit in ein solches um die Quantifizierung von Schweregraden eingemündet ist, hat nun allerdings einen „juristischen" Grund: Die gesetzlichen Vorgaben in §§ 20, 21 StGB selber widersprechen der Annahme eindeutig konstatierbarer Zustände, ja sie fordern eine „Dynamisierung" der ganzen Betrachtungsweise geradezu heraus.

Diese Einsicht freilich hat sich auch bei Juristen erst relativ spät durchgesetzt. Einen gewissen Auslöser bildete das 1975 in das Gesetz aufgenommene „4. Merkmal" der „schweren anderen seelischen Abartigkeit". Von der schlechten (weil stigmatisierenden) Begrifflichkeit einmal abgesehen, war damit die Bedeutung eines Schweregrades verbatim zum Kriterium erhoben: „Schwer" muß die Abartigkeit sein, um überhaupt relevant zu werden, und je nach ihrer eine gedachte Minimalschwere übersteigenden Ausprägung kann sie die Schuld entweder vermindern (§ 21) oder ausschließen (§ 20). Da das Gesetz die schwere Abartigkeit zugleich nur eine „andere" unter anderen nennt, fiel von hier der Lichtstrahl möglicher Quantifizierungen auch auf die übrigen 3 Merkmale des § 20: Schwachsinn, – nun ja, ihn quantifiziert man, seitdem es IQ-Skalen gibt (vgl. z. B. Schöch 1983). Die Bewußtseinsstörung hatte das Gesetz von 1975 mit dem Adjektiv „tiefgreifend" verbunden und dabei den unverkennbaren Zweck verfolgt, sie erst ab einem bestimmten „Quantum" relevant werden zu lassen. Aber war es nicht selbst bei der eine Art Oberbegriff darstellenden „seelischen Störung" ganz ähnlich? „Krankhaft" muß sie sein im Sinne der psychiatrisch-juristischen Übereinkunft, was als „krank" im Sinne dieses Gesetzes gelten solle (insoweit nämlich u. a. die exogenen oder endogenen Psychosen). Aber „krankhaft" läßt sich zugleich auch als ein Mindestmaß an „Schwere" solcher Krankheit verstehen, – und von der Krankhaftigkeit zum Krankheitswert und von dort zur weiter graduierbaren Krankheitswertigkeit ist jeweils nur ein Schritt (Venzlaff 1985).

Mit alledem ist ein letztlich doch ziemlich grundsätzlicher Wechsel der Perspektive bezeichnet. Statt „alles klar" war auf einmal alles im Fluß, und die

Konsequenzen waren unabsehbar, wenn man sich vergegenwärtigt, welche bunte und der Zuordnung bedürftige Menge an Krankheitsbildern, Gründen für und Formen von Bewußtseinsstörungen, Arten von „Abartigkeiten" der Persönlichkeit usw. sich hinter den gesetzlichen Sammelbegriffen verbergen. Es kann deshalb auch nicht verwundern, daß man sich zunächst u. a. seitens der Gutachter an die Mühe einer systematische(re)n Quantifizierung von Schweregraden machte.

Doch wer ist „man"? Hier handelt es sich um eine informelle Gruppe von 20–30 Juristen, Psychiatern und Psychologen, die sich seit Beginn der 70er Jahre darum bemüht, die Verständigung untereinander zu verbessern und der strafrechtlich-forensischen Gutachterpraxis neue Impulse zu geben. Dabei sind die beteiligten Psychowissenschaftler zumeist Hochschullehrer *und* praktische Gutachter ihres Fachs, während bei den Juristen die Theoretiker (z. B. Professoren) die Praktiker (z. B. Rechtsanwälte, Richter) überwiegen. Bei den alljährlich stattfindenden Symposien hat „man" sich erstmals 1983 des Quantifizierungsthemas angenommen und den damaligen Diskussionsstand auch erstmals dokumentiert (*Mschr Krim* 6, 1983). Als Mitglied der Gruppe bin ich den dort empfangenen Eindrücken und Informationen umfassend verpflichtet. Dennoch stellt, um eine beliebte Warnung anzubringen, die nachfolgende Darstellung natürlich die persönliche Sicht des Autors dar.

Zu dieser Sicht gehört, daß mir das Bemühen um die Quantifizierung von Schweregraden als die List einer höheren Vernunft erscheint. Eigentlich nämlich bezeichnet gar nicht so sehr der Mangel an solchen Quantifizierungen den Notstand des Gutachterwesens, sondern der unser Thema zwar einschließende, aber zugleich darüber weit hinausgehende Mangel an Rationalität und Objektivität überhaupt. Eben diesen Mangel hat das plötzlich erwachte Interesse an der Quantifizierung von Schweregraden nur besonders bewußt gemacht, ausgelöst durch ein paar neue Formulierungen im Gesetz, die die dort verwendeten Steigerungsbegriffe unversehens als einen Weg zu mehr Rationalität und Objektivität erscheinen ließen. Man könnte die Betonung auch auf „einen" Weg legen, auf die Quantifizierung also als eine unter vielen denkbaren Methoden, dem genannten Notstand zu Leibe zu rücken. Für unser Thema folgt daraus, daß Rationalisierung durch Quantifizierung und Objektivierung durch Quantifizierung zur Debatte stehen.

Denn Rationalität und Objektivität, wenn erreichbar, wären ja in der Tat ein Fortschritt. Sie wären es nicht etwa deshalb, weil nur das jeweilige Gegenteil, nämlich Irrationalität und Subjektivität, den Status quo der Gutachtenpraxis prägten; aber daß mehr Rationalität und mehr Objektivität dringend vonnöten seien, ist eine Erkenntnis, die dem Interesse an Quantifizierungen, wie gesagt, vorausging. Eines Mehr an Rationalität (schon wieder eine Quantifizierung!) bedarf es z. B. im Verhältnis zur bei weitem noch nicht überwundenen „Eindruckspsychiatrie" (vgl. Mende 1983), bei der die unwiederholbare Exploration im Mittelpunkt einer letztlich idiographischen Begutachtung steht, deren Ergebnisse nur schwer vermittelbar sind – und wenn, dann allenfalls auf dem Wege einer (nunmehr auf den Sachverständigen bezogenen) idiographischen Gutachtenerstattung. Der Bedarf an mehr Objektivität versteht sich hiernach fast von selbst. Dazu gehört etwa die zunächst experteninterne Verständigung über Art und Inhalt der verwendeten Kategorien (wie z. B. Affektlabilität, Chronifizierung, Aggressionspotential o. ä.): Nicht die Reduktion von Komplexität, wohl aber die von Beliebigkeit ist gefragt. Nicht zufällig stand und steht die Steigerung der Interraterreliabilität ganz oben auf dem Programm der Quantifizierungsbemühungen. Einen Zugewinn an Objektivität würde es aber auch bedeuten, wenn das Bewußtsein seit längerem bekannter Verzerrungsfaktoren (wie z. B. Rosenthal-Effekt, Haloeffekt, vgl. Mende 1983) jede Befunderhebung mitbestimmte.

Schließlich sei angemerkt, daß die skizzierten Ansätze je nach dem Grade (!), in dem sie sich verwirklichen lassen, auch die Verständigung mit den Juristen in foro positiv beeinflussen können. Hier nämlich besteht der Notstand in zweifacher Weise: auf der einen Seite fehlt es den Juristen an Kenntnissen des mit den Begriffen und Kategorien der Sachverständigen Gemeinten, zumal sich deren erwähnte Überschneidungen und Synonymisierungen in der Tat oft nicht leicht durchschauen lassen; „Lernerfolge" bei den Juristen setzen also eine größere Transparenz des Lernstoffs voraus. Andererseits laufen Juristen „naturgemäß" Gefahr, mit bestimmten fachlich besetzten Begriffen der Psychowissenschaften (z. B. „Wahn") ihre eigenen alltagstheoretischen Inhalte zu verbinden, die sie mit jedermann teilen; auch das wird sich auf die Dauer nur abbauen lassen, wenn es den Gutachtern gelingt, die fachspezifischen Begriffsinhalte nicht wiederum mehr oder weniger subjektiv definiert zu vermitteln.

Stand und Probleme der Forschung

„Die Quantifizierung gehört somit zu den wesentlichsten Aufgaben des psychiatrischen Sachverständigen" (Mende 1979, S. 321). Für den psychologischen Sachverständigen gilt das wohl nicht minder, nur daß seine Arbeitstechniken von vornherein stärker als beim Psychiater auf Quantifizierung angelegt sind (Prototyp Intelligenztest; möglicherweise hatte der Autor auch weniger das psychiatrische Erhebungsverfahren gemeint als das gutachterliche Ergebnis, zu welchem die denselben Probanden betreffenden psychologischen Testergebnisse mehr oder weniger argumentative Beihilfe leisten mögen). Jedenfalls aber bleibt festzustellen, daß das Zitat von 1979 und die Dokumentation des Diskussionsstandes von 1983 bis heute sehr viel mehr Ausdruck eines theoretischen Bewußtseins als des Wissens sind, wie „man" eigentlich quantifiziert. Um die so häufig anzutreffende Diskrepanz diesmal nicht auf sich beruhen zu lassen, wurden in der Folgezeit einige empirische Forschungsprojekte initiiert, die sich der Problematik wenigstens sektoral nähern sollten. Die Ergebnisse stehen noch aus, sie sind z. T. erst in Jahren zu erwarten, und noch länger dürfte es dauern, bis sie sich konsistent zusammenfügen lassen. Indessen erscheinen schon die wenigen Forschungsdesigns gut geeignet zu veranschaulichen, welche Schwierigkeiten sich einer an den zuvor genannten Zielen ausgerichteten Quantifizierung von Schweregraden entgegenstellen. Deshalb seien die wichtigsten Projekte hier kurz skizziert.

Den allgemeinsten Ansatz wählte das Kriminologische Forschungsinstitut Niedersachsen in *Hannover* mit dem Vorhaben, Sachverständigengutachten zur Frage der Schuldfähigkeit daraufhin zu untersuchen, auf welchen diagnostischen

Kriterien sie aufbauen und welche theoretischen Einstellungen des jeweiligen Gutachters sie widerspiegeln; dabei erstreckt sich die Frage nach den subjektiven Gutachtertheorien von der Zugehörigkeit zu einer psychiatrischen „Schule" über die Einschätzung der eigenen Fachkompetenz bis zur grundsätzlichen Einstellung zu Kriminalität und Strafjustiz. Darüber hinaus sollen auch die Einflüsse des Gutachtens auf die Etappen untersucht werden, in denen das Gericht seine Meinung bildet und seine Entscheidung findet. Diesen Zielen sollen sowohl (Fälle mit und ohne Gutachten vergleichende) Aktenanalysen als auch Interviews der beteiligt gewesenen Experten dienen.

Im Zentrum eines umfangreicheren Vorhabens der forensischen Abteilung der psychiatrischen Universitätsklinik in *München* steht die Entwicklung einer quantifizierenden Dokumentation psychopathologischer Merkmale bei Aggressionstätern. Aus Hunderten von bereits erstellten Gutachten der Klinik soll ein System entwickelt werden, welches in Anlehnung an die vielverwendete Vorlage der „Arbeitsgemeinschaft für Methodik und Dokumentation in der Psychiatrie (AMDP)" die den Gutachten entnehmbaren Symptome und Syndrome in einer geordneten Abfolge von Items so zusammenfaßt, daß der Prozeß der forensischen Begutachtung künftig nachvollziehbarer, vergleichbarer und objektivierbarer (aber nicht deren Ergebnis prognostizierbarer) erscheint. Wo immer möglich, soll die Einordnung eines Merkmals als „nicht vorhanden", „leicht", „mittel" oder „schwer" der Erfassung von Ausprägungsgraden dienen. Nach Validierung des Gesamtsystems ist dessen kontrollierte Erprobung an neu anfallenden Gutachten vorgesehen.

Am psychologischen Institut der Universität *Kiel* nimmt man sich des spezielleren Themas der Affekttäter an, einer praktisch häufigen und forensisch deshalb wichtigen Gruppe, weil das Merkmal der „tiefgreifenden Bewußtseinsstörung" die gesetzlich relevante Schwelle von Graden der affektiven Bewußtseinsbeeinträchtigungen bezeichnet. Handlungstheoretisch wird der akute Affekt begriffen als eingebettet in Phasen eines sich länger erstreckenden (u. a. ihn anbahnenden) Ablaufs, die quantifizierend erfaßt werden sollen. Dabei bilden die in der Fachliteratur beschriebenen Affektkriterien den sachlichen Ausgangspunkt, während mit Hilfe von konzeptorientierten Ratingverfahren einzelne phasisch relevante Merkmale nach ihrem jeweiligen Ausmaß erfaßt werden sollen. Ungewöhnliche Formen von Mimik und Gestik z. B. oder bestimmte Einengungen von Bewußtsein, Denken und Handeln gilt es nach den üblichen Graduierungen (z. B. „fehlend", „gering", „stark", „extrem") zu skalieren. Das Projekt dürfte Parallelen aufweisen zu einem an der psychiatrischen Klinik (Abteilung für Sexualforschung) der Universität *Hamburg* diskutierten Versuch, psychopathologische Entwicklungen unter dem Gesichtspunkt ihrer „Progredienz" zu operationalisieren.

In denselben Zusammenhang gehört schließlich die an der psychiatrischen Universitätsklinik in *Tübingen* verfolgte Fragestellung, ob und wie sich Neurosen über die Entwicklung von Schwerescores quantifizierend beschreiben lassen. Je differenzierter eine solche Skala greifen soll, desto schwieriger wird es, sie mit der nötigen Interraterreliabilität auszustatten; denn neben den klassischen psychogenen Krankheitssymptomen gilt es, auch Merkmale des psychischen und sozialkommunikativen Bereichs zu operationalisieren. Andererseits würde damit die Schuldbeurteilung nach §§ 20, 21 StGB sozusagen am härtesten Holz, nämlich an einem jener Zustände angepackt, die das Gesetz „schwere andere seelische Abartigkeit" nennt.

Der kurze Überblick illustriert, aus welchen verschiedenen Ecken die Empirie sich unserem Thema nähert und wie nahe sie ihm zu kommen verspricht; er illustriert ferner, daß die Schwierigkeiten auf dem Wege zum Ziel vorwiegend solche der Methode sind und zugleich solche von sehr elementarer Natur, wie sie sich weit im Vorfeld anspruchsvollerer Verrechnungen (Korrelationen, Faktorenanalysen, Clusterbildungen usw.) ergeben. Da es sich um einige Grundprobleme aller sozialwissenschaftlichen Forschung handelt, brauchen sie hier nurmehr in Erinnerung gerufen zu werden.

Das fängt damit an, was als ein „Merkmal" verwendet werden soll. Blutdruck kann man messen, Hirnstrombilder aufzeichnen, bestimmte Subjektivismen (einem dünnen Gutachter mag ein Proband dick erscheinen, einem kleinen groß) kann man durch Nachmessen und Nachwiegen objektivieren. Wie anders verhält es sich da mit Merkmalen wie „gehemmt", „ängstlich", „dissimulierend", „kontaktfreudig" usw.! Noch schwieriger wird es, wenn „Dinge" wie Leidensdruck, Krankheitseinsicht usw. festgestellt werden sollen. Mit der Unschärfe der Merkmale wächst zwangsläufig die Unsicherheit ihrer zuverlässigen Erfassung, eben das Problem der Interraterreliabilität.

Die Merkmale sind darüber hinaus aber auch sehr oft in sich „komplex", d. h. sie sind Kürzel für ganze Merkmalsbündel. Man denke nur an solche wie „Einengung der Lebensführung", „Herausfallen aus den gewohnten sozialen Bezügen", „Verminderung der sozialen Handlungskompetenz", „Ausgeliefertsein an das Symptom" usw. (Rasch 1982; Venzlaff nach Maisch 1983, S. 349). Mit solchen Begriffen erscheint auf der Erhebungsebene im Längs- und Querschnitt vorgebildet, was auf der Befundebene mitunter zu „Syndromen" kombiniert wird. Die Schwierigkeit wächst freilich in dem Maße, in dem man sie reflektiert; denn bei näherem Zusehen entpuppen sich auch scheinbar simple Merkmale als möglicherweise überaus komplexer Natur (wie z. B. aus dem AMDP-System soziale Umtriebigkeit, Suizidalität, Depersonalisation).

Hinzu kommt die bekannte Belastung jedes die strafrechtliche Verantwortlichkeit betreffenden Gutachtens mit der spezifisch juristischen Frage nach der Tatzeit. Sie bedeutet, daß die Befunde sich wie in einem Magnetfeld auf die Pole des inkriminierten *Aktes* und auf dessen zurückliegenden *Zeitpunkt* hin ausrichten. Einer auf Diagnose und Therapie, also auf die jetzige „Krankheit" und deren künftige „Heilung" hin geschulten Zunft geht das zwangsläufig wider den Strich. Denn der forensische Gutachter soll ja gerade keinen präsenten Zustand, sondern ein früheres Verhalten erklären helfen, wobei erschwerend hinzukommt, daß sowohl der Akt (das Verhalten) mehr oder weniger punktuell oder aber zeitlich mehr oder weniger lang erstreckt sein kann (tödlicher Schuß vs. Serie von Hochstapeleien), als auch die Zeit einer solchen Tat mehr oder weniger kurz oder weit zurückliegen kann, bis der Täter gefaßt, der Gutachtenauftrag erteilt wurde. Die Situation des Gutachters gegenüber einem Probanden, der die Tat überhaupt leugnet, erscheint insoweit wie ein Superlativ der Verquerungen.

Wenn wir uns dann noch daran erinnern, daß es bei alledem um die Quantifizierung von Schweregraden geht, wird das Maß der Methodenprobleme voll.

Denn mit „Schweregrad" ist ja das Maß der Ausprägung einer „seelischen Störung" (im Sinne der Überschrift über § 20 StGB) gemeint, und die Methode einer Graduierung nach Rang und Reihe ist nun einmal die Skala. Jeder Anspruch, Ausprägungsgrade von Symptomen oder gar von Syndromen festzustellen, multipliziert die bereits angedeuteten methodischen Probleme. Das Maß der „Okkupierung des Erlebens durch ein Symptom", der Grad einer „seelischen Zermürbung" sind beliebige, aber hier ausreichende Beispiele. Der Vorschlag einer „mehrdimensionalen Skalierung" (Maisch 1983, S. 352) war da wohl unausweichlich; denn die eine Skalierung mag sich des Maßstabs der „Intensität", eine andere der „Ausbreitung", eine dritte der „Dauer" bedienen (müssen), um Ausprägungen eines Merkmals zu erfassen. Und über allen Zweifel sollte nunmehr erhaben sein, wie viele Wertungen in alle diese theoretischen und empirischen Mühen mit einfließen, die Illusion zerstörend, der psychiatrisch-psychologische Gutachter könne (selbst wenn er wollte!) dem Gericht „reine" Fakten unterbreiten.

Ausblick

Das Thema der Quantifizierung von Schweregraden hat sich am Ende in seine Bestandteile aufgelöst. Quantifizieren ist eines, Schweregrade quantifizieren etwas zusätzliches. Ein Quantifizieren ist schon erreicht, wo wir überhaupt ein Verfahren des Messens, Zählens, Wiegens an die Stelle von aus Intuition, ganzheitlicher Erfassung, Empathie oder Lebenserfahrung gewonnenen Aussagen setzen. Schweregrade zu erheben bedeutet das Bemühen, Messen, Zählen und Wiegen in das Verhältnis von Steigerung und/oder Minderung zu bringen. Das kann, was die Maßeinheiten betrifft, durchaus auch einmal „über Kreuz" funktionieren in dem Sinne, daß verschiedene Teilmengen ab einer bestimmten Summe den vordefinierten Ausprägungsgrad einer Störung ergeben (so wie die eine Schale einer Waage das Kilogewicht auf der anderen Schale irgendwann aufwiegt, egal wie sich auf jener Holzstückchen oder Metallteile oder sonst etwas mischen). Darüber hinaus aber läßt der hier versuchte Durchgang durch unser Thema vielleicht folgende Zusammenfassung des aktuellen Diskussionsstandes zu:

1. Vor dem Quantifizieren von Schweregraden muß das Quantifizieren im Interesse einer Objektivierung der „Tatsachen" stehen, die das Gutachten tragen. Schon damit wäre dieser Teil des (Straf-!)Verfahrens ein gutes Stück „rationaler" gemacht.
2. Das beliebteste Gegenargument gegen diesen beschwerlichen, über Versuch und Irrtum langsam vorantastenden Fortschritt, nämlich daß er inhuman sei, zählt nicht. Der Einwand der Inhumanität geht davon aus, daß „objektive", weil quantifizierende Verfahren den Menschen (Probanden) schließlich in ein Konglomerat von Fakten oder Konstrukten auseinanderdividierten, in denen das In-dividuum auf der Strecke bliebe. Das aber steht, wie aus vorigem erhellen sollte, weder zu erwarten noch zu befürchten. Denn einmal bleibt wirkliche Objektivität im Bereich der Sozialforschung ohnehin eine Asymptote, und zum anderen wird auch das objektivste Gutachten letztendlich in

die Wertungen des Gutachters münden, die erst die Antwort auf die Gutachtenfrage ausmachen. Und schließlich ist ohnehin noch unentschieden, ob solche Wertungen – oder gar die darauf aufbauenden des Gerichts – ein Mehr an Humanität verbürgen.

3. „Schweregrade" bleiben gleichwohl gefragt. Denn alle 4 Merkmale, die § 20 StGB aufzählt und die man fälschlich „biologische" nennt, sind von Gesetzes wegen als Steigerungsbegriffe definiert. Jeder richtig formulierte Gutachtenauftrag muß daher Auskunft über den Ausprägungsgrad seelischer Störungen erbitten, und jeder Zugewinn an gesicherter Quantifizierung in diesem Bereich bedeutet einen Zugewinn an Qualität der Expertise. Die weiteren, entscheidenden Schlüsse vom „biologischen" Befund auf den Grad zu ziehen, in dem die Steuerungsfähigkeit des Täters tangiert erscheint, steht nach Juristenmeinung im rein juristischen Auftrag; ob freilich in der unausforschlichen Wirklichkeit nicht auch sie einer Quantifizierung von Schweregraden zugänglich wären, bleibt eine offene Frage.

Literatur

Blau G (1966) Der Strafrechtler und der psychologische Sachverständige. ZStW 1/2: 153 ff.
Dörner K, Plog U (1978) Irren ist menschlich. Psychiatrie-Verlag, Wunstorf
Foerster K, Der psychiatrische Sachverständige zwischen Norm und Empirie. NJW 1983; 2049 ff.
Kallwass W (1969) Der Psychopath. Springer-Verlag, Berlin, Heidelberg, New York, Tokyo
Krauss D, Richter und Sachverständiger im Strafverfahren. ZStW 1973; 320 ff.
Maisch H (1973) Methodische Aspekte psychologisch-psychiatrischer Täterbegutachtung – Zur Rolle des Sachverständigen im Strafprozeß. MschrKrim: 189 ff.
Maisch H (1983) Diagnostische Urteilsbildung zur Einschätzung von Schweregraden psychischer Störungen und ihrer Auswirkungen für forensische Zwecke: Grundlagenprobleme, Suchrichtungen, Annäherungsstrategien. MschrKrim 1983: 343 ff.
Marschner R (1985) Psychische Krankheit und Freiheitsentziehung. Florentz-Verlag, München
Mende W (1979) Die „tiefgreifende Bewußtseinsstörung" in der forensisch-psychiatrischen Diagnostik. In: Festschr. für Bockelmann, Beck, München, 311 ff.
Mende W (1983) Zur Frage der Quantifizierung in der Forensischen Psychiatrie. MschrKrim: 328 ff.
Meyer JE (1981) Der psychiatrische Sachverständige und seine Funktion im Strafprozeß, MschrKrim: 224 ff.
Moser T (1971) Repressive Kriminalpsychiatrie. Suhrkamp, Frankfurt am Main
Plewig HJ (1983) Funktion und Rolle des Sachverständigen aus der Sicht des Strafrichters. Deckers Heidelberg
Rasch W (1982) Angst vor der Abartigkeit, NStZ 1982 (I): 177 ff.
Rasch W (1982) Richtige und falsche psychiatrische Gutachten. MschrKrim (II), 257 ff.
Rasch W, Volbert R (1985) Ist der Damm gebrochen? MschrKrim, 137 ff.
Schöch H (1983) Die Beurteilung von Schweregraden schuldmindernder oder schuldausschließender Persönlichkeitsstörungen aus juristischer Sicht. MschrKrim: 333 ff.
Schorsch E, Becker N (1977) Angst, Lust, Zerstörung. Rowohlt, Reinbek
Schreiber HL (1981) Bedeutung und Auswirkungen der neugefaßten Bestimmungen über die Schuldfähigkeit. NStZ: 46 ff.
Schwind HD (1975) Verbrechen und Schwachsinn. In: Handwörterbuch der Kriminologie, 2. Aufl., Sieverts R & Schneider HJ (Hrsg), 445 ff.
Sluga W (1977) Geisteskranke Rechtsbrecher. Manz, Wien; Beck, München

Streng F (1983) Richter und Sachverständiger. Zum Zusammenwirken von Strafrecht und Psychowissenschaften bei der Bestimmung der Schuldfähigkeit (§§ 20, 21 StGB), In: Kerner HJ (Hrsg) Festschrift für Leferenz, 397 ff.

Venzlaff U (1983) Die Mitwirkung des psychiatrischen Sachverständigen bei der Beurteilung der Schuldfähigkeit. In: Schmidt-Hieber W u. Wassermann R (Hrsg) Justiz und Recht, Festschrift Deutsche Richterakademie. Müller, Karlsruhe, 277 ff.

Venzlaff U (1985) Die forensisch-psychiatrische Beurteilung affektiver Bewußtseinsstörungen: Wertungs- oder Quantifizierungsproblem? In: Festschr. f. Blau, de Gruyter, Berlin, New York, 391 ff.

Wegener H (1981) Einführung in die forensische Psychologie. Wissenschaftliche Buchgesellschaft, Darmstadt

Patientenrechte und Arztpflichten

H. E. Ehrhardt

Vorbemerkung

Die Situation der forensischen Psychiatrie in unserem Lande ist nicht nur unbefriedigend, sie ist ausgesprochen schlecht, eine Besserung ist auf absehbare Zeit nicht in Sicht. Insoweit ist der Bestandsaufnahme von K. Foerster nicht viel hinzuzufügen. Lediglich in der Kinder- und Jugendpsychiatrie erscheinen die gegenwärtigen Verhältnisse wie die Zukunftschancen etwas günstiger, wobei aber R. Lempp einen gewissen Zusammenhang bzw. eine partielle Abhängigkeit vom Status der forensischen Psychiatrie des Erwachsenenalters betont.

Nach den hoffnungsvollen Ansätzen in den 60er und 70er Jahren, insbesondere nach den Empfehlungen in dem Bericht (1975) über die Psychiatrieenquete (*BT-Drucks.* 7/4200, Kap. D und Sondervotum S. 418 ff.), muß man sich fragen, wie es so kommen konnte. Dies ist ein vielschichtiger Fragenkomplex, zu dem hier nur einige Anmerkungen gemacht werden können. Die Notwendigkeit einer Erweiterung und Verbesserung der institutionellen wie personellen Arbeitsbedingungen für die forensische Psychiatrie wurde in dem Enquetebericht an verschiedenen Stellen aufgezeigt. Dieser Appell blieb aber weitgehend ohne Resonanz. Vor allem im Bereich der Universitäten hätte man hier nur durch eine „konzertierte Aktion" der zuständigen Justiz-, Kultus- und Sozialminister etwas erreichen können, was von vornherein wenig aussichtsreich war.

Vielleicht noch wichtiger waren und sind aber bestimmte Haltungen und Meinungsdifferenzen unter den Psychiatern selbst. Inzwischen besteht zwar Einigkeit darüber, daß die Auseinandersetzung mit den einschlägigen Rechtsfragen und die Funktion als „Sachverständiger" eine breite klinische Erfahrung zur Voraussetzung hat. – Deswegen ist und bleibt auch die forensische Psychiatrie ein Teilgebiet der Psychiatrie und nicht der Rechtsmedizin. – Die akademischen Fachvertreter der Psychiatrie haben aber Schwierigkeiten mit der Integration der „Rechtspsychiatrie" als mehr oder weniger selbständige Einheit in die Klinik. Nach der nicht immer glücklichen, aber irreversiblen Ausgliederung der Neurologie und der Grundlagenwissenschaften, wie Neuropathologie, Neurophysiologie etc., und der noch immer nicht geglückten Eingliederung der Psychotherapie fürchtet man einen weiteren „Substanzverlust".

Qualifizierten Nachwuchs kann man aber nur dann heranziehen, wenn Selbständigkeit in der Größenordnung von C 3 oder C 4 ein durch Leistung erreichbares Ziel und keine Utopie ist. Selbständigkeit muß ja keineswegs Ausgliederung sein! Die klinische Psychiatrie, einschließlich Prävention und Rehabilitation, ist heute ein so breites Fachgebiet, daß sich Spezialisierungen ebensowenig vermeiden lassen wie in den anderen großen Fachgebieten der klinischen Medizin. Durch die in der Weiterbildungsordnung geforderten 10 „wissenschaftlich" begründeten Gutachten wird man eben noch kein „Forensiker". Neben der breiten klinischen Erfahrung bedarf es fundierter Kenntnisse der rechtlichen Probleme und Zusammenhänge, um den immer differenzierter gewordenen Anforderungen in Rechtsprechung und Verwaltungspraxis zu genügen.

Dazu kommt, daß unsere forensische Psychiatrie, z. T. überwiegend auf den strafrechtlichen Sektor fixiert war. Die Strafrechtreform hat aber diesen Aufgabenbereich für den Psychiater keineswegs entscheidend verändert. Das unerschöpfliche Thema der Schuldfähigkeitsbeurteilung ist uns fast unverändert erhalten geblieben, auch die Diskussion darüber. Die törichte Polemik gegen den Begriff der „schweren anderen seelischen Abartigkeit" ist praktisch ohne jede Bedeutung. Das utopische Konzept der „sozialtherapeutischen Anstalt" (§ 65 StGB) als vermeintlicher Kern der ganzen Strafrechtsreform wurde inzwischen begraben. Dem richtigen Gedanken der Sozialisierung oder Resozialisierung hat man mit diesem Konzept mehr geschadet als genützt, der notwendige Ausbau der Einrichtungen für psychisch kranke oder gestörte Delinquenten wurde gebremst (vgl. Enquetebericht, S. 418 ff.).

Wir werden aber viel häufiger nach der Prognose gefragt, obwohl unser diesbezügliches Wissen nach wie vor recht dürftig ist. Insoweit haben auch die empirischen Wissenschaften zur Behebung des psychischen Traumas so mancher Strafrechtsreformer, daß nämlich unser Strafrecht noch immer ein Schuldstrafrecht ist, nicht viel beitragen können.

Die Behandlung der sog. Rechtsfragen in dem Bericht über die Psychiatrieenquête zeigt ganz deutlich, daß im psychiatrischen Alltag von heute Fragen des Sozialrechts, des Arbeitsrechts, des Zivilrechts etc. eine immer größer werdende Rolle spielen. Sie fallen zweifellos in den Bereich der „Rechtspsychiatrie", die man sinngemäß nicht auf den Gerichtssaal oder gar den Strafprozeß beschränken kann.

Die heute so lebhaft diskutierten rechtlichen und ethischen Aspekte des Arzt-Patient-Verhältnisses, unter besonderer Berücksichtigung der Ausnahmesituation des psychisch Kranken, konnten in der zuständigen Arbeitsgruppe der Enquetekommission nicht mehr mit der erforderlichen Sorgfalt behandelt werden. Die folgenden Ausführungen sollen einige der vielen und für den Psychiater beachtlichen Fragen aus diesem Problemkreis verdeutlichen.

Einwilligung und Aufklärung

Das Selbstbestimmungsrecht ist ein Grundrecht, das in unserem Grundgesetz (Art. 2 GG) sowie in einer ganzen Reihe internationaler Erklärungen, Konventionen und Vereinbarungen verankert ist. Der kranke Mensch kann auch als Patient gegenüber dem Arzt oder Krankenhaus sein Selbstbestimmungsrecht nicht verlieren, was eigentlich selbstverständlich ist. Der Selbstbestimmung als allgemeines Persönlichkeitsrecht sind bereits nach Art. 2, Abs. 1 GG durch die Rechte anderer, durch die verfassungsmäßige Ordnung und durch das Sittengesetz bestimmte Grenzen gesetzt. Dazu kommt beim kranken Menschen der Grad seiner Urteilsfähigkeit, die beim gesunden als „normal" unterstellt wird. Der psychisch Kranke im Zustand der Selbst- oder Gemeingefährlichkeit ist hier nur ein Sonderfall, ein Extrembeispiel. In einem Sozialstaat sollte man sich aber etwas mehr Gedanken darüber machen, ob und wieweit der urteilsfähige Patient ein Behandlungsrecht oder auch ein Behandlungsverweigerungsrecht zu Lasten der Gemeinschaft, also der Rechte anderer, geltend machen kann. Dieses Thema kann hier nicht eingehend behandelt werden, im folgenden taucht es aber wiederholt und gleichsam am Rande auf.

Unsere Fragestellung ist nicht gerade neu, sie hat sich aber durch die Rechtsprechung zum ärztlichen Kunst- oder Behandlungsfehler und zur Aufklärungspflicht in den letzten Jahren erheblich zugespitzt. Ärztliche Eingriffe bedürfen grundsätzlich der Einwilligung des Patienten. Der Arzt darf sich nicht einfach über das Selbstbestimmungsrecht hinwegsetzen, auch dann nicht, wenn er in bestimmten Fällen glaubt, dieses Grundrecht im Interesse des Patienten ignorieren zu müssen (RG in *JW* 1936:3312; BGH in *NJW* 1956:1106). Man muß sich immer wieder klarmachen, daß der Arzt grundsätzlich kein Heilrecht hat, wohl aber hat der Kranke das Recht, „nach seiner Art zugrunde zu gehen" (Goldhahn–Hartmann 1935). Die Ausübung dieses „Rechts" ist aber heutzutage nur noch selten eine reine Privatangelegenheit, die aus eigener Tasche bezahlt wird. Deshalb stellt sich hier wieder die Frage nach den Rechten anderer, obwohl oder gerade weil in allen demokratischen Rechtsordnungen das Selbstbestimmungsrecht als das höhere Rechtsgut angesehen wird.

Eine rechtswirksame Einwilligung hat zur Voraussetzung, daß der Einwilligende entschlußfrei ist, daß er über die erforderliche Urteilskraft verfügt, um die Bedeutung und Tragweite seiner Einwilligung zu überschauen. Das Kriterium ist also die Willensfähigkeit, die weder mit der zivilrechtlichen Geschäftsfähigkeit noch mit der strafrechtlichen Schuldfähigkeit identisch ist.

Die Einsicht als Voraussetzung der Einwilligung kann sich der Kranke nur mittels einer entsprechenden Aufklärung durch den Arzt verschaffen (Selbstbestimmungsaufklärung, „informed consent"). Gesetz und Rechtsprechung betonen entschieden das Selbstbestimmungsrecht des Patienten, aus dem die Aufklärungspflicht des Arztes abgeleitet wird (*BGHZ* 29: 176). Zivilrechtlich gesehen folgt die Aufklärungspflicht aus dem Vertragsverhältnis zwischen Arzt und Patient, und eine Verletzung dieser Pflicht begründet Schadenersatzanspruch aus dem Vertrag. Bei fehlender Einwilligung oder Einwilligung nach unzureichender Aufklärung kann ein Schadenersatzanspruch auch auf unerlaubte Handlung gestützt werden (§§ 823 ff., 249 BGB).

Dieser juristische Rahmen stammt aus der 2. Hälfte des vorigen Jahrhunderts, was noch kein Argument gegen seine praktische Brauchbarkeit und Funktionsfähigkeit ist. Eine bemerkenswerte Stellungnahme zum Thema Aufklärung von Patienten finden wir bereits am Ende des 2. Bandes der *Gedanken und Erinnerungen* von Bismarck. Es ging um den an Kehlkopfkrebs leidenden Thronfolger, den nachmaligen Kaiser Friedrich. Die behandelnden Ärzte wollten eine Exstirpation des Kehlkopfes durchführen, ohne den Patienten entsprechend zu informieren, also auch ohne seine Einwilligung. Bismarck erhob Einspruch und unterrichtete den Kaiser, der als Familienoberhaupt den Eingriff ohne Einwillung seines Sohnes verbot. Wenige Jahre später hatte sich das Reichsgericht mit diesen Fragen zu befassen, und in seiner Spruchpraxis wurde die Konzeption entwickelt, die in ihren Grundzügen bis heute gültig ist. Das Reichsgericht hat aber in der Zeit seines Bestehens bis 1945 eine nur bescheidene Zahl von Urteilen – die Zahlenangaben sind unterschiedlich – in Sachen Aufklärung und Kunstfehler gefällt.

Behandlungsrisiko und Behandlungsfehler

Jetzt erleben wir in immer dichter gewordener Folge obergerichtliche bzw. höchstrichterliche Entscheidungen, in denen allerdings einstweilen noch keine klare Linie erkennbar ist. Ein Beispiel aus jüngster Zeit: Es ist schon für den juristischen Laien etwas verwirrend, wenn in der Tagespresse am 13.3.85 über eine Entscheidung des BGH (Az.: VI ZR 15/83) unter der Balkenüberschrift „Beweislast für Ärzte erleichtert" berichtet wird und der erstaunte Leser am 23.4.85 auf einen ähnlich plakativen Artikel stößt, der von einer weiteren Entscheidung des gleichen Senats (Az.: VI ZR 124/83) unter der Überschrift „Arzt muß auch über seltene Operationsrisiken aufklären" berichtet.

Was hier der aktuelle oder potentielle Patient vielleicht als störend oder verwirrend empfindet, ist für den mit der Materie Vertrauten keine Überraschung. Beide Entscheidungen enthalten keine Novitäten, das erste Urteil erscheint lediglich etwas „arztfreundlicher" als das zweite. Ob die sich im ersten Urteil andeutende „Weiterentwicklung" der einschlägigen Rechtsprechung Bestand hat, bleibt abzuwarten. Die Komplexität ärztlichen Handelns und die Eigenart des Arzt-Patient-Verhältnisses erlauben es jedenfalls bisher – und vielleicht grundsätzlich – nicht, aus der Rechtsprechung verbindliche Richtlinien für das Verhalten des Arztes im Einzelfall – gerade bei der Aufklärung – abzuleiten (Tröndle 1983). Das ist kein genereller Vorwurf gegenüber der Justiz, zumal die Ärzte bisher auch noch kein überzeugendes Konzept vorlegen konnten. Die kürzlich von der Deutschen Krankenhausgesellschaft und der Bundesärztekammer vorgelegten *Richtlinien zur Aufklärung der Krankenhauspatienten über vorgesehene ärztliche Maßnahmen* können auch nur einen groben Rahmen geben, der durch einen umfangreichen Auszug aus der Rechtsprechung, der fortlaufend zu ergänzen ist, ausgefüllt werden soll (Dtsch. Ärztebl. 1985, 82:1272 ff.).

Beträchtliche Schwierigkeiten ergeben sich heute für den Arzt aus der diffusen Rechtsprechung hinsichtlich der Risikoaufklärung mit ihren juristisch niemals erschöpfend faßbaren Abgrenzungsproblemen. Auf der einen Seite wird eine „Spontanaufklärung" durch den Arzt in großen Zügen, nicht die detaillierte Vermittlung medizinischer Fachkenntnisse verlangt; und nach dem oben zitierten BGH-Urteil zur „Beweislast" ist das vertrauensvolle Gespräch zwischen Arzt und Patient über die Risiken des geplanten Eingriffs für eine ausreichende Aufklärung entscheidend. Auf der anderen Seite sieht man aber in der Entscheidung, ob über ein bestimmtes Risiko aufzuklären ist, eine Rechtsfrage, über die als solche nur das Gericht zu urteilen hat. In dieser Situation ist es nicht verwunderlich, daß dem Arzt gerade bei risikoarmen Eingriffen die rechtliche Relevanz seines Verhaltens erst im späteren Rechtsstreit bewußt wird.

Die Differenzierung zwischen allgemeinen und spezifischen oder typischen Risiken spielt in der Rechtssprechung bis heute (vgl. auch das zitierte BGH-Urteil Az.: VI ZR 124/83) eine beachtliche Rolle. Bisher ist es aber nicht gelungen, den Begriff des „typischen" Risikos in einer einigermaßen wirklichkeitsgerechten Form zu definieren. Früher stand die Komplikationshäufigkeit oder die Schadensdichte ganz im Vordergrund. So hat das OLG Frankfurt am Main (Vers. R. 1954, 180) in einem Urteil betreffend Oberarmfraktur bei Elektrokrampfbehandlung eine besondere Aufklärungspflicht bei einer Risikoziffer um etwa 1 % verneint. In anderen Entscheidungen betreffend operative Eingriffe ist eine Komplikationsdichte von 4% eine häufig auftauchende Grenze, und in dem vielzitierten Düsseldorfer Strahlenfall – es ging um eine Schädigung der Harnorgane durch Bestrahlung bei einer an sich erfolgreichen Krebsbehandlung – hat der BGH (*BGHZ* 29, 176) 5 – 6% als Grenzwert der Typizität angenommen.

Der Maßstab für die Gefährlichkeit eines Eingriffs verschob sich mehr in Richtung der Eigenart der Schädigung. In dem oben zitierten BGH-Urteil (VI ZR 124/83) betreffend „seltene Operationsrisiken" ging es um eine Nervenschädigung an der Hand in Zusammenhang mit der Lagerung bei einer Operation an der Wirbelsäule. Noch deutlicher äußert sich der BGH in einem Urteil betreffend Perforation der Darmwand bei Rektoskopie (BGH in *NJW* 1984: 1395): „Deshalb entfällt die Aufklärungspflicht über ein solches Risiko nicht schon ohne weiteres deswegen, weil die statistische Komplikationsrate nach den Erklärungen des Sachverständigen Prof. B. in der Literatur nur mit 1 : 10 000 bis 1 : 20 000 angegeben wird." Diese Konzentrierung auf die besondere Qualifikation eines sehr seltenen Schadens ist sicher nicht weniger problematisch als das Zahlenspiel mit der Komplikationshäufigkeit.

Ein „typisches" Risiko liegt nach der Rechtsprechung des BGH auch bei folgenden Schadensfällen vor: Rekurrensverletzung bei Eingriffen im Schilddrüsenbereich (*NJW* 1980: 1333); Trigeminusschädigung bei Eingriffen am Mittelohr (*NJW* 1980: 1905); Hodenverlust durch Atrophie nach Leistenbruchoperation (*NJW* 1980: 2751).

Selbstbestimmungsrecht (psychologische Aspekte)

Der psychologische oder auch psychopathologische Rahmen, in dem sich das Selbstbestimmungsrecht manifestiert, wird von der Rechtsprechung in verschiedenen Versionen immer wieder diskutiert und analysiert. Der „verständige Patient" ist eine Art Leitfigur im Arztrecht ganz allgemein. Man kann natürlich darüber streiten, ob und inwieweit ein solcher Idealtypus den Bedürfnissen der Praxis zu genügen vermag. Das hilft aber wenig, wenn man keine konkreten Verbesserungsvorschläge machen kann. Wir haben davon auszugehen, daß Art und Umfang der Aufklärung am „verständigen Patienten" gemessen werden. Umstände, die einem „durchschnittlich vernünftigen Patienten" wissenswert erscheinen, müssen ihm mitgeteilt werden. In den erwähnten Richtlinien der Deutschen Krankenhausgesellschaft heißt es: „Der Patient ist der Herr des Aufklärungsgesprächs, er entscheidet selbst durch seine Fragestellung über dessen Umfang." Das mag im Prinzip richtig sein, und in der Praxis stimmt es sicher, wenn der Patient ein versierter Arztrechtler ist. Die weitaus meisten Patienten fühlen sich aber gar nicht als „Herr" des Aufklärungsgesprächs, und sie wollen es auch gar nicht sein. Derartige Formulierungen vernebeln die Tatsache, daß nur zu viele Patienten unter Leidensdruck stehen, durch den ihre Urteilsfähigkeit mehr oder weniger beeinträchtigt sein kann, daß sie vom Arzt Hilfe erwarten, daß sie ihm primär als Vertrauensperson und nicht als potentiellem Prozeßgegner gegenüberstehen.

Der Patient muß sich nicht aufklären lassen, er kann teilweise oder vollständig verzichten, was dem BGH in einem anderen Urteil (*BGHZ* 29: 46) fast verwunderlich erscheint. Nach den folgenden Sätzen aus den Urteilsgründen erscheint fraglich, ob der auf Aufklärung verzichtende Patient noch zu den „verständigen Patienten" gezählt werden darf:

In einem solchen Fall mag es gerechtfertigt sein, daß der Arzt entsprechend dem erkennbaren Wunsch des Patienten von einer näheren Aufklärung absieht. Hier ist dem Kranken, wie Jaspers es ausdrückt, die Autorität des Arztes ein erwünschter fester Punkt, der ihn eigenen Nachdenkens und eigener Verantwortung überhebt. Er will daher eigentlich nicht wissen, sondern gehorchen. Das kann aber nicht als Regel gelten, denn in vielen, wenn nicht gar den meisten Fällen will der Kranke sich ein Bild von seiner Lage machen, also auch über die Aussichten und die Risiken der geplanten Operation oder eines anderen ärztlichen Eingriffs unterrichtet sein und selbst entscheiden, ob der Eingriff durchgeführt wird (*BGHZ* 29: 54).

Aus diesen Formulierungen spricht viel Zeitgeist, der schon nicht mehr so ganz zeitgemäß ist. Interessenten sollten einmal Ärzte befragen, die täglich mit der Aufklärungsproblematik konfrontiert werden, wie oft sie Patienten begegnen, die „nicht wissen, sondern gehorchen" wollen. Im übrigen stammt dieses Urteil aus einer Zeit der „berüchtigten Überspannung" der Aufklärungspflicht (Geilen 1971). Inzwischen gibt es eine Fülle anderer Entscheidungen, bis hin zu den beiden eingangs erwähnten aus dem Jahre 1985. Nach wie vor bleibt aber die Frage offen, was im einzelnen einem verständigen Menschen zu wissen nötig und zumutbar ist, damit er über das Ob des Eingriffs entscheiden kann. Darin sieht Laufs (1984) zutreffend die bis heute nicht ausgeräumte Gegensätzlichkeit ärztlicher und juristischer Auffassung über Art und Umfang der Aufklärung.

Darf der Arzt alles sagen?

Die Möglichkeiten einer Beschränkung der Aufklärung aus therapeutischen Gründen, bis hin zur Nichtaufklärung, werden in jüngster Zeit unter Juristen ebenso lebhaft wie kontrovers diskutiert. Dabei spielt die seelische Verfassung des Patienten, also auch seine Urteilsfähigkeit, eine gewichtige Rolle. Deutsch (1983) hat als erster Fallgruppen einer möglichen Kontraindikation zu differenzieren versucht. Daß er es unter dem mißverständlichen und mißverstandenen Begriff „therapeutisches Privileg" tat, ist hier uninteressant, zumal es ihm sicher nicht um Privilegien für Ärzte geht. Es werden 4 Fallgruppen unterschieden:

Die *1. Gruppe* bilden Fälle, bei denen die volle Aufklärung eine übermäßige seelische Belastung bis zur Suizidgefährdung bedeuten würde. Die diagnostische Abklärung derartiger Fälle unter psychologischen und psychopathologischen

Gesichtspunkten ist sehr schwierig. Zumal es ja dabei für den Arzt nicht nur um die Urteilsfähigkeit bzw. die Einwilligungsfähigkeit im Hinblick auf einen geplanten Eingriff gehen kann.

Die *2. Gruppe* wird von besonders gefährdeten und labilen Patienten gebildet, bei denen die Aufklärung das Risiko der Behandlung beträchtlich erhöhen würde, also bei schon dekompensierten Patienten etwa mit Herz-, Kreislauf- oder Stoffwechselstörungen. Das klassische Beispiel ist vielleicht der auf dem Juristentag 1962 in Hannover so intensiv diskutierte Basedow-Fall, wobei die Diskrepanz zwischen klinisch-praktischer und juristischer Relevanz sehr deutlich wurde. Es handelte sich um den auch damals schon seltenen Fall, daß ein Basedow-Kranker im Zustand hochgradiger Kreislauf- und Stoffwechseldekompensation zur stationären Aufnahme kommt. Dieser Zustand kann so deletär sein, daß der Arzt nicht einmal andeutungsweise mit dem Patienten über den geplanten und notwendigen Eingriff sprechen kann, weil jede Aufregung zum plötzlichen Tode führen könnte. Das ist aber ein Extrembeispiel ohne nennenswerte praktische Bedeutung. Im übrigen können die Fälle dieser Gruppe schwer zu beurteilen sein, und es wäre bedauerlich, wenn der Arzt sein Verhalten lediglich von der Angst vor dem Haftpflichtprozeß bestimmen ließe.

Die *3. Gruppe* fällt in den Bereich der Psychiatrie. Gemeint ist z. B. die Gefährdung von Familienangehörigen, die dem Arzt Daten zur Vorgeschichte des Patienten mitgeteilt haben. Dabei dürfte es aber kaum einmal nur um die Einwilligungsfähigkeit bezüglich eines bestimmten Eingriffs gehen.

Auch bei der *4. Gruppe* handelt es sich um Ausnahmefälle, um überängstliche Patienten, die bei entsprechender Aufklärung auch einen lebensnotwendigen und aussichtsreichen Eingriff ablehnen würden. In diesen Fällen sind aber rechtliche Komplikationen für den Arzt bereits vorprogrammiert. In dem Minderheitenvotum zu einer Entscheidung des Bundesverfassungsgerichts aus dem Jahre 1979 wird eine erhebliche seelische Belastung durch die Aufklärung als die „Kehrseite freier Selbstbestimmung" bezeichnet (*NJW* 1979: 1925). Das ist durchaus keine Einzelmeinung und unterstreicht lediglich die nun einmal bestehende Diskrepanz zwischen ärztlichem und juristischem Verständnis der Aufklärung.

Einsichts- und Steuerungsfähigkeit bei psychischen Störungen

Bei dem erwähnten Basedow-Fall ist das Problem des Verhältnisses von aktueller psychischer Situation eines Patienten zu den praktischen Möglichkeiten und theoretischen Erfordernissen der Aufklärung in extremer Konstellation aufgetaucht. In der gesamten Neuropsychiatrie und in der Hirnchirurgie stehen wir fast täglich vor diesem Problem, und meist ist die Entscheidung für den Arzt nicht so relativ einfach wie in dem Basedow-Fall.

Was kann und darf ich etwa einem Hirntumorkranken mit mehr oder weniger ausgeprägten psychischen Veränderungen über diagnostische Feststellungen und therapeutische Notwendigkeiten sagen? Wieweit kann und darf ich einen Patienten mit einer Depression – gleich welcher Entstehung, Eigenart und Ausprägung – über Befund und Behandlung aufklären? Gerade die relativ häufigen Depressionen stellen uns wegen der guten Behandlungsmöglichkeiten und der meist günstigen Prognose vor schwierige Probleme. Soll man wegen einer sehr fragwürdigen Suizidgefährdung eine richterliche Unterbringung veranlassen, obwohl man weiß, daß sich der psychische Zustand bei entsprechender Behandlung in einigen Tagen oder Wochen weitgehend oder vollständig normalisiert?

Dazu kommt neuerdings die Forderung nach einem Behandlungsverweigerungsrecht auch für untergebrachte Patienten, also für Kranke, die wegen einer krankheitsbedingten Selbst- oder Gemeingefahr vom Richter zur Behandlung, nicht etwa nur zur Verwahrung eingewiesen werden. Das würde einen weiteren richterlichen Akt bedeuten, weil ein Unterschied zwischen der Einwilligungsfähigkeit bezüglich der Unterbringung und bezüglich der Behandlung postuliert wird.

Hier ist aber nicht nur an den psychiatrischen Patienten zu denken, gerade der organisch Kranke mit einer zusätzlichen Depression kann uns besondere Sorgen in dieser Hinsicht bereiten. Leider ist es in vielen Fällen nicht so, daß man bei einem psychisch kranken oder gestörten Menschen die erforderliche Kritikfähigkeit und Entscheidungsfreiheit als Voraussetzung einer rechtswirksamen Aufklärung und Einwilligung diagnostisch eindeutig oder auch nur annähernd feststellen könnte. Vor allem vergißt der psychiatrisch Unerfahrene nur zu oft, daß man bei den hier in Rede stehenden Fällen meist nicht von einem weitgehend unveränderlichen psychischen Zustandsbild ausgehen kann. Je nach Eigenart und Verlauf der Erkrankung kann der psychische Zustand und damit der Grad der Empfänglichkeit für Aufklärung sowie der Entschließungsfreiheit zur Einwilligung innerhalb von Tagen oder auch Stunden erheblich wechseln. Deswegen sind wir Psychiater so skeptisch gegenüber verallgemeinernden Formulierungen bezüglich Aufklärung und Einwilligung, deswegen betonen wir die Notwendigkeit des individuellen Spielraums in diesem Bereich.

Grenzsituationen und Urteilsfähigkeit

Es gibt noch viele Beispiele aus dem psychologischen wie aus dem psychopathologischen Bereich, an denen sich die Problematik des Verhältnisses von Selbstbestimmung und Urteilsfähigkeit eindrucksvoll demonstrieren läßt. Einige möchte ich hier wenigstens andeuten.

Schwangerschaftsabbruch

Unser geltendes Recht in der Neufassung der §§ 218 ff. StGB offenbart ein bemerkenswert gespaltenes Verständnis vom Selbstbestimmungsrecht und von der Urteilsfähigkeit der Frau. Vor und während des zur Konzeption führenden Aktes wird in dubio erheblich verminderte oder aufgehobene Urteilsfähigkeit als „in der Natur der Sache liegend" unterstellt. Die rüde Formel „Mein Bauch gehört mir" ist bekanntlich auf das Selbstbestimmungsrecht der Frau nach der Empfängnis gemünzt. In biologischer Sicht ist das Unsinn, weil es nunmehr 2 „Anspruchsberechtigte" auf diesen Bauch gibt. In ethischer und rechtlicher Sicht kann nicht hingenommen werden, daß der Stärkere so einfach dem Schwächeren die Existenzberechtigung abspricht und ihn dann noch auf Kosten der Solidargemeinschaft der Versicherten und Steuerzahler „beseitigt".

Mit dem mehr oder weniger weitgehenden Rückzug des Staates aus der Verantwortung für das werdende Leben wird der Schwangeren eine Entscheidung zugemutet, der viele Frauen einfach nicht gewachsen sind. Sie müssen aber gegenüber den divergierenden Meinungen von Ärzten und Beratungsstellen, vom Kindsvater und von den Eltern, von Verwandten und Freunden eine selbständige Entscheidung treffen. Sie müssen, weil man sie zu „mündigen Staatsbürgerinnen" erklärt hat. Ob sie sich gegenüber einer solchen Kompetenzlast für hinreichend „mündig" halten, ob sie überhaupt so emanzipiert sein wollen, danach wird sie niemand fragen. Eine Schwangere in Entscheidungsnot wird sich nur zu oft dem stärkeren Willen beugen, wer auch immer ihn zum Einsatz bringt. Wo eine durchschlagende Fremdbestimmung in der einen oder anderen Richtung fehlt, mag die Einsicht hilfreich sein, daß die Krankenkasse den Schwangerschaftsabbruch in gleicher Weise bezahlt wie die Entfernung des entzündeten Blinddarms. Die Entscheidung für oder gegen eine Abtreibung ist in vielen Fällen emotional so brisant, daß man bezüglich der Urteilsfähigkeit und der Willensentschließungsfreiheit der Frau in dieser Situation gleich mehrere Fragezeichen setzen muß (vgl. Ehrhardt 1973, 1974).

Suizid

Handelt es sich bei der Selbsttötung um einen tragischen Entschluß zur Wahrung der Menschenwürde, um eine Sünde, um ein Verbrechen, um eine Krankheit? Das sind die wichtigsten „Wertentscheidungen", die im Laufe der Geschichte bei der Beurteilung des Suizids eine mehr oder weniger dominierende Rolle gespielt haben. In unserer heutigen Rechtspraxis geht es vor allem um die Frage der frei verantwortlichen Willensentscheidung des Suizidenten, die recht unterschiedlich beantwortet wird. Wenn nicht gerade herrschende, so doch verbreitete Meinung ist z. Z., daß ein Suizid so gut wie immer aus pathologischen Motiven durchgeführt oder versucht wird. Dem widerspricht u. a. die Versicherungsmedizin im Hinblick auf die statistischen Daten der Lebensversicherung.

Den Vertretern der erstgenannten Meinung muß man entgegenhalten, daß die den Arzt zur Behandlung oder zur Begutachtung aufsuchenden Patienten eine Auslese sind, die nicht repräsentativ sein kann. Dasselbe gilt für die Statistik der Lebensversicherung. Der in der Privatversicherung noch immer gültige, enge und strenge Krankheitsbegriff (§ 169 VVG) bildet ein engmaschiges Sieb, das nur hirnorganische Erkrankungen oder Defekte sowie endogene oder exogene Psychosen passieren läßt. Mit dem Gesundheitsbegriff in der Präambel zur Satzung der Weltgesundheitsorganisation und dem nicht weniger verschwommenen, grenzenlos interpretierbaren Krankheitsbegriff sowie dem „Leitbild des gesunden Menschen" unseres Bundessozialgerichts (*NJW* 1973: 582; *BSGE* 26: 240; 33: 202; 49: 216) kann man der erstgenannten Meinung, aber kaum der

Realität im Einzelfall näher kommen (W. Schmitt 1985). Persönlich bin ich der
Überzeugung, daß es den viel zitierten „Bilanzselbstmord" sehr wohl gibt, wenn
er auch nicht gerade häufig vorkommt. Wir haben dafür eine ganze Reihe ein-
drucksvoller Beispiele aus alter und neuer Zeit, bis hin zu Jean Améry (1976), der
die These von „Freitod" nicht nur theoretisch, sondern „in letzter Konsequenz"
vertreten hat.

Als Gutachter nach vollendetem Suizid stehen wir nur zu oft vor einem
Rätsel, was die Urteilsfähigkeit des Suizidenten, was seine normalen oder pathologischen Motive betrifft. Das sollte man dann aber auch sagen, und nicht durch
Hypothesen und Mutmaßungen verschleiern. Der Mangel eines Nachweises
pathologischer Faktoren erlaubt aber im konkreten Einzelfall noch nicht einen
direkten Schluß auf normalpsychologische Motivierung (vgl. Ehrhardt 1983).

Sterbehilfe (Euthanasie)

Das Thema ist gewiß nicht neu, es war aber seit dem letzten Krieg bis etwa Mitte
der 60er Jahre bei uns tabuisiert. Durch die unglückliche Verknüpfung des alten
und so manchem Bedeutungswandel unterworfenen Begriffs „Euthanasie" mit
den nationalsozialistischen „Gnadentodaktionen" im Nürnberger Ärzteprozeß
wurde fast vergessen, daß der Tod, und damit das Sterben, nun einmal jeder-
manns Sache ist, womit auch Sterbehilfe – zumindest bei nahestehenden Personen – als solche gekennzeichnet wird. Für den Arzt und den Seelsorger geht es
hier um eine selbstverständliche Aufgabe und Verpflichtung. Die Aktualisierung
des Themas in jüngster Zeit mit einer Flut von Publikationen aus kompetenter
und mehr noch inkompetenter Feder, mit einem überschießenden Interesse der
Massenmedien, hat recht unterschiedliche Gründe. Dazu gehören unsere heutigen Möglichkeiten der Manipulation von Anfang und Ende des Lebens, die
früheren Generationen unbekannt waren.

Vor allem die Intensivmedizin geriet in das Fadenkreuz der Kritik, und eine
nicht gerade verantwortungsbewußte Publizistik verunsicherte die Patienten
dadurch, daß man die Verlängerung der Leiden Sterbender mit allen technischen Finessen als ihren einzigen Sinn und Zweck hinstellte. Wieder einmal saß
die sog. Schulmedizin auf der Anklagebank, wieder einmal wurden mit der
Todesangst Geschäfte gemacht, auch von einzelnen Ärzten. Eine „Gesellschaft
für humanes Sterben" kämpft für einen „würdigen Freitod" und fordert eine
gesetzliche Regelung für die „freiwillige Euthanasie". Derartige Initiativen sind
nicht neu. In Großbritannien wurde bereits 1936, erneut 1950, ein entsprechender Gesetzentwurf vom House of Lords abgelehnt. Viele der Peers waren der
Meinung, durch das vorgeschlagene Verfahren mit einer Fülle juristischer
Sicherungen würde die Ruhe des Sterbezimmers zu sehr gestört. Auch eine 1952
den Vereinten Nationen vorgelegte Petition mit dem Ziel einer Ergänzung der
„Erklärung der Menschenrechte" durch Aufnahme des „Rechts unheilbar
Leidender auf freiwillige Euthanasie" blieb ohne Erfolg. Schließlich war es das
Ergebnis langer Diskussionen, insbesondere auch unter Juristen und Ärzten bei
uns und in anderen Ländern, daß es ein „Recht auf den persönlichen Tod" und
damit einen Anspruch auf Tötungshilfe nach unserer Rechtsordnung nicht gibt.

Erst in jüngster Zeit wird auch der Straftatbestand der „Tötung auf Verlangen" (§ 216 StGB) erneut in Frage gestellt bzw. relativiert (Baumann et al. 1986, Schreiber 1986).

Aus ärztlicher Sicht bestehen gegen eine gesetzliche Regelung ganz erhebliche Bedenken. Da ist zunächst das Problem der Diagnose und der Prognose. Ob und wann eine Krankheit „hoffnungslos" ist, ob und wann sie zum Tode führen wird, läßt sich in vielen Fällen sehr viel schwerer feststellen, als der Laie zu vermuten geneigt ist. Gerade die gesetzlich nicht faßbaren „Grenzfälle" würden die größten Schwierigkeiten bereiten. Wichtiger in diesem Zusammenhang ist die Frage nach der Willensentschließungsfreiheit und der Urteilsfähigkeit. Niemand wird dem Sterbenden das Selbstbestimmungsrecht absprechen wollen. Es gibt aber nur wenige Menschen, die im vollen Bewußtsein der Tragweite ihrer Entscheidung hier und jetzt getötet werden wollen. Frühere Willenserklärungen, wie z. B. das viel zitierte „Patiententestament", können für den Arzt eine wertvolle Hilfe sein, aber nur dann, wenn damit keine Rechtsansprüche verbunden werden. Angesichts der oft eingeschränkten oder aufgehobenen Urteilsfähigkeit von Schwerkranken oder Sterbenden darf man den Arzt nicht durch Drohung mit Sanktionen zu einem Urteil über den mutmaßlich verbleibenden „Lebenswert" seines Patienten zwingen. Dieser „Lebenswert" ist nun einmal kein empirisch-wissenschaftlich abgrenzbarer Sachverhalt. Er kann immer nur partiell zum Gegenstand einer medizinischen Diagnose und Prognose gemacht werden, weil er weitgehend außerhalb der Erkenntnisebene aller Erfahrungswissenschaften liegt.

Nach heute herrschender Lehrmeinung in der Rechtswissenschaft wird die grundsätzliche Zulässigkeit der „indirekten" und der „passiven" Sterbehilfe nicht mehr bestritten. Über Umfang und Begrenzung der Pflicht des Arztes zu lebensverlängernder Behandlung bei einem Sterbenden gehen aber die Meinungen nach wie vor ziemlich weit auseinander. Rechtlich vertretbare Kriterien für die Grenzbestimmung lassen sich nur in einer so abstrakten Form umreißen, daß die Vielzahl der Fälle und Fallkonstellationen, der wir in der Wirklichkeit begegnen, in ein solches Schema nun einmal nicht paßt. Der Arzt kann deshalb von der Rechtsordnung nicht erwarten, daß sie ihm die für jeden konkreten Fall angemessene Grenze aufzeigt und ihm damit verläßliche Verhaltensmaximen in jeder denkbaren Konfliktsituation vermittelt. Eben weil das nicht möglich ist, sollte gerade der Arzt hier nicht nach dem Gesetzgeber rufen.

Erfreulicherweise bsteht ja heute weitgehende Einigkeit darüber, daß die technisch mögliche Verlängerung der biologischen Existenz noch nicht „an sich" gut, wertvoll und erstrebenswert zu sein braucht. Die Postulierung einer ethischen oder gar rechtlichen Pflicht des Arztes zu „künstlicher" Lebens- und Leidensverlängerung ist weder biologisch noch moralisch zu begründen und zu verantworten. Der Arzt muß um das Recht eines jeden Menschen auf einen natürlichen und ihm gemäßen Tode wissen, und er muß die Grenzen des Lebens achten. Auch im Sterben ist die von der Verfassung geschützte Würde des Menschen (Art. 1 GG) unantastbar (vgl. Ehrhardt 1965).

Suchtstoffabhängigkeit

Alkoholismus und Rauschgiftsucht stellen uns in der Eigenart und Mannigfaltigkeit ihrer Erscheinungsformen vor eine Fülle von Fragen, die sich auf ein für den einzelnen Betrachter kaum überschaubares Feld von der Medizin und Psychiatrie, über Psychologie und Pädagogik bis zur Jurisprudenz und zu den Sozialwissenschaften erstreckt. Das besondere und gemeinsame Interesse des Arztes wie des Juristen gilt den praktischen Fragen der Suchtbekämpfung als einem aktuellen Anliegen von sozialhygienischer und gesundheitspolitischer Brisanz. Der Umgang mit Süchtigen verlangt aber eine gewisse Kenntnis des Suchtproblems in seiner Breite und Vielschichtigkeit, um ein mehr schädliches als nützliches Handeln auf Grund falscher theoretischer Vorstellungen zu vermeiden. Hier soll nur ein Aspekt angesprochen werden: Urteilsfähigkeit und Willensentschließungsfreiheit als Voraussetzung von Selbstbestimmung beim Suchtkranken.

Viele der rechtlich geregelten Hilfsmöglichkeiten bei Suchtstoffabhängigkeit werden in ihrer Praktikabilität und Effektivität dadurch in Frage gestellt, daß sie den gutwilligen, den verantwortungsbewußten, den normalen, den mündigen Staatsbürger generell und stillschweigend als Adressaten voraussetzen. Die von Politikern so gern zitierte „Mündigkeit" des Bürgers ist aber durch die gesetzliche Vorverlegung der Volljährigkeit um 3 Jahre kaum weniger problematisch geworden. In der Regel haben Suchtgefährdete oder Süchtige ihre grundgesetzlich garantierten Persönlichkeitsrechte mehr oder weniger mißbraucht, oft haben sie sich als signifikant unfähig erwiesen, einen mündigen Gebrauch von ihren Grundrechten zu machen. Deswegen zielen Behandlung und Rehabilitation dieser Patienten auf die Entwicklung oder Wiederherstellung der Fähigkeit zur verantwortlicher Lebensführung in der Gemeinschaft. Ohne eine mehr oder weniger intensive, eine mehr oder weniger befristete Einschränkung der Persönlichkeitsrechte ist dieses Ziel bei vielen Suchtkranken nicht erreichbar.

Wenn in diesem Zusammenhang so gern von „Motivation statt Zwang" geredet wird, so ist das keine echte Alternative, sondern ein irreführendes Schlagwort, das auf der gleichen Linie liegt wie die von so manchen Strafrechtsreformern propagierte Parole „Therapie statt Strafe". Mit derartigen Spots, die einer Werbeagentur gut anstehen mögen, kann man Probleme der hier diskutierten Art nicht lösen. Daß man sich bei jedem Drogenabhängigen bemühen soll und bemüht, ihn von der Notwendigkeit der Behandlung zu überzeugen, ihm jede Motivations- und Entscheidungshilfe zu geben, ist unbestritten und selbstverständlich. Man sollte aber mit dem Begriff Motivation in derartigen Situationen etwas zurückhaltender sein. Es gibt keine allgemeinverbindliche Definition für diesen Begriff, und v. a. ist Motivation keineswegs mit Freiwilligkeit identisch. Häufig sind es ja gerade Zwangssituationen, die den Abhängigen motivieren, sich „freiwillig" in Behandlung zu begeben. Staatliche Zwangsmaßnahmen kommen erst dann zum Zuge, wenn die „natürlichen Zwänge" zur Motivation nicht ausreichen. Grundsätzlich ist festzuhalten, daß bei Suchtstoffmißbrauch die Urteilsfähigkeit, v. a. aber die Steuerungsfähigkeit mehr oder weniger eingeschränkt ist, bei ausgesprochener Abhängigkeit ist sie meist aufgehoben. Deshalb ist es wenig sinnvoll und noch weniger hilfreich, im Umgang mit

Süchtigen immer wieder das Grundrecht der Selbstbestimmung zu beschwören. Wir können uns lediglich um die Wiedererlangung der Fähigkeit zur Wahrnehmung dieses Grundrechts bemühen (vgl. Ehrhardt 1982).

Willensentschließungsfreiheit in Randzonen von „Normalität"

Bei dem Thema Selbstbestimmung und Urteilsfähigkeit geht es um Patientenrechte und Arztpflichten, es geht um das Arzt-Patienten-Verhältnis, das keineswegs nur und nicht einmal in erster Linie eine Rechtsbeziehung ist und sein darf. Das Selbstbestimmungsrecht hat Willensentschließungsfreiheit – „competency" im angloamerikanischen Sprachgebrauch – zur Voraussetzung. Einsichtsfähigkeit oder Urteilsfähigkeit und Steuerungsfähigkeit oder Fähigkeit zu einsichtsgemäßem Handeln sind die sog. psychologischen Merkmale zur Kennzeichnung des intellektuellen und des voluntativen Aspekts strafrechtlicher Schuldfähigkeit. Diese Fähigkeiten sind auch für die Willensentschließungsfreiheit als Voraussetzung etwa für eine rechtswirksame Einwilligung zu einem ärztlichen Eingriff konstituierend.

Der alte Streit, ob es sich um rein normative und damit in die alleinige Kompetenz des Richters fallende oder aber um primär empirisch-wissenschaftliche, vom Sachverständigen zu beurteilende Merkmale handelt, ob es für den Richter primär um eine Sachfrage oder um eine Rechtsfrage geht, ist nach heute überwiegender Meinung im Sinne eines Sowohl-als-auch für die Praxis, wenn nicht beendet, so doch neutralisiert. Auch die Behauptung der logischen Unmöglichkeit von Übergangsstufen zwischen einer Fähigkeit und einer Unfähigkeit ist bereits in den Auseinandersetzungen über die verminderte Zurechnungsfähigkeit im Strafrecht ausdiskutiert worden. Man kommt nun einmal an der Erfahrungstatsache nicht vorbei, daß körperliche wie seelische Fähigkeiten oder Eigenschaften einfacher oder komplexer Art in unterschiedlicher Ausprägung das Persönlichkeitsbild eines Menschen bestimmen. Ob man hier von Übergangsstufen zwischen Fähigkeit und Unfähigkeit oder aber von Stufen einer Fähigkeit sprechen will, ist praktisch bedeutungslos.

Immer wenn es in unserer Rechtsordnung um die Beurteilung von Fähigkeiten – Einsichts-, Einwilligungs-, Schuld-, Geschäfts-, Erwerbs-, Berufsfähigkeit etc. – geht, bereitet uns als Gutachter die Feststellung einer Unfähigkeit in der Regel viel weniger Kopfzerbrechen als die rechtlich relevante Graduierung der Beeinträchtigung einer Fähigkeit. Hier bewegen wir uns in einer problematischen „Grauzone", die aber in der Praxis (schon zahlenmäßig) viel wichtiger ist, als die klaren Fälle von Unfähigkeit. Was oben von der Aufklärung und Einwilligung bei ärztlichen Eingriffen bis zur Motivation des Suchtkranken für eine Behandlung diskutiert wurde, hat seinen Schwerpunkt in den Grenzzonen von „Normalität". Bei einem Oligophrenen z. B. kann ich relativ leicht das Vorliegen von Einsichtsunfähigkeit feststellen, bei einem nichtpsychotischen Querulanten ist das schon viel schwieriger. Bei emotional labilen oder depressiv-ängstlichen Menschen kann die Beurteilung der Fähigkeit zur Einsicht in die Notwendigkeit eines ärztlichen Eingriffs und die damit verbundene Risikoabwägung zum Problem werden. Ein Problem, das eben für den Arzt in der konkreten Entschei-

dungssituation nicht so einfach mit dem Hinweis auf das Grundrecht der Selbstbestimmung zu lösen ist.

Arzt-Patient-Verhältnis zwischen Ethik und Recht

Wie wir aus dieser schwierigen und für viele Ärzte belastenden Situation heraus-
kommen können, ist einstweilen nicht so recht erkennbar. Der sich seiner ethischen Verantwortung bewußte Arzt kann sich etwa in Sachen Aufklärung nicht
einfach auf eine schwankende, weil thematisch überforderte Rechtsprechung
verlassen. Andererseits steht er unter der Drohung von Prozessen mit unbere-
chenbarem Ausgang, die er natürlich vermeiden will. Man muß sich bemühen,
die Ärzte nicht in eine resignierende und defensive Haltung zu drängen. Eine
„Defensivmedizin", die wir in verschiedenen, mehr oder weniger verschleierten
Formen bereits haben, kann nicht im Interesse des Patienten liegen und ist
gesundheitspolitisch ebenso gefährlich wie teuer.

Eine zumindest atmosphärische Bereinigung in dem Gespräch zwischen
Ärzten und Juristen würde es bedeuten, wenn man endlich einmal die strafrechtliche Interpretation des ärztlichen Eingriffs als Körperverletzung aufgeben
würde, deren prinzipielle Rechtswidrigkeit nur unter bestimmten Voraussetzungen ausgeschlossen wird. Die in der Rechtswissenschaft überwiegende Meinung
vertritt diese Position schon lange nicht mehr, was aber wenig tröstlich ist. Die
Lösung des Problems ist bereits durch die Bemühungen um eine Strafrechtsreform in den 20er Jahren (StGB-Entwurf 1927) vorgezeichnet. Mit der Schaffung
eines eigenen Straftatbestands – der „eigenmächtigen Heilbehandlung" – wäre
eine klare Abgrenzung von der Körperverletzung möglich. Aber auch nur die
partielle Trennung der Tatbestände nach dem Vorschlag des StGB-Entwurfs
1962 konnte sich nicht durchsetzen.

Im Zivilrecht liegen die Dinge komplizierter. Die Konzeption der Schadens-
haftung beruht auf dem Verschuldensprinzip. Die Verurteilung des Arztes in
einem Schadenersatzprozeß ist immer ein „Schuldspruch", den auch heute
noch viele Ärzte mehr scheuen als die finanziellen Konsequenzen, die ohnehin
meist durch eine Versicherung abgedeckt sind. Es ist naheliegend, an eine
Erweiterung des derzeitigen Haftungstatbestandes (Verschuldenshaftung) in
Richtung einer Gefährdungshaftung des Arztes zu denken, wie sie etwa bei der
Kfz-Versicherung allgemein bekannt ist. Eine haftungsrechtliche Lösung dieser
Art wäre nur durch Gesetz möglich, sie wäre in mehrfacher Hinsicht fragwürdig,
weil wirklichkeitsfremd. Angesichts der unüberwindlichen Abgrenzungsschwie-
rigkeiten von fehlerbedingten gegenüber krankheits- bzw. behandlungsimma-
nenten Folgen ärztlicher Eingriffe würden die so herausgeforderten Ansprüche
von Patienten sehr bald jeden denkbaren Rahmen für Versicherungsleistungen
sprengen.

Aber auch eine versicherungsrechtliche Lösung (ohne Gesetzgeber) durch
Einrichtung einer Patienten- oder Behandlungsschadensversicherung mit Ärzten und Krankenhäusern als Versicherungsnehmer (VersR 81, 310) dürfte an den
gleichen Schwierigkeiten scheitern, zumal die Verschuldenshaftung nicht entfallen würde, also der Weg zum Schadenersatzprozeß offenbliebe.

Eine andere Möglichkeit zur Bewältigung der aktuellen Probleme wird in der Präzisierung und Formalisierung der Aufklärung des Patienten gesehen. Eine „Totalaufklärung" erscheint auch vielen Juristen als fragwürdig. Das von Weißauer (1977) entwickelte System einer Stufenaufklärung ist unter rechtlichen Gesichtspunkten wohl auch noch nicht perfekt, vielleicht aber am weitesten perfektioniert. Manche Ärzte fragen sich jedoch, wie viele ihrer Patienten eigentlich eine solche Aufklärung wünschen. Die erwähnten „Richtlinien" der Bundesärztekammer und der Deutschen Krankenhausgesellschaft sind m. E. in den Möglichkeiten ihrer Anwendung flexibler und deshalb realistischer. Gerade im Krankenhaus bleibt aber die Frage, ob und wieweit das Thema „Aufklärung und Einwilligung" überhaupt „dienstanweisungsfähig" ist.

Positiver zu beurteilen sind offenbar die Gutachter- oder Schlichtungsstellen, die seit 1975 bei allen Ärztekammern eingerichtet wurden. Sie verfolgen das Ziel, bei Streitigkeiten zwischen Patient und Arzt über den tatsächlich oder mutmaßlich durch fehlerhaftes Verhalten bedingten Mißerfolg einer Behandlung eine außergerichtliche Einigung zu erreichen. Voraussetzung für ein solches Verfahren ist das Einverständnis der Beteiligten und ein noch nicht eingeleiteter Rechtsstreit in gleicher Sache. Wenn eine Partei mit dem Ergebnis der Schlichtung nicht zufrieden ist, kann sie den Rechtsweg beschreiten. Nach den bisher vorliegenden Berichten hat sich dieses Verfahren insgesamt bewährt.

Das Unbehagen auch vieler Juristen gegenüber der ataktischen Rechtsprechung in Sachen Behandlungsfehler und Aufklärungspflicht muß auf dem Hintergrund der Entwicklung dieser Spruchpraxis gesehen werden. Die Problematik ist alt, aber erst seit Ende der 50er Jahre wurden einschlägige Gerichtsentscheidungen in den USA immer häufiger. Der große Einfluß der Bürgerrechtsbewegung auf diese Entwicklung ist ebenso bekannt wie es die nicht immer überzeugenden Bemühungen um versicherungsrechtlichen Schutz gegenüber z. T. grotesken Schadenersatzforderungen sind. Mit einer Verzögerung von etwa 10 Jahren begann auch bei uns die Prozeßwelle im Zeichen des Selbstbestimmungsrechts, von der andere Bereiche des Medizin- und Arztrechts nicht unberührt blieben. Viele Richter mußten „Neuland" betreten und in der Rechtswissenschaft ist eine schnelle Zunahme der „Spezialisten" mit entsprechendem Anstieg der einschlägigen Publikationen zu verzeichnen. Neue Arbeitsgruppen und Institute wurden gegründet, und es entstanden gleich mehrere neue Zeitschriften.

Die einer rechtlichen Bearbeitung harrenden Probleme in der Medizin und den Biowissenschaften haben sich in jüngster Zeit fast beängstigend vermehrt und sind zugleich komplizierter geworden. Die schnellen Fortschritte der Reproduktionsmedizin haben uns mit der In-vitro-Fertilisation und dem Embryotransfer sowie der Möglichkeit der Leihmutterschaft neue Methoden der Sterilitätsbehandlung eröffnet. Zugleich haben sie uns aber auch das Problem des Umgangs mit nicht transferierten Embryonen und die weit darüber hinausgehenden Fragen der Gentechnologie beschert. Ob die vom Deutschen Ärztetag 1985 beschlossene berufsrechtliche Regelung in Form von „Richtlinien" (*Dtsch Ärztebl* 1985, 82: 1690 ff.) ausreichend ist und den gewünschten Erfolg hat, bleibt abzuwarten. Jedenfalls ist die Zurückhaltung der Ärzteschaft im Blick auf eine gesetzliche Regelung – angesichts der Kompliziertheit der Materie mit noch so manchen offenen Fragen und unter Berücksichtigung der Erfahrungen bei Schwangerschaftsabbruch, Sterilisation, Kastration, Homosexualität und Transsexualität – nur zu begrüßen.

Wir brauchen aber eine Novellierung unseres Entmündigungs- und Vormundschaftsrechts zur Verbesserung des Schutzes psychisch kranker und behinderter Menschen, zur Ablösung unserer überholten Freiheitsentziehungs- oder Unterbringungsgesetze (vgl. Ehrhardt 1979). In dem berühmt-berüchtigten Fall Rogers, Mass./USA, wurde über fast 9 Jahre bei einem rechtmäßig wegen einer Geisteskrankheit untergebrachten Patienten über sein Behandlungsverweigerungsrecht gestritten, vor und zurück durch sämtliche Instanzgerichte bis hin zum US Supreme Court, der zur Endentscheidung an den Massachussetts Supreme Judicial Court verwies (vgl. Gutheil 1985). Das Ergebnis: Auch der untergebrachte und insoweit für inkompetent erklärte Patient behält sein Recht zur Entscheidung über Behandlung oder Nichtbehandlung, wenn nicht ein Richter auch für diesen Bereich Inkompetenz bestätigt. Das für den Richter maßgebliche Kriterium soll dabei sein, ob der Patient, falls er über die erforderliche Willensentschließungsfreiheit verfügen könnte, einer Behandlung mit antipsychotischen Medikamenten zustimmen würde. Gegenüber diesem erfreulicherweise nur in Massachusetts und dort wohl nur vorübergehend gültigen Urteilsspruch gibt es in anderen Staaten der USA eine Reihe viel realistischerer Entscheidungen. Deshalb sollte man bei uns, im Interesse der Patientenversorgung – und der Rechtsstaatlichkeit –, derartige Verfahren mit so utopischen Ergebnissen vermeiden.

Bei psychisch kranken oder erheblich gestörten Menschen ist die Frage nach der Willensentschließungsfreiheit immer ein Problem der psychiatrischen Diagnose, ein Problem der Zurechenbarkeit. Im Bereich leichter psychischer Störungen überschneiden sich unvermeidlich Gesichtspunkte der empirisch zu klärenden Zurechenbarkeit mit solchen der normativ zu entscheidenden Zumutbarkeit. Wie es mit der Urteilsfähigkeit von „normalen" Staatsbürgern bei Entscheidungen etwa über die erwähnten Maßnahmen zur Sterilitätsbehandlung oder über einen Schwangerschaftsabbruch bestellt ist, darüber kann man sehr geteilter Meinung sein. Hier würden sich Überlegungen zur „Aufklärung" durch Massenmedien und ihre Bedeutung als „Entscheidungshelfer" zur Verwirklichung des Selbstbestimmungsrechts lohnen.

Abschließend sei festgehalten: Die Selbstbestimmung ist als Grundrecht ein hoher, aber relativer Wert, der sich nur dann richtig verstehen und wirksam schützen läßt, wenn er im jeweils richtigen Verhältnis zu anderen Werten, zu anderen Rechten und Pflichten gesehen wird. „Voluntas, non salus aegroti suprema lex" ist eine überzogene und gefährliche Formulierung, mit einem Anspruch, der für so manchen Patienten ein „rotting with your rights on" bedeutet. Deshalb ist es notwendig, daß Juristen und Ärzte die Problematik von Patientenrechten und Arztpflichten immer wieder am konkreten Einzelfall diskutieren, daß sie miteinander reden.

Literatur

Améry J (1976) Hand an sich legen. Klett-Cotta, Stuttgart

Appelbaum PS, Roth LH (1984) Involuntary Treatment in Medicine and Psychiatry. Am J Psychiatry 141: 202

Baumann J et al. (1986) Alternativentwurf eines Gesetzes über Sterbehilfe. Thieme, Stuttgart New York.

Bloch S, Chodoff P (1981) Psychiatric Ethics. University Press, Oxford

Bockelmann P (1968) Strafrecht des Arztes. Thieme, Stuttgart

Deutsch E (1983) Arztrecht und Arzneimittelrecht. Springer, Berlin Heidelberg New York

Ehrhardt HE (1965) Euthanasie und Vernichtung „lebensunwerten" Lebens. Enke, Stuttgart

Ehrhardt HE (1973) Schwangerschaftsabbruch und Euthanasie. Arch Kriminol 152: 129

Ehrhardt HE (1979) Der zivilrechtliche Schutz psychisch Kranker und Behinderter. Arch Soz Arb 10: 171

Ehrhardt HE (1982) Suchtstoffabhängigkeit. In: Ehrhardt (Hrsg) „Wissenschaftlicher Fortschritt und ärztliche Praxis." Dtsch. Ärzte-Verlag, Köln

Ehrhardt HE (1983) Rechtliche Fragen beim Suizid in ärztlich-psychologischer Sicht. In: Jochmus I, Förster E (Hrsg) Suizid bei Kindern und Jugendlichen. Enke, Stuttgart

Eser A (Hrsg) (1976) Suizid und Euthanasie. Enke, Stuttgart

Förster K (1983) Die Forensische Psychiatrie an den Universitäten in der BRD, in Österreich und in der Schweiz. Forensia 4: 73

Geilen G (1971) Rechtsfragen der ärztlichen Aufklärungspflicht. In: Mergen A (Hrsg) Die juristische Problematik in der Medizin. Goldmann, München

Giesen D (1984) Wandlungen des Arzthaftungsrechts, 2. Aufl. Mohr, Tübingen

Goldhahn R, Hartmann W (1935) Chirurgie und Recht. Enke, Stuttgart

Gutheil TG (1985) Rogers v. Commissioner: Dénouement of an Important right-to-refuse-treatment case. Am J Psychiatry 142: 213

Hanack EW (1959) Die strafrechtliche Zulässigkeit künstlicher Unfruchtbarmachungen. Elwert, Marburg

Kohlhaas M (1969) Medizin und Recht. Urban & Schwarzenberg, München

Laufs A (1984) Arztrecht, 3. Aufl. Beck, München

Lempp R (1983) Zur Situation der forensischen Kinder- und Jugendpsychiatrie in der BRD. Forensia 4: 135

Linzbach M (1980) Informed consent. – Die Aufklärungspflicht des Arztes im deutschen und amerikanischen Recht. Lang, Frankfurt Bern

Narr H (1977/82) Ärztliches Berufsrecht, 2. Aufl. Dtsch. Ärzte-Verlag, Köln

Pohlmeier H (1980) Depression und Selbstmord. Keil, Bonn

Schmidt E (1939) Der Arzt im Strafrecht. Thieme, Leipzig

Schmitt W (1985) Die Befreiung vom Krankheitsbegriff. MedR 3: 52

Schreiber HL (1982) Recht und Ethik – am Beispiel des Arztrechts. In: Festschrift für H. Dünnebier. De Gruyter, Berlin

Schreiber HL (1986) Das Recht auf den eigenen Tod – zur gesetzlichen Neuregelung der Sterbehilfe. NStZ 6:337

Tröndle H (1983) Selbstbestimmungsrecht des Patienten – Wohltat oder Plage? MDR 37: 881

Venzlaff U (1975) Aktuelle Probleme der Forensischen Psychiatrie. In: Psychiatrie der Gegenwart, BD III, 2. Aufl. Springer, Berlin Heidelberg New York

Wachsmuth W, Schreiber HL (1981) Das Dilemma der ärztlichen Aufklärung. NJW 34: 1985

Weißauer W (1977) Aufklärungspflicht des Chirurgen. Langenbecks Arch Chir 345: 471

Wolfslast G (1985) Psychotherapie in den Grenzen des Rechts. Enke, Stuttgart

Aspekte des Gefahrbegriffs im Strafrecht

(vorwiegend hinsichtlich der §§ 61 – 72 StGB)

I. M. DASKALOPOULOS

Allgemeines

Alles, was in dieser Welt existiert, unterliegt, weil es vergänglich [1] ist, der künftigen unumgänglichen Vernichtung und gleichermaßen dem potentiellen zukünftigen Eintreten eines von innen oder von außen her zu bewirkenden und zufügbaren Schadens, der u. U. bis zur Vernichtung führen kann.

In diesem Sinne könnte man annehmen, alles Existierende laufe einer ständigen Gefahr entgegen, verletzt, geschädigt oder gar vernichtet zu werden, mit anderen Worten: die Gefahr zähle zu den Grenzsituationen [2], ähnlich wie das Leiden, die Verzweiflung, die Antinomie des menschlichen Daseins, die Angst, der Krieg, oder der Tod.

So wird jedoch die Gefahr weder im alltäglichen Sprachgebrauch noch im Strafgesetz gemeint; sonst wäre der Begriff der Gefahr für das praktische Alltagsleben völlig unbrauchbar. Hinzu kommt, daß eine Gefahrsituation vom normalen Menschen doch nicht in diesem Sinne erlebt und vergegenwärtigt wird. Auch kann ein notwendiger, unumgänglicher Verletzungs- bzw. Zerstörungsprozeß eines Gebildes nicht als eine Gefahrsituation aufgefaßt werden, weil, wie noch im folgenden auszuführen sein wird, die Gefahr ihrem Wesen nach die Vermeidbarkeit bzw. die Abwendbarkeit des drohenden Schadens als Merkmal enthält. Vielmehr liegt im üblichen Sinne eine Gefahr vor, wenn ein bestimmter ausgelöster, noch nicht abgeschlossener Prozeß dynamischer Faktoren (oder Faktorenkomplexe) schon im Gange ist und nach seiner Gesetzmäßigkeit abläuft, dahin zielend bzw. seinem Wesen nach geeignet, einem oder mehreren lebendigen oder leblosen Gebilden (wie einem Menschen, einem Tier, einer Sache, oder einer sonstigen körperlosen Gegebenheit, z. B. einem Verhältnis) einen Schaden zuzufügen, soweit dieser Schaden sonst (d. h. durch äußere Einwirkung) nicht völlig ausgeschlossen, noch nicht eingetreten oder unter geeigneten Umständen noch vermeidbar, bzw. abwendbar ist. In diesem Fall bildet jede mit innerer Spannung beladene Anfangs- oder Zwischenablaufsphase des erwähnten Prozesses eine Gefahrsituation für das bedrohte Gebilde, deren Grad einerseits durch die Intensität ihrer Dynamik, andererseits durch ihre Stellung in der Phasenkette des fortschreitenden Prozesses und auch durch das Mitwirken von äußeren Umständen bestimmt wird [3, 4].

Der Eintritt eines Schadens ist immer das Ergebnis der Mitwirkung von verschiedenen Faktoren (Komponenten), die nach ihrer Gesetzmäßigkeit ablaufen. Neben ihrer Unterschiedlichkeit weisen diese Faktoren weitgehend (aber nicht ausnahmslos) auch etwas gemeinsames auf, nämlich ihre Dynamik und eine innere Spannung, mit welcher jeder von ihnen beladen ist. Eine Zahl dieser Faktoren bilden einen in sich zusammengeschlossenen, strukturierten, schadenbewirkenden Prozeß, die übrigen wirken als die den Ablauf dieses Prozesses fördernden äußeren Umstände mit. Mit anderen Worten: Das Herbeiführen eines Schadens ist immer das Ergebnis eines ablaufenden schadenbewirkenden Prozesses und der Mitwirkung von äußeren Umständen, welche diesen Ablauf sowie den Abschluß des Prozesses in jedem konkreten Fall unmittelbar oder mittelbar ermöglichen oder fördern.

Jede Anfangs- oder Zwischenablaufsphase dieses Prozesses bildet eine Situation, die als solche mit einer inneren Spannung beladen ist. Diese Spannung von jeweils variabler Intensität tendiert nach Entladung in Richtung auf den Vorschub und den Abschluß des Prozesses, also in Richtung auf die Herbeiführung des Schadens, der, wie gesagt, entweder als gezielte Endstrecke oder aber als Nebenwirkung des Prozesses eintreten soll.

So bildet jede dieser Situationen in Anbetracht ihrer strukturellen Einbeziehung in dem sich nähernden drohenden Schaden eine Gefahr für das bedrohte Gebilde, allerdings nur soweit die Möglichkeit besteht, daß der weitere Verlauf des Prozesses durch das rechtzeitige Einwirken von inneren oder von äußeren antagonistischen Faktoren ein vorzeitiges Abflauen, eine Abbremsung oder eine Wende erfährt, wodurch der Schaden letztlich vermieden wird [5].

Merkmale der Gefahr

Gefahr als Situation

Aus dem bisher Gesagten ergibt sich, daß die Gefahr stets etwas Dynamisches ist. Es handelt sich hier um eine Situation, die, wie alle Situationen, mit einer inneren, in ihrer Intensität jeweils variierenden Spannung beladen ist.

Als „Situation" kann man schlechthin eine Konstellation (einen Komplex) von mehreren äußeren bzw. inneren und äußeren zusammenwirkenden dynamischen Faktoren verstehen, die einerseits nach einem seinsgesetzlich bestimmten Ausgang tendiert, andererseits auf ein lebendiges Wesen (vorwiegend auf einen Menschen), einen unangenehmen bzw. unerwünschten, manchmal sogar einen bedrohlichen Druck ausübt, dieses Wesen mit Spannung belädt und in innere Unruhe versetzt. Das betreffende Wesen wird demnach gezwungen, sich auf eine dafür geeignete, meist atypische, nicht geprägte Weise zu verhalten, um sich von dem Druck zu befreien, sich selbst auszuspannen, und um das äußere Gleichgewicht in seinen Beziehungen zu der Umwelt wiederherzustellen sowie sein inneres Gleichgewicht wieder zu gewinnen [6].

Situationen erlebt subjektiv als solche nur der Mensch, u. a. deswegen, weil nur er das Leben historisch erfährt und wertend erleben kann. Nur der Mensch erlebt jeden Zeitpunkt seines Daseins kontinuierlich, d. h. unter dem Druck seiner Vergangenheit und durch die Perspektive seiner Zukunft. Nur der Mensch kann Konstellationen erfahren und ihren Gesamtwert sinnvoll erleben. Tiere haben keine Erlebnisse, sie leben fragmentarisch, sie reagieren auf einzelne aus der Außenwelt herrührende Reize, auch dann, wenn letztere Bestandteile von Situationen bilden und in diese integriert sind. Doch kann nicht ausgeschlossen werden, daß manchmal auch einige Tiere der höheren Klassen situationsähnliche - wenn auch nicht echt situative - Lebensphasen erfahren [7].

Der Begriff der Situation deckt sich mit dem Begriff des Zustands nicht. Obwohl auch der Zustand eine innere Dynamik - und Spannung - aufweist, und obwohl es sich auch hier um eine Konstellation von zusammenwirkenden Faktoren handelt, wird jedoch der Zustand im Gegensatz zur Situation hauptsächlich von inneren Faktoren des betreffenden Wesens bedingt und ist auch seinem Wesen nach eher typisiert, konstant und „stationär", in dem Sinne, daß er ein stabileres, dauerhafteres dynamisches Gleichgewicht aufweist, weswegen auch seine Wandlungen und sein Ausgang hauptsächlich von einer inneren Gesetzmäßigkeit bestimmt und langsamer als bei der Situation verwirklicht werden.

Die ältere höchstrichterliche Rechtsprechung neigte dazu, die Gefahr als einen „Zustand" zu bezeichnen (so z. B. RGSt 59 - 69 (70), 60 - 318 (319) u. a.). Obwohl es sich hier um eine rein begriffliche Angelegenheit handelt, sollte man der Präzision halber die Gefahr ihrem Wesen nach als eine Situation erfassen und bezeichnen.

Diese Situation der Gefahr bildet, wie gesagt, irgendeine Anfangs- bzw. Zwischenphase eines schon ausgelösten und ablaufenden schadenbewirkenden Prozesses, wobei auch die ganze kontinuierliche Phasenkette dieses Prozesses, bis auf die letzte Phase, nämlich seinen Ausgang, ebenfalls eine einheitliche Gefahr bildet. Ist nun diese Phasenkette verhältnismäßig lang, oder dauert der Ablauf der Phasen lang, so sprechen wir von einer andauernden Gefahr (Dauergefahr) [8], die ihrem Wesen nach sowohl mehrere differenzierte, einander ablösende Situationen aufweist, als auch eine solche einheitliche bildet.

Vermeidbarkeit des Schadenseintritts

Die Gefahr setzt immer die Vermeidbarkeit des Eintretens des entsprechenden Schadens voraus [9]. Das heißt, eine Gefahr besteht nur, solange der entsprechende angedrohte Schadenseintritt durch eine Wendung des Geschehensablaufs, der sich auf die Seinsgesetzlichkeit der jeweils relevanten Faktoren bezieht, oder durch dazu geeignete menschliche Vorkehrungen, rechtzeitig vermieden bzw. angewendet werden kann. Ist der Schaden schon eingetreten, dann gibt es, wie ersichtlich ist, keine Gefahr mehr; kann dagegen der angedrohte Schaden auf keine Weise vermieden werden, also soll er notwendigerweise eintreten, so liegt zwar, wie gesagt, eine Situation vor, diese ist aber keine echte Gefahr, sondern entweder eine Grenz- oder aber eine grenzähnliche Situation [10].

Die Gefahr wird stets durch 2 Gegebenheiten, eine schon wirksame und eine potentielle gekennzeichnet. Beide Gegebenheiten sind Merkmale der Gefahr.

1. Die schon wirksame Gegebenheit, die, vom subjektiven Standpunkt des Betrachters aus gesehen, als etwas Gewisses wahrgenommen wird, ist die vorhandene Spannung der bedrohlichen Situation, die sich nach der Richtung der Herbeiführung eines den objektiven Umständen nach durchaus realisierbaren Schadens zu entladen tendiert, mag nun diese Herbeiführung gezielt oder eine bloße Nebenwirkung des Prozesses sein.

   Wenn ein PKW auf einer eisglatten Talstraße mit 120 km/h fährt, dann ist die spannungsvolle Phase des schadenbewirkenden Prozesses (die bedrohliche Situation) schon vorhanden und wirksam. Der betreffende Prozeß wickelt sich ab und tendiert nach der Herbeiführung eines den objektiven Umständen nach durchaus realisierbaren Schadens (eines Verkehrsunfalls, nicht etwa eines Absturzes des PKWs in den Abgrund, den es ja in dieser Gegend gar nicht gibt). Der Betrachter erlebt diese bedrohliche Situation, ihre Spannung, auch die Tendenz dieser, sowie des gesamten sich abwickelnden Prozesses als etwas Vorhandenes, Gegenwärtiges und Gewisses.

2. Die potentielle Gegebenheit [11] rührt ebenfalls aus der Natur der Sache her. Sie wird durch die Dynamik der Gesamtheit der inneren und äußeren Faktoren, die den Verlauf und das Endergebnis des schadenbewirkenden Prozesses mitbestimmen, und durch das Kräftespiel dieser Faktoren bedingt. Diese potentielle Gegebenheit ist das wesensmäßig bestehende überhaupt Möglichsein (Nichtausgeschlossensein) der Entfaltung der bestehenden Dynamik in

Richtung auf das Eintreten, aber auch das Ausbleiben des Schadens, in dem Sinne, daß infolge der vorliegenden dynamischen Gegebenheiten keine von diesen beiden Alternativen unmöglich und ausgeschlossen ist. Die eine Seite dieser potentiellen Gegebenheit ist die Realisierbarkeit, die Kehrseite dagegen die Vermeidbarkeit des Schadenseintritts, die bereits erwähnt worden ist. Das Bestehen der betreffenden potentiellen Gegebenheit an sich sowie ihren Inhalt erlebt der Betrachter ebenfalls als etwas Vorhandenes und Gewisses; zugleich erlebt er ihre künftige wirksame Entfaltung (ihren künftigen wirksamen Ausgang) [12] als etwas noch nicht Vorhandenes und Ungewisses [13].

Dieses 2. Bestandselement der Gefahr (die erwähnte potentielle Gegebenheit) hat mit der von der Rechtsprechung und weitgehend auch von der Lehre als Merkmal der Gefahr bezeichneten Wahrscheinlichkeit des (künftigen) Schadenseintritts [14] nichts Gemeinsames und ist mit dieser keineswegs zu verwechseln.

Das Möglichsein (Nichtausgeschlossensein) des Eintritts, aber auch des Ausbleibens des befürchteten Schadens ist ein wesensmäßiges Strukturmerkmal der Gefahrsituation und des Kräftespiels jener dynamischen Faktoren, die das Entstehen der Gefahrsituation bewirken, also des schadenbewirkenden Prozesses und der mitwirkenden Begleitumstände. Dagegen ist die Wahrscheinlichkeit des Schadenseintritts ein auf (durch Erfahrung gewonnene Kenntnisse über statistisch erfaßbares Geschehen) begründetes Urteil des Betrachters über den voraussichtlichen Verlauf der Geschehnisse [15].

Das Möglichsein betrifft gleichmäßig sowohl den Eintritt als auch das Ausbleiben des befürchteten Schadens; dagegen kann als wahrscheinlich jeweils nur eine dieser entgegengesetzten (antagonistischen) Alternativen erscheinen, weil die Wahrscheinlichkeit der einen zugleich die andere eben als unwahrscheinlich erscheinen läßt [16].

„Möglichsein" bedeutet „Nichtausgeschlossensein", keineswegs aber „Wahrscheinlichsein".

- Wenn sowohl der Eintritt als auch das Ausbleiben eines drohenden Schadens möglich sind, besteht die entsprechende Gefahrsituation selbst dann, wenn das Ausbleiben des Schadens als wahrscheinlich erscheint [17], was natürlich die herrschende Lehre infolge ihres Konzepts nicht annehmen kann. Wie im folgenden noch zu sagen ist, kann die real und objektiv bestehende Gefahrsituation durch die Unwahrscheinlichkeit des Schadenseintritts nicht aufgehoben werden. Nur dann erlischt die Gefahr, wenn die innere Dynamik, d. h. die Spannung und die entsprechende Tendenz der dazugehörigen Situation auf irgendeine Weise entladen bzw. verbraucht werden, oder aber wenn aus irgendeinem anderen Grunde entweder der Eintritt oder das Ausbleiben des befürchteten Schadens schon vorhanden oder dagegen unmöglich geworden ist.

Was nun die Vermeidbarkeit des drohenden Schadens als Merkmal der Gefahr betrifft, so ist zusätzlich auch folgendes zu erwähnen:

- Wenn dieses Merkmal fehlt, wenn nämlich der Schadenseintritt nicht vermeidbar ist und notwendigerweise eintreten muß, dann liegt keine eigentliche Gefahr vor. Vielmehr handelt es sich hier um eine menschlich unüberwindbare Situation, d. h. entweder um eine Grenzsituation, oder aber um eine fortgeschrittene (progressive) Phase des ablaufenden, an sich früher schon aufhaltbaren bzw. ablenkbaren schädlichen Prozesses, bei welcher der weitere Verlauf der Prozesses und sein schädlicher Ausgang nicht mehr irgendwie zu beeinflussen sind.

So kann man die Notwendigkeit, der jedermann unterliegt, eines Tages wegen des biologischen Verfalls sterben zu müssen, nicht als eigentliche Todesgefahr betrachten [18]. Ebenfalls liegt eine eigentliche Gefahr nicht mehr vor, wenn der rasende Wagen, nachdem er schon ins Schleudern geraten ist und die Fahrbahn verlassen hat, in den Abgrund gestürzt ist und fällt, oder wenn jemand aus der fliegenden Maschine schon ohne Fallschirm abgesprungen ist.

– Wenn umgekehrt nun, infolge getroffener Abwendungsvorkehrungen bzw. infolge der Bildung geeigneter äußerer Umstände, welche zwar die innere Spannung und die Tendenz des schädlichen Prozesses nicht beeinflussen, jedoch seinen weiteren Ablauf äußerlich abbremsen bzw. ablenken oder das bedrohte Objekt gegen die schädliche Einwirkung erfolgreich abschirmen, der Eintritt des Schadens vermieden wird, dann verschwindet die Gefahr, weil der drohende Schaden nunmehr tatsächlich abgewendet worden ist.

Obwohl aber in diesem Fall die bedrohliche Situation entschärft worden ist, bleibt jedoch – wie noch zu begründen ist – die Gefährlichkeit des schädlichen Prozesses unversehrt, weil seine innere Dynamik immer noch besteht und noch nicht entladen bzw. verbraucht worden ist. Aus dieser gefährlichen Gegebenheit können weitere Gefahrsituationen, die andere Objekte betreffen, abgeleitet werden, oder gar – unter fördernden Umständen – auch für das bislang bedrohte konkrete Objekt erneut bestehen.
Nur dann erlischt auch die Gefährlichkeit und wird somit auch die Gefahrenquelle aufgehoben, wenn die innere Dynamik (die Spannung und die Tendenz) des schadenbewirkenden Prozesses bzw. seiner eigentlichen Quelle auf irgendeine Weise verbraucht wird [19].

Die Vermeidbarkeit des Schadenseintritts kann sowohl auf innere als auch auf äußere, oder gar gemischte Ursachen zurückgeführt werden. Diese Ursachen können entweder natürlichen Ursprungs sein, oder aber durch menschliche Steuerung eintreten.
Zu den inneren Ursachen zählen u. a. das rechtzeitige (d. h. vorzeitige) Abdämpfen bzw. Entladen der Spannung und infolgedessen das vorzeitige Abklingen des schadenbewirkenden Prozesses und die Entschärfung der bedrohlichen Situation.

Wird das der Fall sein, so wird natürlich u. a. die erste unter 1. erwähnte Gegebenheit, welche die Gefahr kennzeichnet [20], entweder restlos beseitigt oder aber unwirksam gemacht, was, dem Ergebnis nach, gleichzusetzen ist, weil in beiden diesen Fällen keine Gefahr mehr vorliegt.

Zu den äußeren Ursachen gehören Umstände, die durch ihr Einschalten die Abwicklung des schadenbewirkenden Prozesses aufhalten bzw. abbremsen können, oder die ihn nach harmloser Richtung umzulenken, die Spannung der Situation rechtzeitig zu entladen oder gar das gefährdete (bedrohte) Gebilde gegen die schädliche Einwirkung des Prozesses abzuschirmen vermögen; hierzu gehören auch menschlich gesteuerte Vorkehrungen, welche ähnliche Resultate erzielen.

Realität der Gefahr

1. Die Gefahr ist eine Gegebenheit, ein reales, existierendes Gebilde, sie ist
   keine Vorstellung, kein Sinnbild und auch kein Urteil über die Lage der
   Verhältnisse und die mutmaßliche Entwicklung der Geschehnisse [21]. Real
   und vorhanden sind die Situation, die Spannung, mit der diese Situation
   beladen ist, und die ebenfalls dynamisch wirkende Tendenz dieser Spannung,
   sich nach der Richtung des Eintretens eines Schadens zu entladen. Sind
   einmal diese Elemente vorhanden und wird zugleich sowohl der künftige
   Eintritt als auch umgekehrt das künftige Ausbleiben des betreffenden Schadens objektiv nicht irgendwie ausgeschlossen sein, dann liegt bereits eine
   echte Gefahrsituation vor, unabhängig davon, ob diese subjektiv erkannt und
   erlebt wird oder nicht, unabhängig von jedem Urteil über ihr Bestehen,
   unabhängig von jeder Wahrscheinlichkeitsprognose über den künftigen
   Schadenseintritt, welche, wie im folgenden noch zu sagen ist, auf das Bestehen der Gefahr selbst sowieso nicht bezogen sein kann. Somit erweist sich der
   Gefahrbegriff als ein ontologischer Begriff.
2. Eine nur mögliche Gefahr ist keine echte Gefahr. „Möglichkeit der Gefahr"
   bedeutet nichts anderes als die Möglichkeit der Entstehung einer Gefahrsituation, oder der Faktoren, aus denen die Gefahrsituation gebildet wird. Im
   letzteren Fall kann man sich eine eventuell künftig entstehbare Gefahrsituation nur vorstellen; diese nur vorstellungsmäßig existierende Gefahr ist aber
   ein schlichtes Sinnbild, keine echte Gefahrsituation. Im ersteren Fall wiederum kann nicht ausgeschlossen sein, daß ein gewisses mit Spannung be-
   ladenes Vorstadium der Bildung einer Gefahrsituation besteht, wenn die zur
   Entstehung einer Gefahrsituation benötigten Faktoren zum Teil schon vorhanden, zum anderen Teil aber im Werdegang sind. Auch dieses Vorstadium
   ist aber keine echte Gefahr, weil seine Spannung nach der Entstehung einer
   Gefahrsituation tendiert, während die Spannung einer Gefahrsituation nach
   dem Eintritt des Schadens tendiert. Auch in diesem Fall handelt es sich also
   um eine nur vorstellungsmäßig erfaßbare Gefahr.
3. Von der Möglichkeit der Gefahr ist die Möglichkeit des Schadenseintritts
   scharf zu unterscheiden. Letztere Möglichkeit bildet, wie schon angedeutet
   worden ist, ein Merkmal der echten Gefahrsituation, im Sinne der Vermeidbarkeit dieses Schadenseintritts [22]. Eine echte Gefahr birgt in sich immer
   das objektive Nichtausgeschlossensein einer Vermeidung des Schadenseintritts, sonst liegt, wie gesagt, keine Gefahrsituation, sondern eine menschlich
   unüberwindbare Grenz- bzw. grenzähnliche Situation vor.

Grad der Gefahr

Die Gefahr läßt sich graduieren, weil auch die Dynamik, welche sie beinhaltet
und ausstrahlt, graduierbar ist. Maßgebend sind hierzu einerseits die Intensität
des schadenbewirkenden Prozesses, dessen eine Ablaufsphase die Gefahrsituation bildet [23], andererseits die Art und das Ausmaß der Einwirkung aller jener
äußeren Faktoren, die das Entstehen oder das Verdrängen einer Gefahrsituation

unmittelbar oder mittelbar mitbestimmen und ferner die Reihe der bestimmten Gefahrsituation in der Phasenkette des ablaufenden schadenbewirkenden Prozesses.

Als allgemeine Regel kann hierzu folgendes gelten:

1. Je größer die Intensität der die Gefahrsituation erzeugenden Dynamik ist, desto intensiver ist auch die Dynamik der Gefahrsituation, also die Gefahr selbst.
2. Je fortgeschrittener (progressiver) der Stellenwert der bestimmten Gefahrsituation in der Phasenkette des ablaufenden schadenbewirkenden Prozesses ist, desto intensiver ist auch die Gefahr. Letzterer Satz gilt jedoch nur durch den ersteren bedingt und in Verbindung mit ihm. Es ist durchaus möglich, daß eine Gefahrsituation, welche eine Anfangsphase des ablaufenden schadenbewirkenden Prozesses bildet, doch eine hohe Intensität aufweist, und zwar dann, wenn die Intensität des Prozesses an sich von Anfang an hoch ist oder durch den Einfluß der mitwirkenden äußeren Faktoren stark erhöht wird, wie auch wenn die gesamte Phasenkette des schadenbewirkenden Prozesses kurz ist, d. h. wenn der Prozeß rasch abläuft.

Brauchbar sind nur allgemeine Graduierungen der Gefahr, welche aufgrund von ausschlaggebenden, leicht feststellbaren quantitativen oder qualitativen Merkmalen deskriptiv und zugleich normativ erfaßt werden können. Eine feinere prozentuale Abstufung des Gefahrgrades ist hingegen praktisch nicht möglich oder auf jeden Fall nicht brauchbar.

So kann man hier folgendermaßen unterscheiden:

– Handelt es sich um eine Anfangsphase des schadenbewirkenden Prozesses, oder ist das Geeignetsein dieses Prozesses, um den Schaden als seine Nebenwirkung herbeizuführen gering, oder schließlich das mit der Schadenzufügung bedrohte Objekt nur vorläufig gegen den Eintritt des Schadens ausreichend abgeschirmt, so sprechen wir von einer *entfernten* Gefahr.

– Eine *geringe* Gefahr liegt dagegen vor, wenn die Dynamik des schädlichen Prozesses von Anfang an schwach war, unterwegs abgeschwächt worden ist oder sicher rechtzeitig abgeschwächt wird.

So bilden z. B. das mäßige Rauchen oder die in das Blut eingedrungenen Tetanusstäbchen, wenn das Individuum rechtzeitig ein Tetatnusserum eingespritzt bekommt, eine geringe Gefahr für die Gesundheit.

Wenn hingegen diese Dynamik eine starke Intensität aufweist, dann handelt es sich, je nach den Umständen, um eine *große* oder *sehr große* Gefahr.

Im alltäglichen Sprachgebrauch werden durch den Ausdruck „große Gefahr" auch die naheliegende Gefahr und die Erheblichkeit des angedrohten Schadens gemeint.

Im Grunde genommen ist aber die Größe der Gefahr eine andere Frage als die des Naheliegens der Gefahr bzw. der Größe des angedrohten Schadens. Der erwartete und befürchtete Schaden kann an sich geringfügig sein, während die Gefahr seiner Herbeiführung, je nachdem gering, groß oder gar sehr groß sein kann. Weiterhin kann eine Gefahr an sich groß, jedoch nicht naheliegend sein. In einer an Erdbeben leidenden Gegend ist die Gefahr einer Wiederholung der Katastrophe an sich groß, jedoch normalerweise nicht unbedingt naheliegend.

— Handelt es sich nun um eine fortgeschrittene Phase des schädlichen Prozesses, so sprechen wir von einer *naheliegenden* Gefahr.

- Eine *unmittelbare* Gefahr besteht dann, wenn der schadenbewirkende Prozeß bereits bis auf die Abschlußphase des Schadenseintritts verlaufen ist und letztere gleich beginnen soll. Eine *akute* Gefahr ist eine unmittelbare Gefahrsituation, die zugleich heftig verläuft, d. h. durch einen heftigen Ablauf des schädlichen Prozesses entstanden ist und genau so heftig durch die Endphase (den Schadenseintritt) abgelöst werden soll.

- Ist nun die Geeignetheit des schädlich wirkenden Prozesses, den Schaden direkt oder als Nebenwirkung herbeizuführen, groß, oder ist das bedrohte Objekt gegen den Eintritt des Schadens nicht ausreichend geschützt, dann liegt eigentlich eine *ernste* Gefahr vor.

Streng genommen ist die ernste Gefahr der großen Gefahr nicht immer gleichzusetzen. Wenn jemand z. B. auf Glatteis langsam und vorschriftsmäßig fährt, ist er zwar einer ernsten, nicht entfernten, zugleich aber nicht einer großen Gefahr ausgesetzt, einen Unfall zu verursachen, solange sich der Fahrer streng an die erfahrungs- und vernunftsmäßig gebotenen Vorschriften hält. Der sich abwickelnde schädliche Prozeß (das Fahren auf Glatteis) ist zwar besonders geeignet, einen Schaden herbeizuführen, und auch das bedrohte Objekt ist gegen den Eintritt des Schadens ziemlich schutzlos; jedoch ist in diesem Fall die Dynamik des ablaufenden Prozesses und der entsprechenden Gefahrsituation infolge des langsamen und sonst den Umständen nach sachgerechten Fahrens merklich abgeschwächt. Natürlich kann diese ernste Gefahr zu jedem Zeitpunkt zu einer großen und akuten Gefahr verwandelt werden, wenn der Fahrer die strenge Befolgung der entsprechenden Fahrvorschriften und die dazugehörigen Maßnahmen vernachlässigt, weil dadurch die Dynamik des Prozesses und die Spannung der Gefahrsituation erheblich und prompt erhöht werden.
In den meisten Fällen wird jedoch die ernste Gefahr der großen Gefahr praktisch gleichgesetzt. Normalerweise wird ein Prozeß, der geeignet ist, den Schaden herbeizuführen, auch eine erhebliche (intensive) Dynamik aufweisen. Auch wenn das bedrohte Objekt gegen den Eintritt des Schadens nicht ausreichend geschützt ist, läuft es im Ergebnis schlechthin einer großen Gefahr entgegen, in dem Sinne, daß auch dann, wenn die Intensität des schädlichen Prozesses an sich gering ist, die Schutzlosigkeit des Objektes die fehlende Intensität negativ ausgleicht und das Objekt dem Schaden aussetzt.

- Zuletzt liegt eine *erhebliche* Gefahr vor, wenn diese groß bzw. ernst (nicht aber unbedingt auch naheliegend oder unmittelbar) ist, und zugleich der angedrohte Schaden in seiner Art und in seinem Ausmaß ebenfalls beträchtlich ist. Um erheblich zu sein, muß also die Gefahr groß an sich und zugleich groß in ihren erwarteten schädlichen Folgen sein. In diesem Sinne versteht auch die oberste Rechtsprechung und die Strafrechtslehre die Erheblichkeit der Gefahr [24].

Wahrscheinlichkeit des (künftigen) Schadenseintritts als Bestandsmerkmal der Gefahr

Als allgemein herrschend kann man die Auffassung bezeichnen, nach der der Begriff der Gefahr in sich die Wahrscheinlichkeit des angedrohten Schadenseintritts verkörpert. Diese Auffassung wurde von der Rechtsprechung ständig vertreten. Die ältere und auch fast die ganze neuere Literatur schloß sich dem an [25]. Das gilt zumindest in Bezug auf den sog. „Rechtsbegriff" der Gefahr.
Will man nun auf das Wesen der Gefahr näher eingehen, so hegt man Zweifel über die Richtigkeit dieser Hypothese. Im Grunde genommen scheint die Gefahr mit der Wahrscheinlichkeit des Schadenseintritts keineswegs verbunden zu sein.

Hierzu ist folgendes zu sagen:

1. Zunächst muß man sich darüber im klaren sein, daß es einen speziellen Rechtsbegriff der Gefahr, der von dem entsprechenden natürlichen Begriff abweicht, nicht gibt und nicht geben kann. Wie gesagt ist die Gefahr kein Sinnbild, sondern eine Gegebenheit, sie existiert real, so daß auch der entsprechende Begriff realitätsbezogen sein muß. Mit diesem realitätsbezogenen Gefahrbegriff muß sich auch das Strafrecht abfinden, wollen wir nicht zu unnatürlichen und unerträglichen Resultaten gelangen. Natürlich wäre es durchaus möglich, fictione iuris (aber nur so) einen abweichenden rechtlichen Gefahrbegriff zu konstruieren; diese fictio iuris wäre aber, besonders im Bereich des Strafrechts, weitgehend unbrauchbar und auch insoweit irreführend, als man durch ihre Anwendung eine Gefahr dort erblicken würde, wo in Wirklichkeit keine bestünde, oder umgekehrt.

2. Während die Gefahr als solche eine objektiv bestehende (reale) Situation ist, ist dagegen die Wahrscheinlichkeit ein auf (durch Erfahrung gewonnenen) Kenntnissen über den Verlauf von statistisch erfaßbarem Geschehen begründetes, subjektives Schätzungsurteil. Das Bestehen der realen Gegebenheiten ist aber keineswegs von Urteilen, viel weniger von Schätzungsurteilen, abhängig.

Wie schon gesagt, entsteht und besteht eine Gefahrsituation allein infolge der Zusammenwirkung von dynamischen Faktoren, und zwar weitgehend von denjenigen, die auch weiterhin den Eintritt des Schadens bewirken. Die Gefahr ist also eine reale dynamische Gegebenheit.

Dagegen ist die Wahrscheinlichkeit des Schadenseintritts ein einfacher Schätzungsschluß eines Betrachters über die künftige Abwicklung des Kräftespiels der jeweils ausschlaggebenden Faktoren [26]. Dieser Schluß kann zwar zur Wahrnehmung einer vorliegenden, oder zur sinnbildlichen Vergegenwärtigung einer künftig zu entstehenden Gefahrsituation, und auch ihres Grades verhelfen, wobei allerdings ein breites Feld zum möglichen Irrtum eingeräumt werden muß, sie ist aber keinesfalls ein Bestandselement der Gefahrsituation und kann natürlich auch zu deren Entstehung nicht das geringste beitragen, zumal die Gefahr auch dann tatsächlich besteht, wenn sie nicht erkannt bzw. nicht wahrgenommen wird.

Das gleiche gilt auch in bezug auf den Grad der Gefahr, der durch die bereits erwähnte objektiven Faktoren [27] bestimmt wird. Nicht etwa die hohe Wahrscheinlichkeit des Schadenseintritts bestimmt diesen Grad, sondern genau umgekehrt: der Grad (und auch die Art) der Gefahr sind ausschlaggebend für die Wahrscheinlichkeit des Schadenseintritts und für den Grad dieser Wahrscheinlichkeit.

Vor allem können wir nicht allein aus dem Wahrscheinlichkeitsschluß über den Schadenseintritt auf die Ursache der Gefahrentstehung, also auf die Quelle der Gefahr schließen; dafür ist der Wahrscheinlichkeitsschluß unbrauchbar.

3. Eine Gefahrsituation kann auch dann bestehen, wenn der Eintritt des Schadens als unwahrscheinlich, ja sogar als höchst unwahrscheinlich erscheint. Nicht die Wahrscheinlichkeit des künftigen Eintritts eines Schadens, sondern die gegenwärtig real bestehende Dynamik und ihre Tendenz zu dieser Schadensherbeiführung bestimmen ausschlaggebend das Vorliegen einer Gefahrsituation, also einer spannungsbeladenen Phase eines ablaufenden schadenbewirkenden Prozesses.

Der Absturz eines Passagierflugzeugs ist zwar nach den heutigen Maßstäben und Sicherheitsvorkehrungen unwahrscheinlich – man könnte sogar guten Grundes behaupten, „höchst unwahrscheinlich" -, jedoch die Gefahr eines Absturzes besteht bei allen fliegenden Maschinen. So stürzt manchmal ein Flugzeug ab, obwohl dieser Absturz als unwahrscheinlich galt. Das besagt aber, daß die Absturzgefahr vorlag. Dieses Beispiel beweist, daß die Unwahrscheinlichkeit des Schadenseintritts mit dem Bestehen der realen Gegebenheit der Gefahrsituation und mit deren Grad nichts zu tun hat. Das Bestehen einer Gefahr bestimmen nicht Urteile und Schätzungen, sondern reale dynamische Faktoren. Eine Gefahr ist eine solche selbst dann, wenn sie entfernt oder gering ist. Es gibt im Strafgesetz keinen Anlaß, von diesen Erwägungen bei der Anwendung des Gefahrbegriffes zu rechtlichen Zwecken abzusehen [28]. Das gilt vor allem in bezug auf § 63 StGB, bei dem durch den Ausdruck, daß „erhebliche rechtswidrige Taten zu erwarten sind" nicht etwa eine erhöhte Wahrscheinlichkeit des künftigen Schadenseintritts, sondern die erhöhte Intensität und die progrediente Abwicklung eines schadenbewirkenden Prozesses (der seelischen Krankheit usw.) gemeint werden.

Auch soll man hier betonen, daß im Falle der Ausschaltung einer Gefahr, diese nicht etwa die Unwahrscheinlichkeit des künftigen Schadenseintritts, sondern vielmehr die auf irgendeine Weise (z. B. durch entsprechende sachgemäße Vorkehrungen) erreichte Entladung der bislang bestehenden bedrohlichen Dynamik (Spannung) der Situation bewirkt hat, aus welchem Grund auch der künftige Schadenseintritt nunmehr als unwahrscheinlich *erscheint;* so z. B. bei dem Fall eines in seinem Stahlkäfig fest eingesperrten Tigers, bei dem nicht die Unwahrscheinlichkeit des künftigen Schadenseintritts (des Entweichens des Tigers), sondern die Sicherheitsvorkehrungen, die das Entweichen unmöglich machen, die Gefahr aufheben, indem sie die Spannung der Situation entladen, und folglich auch einen künftigen Schadenseintritt als höchst unwahrscheinlich erscheinen lassen.

4. Es muß hier noch einmal betont werden: Bei der Gefahr handelt es sich nicht bloß um eine Möglichkeit oder Wahrscheinlichkeit der künftigen Herbeiführung eines Schadens, sondern es handelt sich vielmehr um die Tendenz einer schon bestehenden Dynamik zu dieser Herbeiführung, also um eine spannungsgeladene Phase eines ablaufenden schadenbewirkenden Prozesses, wie diese durch das Mitwirken von ebenfalls dynamischen äußeren Faktoren modifiziert wird.

Ob der angedrohte Schaden endlich tatsächlich eintreten wird oder nicht, das ist eine (allerdings vielfach komplizierte) Frage der weiteren Zusammenwirkung der Dynamik des ablaufenden schadenbewirkenden Prozesses in ihrer eigentlichen strukturellen Formierung mit den ebenfalls dynamischen Faktoren der dazugehörigen äußeren Begleitumstände, die den Verlauf und den Ausgang des schadenbewirkenden Prozesses positiv oder negativ beeinflussen.

Wie dem auch sei, die Wahrscheinlichkeit bzw. die Unwahrscheinlichkeit des künftigen Schadenseintritts ist für das Bestehen oder das Nichtbestehen der Gefahrsituation belanglos. Entweder lagen die entsprechenden realen Voraussetzungen vor, und somit bestand für eine bestimmte Zeitspanne die Gefahr, unabhängig davon, ob sie danach aufgehoben ist und ob der befürchtete Schaden nicht eingetreten ist, oder aber diese realen Voraussetzungen lagen niemals vor, und es bestand somit auch niemals die Gefahr.

Die Wahrscheinlichkeit des künftigen Schadenseintritts bezieht sich wohl auf die Gefahr, und zwar als Aussage über ihre künftige Wandlung, sie bestimmt diese Wandlung aber keineswegs und noch weniger das Wesen der Gefahr und bildet auch keine Voraussetzung für sie.

5. Damit soll natürlich nicht gemeint sein, daß ein Wahrscheinlichkeitsurteil über den künftigen Eintritt eines vorstellbaren und befürchteten Schadens völlig unbrauchbar und nutzlos ist. Wir können wohl vielfach aus der Feststellung der Wahrscheinlichkeit eines Schadenseintritts auf das Vorliegen der

entsprechenden Gefahrsituation schließen, genauso wie wir verfahren, wenn wir durch die Erkenntnis eines Endergebnisses zu der Erkenntnis eines zwangsläufig vorangehenden Abwicklungsgebildes gelangen. Dieses Verfahren bezieht sich allerdings allein auf die Erkenntnis der Gefahr und eventuell ihres Grades, nicht auf das Bestehen der Gefahr selbst.

Daß ein solches Verfahren allerdings vielfach – und manchmal weitgehend – irreführen kann, ist einleuchtend, weswegen es auch für den Strafrichter bei der Feststellung einer Gefahrsituation oder der Gefährlichkeit eines Rechtsbrechers grundsätzlich untersagt sein soll, zumal das Gesetz ein solches Verfahren vielfach (wie z. B. im § 63 StGB) nicht zuläßt.

Die Beseitigung der Gefahr

Eine vorliegende Gefahr hört auf zu bestehen:

1. wenn die Dynamik des schadenbewirkenden Prozesses irgendwie verbraucht wird (z. B. von innen her bedingtes vorzeitiges Abflauen des Prozesses oder dessen Abschluß durch den Eintritt des Schadens;
2. wenn der Schadenseintritt infolge eines neuen dynamischen Ausgleichs der dazugehörigen zusammenwirkenden Faktoren nunmehr unmöglich wird;
3. schließlich, wenn aus dem gleichen Grunde der Schadenseintritt nunmehr notwendig wird, d. h. wenn ein Ausbleiben des Schadens, welches bislang möglich war, nunmehr ausgeschlossen ist.

In den ersten beiden Fällen wird auch die in der Gefahrsituation enthaltene Spannung entladen. Im 3. Fall hingegen dauert zwar diese Spannung an, also besteht auch die Situation weiterhin, diese kann aber, wie gesagt, nicht mehr als Gefahrsituation bezeichnet werden, da ihr 2. Merkmal, die Vermeidbarkeit des schädlichen Erfolgs nunmehr fehlt; wie schon erwähnt wurde, handelt es sich hier um eine menschlich unüberwindbare (grenzähnliche) Situation, die insofern im Ergebnis der Grenzsituation gleich ist.

Entsprechend kann auch der Grad der Gefahr wechseln, so daß eine bislang große Gefahr infolge eines neugestalteten, dynamischen Ausgleichs der dazugehörigen zusammenwirkenden Faktoren zu einer geringen reduziert oder aber zu einer akuten erhöht wird. Das gleiche gilt auch für alle sonstigen Arten und Abstufungen der Gefahr.

Gefahrentstehung durch Vorkehrungen zur Abwendung einer bereits bestehenden Gefahr

Ein schadenbewirkender Prozeß kann auch durch Vorkehrungen ausgelöst werden, die zur Abwendung einer bereits bestehenden Gefahrsituation und zu Verhinderung des Eintritts eines drohenden Schadens getroffen worden sind; dadurch werden, wie ersichtlich ist, entsprechende neue Gefahrsituationen entstehen. In solch einem Fall können die durch die Abwendungsvorkehrungen entstehenden schadenbewirkenden Prozesse und Gefahrsituationen entweder auf die Herbeiführung des gleichen abzuwendenden Schadens oder eines davon verschiedenen bezogen sein.

Um eine akute Lebensgefahr, in der sich ein Kranker befindet, abzuwenden, unternimmt der Arzt eiligst eine an sich gefährliche Operation, die zwar sachgemäß durchgeführt wird und allein das Leben des Kranken retten kann, mitunter aber, unter Umständen, welche der Arzt nicht verantworten kann (z. B. Lage der operierten Stelle, Alter des Kranken usf.), auch geeignet ist, den Patienten für sein ganzes Leben zu schädigen oder gar seinen Tod herbeizuführen.

Ist einmal durch die getroffenen Vorkehrungsmaßnahmen (im obigen Beispiel durch die Operation) die neue Gefahrsituation entstanden oder gar der Schaden angerichtet worden, so besteht natürlich die Ursächlichkeit der ersteren, als des Faktors (bzw. der Faktoren), der diese Folgen bewirkt hat. Diese Ursächlichkeit wird nicht dadurch aufgehoben, daß eine entsprechende (die abzuwendende) Gefahrsituation schon vor den Vorkehrungen bestand, und daß der Schaden (eventuell der gleiche) auch durch den abzuwendenden, primären schadenbewirkenden Prozeß hätte herbeigeführt werden können, wenn die zu dessen Abwendung getroffenen Vorkehrungen ausgeblieben wären.

Es ist natürlich eine ganz andere Frage, wie diese sekundäre, zur Abwendung der primären Gefahrsituation verursachte neue Gefahr oder der hierdurch angerichtete Schaden strafrechtlich beurteilt werden. Hierzu dienen die Bestimmungen über den Notstand [29] und die Lehre über das erlaubte Risiko [30].

Bei dieser Gelegenheit sollte auch erwähnt werden, daß die Auslösung eines solchen durch einen Notfall bedingten schadenbewirkenden Prozesses, wie auch die Entstehung der entsprechenden Gefahrsituationen, vom rechtlichen Standpunkt aus gesehen einen Schluß auf die Gefährlichkeit ihrer Quelle nicht begründen können. Erstens sind die auf diese Weise entstandenen Wandlungen rein situationsbedingt, können also - wie es noch im 2. Abschnitt dieser Arbeit über die Gefährlichkeit zu sagen ist - ihre Quelle nicht als gefährlich im Sinne des Gesetzes qualifizieren. Zudem muß das Bewirken einer Gefahrsituation, um auf die Gefährlichkeit des Verursachers hinweisen zu können, nicht vom Gesetz irgendwie erlaubt bzw. geboten sein; es ist wirklich nicht denkbar, daß derjenige, welcher eine Gefahrsituation entstehen läßt, indem er mit erlaubtem Risiko oder vielmehr zur Erfüllung seiner Pflicht handelt, zugleich allein deswegen gefährlich sein kann.

Zusammenfassung

1. Die Gefahr ist keine schlichte Vorstellung und auch kein schlichtes Urteil über die Lage der Verhältnisse und die mutmaßliche weitere Entwicklung der Geschehnisse [31]; sie ist vielmehr eine reale objektiv und gegenwärtig bestehende Gegebenheit.
2. Die Gefahr ist stets eine Situation. Sie ist eine Anfangs- oder Zwischenphase eines sich abwickelnden Prozesses (d. h. einer strukturierten Vieleinigkeit von zusammenwirkenden dynamischen Faktoren, die sich nach ihrer Seinsgesetzlichkeit abwickelt), der entweder dahin zielt, bei seinem Abschluß (Ausgang) einem Objekt einen Schaden zuzufügen (schadenbewirkender Prozeß), oder geeignet ist, in seinem Verlauf bei einem Objekt einen solchen Schaden als Nebenwirkung anzurichten (auch in diesem Fall wird der Prozeß als schadenbewirkend bezeichnet). Die eigentliche endgültige Struktur und Dynamik dieser Phase wird allerdings zusätzlich durch jene dynamischen Faktoren der Begleitumstände mitbestimmt, welche zur Gestaltung ihrer Form, ihrer Spannungsintensität und ihrer Tendenz positiv oder negativ mitwirken.

3. Diese Gefahrsituation ist ihrem Wesen nach stets dynamisch beladen. Als eine Phase bzw. eine Phasenkette des sich abwickelnden schadenbewirkenden Prozesses enthält sie immer eine innere Spannung, welche aus der Integrierung der Dynamik des erwähnten Prozesses in die Dynamik der mitwirkenden sonstigen (vorwiegend äußeren) Faktoren gebildet wird. Diese Spannung tendiert immer dazu, sich nach der Richtung der Herbeiführung eines Schadens zu entladen. Je nach Ausgleich des entsprechenden Kräftespiels des schadenbewirkenden Prozesses mit den dynamisch mitwirkenden sonstigen Faktoren sowie je nach der Einordnung der Situation in die Reihenfolge der Phasen des Prozeßablaufs weist diese Spannung eine jeweils variierende Intensität auf, die auch die Art und den Grad der Gefahr bestimmen; dadurch erweist sich die Gefahr als eine abstufbare Größe.
   Die Spannung der Gefahrsituation und ihre Tendenz sind das Reale, gegenwärtig Vorliegende, welches die Gefahr als eine Gegebenheit aufweist und sie objektiv bestehen läßt.
4. Eine Gefahrsituation besteht zunächst nur, solange ihre Spannung und deren Tendenz (also nur, solange ihre gesamte Dynamik) andauert. Wird die Dynamik auf irgendeine Weise entladen oder sonst verbraucht, dann hört auch das Bestehen der Gefahr auf. Entsprechend gibt es keine Gefahr mehr, wenn der Schaden schon eingetreten ist oder wenn sein Eintritt völlig ausgeschlossen wird.

Vielfach wird freilich die Gefährlichkeit des weiterhin ablaufenden schadenbewirkenden Prozesses allein durch die hinzutretende Unmöglichkeit des Schadenseintritts nicht aufgehoben.

5. Eine Gefahrsituation besteht nur, solange der angedrohte Schadenseintritt irgendwie, d. h. unter geeigneten Umständen oder durch treffliche Vorkehrungen vermeidbar bzw. abwendbar ist [32]. Ist hingegen dieser Eintritt auf keine Weise zu vermeiden, also wird er notwendigerweise geschehen, dann handelt es sich nicht um eine Gefahr; in diesem Fall besteht zwar eine Situation, diese ist aber keine Gefahr-, sondern eine menschlich unüberwindbare Grenz- (oder grenzähnliche) Situation.
6. Eine bestehende Gefahrsituation wird aufgehoben, wenn ihre Dynamik irgendwie verbraucht bzw. entladen wird. Solch ein Fall liegt vor, wenn der Schaden eingetreten ist oder wenn sein Eintritt irgendwie unmöglich wird. Wenn der Schadenseintritt von einem bestimmten Zeitpunkt an notwendig geworden ist, dann verwandelt sich die Gefahrsituation, wie gesagt, zu einer grenzähnlichen Situation.
7. Die Wahrscheinlichkeit des Schadenseintritts ist kein Merkmal der Gefahr, also kein Bestandteil von ihr. Das gilt auch für den sog. rechtlichen Begriff der Gefahr, der eigentlich nur wirklichkeitsbezogen sein kann und mit dem natürlichen Begriff der Gefahr identisch ist. Eine Gefahrsituation besteht real und objektiv, wenn ihre erwähnte Dynamik (die Spannung und ihre Tendenz) vorhanden ist, unabhängig davon, ob sie erkannt wird oder nicht, oder ob der künftige Schadenseintritt wahrscheinlich zu sein scheint oder nicht [33]. Auch der Grad der Gefahr hängt allein von den erwähnten real bestehenden objektiven Faktoren ab und nicht von einem Wahrscheinlichkeitsurteil über den

Schadenseintritt und über den Zeitpunkt dieses Eintritts. Umgekehrt trifft es zu, daß ein Wahrscheinlichkeitsurteil über diese Fragen richtigerweise nur aufgrund der besagten realen Gegebenheiten gefaßt werden kann. Infolgedessen verkennt das Wesen der Gefahr die Auffassung, nach welcher eine Gefahr nur dann vorliegt, wenn der Eintritt des drohenden Schadens wahrscheinlicher als sein Nichteintritt ist [34]. Diese Auffassung kann zu irreführenden Schlüssen verleiten und ist weitgehend ungeeignet, als Ausgang einer Erforschung der richtigen Quelle der Gefahr und des Schwerpunktes der schädlich wirkenden Dynamik zu dienen, daher auch einen richtigen Schluß über die Gefährlichkeit der Gefahrquelle zu ermöglichen.

Anmerkungen

[1] Der berühmte Satz von Heraklit πάντα ρεί (panta réi: alles fließt) sowie seine beiden anderen, ebenfalls berühmten Aphorismen ποταμῷ γὰρ οὐκ ἔστω ἐμβῆναι δίς τῷ αὐτῷ (Potamó gar uk ésto emvînai dis to autó: Es ist nicht möglich, zweimal in denselben Fluß einzutreten. Diels, *Fragmente der Vorsokratiker*. Heraklit, „Fragment 91") und ποταμοῖς τοῖς αδῖοῖς ἐμβαίομεὑτε καί οὐκ ἐμβαίομεν, εἴμεν τε καί οὐκ εἰμεν (potamois tois autois emvaîiomén te kai ouk emvaîomen, eîmen te kai ouk eimen: In die gleichen Flüsse treten wir und (zugleich) treten wir nicht ein, kommen wir und (zugleich) kommen wir nicht. Diels a.a.O., „Fragment 49 a") bringen diese Vergänglichkeit epigrammatisch zum Ausdruck.
[2] Daß die Gefahr doch im gewissen Sinne eine Grenzsituation, d. h. eine menschlich unüberwindbare Existenzsituation ist (vgl. K. Jaspers, *Philosophie,* Springer-Verlag, Bd. II, S. 203 f.), ist wohl einleuchtend, weil es kein Existierendes gibt, welches niemals einer Gefahrsituation ausgesetzt wird. Wohl kann man aber einzelne Gefahrsituationen durch entsprechend geeignetes Verhalten vermeiden; in diesem Sinne ist also die Gefahr keine eigentliche Grenzsituation. Ebenfalls kann eine bestimmte Gefahr von einem Zeitpunkt ab nicht mehr beeinflußbar sein, so daß der entsprechende Schaden nunmehr notwendigerweise eintreten muß. Wie schon im Text gesagt wird, gibt es in diesem Fall keine Gefahr mehr, weil diese die Vermeidbarkeit des Schadenseintritts voraussetzt; die spannungsgeladene Situation, welche besteht, und welche bislang die Gefahr war, ist nunmehr eine grenzähnliche Situation (vgl. auch Anm. 10).
[3] Handelt es sich z. B. um eine Anfangsphase des schadensbewirkenden Prozesses, dürfte die Gefahr schlechthin geringer sein. Bildet dagegen die Gefahrsituation eine fortgeschrittene (progressive) Phase des Prozesses, so erhöht sich natürlich ihre Spannung und auch ihr Grad. Nichtsdestoweniger wird aber der Grad der Gefahr auch durch das Mitwirken von äußeren Umständen mitbedingt. So kann eine Anfangsphase des schädlichen Prozesses doch eine große Gefahr bilden, wenn geeignete Umstände den Ablauf des Prozesses und den Eintritt des Schadens beschleunigen, sonstwie fördern oder die bestehenden antagonistischen (gegenwirkenden) Faktoren beseitigen bzw. abschwächen.
[4] Über andere (größtenteils abweichende) Definitionen der Gefahr vgl. z. B. BGH 18,272; 26,181; auch 8,31; 11,164; 13,69 (70); Jescheck, *Lehrbuch des Strafrechts,* 3. Aufl. S. 211; Schmidthäuser, *Strafrecht, Allgemeiner Teil,* S. 171 f.; Blei, *Strafrecht, Allgemeiner Teil,* 17. Aufl., S. 86–87, 148–149; Schönke-Schröder-Lenckner, 21. Aufl., § 34, Rdn. 12; Dreher u. Tröndle, *40. Aufl., § 34, Rdn. 3; Systematischer Kommentar,* § 34, Rdn. 7; vgl. auch vor § 306, Rdn. 6; Finger, *Der Begriff der Gefahr und Gemeingefahr im Strafrecht,* (Frank-Festgabe I), S. 230 ff.; Henkel, *Der Gefahrbegriff im Strafrecht,* 1930, u. a. S. 3 ff.; Bockelmann, *Strafrecht,* S. 100; Eser, *Strafrecht I, 3. Aufl.,* S. 19.
[5] Wenn der Eintritt des Schadens notwendigerweise erfolgen muß und unvermeidbar ist, handelt es sich, wie anschließend geschildert wird, nicht um eine echte Gefahr. Vgl. Text zu S. 62 f.
[6] Im alltäglichen Sprachgebrauch wird der Begriff der Situation häufig wertmäßig neutral betrachtet, d. h. durch ihn wird sowohl eine unangenehme als auch eine angenehme Lage

der Dinge bezeichnet. Doch neigen wir auch im Alltagssprachgebrauch dazu, unbewußt die Situation in dem im Text aufgeführten Sinne zu verstehen, da wir durch diesen Begriff u. a. eine vorhandene Spannung und ein zu lösendes Problem stillschweigend, aber nichtsdestoweniger klar zum Ausdruck bringen. Über die Situation vgl. Jaspers, *Philosophie,* II, S. 201 f. (nach ihm ist die Situation eine sinnbezogene Wirklichkeit).

[7] Das heißt, sie reagieren auf Reizkomplexe, ohne jedoch eine wertende Einsicht in diese zu haben.

[8] Vgl. hierzu RGSt 66,100; BGH 5,373; NJW 1979; S. 2054.

[9] Vgl. auch BGH 18,273.

[10] Vgl. Anm. 2. Als grenzähnliche Situation wird eine Situation bezeichnet, welche zwar an sich nicht zu den Grenzsituationen zählt, aber von einem bestimmten Zeitpunkt ihrer Wandlung an menschlich nicht mehr zu meistern bzw. zu überwinden ist, so z. B. das Abkommen eines Fahrzeugs von der Fahrbahn und ein Absturz in den Abgrund.

[11] Dieser Ausdruck enthält keinen Widerspruch in sich. Eine Gegebenheit ist der gegenwärtig vorliegende dynamische Ursprung (das ist das dynamische Potential) künftiger möglicher Wirksamkeit. Potentiell ist in dieser Gegebenheit dieses ihr künftiges Wirksamwerden. Das Potentielle wird hier im Sinne von Aristoteles (1045 ζ 28, „μεκὰ κὰ ξνζικὰ (Metaphysik) verstanden, nämlich als etwas dynamisch Bestehendes, welches noch nicht wirksam ist, aber in sich die Kraft und die Fähigkeit birgt, künftig wirksam zu werden, sich zu entfalten, aktiv aufzutreten.

[12] Das heißt, ob der Schaden endlich doch vermieden oder ob er aber nicht vermieden wird.

[13] Für das Bestehen der Gefahr reichen diese beiden Gegebenheiten (die schon wirksame und die potentielle) aus. Real und gegenwärtig ist die Spannung, also die dynamische Aufladung der Situation, welche, so bekräftigt, nach der Herbeiführung eines Schadens tendiert. Real und gegenwärtig ist auch die zur Realisierung der Umsetzung dieser Situation in den Schaden benötigte innere Dynamik. Allein der Ausgang dieser dynamischen Fülle (also ob die erwähnte Umsetzung endlich doch stattfinden wird oder nicht) ist potentiell und (subjektiv gesehen) ungewiß, weil die Auslösung dieser Umsetzung nicht nur von der vorhandenen inneren Dynamik, sondern auch von der Mitwirkung von anderen – meist äußeren – zusätzlichen Faktoren abhängig ist, welche zur Zeit entweder noch nicht vorhanden oder noch nicht ausreichend entfaltet worden sind, oder sie zwar vorliegen, jedoch ihr weiteres wirksames Bestehen bis zum kritischen Zeitpunkt des Umsetzungsbeginns nicht gesichert ist.
Dieser künftige positive oder negative Ausgang der Situation gehört aber nicht zum Wesen der Gefahr, sondern er gehört zum Wesen der gefahraufhebenden Umgestaltung der Realität. Von einem anderen Standpunkt aus gesehen, betreffen das Potentielle und das (subjektiv) Ungewisse eine künftige Wandlung der Gefahrsituation und nicht die Gefahrsituation selbst. Solange nun diese Wandlung, die ja das Bestehen der Gefahr voraussetzt, noch nicht eingetreten ist, schließt sie das gegenwärtige Vorliegen der Gefahrsituation keineswegs aus; vielmehr hebt sie die Gefahr auf, wenn sie wirklich eintritt.
Eine Gefahrsituation besteht auch, ohne daß ihr Ausgang schon voraussehbar ist. Zum Wesen der Gefahr gehört allein die Möglichkeit (das objektive Nichtausgeschlossensein) des Ausgangs, und zwar nach beiden Richtungen, d. h. sowohl nach der Richtung des Schadenseintritts als auch nach der Richtung der Schadensvermeidung bzw. -abwendung.

[14] Vgl. hierzu BGH 18,272; 26,181, sowie die übrige in Anm. 4 angegebene Literatur.

[15] Vgl. diesbezüglich BGH 26,181.

[16] In diesem Sinne auch BGH 8,31.

[17] Vgl. hierzu das Beispiel mit dem Flugzeug S. 66.

[18] Wohl aber besteht eine echte Gefahr, wenn jemand infolge gewisser Umstände, die sonst ihrer Natur nach rechtzeitig beseitigt bzw. sonst gemeistert werden können, mit dem vorzeitigen Tod bedroht wird.

[19] Nach diesen Überlegungen muß der Schluß gezogen werden, daß die Begriffe „Gefährlichkeit" und „Gefahr" sich nicht auf den gleichen Sachverhalt beziehen, auch wenn sich das vielleicht befremdlich anhört. Vielmehr kann die Gefährlichkeit sozusagen als eine Vorstufe der Gefahr betrachtet werden. Damit ist gemeint, daß die Gefährlichkeit ein dynamisches Potential kennzeichnet, aus dem unter geeigneten mitwirkenden Umständen

schädlich wirkende Prozesse ausgelöst werden können, deren Ablaufphasen dann den Kern der entsprechend entstehenden Gefahrsituationen bilden. Das besagt aber, daß, obwohl die Gefährlichkeit die Quelle der Gefahr kennzeichnet, es durchaus möglich ist, daß zwar etwas Gefährliches vorliegen kann, ohne daß jedoch auch gleichzeitig eine von ihm herrührende Gefahr besteht.

[20] Also die vorhandene Spannung der bedrohlichen Situation (vgl. hierzu oben im Text S. 61–62 unter 1).

[21] Vgl. hierzu den größten Teil der in der Anm. 4 angegebenen Literatur.

[22] Vgl. im Text, S. 62 f.

[23] Wie gesagt, kann man auch die gesamte Phasenkette des Prozesses, bis auf die letzte Phase, nämlich bis auf den Ausgang des Prozesses, als eine einheitliche Gefahrsituation betrachten. In diesem Fall wird der Grad der Gefahr entsprechend abgestuft. Das gilt vor allem in Bezug auf die Dauergefahr.

[24] Vgl. z. B. Schönke-Schröder 21. Aufl., S. 63, Rdn. 15 mit angegebener Literatur.

[25] Vgl. die in der Anm. 4 angegebene Literatur.

[26] Vgl. BGH 18,272.

[27] Diese sind, wie gesagt, zunächst die eigentliche Dynamik der Gefahrsituation (die Intensität ihrer Spannung und deren Tendenz), weiterhin die Einordnung (Lage) der bestimmten Gefahrsituation in die Phasenkette des ablaufenden schadenbewirkenden Prozesses, und nicht zuletzt die Art und die Intensität der die Gefahrsituation mitgestaltenden äußeren dynamischen Faktoren.

[28] Was die Gefährlichkeit betrifft, so ist die Befürchtung unbegründet und die Annahme unhaltbar, durch die hier vertretene Auffassung von der Gefahr könnte eine unsachgemäße und sowieso unerwünschte Erweiterung der Anwendung des § 63 StGB und der sonstigen §§ des gleichen Abschnitts ermöglicht werden. Gerade das Gegenteil trifft zu; durch das ontologische Erfassen der Gefahr kann man die Anwendung der erwähnten Paragraphen des Strafgesetzes weitgehend sachgemäß reduzieren.

[29] Vgl. hierzu § 34 f. StGB und die entsprechende Literatur.

[30] Über das erlaubte Risiko vgl. z. B. Schmidthäuser a.a.O., S. 300 ff. Nach dem griechischen Strafgesetzbuch wird in diesem Fall die Rechtswidrigkeit des Handelns ausdrücklich ausgeschlossen (Art. 20).

[31] Nur dann kann die Gefahr ein schlichtes Sinnbild sein, wenn sie nur vorstellungsmäßig als ein jetzt nicht bestehendes, sondern in der Zukunft zu entstehendes oder nur in der Vergangenheit gegebenes Gebilde erfaßt wird.

[32] Vgl. hierzu § 34 StGB; auch RGSt 59,69; BGH 18,273.

[33] Insofern richtig Schmidthäuser, a.a.O., S. 171, 208.

[34] Vgl. die in der Anm. 4 angegebene Literatur.

*II. Methodisch-praktische Probleme
der forensischen Psychiatrie*

Die Funktionen von Lockerungen im Maßregelvollzug

W. Rasch

Besserung und/oder Sicherung

Die Reformgesetzgebung der späten 60er Jahre hat unter der Bezeichnung „Unterbringung in einem psychiatrischen Krankenhaus" die 1933 in das Reichsstrafgesetzbuch eingeführte gesetzliche Möglichkeit beibehalten, psychisch gestörte Rechtsbrecher in die Klinik einzuweisen, wenn von ihnen erhebliche rechtswidrige Taten zu erwarten sind. Geändert wurde die Überschrift des Abschnitts, der diese Vorschrift enthält, von „Maßregeln der Sicherung und Besserung" in „Maßregeln der Besserung und Sicherung". Der programmatisch zu verstehenden Vertauschung der Begriffe kommt allerdings nur begrenzt Bedeutung zu, denn die strafrechtliche Unterbringung in der psychiatrischen Klinik darf niemals allein zur Behandlung, d. h. zur Erreichung des Besserungszwecks, erfolgen und muß unter dem Sicherungsgedanken auch dann fortgesetzt werden, wenn eine Besserung nicht möglich ist.

Das sich für den Arzt hier auftuende „Spannungsfeld zwischen Behandlungsauftrag und Rechtsnorm" ist von Venzlaff wiederholt nuancenreich beschrieben worden. Durch seine jahrzehntelange Einbindung in den Maßregelvollzug war er in der Lage, dieses Spannungsfeld auch als ein Stück hautnah erlebter und erlittener Praxis darzustellen, aus der er eine Fülle wissenschaftlich verdichteter Erfahrungen und Anregungen weitergegeben hat.

Ein besonders konfliktträchtiger Bereich innerhalb der Behandlung im Maßregelvollzug liegt in der Gewährung und Durchführung sog. Lockerungen. Die in den meisten Maßregelvollzugseinrichtungen praktizierte Behandlungsmethode folgt einem Stufenkonzept (Leygraf u. Heinz 1984): Der Untergebrachte wird zu Beginn der Vollstreckung der Maßregel unter hohen Sicherungsbedingungen gehalten, d. h. unter Bedingungen, die nach Möglichkeit jedes Entweichen aus der Einrichtung verhindern. Nach einer Zeit, die dem vermuteten Gefährlichkeitsgrad entsprechend unterschiedlich lang ist, werden dem Untergebrachten Lockerungen gewährt. Der Untergebrachte darf zunächst stundenweise in Begleitung von Personal oder von Angehörigen die Station verlassen, er kann eine Arbeit außerhalb der Klinik aufnehmen, er darf dann allein ausgehen und erhält schließlich für Tage oder Wochen Urlaub. Die Möglichkeit, den Maßregelvollzug in gelockerter Form durchführen zu können, gilt als wichtiges therapeutisches Instrument (Venzlaff 1978; Venzlaff u. Schreiber 1981; Volckart 1984a, S. 77). Angemessenes soziales Verhalten, so wird von therapeutischer Seite argumentiert, kann nicht in Unfreiheit erlernt werden. Das Stufenkonzept mit der Zuweisung eines langsam größerwerdenden Freiheitsbereichs beinhaltet die allmähliche Herausleitung des Untergebrachten in die Freiheit.

Dieses allmähliche Herausleiten aus der Einschließung in das normale Leben gelingt jedoch i. allg. nicht auf Anhieb. Es kommt während der Lockerungen zu Entweichungen, zu unerwünschtem Alkohol- oder Drogengenuß, zu erneuten Straftaten. Die Klinik sieht sich durch solche Zwischenfälle veranlaßt, die Vollzugslockerungen zurückzunehmen.

Dieser Prozeß der Gewährung und Rücknahme von Lockerungen gewinnt im Lauf der Unterbringung eine eigene Dynamik. Innerhalb des Bezugssystems „Freiheitsentziehung" hat ein Mehr an Freiheiten hohen Stellenwert. Die Frage, ob einem bestimmten Patienten bestimmte Lockerungen gewährt oder versagt werden sollen, beschäftigt das Personal in zeitraubenden Konferenzen und spaltet es in Parteien. Die Untergebrachten verstehen sich auf das Spiel, Mitglieder des Personals wechselnd für sich einzuspannen (Rasch 1976). In den Diskussionen werden oft kürzlich gefaßte Teambeschlüsse, mit denen Richtlinien für die Gewährung von Lockerungen festgelegt wurden, einfach ignoriert, weil man meint, diesen einen Fall als extreme Ausnahme behandeln zu müssen.

In der Auseinandersetzung um die Gewährung oder die Rücknahme von Lockerungen verschwindet der eigentliche Unterbringungsgrund. Es tritt eine Kriterienreduktion ein: Beurteilt wird nicht mehr die in der Auslösetat zutage getretene Gefährlichkeit des Patienten, sondern sein Wohlverhalten in der Unterbringung oder seine mangelnde Konformität (Rasch 1984). Die auf nichtordnungsgemäßes Verhalten erfolgte Rückstufung bringt den Patienten auf eine mehr oder minder ausgedehnte Warteschleife; u. U. muß er ganz zurück an den Start.

Überlange Unterbringungszeiten im Maßregelvollzug (Blau 1985) resultieren vielfach nicht aus einem kritischen Abwägen möglichen sozialschädlichen Verhaltens, sondern ergeben sich aus der Rückstufungsautomatik bei Lockerungspannen. Der Beschluß des Bundesverfassungsgerichts zum Maßregelvollzug vom 8.10.1985 hält Gerichte wie Sachverständige dazu an, sich bei Entscheidungen über die Fortdauer der Unterbringung intensiver mit der Persönlichkeit des Untergebrachten auseinanderzusetzen und zu klären, welche Straftaten von ihm aufgrund seines Zustands zu erwarten sind.

Die Konzentration der Teamdiskussionen auf das Thema Lockerungen bei der Beurteilung eines Untergebrachten vermittelt mitunter den paradoxen Eindruck, daß die wegen der vermuteten Gefährlichkeit angeordnete Freiheitsentziehung eigentlich nur den Sinn hat, die Gewährung von Lockerungen zu ermöglichen. Der entscheidende Grund für die zentrale Stellung, die der Lockerungsthematik im Maßregelvollzug eingeräumt wird, dürfte sein, daß die Gewährung von Lockerungen in der Durchführung der Unterbringung stark unterschiedliche Funktionen hat: Sie sollen den Untergebrachten zur Mitarbeit motivieren, sie sind Teil seiner Behandlung und dienen schließlich zur Messung des eingetretenen Behandlungserfolgs.

Funktion: Motivation

Wer eingesperrt ist, hat in der Regel den verständlichen Wunsch, der Freiheitsentziehung zu entkommen. Ist das nicht möglich oder inopportun, wird versucht, die Bedingungen der Einsperrung abzumildern, zu „lockern". In manchen Institutionen mit therapeutischem Anspruch ist dieser Wunsch der Eingesperrten, für sich Lockerungen durchzusetzen, das einzige klar festgelegte und kontinuierlich beibehaltene Prinzip in der Entwicklung der Einrichtung, während verbindliche Leitlinien für das eigentliche therapeutische Handeln nur schwer erkennbar sind. Einfach ausgedrückt: Die Insassen einer Einrichtung sind mitunter die einzigen, die sicher wissen, was sie wollen.

Der hohe Wert von Lockerungsmaßnahmen in den Augen der Untergebrachten verschafft den Personalangehörigen, die über die Gewährung und Versagung von Lockerungen zu entscheiden haben, eine große Macht über die Insassen. Die mit den Lockerungen verbundenen Freiheiten sind ein Gut, das im Tausch gegen andere Güter erlangt werden kann. Tauschobjekte aus der Sicht des Personals sind Bereitschaft, therapeutische Angebote anzunehmen, Kooperation mit dem Stab, Wohlverhalten im allgemeinen. Es liegt auf der Hand, daß sich damit die Gefahr eröffnet, die Insassen lediglich zum Anstaltskonformismus zu erziehen. Zum anderen ist aber selbst dieses Anpassungsverhalten nicht so eindeutig zu definieren, da totale Institutionen oft nur deswegen funktionieren, weil Verstöße gegen die Anstaltsordnung geflissentlich übersehen werden. Von Bedeutung ist dabei, daß die Insassen außer der Unterwerfung unter das Reglement noch andere Tauschobjekte anzubieten haben, wie Zuwendung und Lob für einzelne Stabsmitglieder oder Denunziationen anderer Untergebrachter. Nach einer längeren Heim-, Gefängnis- und Anstaltskarriere wissen die Insassen, wie man die Mitglieder des Behandlungsteams „anschiebt" und gegeneinander ausspielt.

Volckart (1984a) ist beizupflichten, wenn er meint, daß es verfehlt wäre, „Vollzugslockerungen und Urlaub als Belohnung für Wohlverhalten im Vollzug zu konzipieren". In der Realität der Unterbringung wird eine Vollzugslockerung aber als eine Belohnung erlebt, die „gewährt" wird. Die kommt nicht zuletzt in der für Lockerungen synonym benutzten Bezeichnung „Vergünstigung" zum Ausdruck.

Der Kampf um die Lockerungen wird zudem ganz entscheidend unter dem Gesichtspunkt der Gleichbehandlung geführt. Die Insassen pochen darauf, daß ihnen die gleichen Rechte zugestanden werden wie anderen, sofern sie sich nichts zuschulden kommen ließen. Daß mit dem Verzicht auf eine individualisierende Reaktion ein untherapeutisches Prinzip herangezogen wird, bedarf keiner Erläuterung. Seine Anwendung läßt sich allenfalls mit dem Argument rechtfertigen, daß auf diese Weise die Institution als therapeutisches Instrument gefestigt werden kann, möglicherweise unter Opferung der berechtigten Interessen einzelner.

Das Verlangen der Insassen nach Gleichbehandlung hat die deutlichsten Auswirkungen in den Reaktionen, die auf Regelverstöße während der Lockerungen erfolgen. Alkohol- oder Rauschmittelgenuß, Terminüberschreitungen und Entweichungen werden sanktioniert. Da man nicht strafen möchte, ist man in manchen Einrichtungen dazu übergegangen, einen Katalog von euphemistisch als „Konsequenzen" bezeichneten Sanktionen zu entwickeln, der dem Grundsatz der Gleichbehandlung Rechnung trägt und von dem entsprechend eine generalpräventive Wirkung erwartet wird. Die Schaffung derartiger Sanktionstabellen mit festen Taxen ist in den einzelnen Anstalten aus der Erfahrung abzuleiten, daß eine individualisierte, den Problemen des einzelnen differenzierend und mit Toleranz begegnende Haltung für die Einrichtung die Gefahr von Willkür und Desorganisation heraufbeschwört; sie ist insofern eine Art Notwehrreaktion. Eine weitere Rechtfertigung findet dieses Vorgehen in dem therapeutischen Ansatz, emotional stark gestörten Persönlichkeiten, wie sie vielfach unter Rechtsbrechern vertreten sind, möglichst klare Rahmenbedingungen anzubieten, die als eine Art externalisiertes Gewissen verhaltensbestimmend werden.

Funktion: Therapie

Lockerungen der Freiheitsentziehung gelten für sich als therapeutische Maßnahme. Es wird davon ausgegangen, daß bei dem strafrechtlich in Erscheinung getretenen Patienten Defizite bestehen, die ihm die allgemeine soziale Durchsetzung und Anpassung erschweren. Er hat Schwierigkeiten, eine Partnerbeziehung dauerhaft aufzubauen, das Verhältnis zu seinen Angehörigen ist gestört, auf jeder Arbeitsstelle hat er über kurz oder lang Schwierigkeiten, auch im Umgang mit den Behörden, auf deren Unterstützung er angewiesen ist, zeigt er sich unbeholfen.

Vollzugslockerungen und Urlaub sind, wie Volckart (1984a, S. 77) es formuliert hat, „nicht nur Abschwächungen des Freiheitsentzugs, sondern positive Behandlungsmaßnahmen, die die intramurale Behandlung sinnvoll ergänzen". Volckart fährt fort: „Sie ermöglichen in besonderem Maße soziales Lernen: Aufbau der Verantwortung für sich selbst, Ausgestaltung familiärer und partnerschaftlicher Beziehungen, Umgang mit Arbeitskollegen, Vorgesetzten, Behörden und Nachbarn sowie bei Alkohol- und Drogenproblemen Einübung der Abstinenz." Venzlaff u. Schreiber (1981) gebrauchen in diesem Sinne den Begriff der „therapeutischen Vollzugslockerung".

Die Indikation zur Durchführung von Maßnahmen des sozialen Trainings mag sich mitunter auch aus dem defektuösen Verlauf bestimmter Erkrankungen oder den Folgen eines langdauernden desozialisierenden Krankenhausaufenthalts ergeben. Als Maßnahmen, für die eine therapeutische Indikation besteht, kann es sich bei solchen Lockerungen nicht um zögernd gewährte Zugeständnisse an den Patienten handeln, sondern um mehr oder weniger angeordnete Aktionen.

Der Verzicht auf derartige Resozialisierungsschritte dürfte im Hinblick auf die vorangegangene Behandlung in der künstlichen Krankenhauswelt kaum einmal zu vertreten sein, selbst wenn man bei einem Patienten hinreichende soziale Kompetenz unterstellt. Die Rücknahme der Maßnahme ist therapeutisch unter dem Gesichtspunkt zu sehen, daß sie nicht die erwartete therapeutische Wirkung hatte, sondern sich eher schädlich auswirkte. In der Zeit der Rücknahme der Lockerungen kommen andere therapeutische Verfahren zum Zuge.

Fragwürdig wird die therapeutische Funktion der Lockerungsmaßnahmen, wenn keine Einlagerung in einen individuellen Behandlungsplan existiert. Gewiß sollte einem Untergebrachten Gelegenheit gegeben werden, seine Freizeit nach eigenen Vorstellungen zu gestalten; offiziell verplante Freizeit wäre schon vom Begriff her ein Unding. Für eine Persönlichkeit, die es bis dahin eben nicht gelernt hatte, etwas mit ihrer Freizeit anzufangen, bedeutet die bloße Erlaubnis zu ungefülltem, ziellosem Herumstreunen eine Belastung, die das Risiko des Auflebens unerwünschter Verhaltensmuster einschließt. Um als therapeutische Lockerungsmaßnahme anerkannt werden zu können, muß die Maßnahme zumindest die Chance einer echten Verhaltensalternative enthalten.

Die Freizeitgestaltung läßt ein Problem besonders deutlich hervortreten, das allen therapeutisch gemeinten Lockerungsmaßnahmen eigen ist: sie sind nur dann sinnvoll einzusetzen, wenn zuvor beim Patienten Bereitschaft und Ansprechbarkeit für das Angebot erzeugt wurden. Freizeitangebote werden in den Einrichtungen als sozialtherapeutische Maßnahmen regelmäßig konzipiert, aber nur selten über längere Zeit auch praktiziert. Der eine Grund hierfür mag darin liegen, daß die speziellen angebotenen Aktivitäten außerhalb der Interessen- und Erlebnissphäre des Adressatenkreises liegen. Vielleicht wichtiger noch dürfte sein, daß eigentlich weder Bedürfnis noch Fähigkeit zur „Freizeitgestaltung" im Sinne bürgerlicher Lebensauffassung bestehen. Ähnlich sind die Chancen der Verwirklichung anderer als sozialtherapeutisch geltender Maßnahmen zu bewerten. Die Zuweisung eines Arbeitsplatzes oder die Vermittlung einer Arbeitsstelle schließen nicht die Fähigkeit ein, die Arbeit auch durchzuhalten. Die Ermöglichung von Partnerschaft ist nicht gleichzusetzen mit der Vermittlung der Fähigkeit, sie auch wirklich zu begründen.

Funktion: Erprobung

Verhaltensvorhersagen gelten in der Kriminologie als ungelöstes, vielleicht sogar unlösbares Problem (s. z. B. Monahan 1981; Quinsey 1984; Harding u. Adserballe 1983). Die Scheu vor Verhaltensvorhersagen mag insofern erstaunen, weil die Möglichkeit, Verhalten mit einiger Verläßlichkeit vorherzusagen, eine wesentliche Grundlage unseres sozialen Lebens ist. Wir treffen Verabredungen, planen Konferenzen, buchen Flüge; das alles wäre nicht vernünftig, wenn nicht antizipierbares, sondern eher zufälliges Handeln dominieren würde. Die als extrem angesehenen Schwierigkeiten der Kriminalprognose sind offenbar in Umständen begründet, die außerhalb des Umkreises normaler sozialer Erwartungen liegen.

Die Ursachen für die Schwierigkeiten der Kriminalprognose sind vielfältig. Eine dürfte sein, daß die als kriminell definierten Handlungen sich meist nicht in Situationen vollziehen, in die allgemein wirksame Verhaltenserwartungen eingehen, sondern in sozialer Randständigkeit, in unscharfen, im Augenblick entstandenen Strukturen. Die kriminologische Forschung hat in jüngster Zeit empfohlen, bei prognostischen Erwägungen das Augenmerk stärker auf die Situation als auf die Persönlichkeit zu lenken (Monahan 1981; Steadman 1982). Zu bedenken ist dabei auch, daß abnorme Persönlichkeiten dazu neigen, sich die für sie spezifischen Situationen selbst zu schaffen.

Man könnte sagen, die Schwierigkeiten der kriminologischen Verhaltensvorhersage fordern geradezu heraus, den Entwicklungsstand eines Probanden realitätsgerecht in einer Belastungssituation auszutesten. Zeigt ein Proband Anzeichen für eine Entwicklung in der gewünschten Richtung, wird er in eine Situation gebracht, die Auskunft darüber geben kann, ob die positiven Anzeichen auch verläßlich sind. Für den Untergebrachten bedeutet die erfolgreiche Konfrontation mit der sozialen Realität einen wichtigen Schritt aus den reduzierten Erlebnismöglichkeiten der Krankenhauswelt.

Die Vorhersage künftigen nichtkriminellen Verhaltens wird also am Bestehen von „Belastungserprobungen" gemessen. Kommt es zu irgendwelchen Zwischenfällen wie Straftaten, Drogen- oder Alkoholkonsum, wird hieraus eine Überschätzung der positiven Entwicklung abgeleitet. Die neuerliche Belastungserprobung wird auf einen späteren Termin verschoben. Die Pause bietet die Möglichkeit, das eingetretene Scheitern aufzuarbeiten und neue Zwischenziele auf dem Wege der Resozialisierung zu bestimmen.

Der Begriff der Belastungserprobung kann als unmittelbarer Beweis für die mangelnde Fähigkeit von Psychologen und Psychiatern herangezogen werden, Verhalten vorherzusagen. Er bedeutet, daß man zur Abschätzung der möglichen Gefahr, die von einer Persönlichkeit ausgeht, ein Realexperiment benötigt, d. h. die Exposition der als möglicherweise gefährlich erachteten Persönlichkeit in

Tabelle 1. Die Funktionen von Lockerungen im Maßregelvollzug

Bedeutung	Gewährung		Versagung		Kritische Aspekte
	Indikation	Funktion	Indikation	Funktion	
Motivation	Kooperation, Wohlverhalten, Krankheitseinsicht	Belohnung, Verpflichtung zum Durchhalten, Eröffnung von Perspektiven, Gleichbehandlung	Verweigerung, Kommunikationsabbruch, Entweichung, disziplinarische Verstöße	Bestrafung, Erziehung, Generalprävention (Gleichbehandlung)	Bloßes Nachgeben gegenüber Druck, korruptives Arragement, Manipulation und Spaltung des Personals, Erziehung zur Anstaltsanpassung
Therapie	Individuelle Defizite und Bedürfnisse, soziale Inkompetenz, Kontaktstörungen	Soziales Training, Aufbau und Erhaltung von Partnerschaft und anderen Kontakten, Ausbildung und soziale Erfahrungen	Konflikte in Beziehungen, Aufgeben der Arbeitsstelle, Scenekontakte	Sicherung des Therapieverlaufs bzw. der therapeutischen Maßnahmen, Abwehr von Störungen und negativen Einflüssen	Mangelnde Konzeptualisierung, fragliche Abstimmung am Therapieziel
Erprobung	Entwicklung im therapeutisch gewünschten Sinne, stabiles Verhalten	Prüfung der auf andere Weise erhobenen Befunde, Realitätstestung, Erfolgserlebnisse, Selbstbestätigung	Enttäuschte Erwartungen, Pannen, soziales Scheitern, auffälliges Verhalten, Straftaten, Drogen- und Alkoholkonsum	Aufschub der Belastung, Möglichkeit der therapeutischen Aufarbeitung, Definition neuer Lernziele	Versuch-Irrtum-Methode, Gefährdung anderer, Überforderung, Erfahrung erneuten Scheiterns

eine Situation, in der sie die befürchteten Handlungen begehen könnte. Die Belastungserprobung hat danach den Charakter des Vorgehens nach der Versuch-Irrtum-Methode. Kommt es zu einem Zwischenfall, auch wenn er objektiv nicht gewichtig ist, bedeutet dies auf seiten des Beurteilers den Beweis einer Fehleinschätzung. Für den Probanden selbst, der durch die Erprobung möglicherweise in eine Überforderungssituation versetzt wurde, bringt der Zwischenfall und die aus ihm resultierende Zurücksetzung in der Lockerungskarriere die Erfahrung neuen Scheiterns (Tabelle 1).

Diskussion

Die Vieldeutigkeit der Lockerungsmaßnahmen wird besonders dann ansichtig, wenn es während der Durchführung zu Zwischenfällen kommt. Eine Lockerung, die vielleicht nur deswegen genehmigt wurde, weil der Patient immer wieder auf sie drängte und man sich seiner Kooperation versichern wollte, wird im Falle einer Entweichung oder einer neuen Straftat nachträglich zur unerläßlichen Behandlungsmaßnahme umdefiniert.

Die nach §§ 11, 13 StVollzG für den Strafvollzug vorgesehenen Lockerungen und Beurlaubungen besitzen im übrigen die gleichen vielfältigen Funktionen. Stärker auslegungsbedürftig als beim Maßregelvollzug ist dabei allerdings der Behandlungsaspekt. Die Definition der Lockerungen als Behandlungsmaßnahmen (Calliess u. Müller-Dietz 1983, S. 85) ist insofern nicht unbedenklich, weil damit ein globaler Behandlungsanspruch gegenüber Menschen erhoben wird, die zur Verbüßung einer Freiheitsstrafe verurteilt wurden, d. h. nicht zu einer Behandlung. Das gilt umso mehr, nachdem im Unterschied zu den Entwürfen zum Strafvollzugsgesetz in § 2 StVollzG nicht mehr vom Behandlungsziel, sondern von einem Vollzugsziel die Rede ist. Es ist daher Volckart (1984 b) zu folgen, wenn er den Lockerungen im Strafvollzug die Aufgabe zuweist, im Sinne von § 3 Abs. 2 und 3 StVollzG den schädlichen Folgen des Freiheitsentzugs entgegenzuwirken und die Wiedereingliederung zu erleichtern. Die Belohnungs- und Erprobungsfunktionen haben in der Sicht der Beteiligten (Stab und Gefangene) jedoch zweifellos größere Bedeutung. Die Erprobungsfunktion der Lockerungen kommt klar in den Stellungnahmen der Justizvollzugsanstalten zur Strafaussetzung zum Ausdruck, wenn darauf hingewiesen wird, daß der Verurteilte so und so viele Lockerungsmaßnahmen beanstandungsfrei absolviert hat.

Volckart (1984b) hat aus der Ratio der §§ 63, 64 StGB abgeleitet, daß der im Maßregelvollzug Untergebrachte einen Rechtsanspruch auf Vollzugslockerungen und die Gewährung von Urlaub hat, wenn davon keine Gefahr ausgeht. „So wie der Patient bei völligem Wegfall der Gefahr alsbald zu entlassen ist, so hat er ein Recht auf kurzfristige Freiheit in Form von Ausgang, Freigang oder Urlaub, wenn die Gefahr soweit zurückgedrängt ist, daß davon kein Schaden droht."

Das wiederholt erwähnte schwierige Prognoseproblem wird hier eher beiläufig berührt. Abgesehen von den ungelösten wissenschaftlichen Problemen kann die Fehlvorhersage bei der Gewährung von Vollzugslockerungen deswegen noch vermehrtes Interesse auf sich ziehen, weil in den letzten Jahren Ärzte strafrechtlich belangt wurden, nachdem ihnen unterstellte Maßregelvollzugspatienten

Straftaten begangen hatten. Am auffälligsten ist hieran vielleicht, daß diese Strafverfolgung als Novum zu einem Zeitpunkt einsetzt, da sich in mehreren Maßregelvollzugseinrichtungen der Bundesrepublik hoffnungsvolle therapeutische Ansätze abzeichnen.

Die Konsequenzen, die aus diesen Bestrafungen für die Praxis des Maßregelvollzugs entstehen, lassen sich noch nicht abschätzen. In der internationalen Diskussion wurden die Vorwürfe, die gegen Ärzte im Fall von zu günstigen Beurteilungen erhoben wurden, als Grund für die restriktive Entlassungspraxis aus Sicherungsabteilungen angesehen (Montandon 1979). Ein Ausweg, der für die therapeutisch Verantwortlichen eine Entlastung bringen könnte, wird in der Erweiterung des Kreises gesehen, der an der Entscheidung über die Lockerungen zu beteiligen ist. Die einschlägigen Ländergesetze, soweit sie bisher erlassen wurden, haben unterschiedliche Lösungen gefunden. Das Maßregelvollzugsgesetz von Niedersachsen vom 1.6.82, wo Venzlaff Erfahrungen mit der zögerlichen Zusammenarbeit mit den Behörden machen konnte (Venzlaff u. Schreiber 1981), sieht in § 15 Abs. 5 die Anhörung und in den als besonders gefährlich erachteten Fällen die Zustimmung der Vollstreckungsbehörde vor der Bewilligung von Freigang, Ausgang oder Urlaub vor.

Angesichts der anerkannten methodischen Unzulänglichkeit, verläßliche Kriminalprognosen zu erstellen, dürfte die Hinzuziehung unkundiger Außenstehender nur die Vermehrung von Ungewißheit nach sich ziehen. Resultieren könnte allenfalls ein nachträgliches Schuldzuweisungsspiel. Das niedersächsische Modell eines in den Einrichtungen etablierten Sicherheitsbeauftragten, von dem zwar keine besonderen Qualifikationen verlangt werden, dessen Veto jedoch jede therapeutische Maßnahme blockieren kann, stellt zweifellos einen eher abschreckenden Versuch dar, die hier anstehenden Schwierigkeiten in den Griff zu bekommen. Sicherheitsdenken und -bedenken werden hier in einer geradezu allmächtigen Gegenposition zur therapeutischen Orientierung der Klinik aufgebaut, deren therapeutisches Personal sich veranlaßt sieht, stets auf das Wohlwollen eines von der Idee her antitherapeutisch ausgerichteten Entscheidungsträgers zu schielen.

Die grundsätzlichen Schwierigkeiten der Verhaltensvorhersage können weder übermächtiges Sicherheitsdenken rechtfertigen noch die Resignation, sich nicht um Prognoseentscheidungen zu bemühen. Analysiert man retrospektiv Zwischenfälle, die im Zuge von Lockerungen innerhalb des Maßregelvollzugs vorgekommen sind, stellt man nicht selten fest, daß aufgrund der eingetretenen Kriterienreduktion wesentliche Dimensionen der Prognoseerstellung gar nicht berührt wurden. In den Maßregelvollzugseinrichtungen sollte es zur Routine des wissenschaftlich geschulten Personals werden, vor der Gewährung von Lockerungen sich anhand einer Art Checkliste über den Entwicklungsstand des Patienten klarzuwerden. Entscheidende Dimensionen müßten hierbei sein: der Tatkomplex (Situation vs. Persönlichkeit), der Persönlichkeitsquerschnitt bzw. die aktuelle Krankheitssymptomatik, das bislang in der Unterbringung beobachtete Verhalten sowie die sozialen Perspektiven im Falle der Durchführung der Lockerungen, d. h. die Antizipation der zu erwartenden relevanten Situation (Rasch 1985). Ein von therapeutischen Intentionen geleitetes kritisches Durchdenken der möglichen Gefahren in diesen Dimensionen dürfte zwar nicht eine Patentlösung bieten, die jede Fehlprognose ausschließt. Das Risiko würde jedoch nicht blind und zufällig eingegangen werden, sondern kalkuliert.

Literatur

Blau G (1985) Regelungsmängel beim Vollzug der Unterbringung gemäß § 63 StGB. In: Vogler T, (Hrsg) Festschrift für Hans-Heinrich Jescheck zum 70. Geburtstag. Duncker & Humblot, Berlin

Calliess RP, Müller-Dietz H (1983) Strafvollzugsgesetz. 3. Aufl. Beck'sche Verlagsbuchhandlung, München

Evangelische Akademie Hofgeismar (Hrsg) Maßregelvollzug in einem psychiatrischen Krankenhaus (Protokoll Nr. 178/1981 der Tagung vom 3.–5.4.1981)

Harding TW, Adserballe H (1983) Assessment of dangerousness: Observations in six countries. Int J Law Psychiatr 6:391–398

Leygraf N, Heinz G (1984) Stationäre psychiatrische Behandlung psychisch kranker Straftäter. In: Blau G, Kammeier H (Hrsg) Straftäter in der Psychiatrie. Situation und Tendenzen des Maßregelvollzugs. Enke, Stuttgart

Monahan J (1975) The prediction of violence. In: Chappell D, Monahan J (eds) Violence and criminal justice. Lexington Books, Toronto, London

Monahan J (1981) Predicting violent behavior: An assessment of clinical techniques. Sage, Beverly Hills

Montandon C (1979) Actualités bibliographiques: La dangerosité, revue de la littérature anglosaxonne. Déviance Société 3:89–104

Quinsey VL (1984) Politique institutionelle de libération. Identification des individus dangereux. Une revue de la littérature. Criminologie 17:53–78

Rasch W (1976) Zu den Bedingungen der Personal-Kooperation in sozialtherapeutischen Anstalten. Gruppendynamik 7:352–359

Rasch W (1984) Zur Praxis des Maßregelvollzugs. Verhalten in der Institution als Basis der Prognosebeurteilung. In: Eisenbach-Stangl I, Stangl W (Hrsg) Grenzen der Behandlung. Westdeutscher Verlag, Opladen

Rasch W (1985) Die Prognose im Maßregelvollzug als kalkuliertes Risiko. In: Schwind HD (Hrsg) Festschrift für Günter Blau zum 70. Geburtstag. De Gruyter, Berlin New York, S 309–325

Steadman H (1982) A situational approach to violence. Int J Law Psychiaty 5:171–186

Venzlaff U (1978) Der psychisch Kranke im Spannungsfeld zwischen Behandlungsauftrag und Rechtsnorm. In: Lauter H, Schreiber HL (Hrsg) Rechtsprobleme in der Psychiatrie. Rheinland-Verlag, Köln S 12–26

Venzlaff U, Schreiber HL (1981) Der Maßregelvollzug – Stiefkind der Strafrechtsreform? In: Bergener M (Hrsg) Psychiatrie und Rechtsstaat. Luchterhand, Neuwied Darmstadt

Volckart B (1984a) Maßregelvollzug. Luchterhand, Neuwied Darmstadt

Volckart B (1984b) Rechtsanspruch auf Vollzugslockerung und Urlaub im Maßregelvollzug. Recht u. Psychiatrie 2:3–6

Die Zukunft der sozialtherapeutischen Anstalten

F. Specht

Mit der Strafrechtsreform von 1969 wurde die sozialtherapeutische Anstalt unter den Maßregeln der Besserung und Sicherung in das Strafgesetzbuch aufgenommen. Sie sollte solchen Menschen eine Möglichkeit zu nachhaltigen Veränderungen geben, bei denen wiederholte Straftaten darauf schließen lassen, daß ihre Persönlichkeitsentwicklung gestört oder beeinträchtigt wurde. Der § 65 StGB sah deswegen für bestimmte Gruppen von Tätern vor, daß das Tatgericht ihre Aufnahme in eine sozialtherapeutische Anstalt anordnen kann. Der § 65 wurde jedoch nicht in Kraft gesetzt und nach 2maligem Aufschub schließlich 1984 durch den Gesetzgeber wieder aufgehoben.

Inzwischen war allerdings 1977 mit dem Strafvollzugsgesetz eine andere gesetzliche Grundlage hergestellt worden. Der § 9 StVollzG sieht vor, daß ein Gefangener in eine sozialtherapeutische Anstalt verlegt werden *kann*, „wenn die besonderen therapeutischen Mittel und sozialen Hilfen dieser Anstalt zu seiner Resozialisierung angezeigt sind". Dazu sind im Gesetz besondere Regelungen für Aufnahme auf freiwilliger Grundlage, Urlaub und nachgehende Betreuung vorgesehen (§§ 123-126 StVollzG).

Während § 65 StGB die Bundesländer genötigt hätte, soviel Plätze in sozialtherapeutischen Anstalten einzurichten wie nach richterlicher Anordnung der Maßregel erforderlich sind (nach Schätzungen 10-15 % der Platzzahl in den Justizvollzugsanstalten), hat § 9 StVollzG diese Wirkung nicht. Da ein Gefangener zwar in eine sozialtherapeutische Anstalt verlegt werden *kann*, nicht etwa verlegt werden *soll*, bleibt es den Bundesländern überlassen, ob sie das gegenwärtige Mißverhältnis zwischen Bedarf und Aufnahmemöglichkeiten fortbestehen lassen oder ob sie weitere sozialtherapeutische Anstalten einrichten.

Seit 1969 sind in 9 Bundesländern sozialtherapeutische Anstalten mit zusammen rund 650 Plätzen (etwa 1 % der Plätze in allen Justizvollzugsanstalten der Bundesrepublik) entstanden. Diese Anstalten waren zunächst als Modellversuche eingerichtet worden, mit denen man sich auf das Inkrafttreten des § 65 StGB vorbereiten wollte. Mit Ausnahme von Berlin (200 Plätze) handelte es sich deswegen um kleine Einrichtungen mit 25-60 Plätzen. Nachdem sich abzeichnete, daß § 65 StGB nicht in Kraft treten würde, hat sich an der geringen Platzzahl und der ungleichmäßigen Verteilung nichts Entscheidendes geändert. Hinzugekommen sind lediglich neue Einrichtungen bzw. Erweiterungen in Hamburg (Altengamme), in Kassel und in Lübeck.

Die Neufassung des § 123 StVollzG sieht im übrigen vor, daß neben den von den übrigen Vollzugsanstalten *getrennten* sozialtherapeutischen *Anstalten* (Abs. 1) aus besonderen Gründen auch sozialtherapeutische *Abteilungen in* anderen Vollzugsanstalten (Abs. 2) eingerichtet werden können. Derzeit wird auch von dieser Möglichkeit noch kaum Gebrauch gemacht. Die Regelung birgt im übrigen aber auch die Gefahr in sich, daß Teile einer Vollzugsanstalt zur sozialtherapeutischen Abteilung bestimmt werden, ohne den Anforderungen an eine sozialtherapeutische Anstalt zu entsprechen. Im Strafvollzugsgesetz fehlen nämlich Anhaltspunkte für Mindestanforderungen an die „therapeutischen Mittel und die besonderen sozialen Hilfen", wie sie aus § 65 StGB immerhin noch erschlossen werden konnten (vgl. u. a. Hanack 1978).

Entwicklung der sozialtherapeutischen Anstalten in der Bundesrepublik Deutschland

Auf die Einführung der sozialtherapeutischen Anstalten im Rahmen der Strafrechtsreform haben Vorbilder aus anderen Ländern, u. a. aus den Niederlanden und aus Skandinavien Einfluß gehabt. Die Entwicklung der sozialtherapeutischen Anstalten in der Bundesrepblik ist jedoch von Anfang an eigene Wege gegangen. Unterschiedliche Problemschwerpunkte bei den Gefangenen, die – über ebenfalls unterschiedliche Aufnahmeverfahren – in die Modelleinrichtungen gelangten, die jeweiligen fachlichen Voraussetzungen der Mitarbeiter sowie methodische Weiterentwicklungen haben zu verschiedenartigen Gestaltungen geführt. Hätte § 65 StGB Bestand gehabt, wäre aufgrund der in den Modellversuchen gesammelten Erfahrungen sicherlich eine Neufassung notwendig geworden.

Austausch und Aufarbeitung dieser Erfahrungen konnten u. a. von 1976 bis 1981 in Arbeitsgemeinschaften stattfinden, die 7mal rund 60 Mitarbeiter aus den sozialtherapeutischen Anstalten (allgemeiner Vollzugsdienst, Fachdienste) sowie Fachleute aus wissenschaftlichen Instituten und den Vollzugsbehörden im Zentrum für interdisziplinäre Forschung der Universität Bielefeld zusammengeführt haben. Trotz verschiedenartiger Größenordnungen, Ausstattung, Belegung und Entwicklung der einzelnen Anstalten haben sich dabei grundlegende Übereinstimmungen ergeben:

- Das Vorgehen ist nicht einseitig an bestimmten psychotherapeutischen oder medizinischen Vorstellungen orientiert, sondern ist zumindest ebenso auf die Entwicklung sozialer Fähigkeiten ausgerichtet.
- Die Aufnahme in eine sozialtherapeutische Anstalt setzt nicht nur die Einwilligung des Gefangenen voraus, sondern muß zumeist auch zuvor von ihm selbst beantragt werden.
- Der Aufenthalt in der sozialtherapeutischen Anstalt bleibt – anders als bei einer Maßregel – auf die Dauer der verhängten Freiheitsstrafe begrenzt.
- Überwiegend kann aus der sozialtherapeutischen Anstalt ein vorzeitiger Übergang in Freiheit erfolgen (nach dem Freigang auch in Form von Urlaub zur Vorbereitung der Entlassung bis zur Dauer von 6 Monaten gem. § 124 StVollzG).

Auch die grundlegenden Annahmen über die Behandlungsnotwendigkeiten stimmen weitgehend überein. Sie sind allerdings nicht in solchen Täterkategorien zu fassen, wie sie noch die Formulierungen des § 65 StGB bestimmt haben. – Bei den vielfach rückfälligen Tätern geht es um Menschen, die nicht mehr über ausreichende Möglichkeiten verfügen, ihre Lebensverhältnisse mit den von der Gesellschaft gebilligten Mitteln zu gestalten und denen es des deswegen auch an Zuversicht in den Erfolg rechtmäßiger Verhaltensweisen mangelt. Um die Beeinträchtigungen ihrer Entwicklung und ihre Benachteiligungen auszugleichen, bedürfen sie der Unterstützung beim Erkennen und Klären von Bedürfnissen, Empfindungen, Einstellungen und Beziehungen ebenso wie der Erweiterung von Verhaltensformen, Kenntnissen und Fertigkeiten. Die Möglichkeiten der sozialtherapeutischen Anstalt sollen sie in die Lage versetzen, künftig den Erwartungen und Anforderungen in allen ihren Lebensbereichen und Beziehungen besser zu entsprechen und Konflikte auf zugelassene Weise zu bewältigen.

Das läßt sich nicht allein durch den punktuellen Einsatz psychotherapeutischer oder sozialpädagogischer Methoden erreichen, sondern erfordert ein Vorgehen, bei dem

– das gesamte Lebensfeld in und außerhalb der Anstalt berücksichtigt wird,
– die verschiedenen Handlungs- und Beziehungsformen innerhalb der Anstalt unter der Zielsetzung einer therapeutisch wirksamen Gemeinschaft miteinander verbunden werden,
– psychotherapeutische, pädagogische, sozialpraktische und arbeitstherapeutische Methoden an den besonderen Problemlagen der Klienten orientiert werden (vgl. Eger u. Specht 1981).

Es lassen sich daraus eine Reihe von Grundsätzen ableiten, mit denen auch wesentliche Unterschiede zwischen sozialtherapeutischen Anstalten und Einrichtungen des Regelvollzugs deutlich werden (Fistera 1984). Vor allem sind zu nennen:

– Selbstverantwortung: Klienten erfahren, daß letzten Endes nur sie selbst ihre Probleme und Schwierigkeiten bewältigen können und daß Sozialtherapie sie dabei lediglich unterstützen kann. Andererseits wird ihnen auch ein Teil der im Vollzug üblicherweise enteigneten alltäglichen Verantwortlichkeiten wieder zurückgegeben (u. a. Bestimmung über Kleidung, Geld, Raumgestaltung, persönliche Beziehungen, Zeiteinteilung).
– Alltägliches Lernen: Die Schwierigkeiten, die der einzelne Klient mitbringt, werden nicht erst dann sichtbar, wenn sie zu Straftaten führen. Einschränkungen der Handlungs- und Beziehungsmöglichkeiten und Festlegungen auf ungeeignete Problemlösungsmuster zeigen sich auch im Alltag des Zusammenlebens mit Klienten und Mitarbeitern, lassen sich hier aufgreifen und können so zum Gegenstand von Wahrnehmung, Überlegung und Veränderungsansätzen werden.
– Normalisierung der Lebensbedingungen: Sie ist Voraussetzung für die Erprobung veränderter Vorstellungen und Handlungsmöglichkeiten. Das bedeutet u. a. Einschluß innerhalb der Anstalt nur zur Nachtzeit, Besuchsmöglichkeiten ohne Aufsicht, Telefonerlaubnis und Wegfall von Briefkontrollen.

Tabelle 1. Behandlungsabschnitte in der sozialtherapeutischen Anstalt Bad Gandersheim

	1. Abschnitt	2. Abschnitt	3. Abschnitt		
Innerhalb der sozialtherapeutischen Anstalt	Vorgeschichte Untersuchung				
	Einführungskurs				
	Einzeltherapie	Einzeltherapie			
	Gruppentherapie	Gruppentherapie	Einzeltherapie		
	Soziales Training	Soziales Training			
	Wohngruppen-sitzung	Wohngruppen-sitzung	Wohngruppen-sitzung		
	Behandlungs-konferenz	Behandlungs-konferenz	Behandlungs-konferenz		
		Pädagogisches Programm		Freigang	Sonderurlaub (§ 124 StVollzG)
				Behandlungs-konferenz (Einzeltherapie)	
	Arbeit in der Anstalt	Arbeit in der Anstalt	Arbeiten in der Anstalt		Kontakte zur Behandlungsgruppe (Einzeltherapie)
	Wohnen	Wohnen	Wohnen	Wohnen	
Außerhalb der sozialtherapeutischen Anstalt	Therapeutischer Sport	Ausgänge zweck-gebunden ohne Begleitung oder mit Bezugsperson	Ausgänge zu selbstbestimmten Zwecken	Arbeit	Wohnen
	Begleitete Ausgänge			Ausgang	Arbeit
			Urlaub möglich	Urlaub möglich	
				Freigängerurlaub	

– Schrittweise Übergänge aus dem Bereich der Anstalt: Als Beispiel werden in Tabelle 1 die Behandlungsabschnitte in der sozialtherapeutischen Anstalt Bad Gandersheim (Niedersachsen) dargestellt, bei denen ein wachsender Anteil von Aktivitäten außerhalb der Anstalt stattfindet.

Ergebnisse der Modellversuche

Die Erfolge des Aufenthalts in einer sozialtherapeutischen Anstalt werden überwiegend nach der Legalbewährung (Rückfalluntersuchungen) beurteilt. Ein wichtiger Maßstab für die Wirksamkeit der institutionalisierten Sozialtherapie ist aber auch der psychologische Nachweis der Änderung von Verhaltens-, Erlebens- und Einstellungsmerkmalen (Egg 1979). Die bisherigen Erhebungen zur Legalbewährung konnten sich jeweils nur auf die Klienten eines Modellversuches erstrecken. Die geringe Platzzahl der einzelnen sozialtherapeutischen

Anstalten, die Dauer der Maßnahme und der für eine Beurteilung notwendige Bewährungszeitraum haben dabei zwangsläufig den Umfang der Katamnesen begrenzt. Abgesehen davon waren die Modellversuche eingerichtet worden, um Strukturen und Arbeitsformen sozialtherapeutischer Anstalten zu entwickeln und zu erproben, nicht aber um bereits ihre Wirksamkeit zu überprüfen. Die Nachuntersuchungen beziehen sich deswegen auf Klienten, deren Aufenthalt in einer sozialtherapeutischen Anstalt in unterschiedliche Entwicklungszeiträume gefallen ist und die nicht nur nach unterschiedlichen, sondern im Rahmen der Erprobung nicht selten auch geänderten Aufnahmegesichtspunkten ausgewählt waren.

Unter solchen Voraussetzungen ist es bemerkenswert, daß alle bisher ausgewerteten Rückfalluntersuchungen erkennen lassen, daß es nach der Entlassung aus einer sozialtherapeutischen Anstalt deutlich seltener zu Rückfällen kommt, als bei vergleichbaren Gruppen aus dem Regelvollzug (Rasch u. Kühl 1978; Dünkel 1980; Waxweiler 1980; Dolde 1982; Rehn u. Jürgensen 1983; Michelitsch–Träger 1983; Zusammenfassungen bei Driebold 1983; Dolde 1985).

Bei den vergleichenden Untersuchungen bleibt allerdings immer offen, ob sich die miteinander verglichenen Gruppen von Gefangenen nichts bereits von vornherein hinsichtlich ihrer Entwicklungsaussichten unterschieden haben. Wenn der Aufnahme in die sozialtherapeutische Anstalt eine persönliche Bewerbung vorweggeht und wenn dann auch noch eine fachliche Einschätzung der Therapiemotivation stattfindet, kann man vermuten, daß die Veränderungsaussichten derjenigen, die sich nicht bewerben oder die nicht aufgenommen werden, bereits unabhängig von der Art der Maßnahme ungünstiger sind, als bei den Aufgenommenen (vgl. Ortmann 1984). Außerdem findet auch noch während des Aufenthalts in einer sozialtherapeutischen Anstalt eine Auslese statt: Aus disziplinarischen Gründen (z. B. nach Gewalttätigkeiten) oder auch auf Antrag der Gefangenen kommt es zu Rückverlegungen in den Regelvollzug. Deren Häufigkeit war und ist in den einzelnen sozialtherapeutischen Anstalten unterschiedlich, machte teilweise bis zu 50 % der Aufnahmen aus, scheint aber gegenwärtig rückläufig zu sein.

Es ist versucht worden, diese Probleme bei den Rückfalluntersuchungen methodisch zu berücksichtigen. Besser könnte dies bei den gegenwärtigen Ansätzen zu prospektiven Untersuchungen gelingen, die auch die verschiedenartigen Einflüsse während des Behandlungsverlaufs einbeziehen.* Wie kritisch man aber mit den bisherigen Untersuchungen zur Wirksamkeit sozialtherapeutischer Anstalten auch umgehen mag, es darf dabei nicht aus dem Blick geraten, daß es sich grundsätzlich bei den dort aufgenommenen Gefangenen um Menschen handelt, die bislang trotz mehrfacher Verurteilungen erneut erhebliche Straftaten begangen haben. Wenn sie therapiemotiviert sind, bedeutet dies noch nicht, daß sie nur aus eigener Kraft daran etwas ändern können. So lag bei den Gefangenen, die während der Modellphase in die sozialtherapeutische Anstalt Bad Gandersheim aufgenommen wurden, die durchschnittliche Anzahl der vorangegangenen Verurteilungen wegen Raub, Körperverletzungen, Tötungs-

---

Forschungsgruppe Kriminologie am Max-Planck-Institut für ausländisches und internationales Strafrecht (Freiburg i. Br.).

Tabelle 2. Legalbewährung entlassener Klienten der Sozialtherapeutischen Anstalt Bad Gandersheim nach Auskunft des Bundeszentralregisters (10. und 14.12.1984). Weniger als 1/5 der Entlassenen wurde erneut zu einer Freiheitsstrafe ohne Bewährung verurteilt; 2/3 der Entlassenen sind bislang straffrei geblieben.

Entlassungsjahr	1976	1977	1978	1979	1980	1981	1982	1983	1984	1976-1984
Entlassene Klienten	4	1	3	9	3	5	5	6	8	44
Zu Geldstrafe verurteilt	2									2
Zu Freiheitsstrafe auf Bewährung verurteilt			1	2	1	1				5
Zu Freiheitsstrafe ohne Bewährung verurteilt	2		1	3		1	1			8
Straffrei	–	1	1	4	2	3	4	6	8	29

delikten, Sexualdelikten und Diebstahl bei 4,8, die durchschnittliche Gesamtdauer des bisherigen Freiheitsentzugs bei 5,5 Jahren. Die Zeiträume des Verbleibens in Freiheit waren bei den einzelnen Gefangenen immer kürzer geworden. Gegenüber den äußerst ungünstigen Aussichten, auf die solche Feststellungen schließen lassen, erscheint die soziale Relevanz statistischer Gruppenvergleiche problematisch und die Bedeutung eines Vergleichs zwischen individueller Prognose und tatsächlichem Verlauf wesentlicher. Ein ständig fortgeschriebenes Diagramm (Tabelle 2) für alle bisher aus der sozialtherapeutischen Anstalt Bad Gandersheim entlassenen Klienten faßt individuelle Verläufe zusammen und zeigt, daß noch nicht 20 % erneut zu Freiheitsstrafen verurteilt worden sind.

Grundlagen der Wirksamkeit – Widersprüche der Sozialtherapie in Unfreiheit

Es kann nicht mehr bezweifelt werden, daß Klienten, die aus einer sozialtherapeutischen Anstalt entlassen wurden, ihre Probleme besser bewältigen, ihre Beziehungen und ihre Arbeitssituationen besser gestalten können als zuvor und dauerhaft, zumindest aber länger in Freiheit verbleiben. Es ist jedoch schwierig, diejenigen Elemente des sozialtherapeutischen Vorgehens zu ermitteln, auf denen dies vor allen Dingen beruht. Soweit überhaupt definierte methodische Schwerpunkte miteinander verglichen werden konnten (vgl. Dünkel 1980), waren Unterschiede in den Ergebnissen nicht nachzuweisen. Das ließe sich damit erklären, daß die Klienten überlegt und zutreffend z. B. einer mehr psychotherapeutischen oder einer mehr sozialpädagogisch orientierten Teileinrichtung zugeordnet wurden. Der tatsächliche Grund dürfte dies aber nicht sein. Möglicherweise haben Wechselwirkungen zwischen den Erwartungen und Bereitschaften der Klienten auf der einen Seite, und auf methodischen Grundlagen beruhende Sicherheit, Beständigkeit, aber auch Beweglichkeit der sozialtherapeutischen Mitarbeiter andererseits ausschlaggebende Bedeutung. Unabhängig von einer bestimmten Methode erleben Klienten einer sozialtherapeutischen Anstalt, daß sie eines beständigen Interesses an ihrer Person und ihrer Entwicklung für wert gehalten werden, daß ihnen aber auch Anstrengungen um ihrer selber willen zugemutet werden. Mit welchen Vorstellungen von sich selbst und von ihrem eigenen Wert sie die Anstalt verlassen, ist vermutlich von großer Bedeutung für ihre Widerstandsfähigkeit gegenüber Rückfallversuchungen.

Wesentlich dürfte aber auch sein, wie sich die sozialtherapeutische Anstalt als Gemeinschaft mit ihrem immanenten Widerspruch auseinandersetzt: Sie hat es mit Menschen zu tun, denen ihre Freiheit - aus triftigen Gründen - vorerst genommen ist. Unter allen ihren inneren Beweggründen wird deswegen natürlicherweise die Wiedererlangung von Selbstbestimmung an erster Stelle stehen. Das kann sie dazu veranlassen, durch äußere Anpassung möglichst rasch Voraussetzungen für eine „Rückvergütung" von Freiheit zu erfüllen. Es kann aber auch dazu führen, daß Selbstbestimmung im inneren Widerstand und im Unterlaufen der freiheitsentziehenden Vollzugsbedingungen verwirklicht wird. Solche Einstellungen bedeuten Hindernisse für die Bereitschaft zu Veränderungen und die dazu notwendige Zusammenarbeit mit Personen des Systems Justizvollzug.

Die andere Seite des Widerspruchs: Der richterlich verhängte Freiheitsentzug erscheint notwendig, um die Allgemeinheit vor der Wiederholung gefährlicher Taten zu schützen. Verhindert oder erschwert der Freiheitsentzug aber eine Resozialisierung, dann schützt er die Allgemeinheit nur vorübergehend, nicht dauerhaft.

Sozialtherapie im Justizvollzug muß sich solch unausweichlichen Widersprüchen stellen. Sie lassen sich nicht grundsätzlich erledigen, sondern bewirken Spannung, die zu individuellen wie institutionellen Krisen führen, aber auch zu fortwährendem Bemühen um individuelle und institutionelle Lösungen bewegen kann.

Sozialtherapie wird für den einzelnen selten ohne Krisen verlaufen. Es werden ja die bisherigen Verhaltensformen und Verhaltensbegründungen und damit die bisherige Identität in Frage gestellt. In einer solchen Krise stellen Entweichungsversuche, aggressives Verhalten oder auch Vergehen, die ziemlich unsinnig wirken, zumeist nicht Rückfall oder „Versagen", sondern Versuche der Selbstvergewisserung dar. Trotzdem werden sie unter den Rahmenbedingungen der zumeist kleinen sozialtherapeutischen Anstalten nicht selten Anlaß für die bereits erwähnten Rückverlegungen.

Struktur und Gestalt der sozialtherapeutischen Anstalt

Mit Organisation und Arbeitsformen der zunächst als Modellversuche eingerichteten sozialtherapeutischen Anstalten in der Bundesrepublik Deutschland haben sich neben einzelnen Untersuchungen (Sagebiel 1979; Wenzel 1979; Schmitt 1980; Driebold 1981; Eger u. Specht 1981; Rosner 1984) u. a. der Fachausschuß V im Bundeszusammenschluß für Straffällige (1973, 1977 und 1981), die bereits erwähnten Arbeitsgemeinschaften sowie eine aus diesen hervorgegangene Forschungsgruppe (1980–1982) am Zentrum für interdisziplinäre Forschung in Bielefeld (Driebold 1983), zuletzt Egg (1984) zusammenfassend, vergleichend und auswertend befaßt.

Die Forschungsgruppe am Zentrum für interdisziplinäre Forschung hat auf der Grundlage solcher Auswertungen, in die auch Einrichtungen anderer Länder einbezogen wurden, in ständiger Verbindung mit den in der Praxis tätigen Fachleuten ein Grundmodell für künftige sozialtherapeutische Anstalten entwickelt (Driebold et al. 1984). Das Modell setzt die bisherigen Erfahrungen in eine Organisationsform, in miteinander verbundene Vorgehensweisen und in Verfahrensregelungen um. Es werden dabei Lösungen vorgeschlagen, die auch unter Kostengesichtspunkten als realistisch gelten müssen. Einer Zentraleinrichtung mit etwa 45 Plätzen sind bis zu 10 kleinere Außeneinrichtungen mit 5–15 Plätzen, zusammen noch einmal 100 Plätze, zugeordnet. Nach einer 6monatigen Anfangsphase in der Zentraleinrichtung soll in der Regel der Übergang in eine Außeneinrichtung erfolgen. Die im einzelnen erörterten Behandlungsformen stehen mit den hier bereits genannten Grundsätzen (s. oben) in Einklang.

Die Zukunft nach Aufhebung des § 65 StGB

Sozialtherapeutische Anstalten haben sich als geeignet erwiesen, bei vielfach rückfälligen Tätern zu erreichen, daß ihnen die Gesellschaft wieder mit Vertrauen begegnen kann, und daß es zu keinem weiteren Freiheitsentzug kommt. Die Erfahrungen, die in den als Modellversuchen eingerichteten sozialtherapeutischen Anstalten gemacht wurden, sind ausgewertet und haben zu gründlich vorbereiteten, konkreten und realistischen Vorschlägen für deren künftige Gestaltung geführt. In einzelnen Bundesländern übersteigt die Anzahl der Gefangenen, die sich um die Aufnahme in eine sozialtherapeutische Anstalt bewerben und dafür auch geeignet sind, die verfügbaren Plätze um ein Vielfaches.

Was liegt näher, als den Ergebnissen, Vorschlägen und Notwendigkeiten zu folgen und weitere sozialtherapeutische Anstalten einzurichten, statt einer Entwicklung ihren Lauf zu lassen, deren Ausdruck zunehmende Dauer der Freiheitsstrafen, international verglichen hohe Inhaftiertenzahlen und ein entsprechender Bedarf an kostspieligen Haftplätzen sind (vgl. Rehn 1984).

Tatsächlich ist mit der Aufhebung des § 65 StGB aber auf fast unbegreifliche Weise der entgegengesetzte Weg eingeschlagen worden. Die Aufnahme in eine sozialtherapeutische Anstalt ist als mögliche Rechtsfolge einer Straftat aus dem Strafgesetzbuch verschwunden. Die „Kann"-Formulierung in § 9 StVollzG läßt es zu, daß der Anteil der sozialtherapeutischen Anstalten an den Plätzen im Justizvollzug auch weiterhin nicht mehr als 1 % ausmachen wird.

Während sich inzwischen herausgestellt hat, daß mehr Gefangene, als man früher angenommen hat, nämlich wenigstens 25 % in ihrer Persönlichkeitsentwicklung beeinträchtigt wurden und sich selbst von einer Behandlung Veränderungen versprechen (Stemmer–Lück 1980), erhält davon bestenfalls einer unter 25 auch eine entsprechende Chance. Diese Chance hängt dabei von Bedingungen ab (z. B. Aufnahmekriterien der sozialtherapeutischen Anstalt, Dauer der

Freiheitsstrafe, Zeitpunkt einer Aufnahmemöglichkeit), auf die er selbst keinen Einfluß hat, deren individuelle Auswirkungen aber auch kaum einer richterlichen Kontrolle unterliegen. Zwar haben Vollstreckungsgerichte bereits einzelnen Gefangenen bei Vorliegen entsprechender Gutachten oder bei Empfehlungen der Tatgerichte den Anspruch auf Verlegung in eine sozialtherapeutische Anstalt bestätigt. Damit sind aber noch nicht die erforderlichen Plätze vorhanden. Von einer Gleichbehandlung hinsichtlich der Rechtsfolgen von Straftaten kann deswegen nicht mehr die Rede sein.

Wenn in der Begründung für die Aufhebung des § 65 StGB angeführt wurde, § 9 und § 123 StVollzG stellten weit mehr auf den freien Willen des Gefangenen ab, dann grenzt das an eine Verhöhnung. Der freie Wille ohne das Recht und die Möglichkeit der Aufnahme in eine sozialtherapeutische Anstalt nützen dem Gefangenen bei der „Kann"-Formulierung der sog. Vollzugslösung wenig.

Die Aufhebung des § 65 StGB ist sicherlich weithin so verstanden worden, wie sie wohl auch im wesentlichen gemeint gewesen ist, nämlich als Absage an Grundvorstellungen der sozialtherapeutischen Anstalt. Damit ist aber auch insgesamt eine Rückwärtswendung im System der Rechtsfolgen von Straftaten gekennzeichnet, die nicht auf die sozialtherapeutischen Anstalten beschränkt ist. Das Verständnis dafür, daß viele Straftäter benachteiligte Menschen sind, mit großen sozialen Schwierigkeiten belastet, bei denen Freiheitsentzug allein keine Änderung bewirken kann, wird zurückgedrängt.

Wäre statt dessen der § 65 StGB - wie einmal vorgesehen - mit dem 01.01.1985 in seiner bisherigen Fassung in Kraft getreten, hätte dies die Bundesländer allerdings plötzlich vor Aufgaben gestellt, auf die sie sich - trotz ausreichender Vorschläge (z. B. Arbeitsgemeinschaften sozialtherapeutische Anstalten 1977) - räumlich und personell nicht vorbereitet hatten. Die so zu erwartenden Kosten sind dann auch ein ausschlaggebendes - allerdings sehr kurz angelegtes Argument - bei der Aufhebung des § 65 StGB gewesen.

Dies alles hat Rasch (1985) veranlaßt, einen „Nachruf auf die sozialtherapeutische Anstalt" zu verfassen. Er analysiert darin die Entwicklung bis zur Aufhebung des § 65 StGB sowohl bitter wie kritisch und schließt als konstruktive Überlegung eine Ausweitung der Maßregel nach § 63 StGB bei Vorliegen behandlungsbedürftiger psychischer Störungen auch für voll schuldfähige Täter an. Dies würde allerdings Veränderungen im System des Maßregelvollzugs notwendig machen (vgl. Burghardt u. Rasch 1985), die man sich nur bei einer Renaissance der forensischen Psychiatrie in der Bundesrepublik vorstellen kann.

Es sind aber auch noch andere Lösungen denkbar, um den Auswirkungen der Aufhebung des § 65 StGB auch mit der Entwicklung des Strafrechts konstruktiv zu begegnen. In seiner 1. Fassung wäre der § 65 StGB ohnehin überholt gewesen (s. oben). Das war seit langem bekannt und hätte eigentlich zu einer Neubearbeitung statt zu einer Aufhebung führen müssen. Wesentlich bleibt aber, daß die sozialtherapeutische Anstalt mit ihrer Einordnung unter die Maßregeln den Strafen - als schuldabhängigen Tatfolgen - gegenübergestellt war. Diese Einordnung hatte zugleich aber auch Wirkungen, die mit den Absichten der sozialtherapeutischen Anstalt schlecht verträglich waren: Die unbestimmte Dauer der Maßregel und deren Begründung durch Festschreibung ungünstiger Persönlichkeitsmerkmale.

Das Strafgesetzbuch bietet indessen einen anderen Ort für die Absicherung der sozialtherapeutischen Anstalt, der den Vorstellungen und dem Stand ihrer Entwicklung besser entspricht. Unter den Rechtsfolgen der Tat könnte neben der Strafaussetzung zur Bewährung bzw. der Verwarnung mit Strafvorbehalt ein weiterer selbständiger Titel eingeführt werden: *Aufnahme in eine sozialtherapeutische Anstalt.* Dort wären richterliche Anordnungen vorzusehen, die bei entsprechenden Voraussetzungen die Aufnahme in eine sozialtherapeutische Anstalt gewährleisten, jedoch nicht die Unterwerfung unter eine Maßregel bedeuten. Im einzelnen müßten die Regelungen folgendes berücksichtigen:

- Der Aufenthalt in einer sozialtherapeutischen Anstalt bleibt auf die Dauer der verhängten Freiheitsstrafe beschränkt.
- Die Anordnung des Tatgerichts erstreckt sich darauf, daß ein Täter während des Freiheitsentzugs in eine sozialtherapeutische Anstalt aufzunehmen ist, sobald dessen restliche Dauer noch höchstens 3 Jahre, mindestens aber 18 Monate beträgt. Zuvor und erforderlichenfalls während eines vorläufigen Aufenthalts hat die sozialtherapeutische Anstalt zu prüfen, ob der Täter bereit und in der Lage ist, sich an den dort vorgesehenen sozialtherapeutischen Maßnahmen zu beteiligen. Trifft dies nicht zu, hätte das Vollstreckungsgericht die Rückverlegung in den Regelvollzug oder die Durchführung einer anderen von der sozialtherapeutischen Anstalt vorgeschlagenen Maßnahme anzuordnen. Es ordnet ebenfalls das Verbleiben in einer anderen Vollzugsanstalt oder die Rückverlegung dorthin an, wenn dies aus Sicherheitsgründen notwendig wird.
- Als Grundlage für die Anordnung der Aufnahme in eine sozialtherapeutische Anstalt soll nicht eine Klassifizierung nach ungünstigen Persönlichkeitsmerkmalen dienen, sondern der Nachweis, daß wiederholt Freiheitsstrafen verhängt wurden, ohne daß dadurch weitere Straftaten verhindert worden wären, und ohne daß dies Gründe hat, deretwegen andere Maßnahmen notwendig sind (Behandlung einer zugrundeliegenden Krankheit oder Abhängigkeit, Berücksichtigung und Förderung bei Beeinträchtigung der geistigen Fähigkeiten).
- Für Gefangene, bei denen die Aufnahme in eine sozialtherapeutische Anstalt nicht durch das Tatgericht angeordnet worden ist, sich jedoch als erforderlich erweist, würden weiterhin die gegenwärtigen Regelungen des Strafvollzugsgesetzes gelten.

Literatur

Arbeitsgemeinschaft Sozialtherapeutische Anstalten im Justizvollzug (1977) Resolution. Mschr Kriminolog 62:55 ff.

Bundeszusammenschluß für Straffälligenhilfe (Hrsg) (1973) Sozialtherapie und sozialtherapeutische Anstalt. Ein Bericht des Fachausschusses V. Bonn–Bad Godesberg

Bundeszusammenschluß für Straffälligenhilfe (Hrsg) (1977) Sozialtherapeutische Anstalten. Konzepte und Erfahrungen. Ein Bericht des Fachausschusses V. Bonn–Bad Godesberg

Bundeszusammenschluß für Straffälligenhilfe (Hrsg) (1981) Sozialtherapie als kriminalpolitische Aufgabe. Empfehlungen zur künftigen rechtlichen und tatsächlichen Ausgestaltung der Sozialtherapie im Justizvollzug, erarbeitet vom Fachausschuß V. Bonn–Bad Godesberg

Burghardt A, Rasch W (1985) Ausgrenzung der psychisch kranken Straftäter in Sonderkliniken - Ende des Abschiebespiels? Psychiatr. Prax 12:73–77

Dolde G (1982) Effizienzkontrolle sozialtherapeutischer Behandlung im Vollzug. In: Göppinger H, Bresser PH (Hrsg) Kriminologische Gegenwartsfragen. Enke, Stuttgart

Dolde G (1985) Neuere Forschungsvorhaben zur Sozialtherapie im Strafvollzug der Bundesrepublik Deutschland. Ein Überblick und Ergebnisse. In: Justizministerium Baden-Württemberg (Hrsg) Sozialtherapie im Strafvollzug, Stuttgart

Driebold R (1981) Sozialtherapie im Strafvollzug. Möglichkeiten und Hindernisse einer Kooperation mit Gefangenen. Beltz, Weinheim Basel

Driebold R (Hrsg) (1983) Strafvollzug. – Erfahrungen, Modelle, Alternativen. Vandenhoeck & Ruprecht, Göttingen

Driebold R, Egg R, Nellessen L, Quensel St, Schmitt G (1984) Die sozialtherapeutische Anstalt. Modell und Empfehlungen für den Justizvollzug. Vandenhoeck & Ruprecht, Göttingen

Dünkel F (1980) Legalbewährung nach sozialtherapeutischer Behandlung. Duncker & Humblot, Berlin

Eger J, Specht F (1981) Integrative Sozialtherapie. – Innovation im Justizvollzug. Bad Gandersheim

Egg R (1979) Sozialtherapie im Strafvollzug. Eine empirische Vergleichsstudie zur Evaluation sozialtherapeutischer Maßnahmen. Haag & Herchen, Frankfurt am Main

Egg R (1983) Die sozialtherapeutische Behandlung von Straftätern in der Bundesrepublik Deutschland. In: Driebold R (Hrsg) Strafvollzug. Erfahrungen, Modelle, Alternativen. Vandenhoeck & Ruprecht, Göttingen

Egg R (1984) Straffälligkeit und Sozialtherapie. Heymanns, Köln

Fistéra (1985) Sachstandbericht Niedersachsen. In: Justizministerium Baden-Württemberg (Hrsg) Sozialtherapie im Justizvollzug, Stuttgart

Hanack EW (1978) Maßregeln der Besserung und Sicherung. In: Strafgesetzbuch Leipz. Komm. 10. Aufl. Lfg. 6

Michelitsch-Träger I (1983) Zwischenbericht zum Projekt: Behandlungsforschung in der Sozialtherapeutischen Anstalt Ludwigshafen (unveröffentlicht)

Ortmann R (1984) Resozialisierung durch Sozialtherapie. Zur Auswahl und Behandlung von Insassen sozialtherapeutischer Anstalten. Z Strafr Wiss 96:794–833

Rasch W, Kühl KP (1978) Psychologische Befunde und Rückfälligkeit nach Aufenthalt in der sozialtherapeutischen Anstalt Düren. Bewährungshilfe 25:44–57

Rasch W (1985) Nachruf auf die Sozialtherapeutische Anstalt. Bewährungshilfe 32:319–329

Rehn G, Jürgens P (1983) Rückfall nach Sozialtherapie. Wiederholung einer im Jahre 1979 vorgelegten Untersuchung. In: Kerner HJ, Kury H, Sessar H (Hrsg) Deutsche Forschungen zur Kriminalitätsentstehung und Kriminalitätskontrolle. Heymanns, Köln

Rehn G (1984) Sozialtherapeutische Anstalten – zu teuer? Recht u. Psychiatrie, 1/84

Romkopf G (1985) Sieben Fragen an die Sozialtherapie. In: Justizministerium Baden-Württemberg (Hrsg): Sozialtherapie im Strafvollzug. Stuttgart

Rosner A (1984) Organisationsstruktur und Arbeitssituation im offenen, geschlossenen und sozialtherapeutischen Strafvollzug. In: Albrecht HJ, Sieber U (Hrsg) 20 Jahre südwestdeutsche kriminologische Colloquien. Max-Planck-Institut für ausländisches und internationales Strafrecht, Freiburg i. Br.

Sagebiel F (1979) Thesen zur Organisationsstruktur der Sozialtherapeutischen Anstalt – Erfahrungen aus einer empirischen Begleituntersuchung. Mschr Kriminol 62:365–373

Schmitt G (1980) Sozialtherapie – eine Gratwanderung im Strafvollzug. Konzepte und Organisationsstruktur einer sozialtherapeutischen Anstalt. Haag & Herchen, Frankfurt am Main

Stemmer-Lück M (1980) Die Behandlungsindikation bei Straffälligen. Eine Studie zur Klassifizierung nach Kriterien der subjektiven Befindlichkeit. Schwartz, Göttingen

Waxweiler R (1980) Psychotherapie im Strafvollzug. Eine empirische Erfolgsuntersuchung am Beispiel der sozialtherapeutischen Abteilung in einer Justizvollzugsanstalt. Beltz, Weinheim

Wenzel C (1979) Organisationsstruktur und Behandlungsauftrag im Strafvollzug. Darstellung und Analyse am Beispiel der Teilanstalt IV (Sozialtherapie) der Justizvollzugsanstalt Berlin-Tegel. Minerva, München

Grenzen sinnvoller therapeutischer Arbeit mit Drogenabhängigen

H. DUNCKER

Die Therapeuten jedweder Ausrichtung werden in der Arbeit mit Drogenabhängigen unter allen bestehenden institutionellen Rahmenbedingungen immer stärker zur Konfrontation mit den Grenzen ihrer therapeutischen Möglichkeiten gezwungen. Viel stärker als in den anderen Bereichen psychiatrischer, sozialpsychiatrischer und psychotherapeutischer Behandlungsmethoden müssen sie über die vor ihnen auftauchenden Grenzen nachdenken [1].

Die Versuche, dieses Phänomen zu erklären, sind vielfältig. Sie reichen vom Vorwurf, eine falsche Therapiemethodik zu verwenden, bis zur pseudophilosophischen Diskussion über die innere Freiheit als Entscheidungsgrundlage für ein therapeutisches Engagement des Patienten.

Es gibt sicher keine psychotherapeutische Methodik, die gegen den Willen eines Betroffenen eingesetzt werden kann (Volckart 1984, S. 90; Freud 1913; Täschner 1983, S. 158–159). Von den verhaltenstherapeutischen Ansätzen bis zur Psychoanalyse ist jede Methode an die aktive Mitarbeit des Patienten gebunden, und diese mißt sich bestimmt nicht nur daran, was der Patient über seine Mitarbeit verbal zum Ausdruck bringt. Jeder Psychotherapeut kennt Fälle, in denen die Verbalisierung einer tiefgreifenden Motivation in keinster Weise mit der Wirklichkeit im therapeutischen Engagement des betroffenen Patienten übereinstimmt, und er kennt jene, in denen ein äußerlich äußerst zaghaftes Vorgehen des Patienten seine tiefgreifenden Veränderungen zu verdecken scheint. Sie werden manchmal erst am Ende einer Therapie festgestellt, ohne je vom Patienten explizit formuliert worden zu sein. Dies jedenfalls kann sich jeder psychotherapeutisch Tätige auch außerhalb der Drogentherapie eingestehen.

Wir wissen in der Psychotherapie zwischen dem latenten und dem geäußerten Inhalt zu unterscheiden, und wir sollten dies auch bei unseren Ansätzen im Bereich der Drogentherapie nicht vergessen.

Gerade in der Arbeit mit Drogenabhängigen stellt sich die Diskussion über unsere therapeutische Hilflosigkeit immer wieder folgende Themen: War es die richtige Einrichtung, die richtige Unterbringungsform, der richtige methodische Ansatz? Das heißt, die Diskussion stellt sich unter den Blickwinkel äußerer

---

[1] So wurde am 13.12.1984 ein Expertengespräch in Bad Sassendorf zur Thematik des Therapieabbruchs durchgeführt, nachdem die LVA eine beängstigende Zunahme der Abbruchquoten festgestellt hatte.

Modalitäten und nicht innerer Behandlungsbezüge. Wir müssen uns fragen lassen, ob wir hier nicht unserer Gegenübertragung zum Opfer fallen, in der wir zu diskutieren beginnen, als seien wir die Patienten. Wenn für die Patienten eine geraume Zeit lang gelten mag, daß die Gründe ihres Wohl- oder Unwohlseins in den äußeren Bedingungen zu liegen scheinen, dem Stoff, den Gesetzen, der Gesellschaft und ihrer Struktur, den Ge- und Verboten persönlicher Erfüllung usw., so ist dies im Rahmen ihrer Erkrankung verständlich und gehört zu den alloplastischen Adaptationsweisen (Ey 1974).

Erscheint diese Thematik in der Diskussion der Therapeuten, so müssen sie sich die Frage stellen lassen, welcher Gegenübertragung sie hier zum Opfer gefallen sind, inwieweit die Vereinnahmungstendenzen der zum symbiotischen Verhältnis neigenden Patienten (Lürßen 1982) sie nicht aus ihrer therapeutisch notwendigen Distanz geholt haben.

Die Aussagen von Patienten und Therapeuten ähneln sich bezüglich des Sinnes und der Inhalte der äußeren Bedingungen und des Zwanges, der immer nur ein rein äußerlicher sein kann. Hat ein Drogenabhängiger seine Therapie abgebrochen, so liegt es in seinen Aussagen häufig nur an äußeren Gegebenheiten; der Therapeut war zu hart, zu wenig einsichtig den persönlichen Besonderheiten des Patienten gegenüber, oder aber er war zu weich, verstand zu wenig vom „Linken" des Patienten, konnte zu einfach ausgetrickst werden und gab somit diesem Patienten nicht die notwendige Sicherheit; es fehlte mal an ausreichend starken emotionalen Kontakten, oder aber es wurde eine Öffnung verlangt, die den Patienten nach seiner Einschätzung zu viel erleiden und zu wenig denken ließ; mal fehlte es an Möglichkeiten des Kontakts nach außen, zur Freundin, Frau oder Familie, oder aber die gegebene Möglichkeit erlaubte keine richtige Trennung zum vorherigen Geschehen. Die äußeren Bedingungen ließen ihn scheitern und nicht der individuelle Umgang mit ihnen.

In der Expertendiskussion wird eines jedenfalls deutlich:
1. Es gibt keinen psychotherapeutischen Ansatz, der im Rahmen der Drogentherapie auch nur annähernd auf die Erfolge verweisen könnte, die er in der Behandlung anderer psychiatrischer, psychosomatischer und sozialer Erkrankungen nachgewiesenermaßen hat.
2. Es gibt in den globalen Erfolgsstatistiken und katamnestischen Betrachtungen keinen nennenswerten Unterschied zwischen den Therapieangeboten auf freiwilliger Basis und denen unter den Bedingungen äußeren Zwanges (Kurtz 1980; Dolde 1982).
3. Die Abbruchquote im Rahmen freiwilliger Therapieangebote ist erschreckend hoch, so daß wir mit dem Problem konfrontiert sein werden, daß es eine Reihe behandlungsbedürftiger Drogenabhängiger geben wird, für die eine Kostenübernahme schwierig oder unmöglich ist [2].
4. Die Anzahl der Patienten, die im Rahmen einer Therapie unter den Bedingungen äußeren Zwanges nicht zu einer aktiven Mitarbeit motiviert werden können, scheint zu steigen und führt in manchen geschlossenen Einrichtun-

---

[2] Die LVA berichtete über eine Abbruchquote von über 70 % der genehmigten Langzeittherapien im 1. Quartal 1984.

gen zum Umkippen eines therapeutischen Klimas in das einer untherapeutischen, eher karzeralen Bewahrsituation.

5. Die globalen Therapieerfolge erscheinen zwar wesentlich höher als die Spontanremissionsquote, bleiben aber nicht wesentlich über dem statistischen Wert des „Placeboeffekts".

6. Die dogmatischen Auseinandersetzungen unterschiedlichster therapeutischer Ansätze behindern eine notwendige Verzahnung und Verflechtung, die Voraussetzung wäre für eine individuelle Diagnose- und Prognosestellung ein dementsprechend individuell geprägtes Angebot im Verbund einer therapeutischen Kette (Duncker 1979).

Dies bedeutet, daß die Diskussion um die Grenzen der therapeutischen Möglichkeiten die Indikation unterschiedlichster Behandlungsformen zum Inhalt haben müßte. Sie wird aber auf dem Terrain ideologischer Dogmatik des Widerspruchs zwischen unterschiedlichsten therapeutischen Methoden und unterschiedlichsten Ansätzen der Freiheitlichkeit geführt.

Wenn sich die Experten über die Grenzen der therapeutischen Möglichkeiten bei Drogenabhängigen streiten, so erreichen sie häufig eine kategorische Betrachtungsweise dieses Phänomens und setzen die Psychoanalyse vs. die Verhaltenstherapie ebenso wie die offene Behandlungsform vs. den Maßregelvollzug. Sie betrachten hierbei die Drogenabhängigkeit als einen Zustand und nicht als eine Entwicklung, die die Erlebensmöglichkeiten eines Menschen prägt und mit psychologischen, soziologischen und biologischen Mechanismen durchsetzt ist.

Die Therapeuten werden in der Therapie jedes einzelnen Drogenabhängigen immer da an die Grenzen stoßen, wo sie in ihrem Gesamtbehandlungsplan nicht in der Lage sind, die Defizite soziologischer, psychologischer und biologischer Funktionen entsprechend ihrer Ausprägung aufzuarbeiten. Die Grenzen therapeutischer Arbeit treten bei der Verzahnung der unterschiedlichen therapeutischen Ansätze auf, die im Sinne einer spezifischen, individuellen Indikationsstellung ein über mehrere Stationen führendes Arbeitsbündnis erlauben muß.

Therapie und Beschränkung in der Suchtbehandlung

Unter Therapie versteht jeder zunächst die warmherzige und stützende Präsenz des therapeutischen Personals für den Patienten. Beschränkungen aufzuerlegen, kritische Distanz gegenüber den Patienten zu üben, erscheint zunächst als Antipode jeglichen therapeutischen Vorgehens. Den Patienten ernstzunehmen, auf seine Äußerungen einzugehen, diese zu verstehen, ist eine Vorgehensweise, die aus der Psychiatrie weitgehend bekannt ist. Die Notwendigkeit kritischer Distanz erscheint den Therapeuten insofern als ihrem Selbstverständnis entgegengesetzt. Der debile, der behinderte, der unter seinen Hemmungen leidende psychisch Kranke bedarf in seiner autoplastischen Adaptationsweise einer sehr starken, therapeutisch sinnvollen Unterstützung, einer guten Bemutterung. Auch Bettelheim unterstreicht dies in seinen Erfahrungen mit schwer persönlichkeitsgestörten Jugendlichen in der orthogenischen Schule in Chicago (Bettelheim).

Süchtiges Verhalten, süchtiges Leben

Der Gebrauch eines Mittels allein entscheidet nicht darüber, daß sein Benutzer süchtig ist oder wird. Nicht jeder Trinker wird alkoholabhängig; nicht jeder Haschischkonsument wird abhängig; nicht jeder Opiatkonsument wird Heroiniker. Die Benutzung eines Suchtstoffs führt dann zum süchtigen Verhalten, wenn eine Steigerung des Konsums eintritt. Die Sucht beginnt also, wenn er immer mehr zu sich nimmt, ohne daß er dies kontrollieren kann.

Süchtiges Verhalten definiert sich also durch ein süchtiges „Immer-Mehr" eines Stoffes (Täschner 1983, S. 14–19). Dies drückt sich nicht nur in dem Verhalten des Betroffenen gegenüber seinem Suchtmittel aus. Es schlägt sich im gesamten Leben und Erleben des Patienten nieder. Dies kann man sowohl den Betrachtungen der Psychoanalytiker entnehmen, als auch denen der Verhaltenstherapeuten, und diese Betrachtungsweise ist somit ein die Therapieformen übergreifendes Verständnis (Mitscherlich 1947). In der heutigen Erweiterung des Suchtbegriffs wird das Verhalten und Erleben nicht mehr ausschließlich mit dem Suchtstoff bzw. mit der Suchtpotenz eines Stoffs diskutiert, sondern in Funktionen der gegenüber den Erlebensweisen gewachsenen individuellen Abhängigkeit. Eine Vielzahl von Dingen wird als Anlaß süchtiger Verhaltensweisen diskutiert (Meyer 1983).

Vom Glücksspiel bis zur Pornographie, vom Essen bis zum Hungern werden alle möglichen Ausdrucksweisen, mit denen der Mensch versucht, sein persönliches Glück zu finden oder auch nur glücklicher zu leben, in den Bereich möglicher süchtiger Entgleisungen aufgenommen. Beobachten wir die psychosoziale Integration unserer Patienten nach einer Behandlung, so sehen wir, daß sie sich auch ohne ihr Suchtmittel auf Gebieten wie Arbeit, Familienleben, freiwilliger Suchtkrankenhilfe, in ein derartiges Engagement hineinsteigern können, daß nichts anderes mehr wichtiger zu sein scheint. Dies kann man dahingehend interpretieren, daß der Süchtige in seinem Erleben nicht unbedingt nur von einer Substanz abhängig geworden ist, sondern daß er davon abhängig ist, seine inneren Spannungszustände mit Mitteln außerhalb seiner selbst im Sinne einer alloplastischen Adaptionsweise (Olivenstein 1973; Hartmann 1978; Ey 1974) zu beherrschen.

Es ist deutlich: alle Mittel der Adaption an die Umwelt, auch die Überbeschäftigung, haben einen durchaus spannungsmindernden und stimmungserhellenden Effekt, wie dies therapeutisch z. B. bei der Schlafentzugsbehandlung genutzt wird (Pflug 1971). Dementsprechend darf sich die Therapie von Drogenabhängigen nicht auf die Abstinenz allein beschränken. Sie muß ein Leben ohne süchtige Mechanismen erlauben, und das hat in der Therapie zur Folge, daß auf sämtliche Verlagerungsmechanismen süchtigen Verhaltens eingegangen werden muß.

Sucht und Suchtverlagerung

Es ist sicher nicht allein die Abhängigkeit gegenüber einer Substanz zu bekämpfen, sondern das süchtige Leben u. a. mit der Substanz. Wird die Kette süchtigen

Erlebens nicht durchbrochen, so kann man sicher mit dem Patienten ein kurzfristiges innerliches Verbot einer Substanz oder einer Substanzengruppe gegenüber erarbeiten. Dieses muß aber zwangsweise äußerst brüchig sein, denn wenn er sein süchtiges Leben weiterführt, wird er sehr schnell von einer zur anderen Substanz abgleiten, um es weiterzuführen.

Wir kennen dies aus den Karrieren vieler Drogenabhängiger, in deren Verlauf durchaus Momente einer gewissen Drogenfreiheit festzustellen waren.

In ihnen waren aber andersgeartete süchtige Verhaltensweisen zu beobachten. Entweder schwenkten sie von der illegalen Droge zum legalen Alkohol, oder sie verlagerten ihre süchtigen Verhaltensweisen in die berufliche Überidentifikation, die, mit dem süchtigen „Immermehr" zu einer Überforderung führend, den nächsten Rückfall vorprogrammierte. Wenn die Überforderung auftrat, konnte sie nur mit dem Rückgriff auf einen bewußtseinsverändernden Stoff beantwortet werden. Die Therapie muß mehr als nur den Kreislauf unterbrechen, der lediglich einen Stoff gegen einen anderen vertauschte, den illegalen gegen den legalen.

Der Weg vom süchtigen „Immermehr" zum neurotischen „Immerwieder"

Dies ist im Grunde der Weg, den der Drogenabhängige in seiner Therapie zunächst durchschreiten muß. Er führt ihn von einer rein von außen bestimmten Entspannungs- und Befriedigungsfindung hin zu einer von innen aus seinem Selbst heraus bestimmten. Befriedigung darf nicht gleichbedeutend mit immer mehr Scheinwerten bleiben und in immer hemmungsärmeren Situationen zu immer weniger Vielfalt führen (Täschner 1983, S. 52–56).

Die Verlagerungsmechanismen sind vielfältig, wie z. B. der wiederholt fast zwanghaft vorgetragene Wunsch nach immer mehr Kaffee, Freizeit, Musik, Zigaretten, nach immer mehr Büchern oder Arbeit. Es ist bemerkenswert, daß in der Diskussion ausschließlich die äußeren Umstände die Befriedigung zu bestimmen scheinen; wären die äußeren Umstände andere, dann ginge es gut, dann würde der Betroffene mitarbeiten, dann brauchte er keine Drogen und wäre zufrieden (Olivenstein 1973).

Scheinwerte ersetzen innere Werte, und dies ist der 1. Schritt zum süchtigen Verhalten. Wenn die Befriedigung abhängig von den äußeren Gegebenheiten ist, so werden sie die Befriedigung nie erreichen und immer mehr dieser äußeren Gegebenheiten fordern müssen. Der Prozeß zum Neurotisieren, d. h. zum Normalisieren der Konfliktsituationen, muß aber dahin führen, daß als Quelle der Unbefriedigung nicht die äußere Situation, sondern der innere Spannungszustand erkannt wird. Nur so kann progressiv ein Weg von der Außenbestimmtheit zur Innenbestimmtheit führen und damit der Weg weg vom süchtigen Mechanismus des „Immermehr" eines Stoffes oder einer Befriedigungsform (Herdieckerhoff 1983).

Dies stellt sich in der Therapie von Drogenabhängigen äußerst schwierig dar. Von den Drogenabhängigen, die ihre Therapie nicht erfolgreich beendet haben, kennen wir durch ihre Berichte das Gewicht äußerer Bedingungen. Die Therapie war zu hart, die Beschränkungen zu weitgehend, die Einrichtung nicht verständnisvoll genug; diese äußeren Bedingungen gelten als Grund für den Abbruch. Einen Kompromiß zu finden zwischen therapeutisch notwendiger Nähe und gleichzeitig aufzuerlegenden Beschränkungen, an denen der Drogenabhängige erkennen kann, wo in seinem Inneren die zu bearbeitenden Spannungsfelder sind, ist immer wieder schwierig. Dem Patienten verständlich zu machen, daß nicht nur die äußeren Umstände bedrücken, ist ein wesentliches Stück therapeutischen Arbeitens.

Je zwingender der therapeutische Rahmen ist, um so komplizierter ist diese Aufgabe, insbesondere wenn die Beschränkungen zwangsweise aufoktroyiert werden, wie dies im Maßregelvollzug geschieht.

Die symbolische und die gewaltsame Aggression

In der heutigen Zeit, in der die Friedensdiskussion einen wesentlichen Teil der öffentlichen Debatten füllt, fällt es schwer, über die Notwendigkeit aggressiven Verhaltens zu sprechen. Die Aggression, sei sie gewaltsam, symbolisch oder auch nur angedroht, ist verschrien. Ein Leben wäre dann idyllisch, wenn es ohne Angst, ohne Aggression, ohne Auseinandersetzung, ohne Verlust möglich wäre. Dies aber ist demagogisch und nicht realitätsgerecht.

Freud beschreibt u. a. in „Das Unbehagen in der Kultur", daß nur symbolisch kulturierende Aggressionen den Ausbruch gewaltsamer Aggressionen verhindern können (Freud 1930). Jegliche Gesellschaftsform bedarf der symbolischen Aggression der Unterwerfung des einzelnen unter ein gewisses Normensystem der Gruppe. Derartige Mechanismen symbolischer Aggressionen führen dazu, daß die Individuen sich dem Gruppengesetz einerseits unterwerfen, und damit andererseits als zur Gruppe zugehörig von ihr beschützt werden. In dem Maße, in dem diese symbolischen Beschneidungen nicht wirksam sind, müssen gewaltsame Aggressionen sie ersetzen (Picat 1982).

Wir müssen uns davor hüten, in der Diskussion um die Aggressivität das Kind mit dem Bade auszuschütten. Es gibt eine Form der Aggressivität, die notwendig ist, um zu einer kulturellen Gesellschaft zu finden. Dies ist die symbolische Aggression, die den einzelnen gewisser Freiheitsrechte beschneidet, ihm aber gleichzeitig eine soziale Integration und Identifikation anbietet. Sie ist notwendig und gleichsam zwingende Voraussetzung, um den Ausbruch gewaltsamer Aggressionen zwischen den Individuen einer gleichen kulturellen Gemeinschaft zu verhindern. Die gewaltsame Aggression ist somit letztlich die Konsequenz fehlender vorhergehender symbolischer Beschneidungen, die den Rückgriff auf die Gewalt verbieten (Duncker 1984).

Die notwendigen symbolischen Aggressionen

Die große individuelle Freiheit des einzelnen Menschen ist durch eine Reihe von Normen und Gesetzen, die sich eine Gesellschaft gegeben hat, beschnitten. Kein Mensch unterwirft sich ihnen aus freien Stücken, sondern er erlernt dies mühsam in einem langwierigen Prozeß der Erziehung und Reifung, in dem symbolische Aggressionen eine wesentliche Rolle spielen. Sie sollen vom elterlichen bis zum gesellschaftlichen Verbot einen möglichst symbolischen Weg beschreiten. Auch die antiautoritäre Erziehung hat eigentlich nie auf die Notwendigkeit dieser symbolischen Aggressionen verzichtet. Sie hat lediglich darzustellen versucht, daß diese symbolischen Aggressionen nicht notwendigerweise mit der Ausübung von Gewalt einhergehen müssen; man kann verbieten, ohne zu schlagen!

Man kann verbieten, indem man dem Kind eine andere Konfliktlösung, eine andere Form der Befriedigung aufzeigt (Spitz 1973). Auch die psychoanalytische Pädagogik beschrieb in den 30 Jahren statt des Vermeidens notwendiger symbolischer Aggressionen in der Erziehung die Notwendigkeit, einschneidend und bestimmend und somit symbolisch aggressiv vorzugehen, um dem Ziel einer pädagogischen Führung des Kindes gerecht zu werden (Bernstein-Windholz 1937).

Die bloße Interpretation eines kindlichen Verhaltens kann nicht als ausreichende Strukturgebung angesehen werden, die mit ihr einhergehende Beschneidung gehört dazu. Erfolgt sie nicht, kehrt sich die Aggression entweder gegen das Kind unter Form eines selbstzerstörerischen Bildes, oder das Kind wendet sie nach außen über den Weg des Angriffs auf die anderen oder ihre symbolischen Vertreter. Dies ist auch in der therapeutischen Arbeit mit Drogenabhängigen zu beachten. Nicht das „Ja" zur Triebhaftigkeit des Patienten ist in der Suchtbehandlung gefordert, sondern das strukturierende „Nein", das dem Patienten so vorgetragen werden muß, daß er es auch annehmen kann. Ansonsten wendet er seine Aggression gegen die nicht beschneidenden Therapeuten, die Einrichtung oder durch den Therapieabbruch gegen sich selbst.

Die symbolische Aggression in der Therapie

Kein bekanntes Therapieangebot ist aggressionsfrei. Als Voraussetzung zur Aufnahme muß der Patient sich unterwerfen. Dies fängt bei der Hausordnung an und geht bis zu extremen Verzichten und Beschneidungen, wie z. B. die Aufgabe des persönlichen Eigentums, die Kontaktsperre, die Ausgangsregelung, das Haarschneiden, und ist verbunden mit der Frage nach dem Wert, der der Therapie vom Patienten beigemessen wird. In der Therapie sollen die symbolischen Aggressionen nachvollzogen werden, die in der Entwicklung nicht verinnerlicht werden konnten oder deren Verinnerlichung während der Zeit der Drogenabhängigkeit aufgegeben wurde. Es gibt keine Therapie ohne symbolische Aggressionen; im Maßregelvollzug erhält sie nur durch die geschlossene Unterbringung auch noch zusätzlich den äußeren Eindruck. Er muß die symbolisch notwendige Aggression verfremden, und zunächst tritt der notwendige symbolische Prozeß im Verständnis des Betroffenen hinter der Fassade der staatlichen Sanktion zurück.

Die Antwort von Patienten auf symbolische Aggressionen, mit denen sie sich nicht identifizieren können, kann nur gewaltsam sein. Sich solchen Beschneidungen unterwerfen zu müssen, muß die Aggressivität des Betroffenen reizen und provozieren. Und hier muß man unterscheiden zwischen den Einrichtungen, in die der Patient freiwillig geht und solchen, in die er gezwungen wird.

Die gewaltsame Antwort der Patienten in den offenen Einrichtungen ist u. a. der Therapieabbruch. Hier richtet der Patient die Gewalt gegen sich selbst, indem er aus dem therapeutisch zwingenden Gefüge ausbricht. Andere gewaltsame Reaktionen kann er sich sparen, denn in jeder freien Einrichtung steht die Tür für den Fall der Verweigerung offen. Es kann ihm auch passieren, daß die Aggressivität der Gegenübertragung der Therapeuten, deren Beschneidungen oder Interpretationen er sich nicht oder nicht ausreichend unterwerfen kann, so stark wird, daß sie ihn entlassen, die Therapie abbrechen.

Die gewaltsame Antwort des Patienten im Maßregelvollzug muß anders sein. Sie können nur schwerlich entweichen, und die Entweichung ist kein Abbruch, sondern höchstens eine Unterbrechung. Den therapeutischen Beschneidungen können sie nur antworten, indem sie Einrichtung und Mitarbeiter bekämpfen. Sie versuchen, therapeutische Zwänge zu unterlaufen, sie durch Druck und Drohung unsinnig zu machen, den Mitarbeitern und dem System die Rolle des Bösen zu geben. Sie drohen den Mitarbeitern, zerstören Material, verweigern die Mitarbeit, stellen gegenüber den unterschiedlichsten Beschwerdeinstanzen die Zwänge als unsinnig dar und setzen so ihre alloplastischen Gewohnheiten fort (Ehrhardt 1978).

Ohne symbolische Beschneidungen gibt es allerdings keine Therapie. Dem dauernden Druck standzuhalten und dennoch therapeutisch weiterzuarbeiten bedeutet für die Einrichtungen ein Wechselbad der Gefühle. Einerseits konsequent zu sein und gleichzeitig die körperlich handelnde Gewalt zu vermeiden erfordert viel Phantasie und ständige Supervision, denn Identifikation in der Aggression ist auch eine Frage der Inhalte.

Aggression und Identifikation

Symbolische Beschneidungen sind Aggressionen, die einerseits Gewalt hervorrufen können, die andererseits aber, setzen sie zur rechten Zeit und im rechten Maße ein, Gewalt auch verhindern können. Entgegen der Meinung, die Aggression sei im pädagogischen Bereich zu vermeiden, soll hier unterstrichen werden, daß bestimmte Aggressionen, sofern sie symbolisch und identifikationsfähig eingesetzt werden, eine strukturierende und damit auch heilende Wirkung haben (Bergeret 1984; Spitz 1962; Lacan 1948; Dolto 1971).

Aggression und Identifikation in der kindlichen Entwicklung

Folgt man den psychoanaltyischen Erklärungsmodellen über die kindliche Entwicklung, so führt der Weg vom Säugling zum Erwachsenen über das Erlernen von Mechanismen, die der Beschneidung der eigenen Triebhaftigkeit dienen (Dolto 1971). Diese symbolischen Beschneidungen, auch Kastrationen genannt, rauben dem Kind die Vorstellungen über die phantasierte Allmacht, sich alle Wünsche sofort und vollständig erfüllen zu können, um so zu einem unendlichen Glückszustand zu finden (Dolto 1983, S. 15–95).

Die aus diesem Prozeß resultierenden Verteidigungsmechanismen sind bewußte und unbewußte Tabus und Verbote, die uns eine gesellschaftliche Anpassung unserer Triebhaftigkeit an die Vorgaben der Situation und der Gesellschaft ermöglichen (Freud 1920). Im Ablauf dieser zu verinnerlichenden Verbote stellt die Identifikation mit den Eltern das wesentlichste Element dar. Spitz (1973) beschrieb die Notwendigkeit des „Nein" in der Strukturierung der Persönlichkeit des Kleinkinds. In seinen Betrachtungen über die frühkindliche Entwicklung zeigt er mit aller Deutlichkeit auf, daß die symbolischen Beschneidungen und Aggressionen die kindlichen Wünsche strukturieren und das Kind zur Handlungsfähigkeit führen. Das Kind identifiziert sich in diesem Prozeß mit dem Aggressor, d. h. mit dem verbietenden Elternteil. Es ist lediglich einem grundlegenden Mißverständnis zu verdanken, daß mit dem Bade der Ohrfeigenpädagogik auch das Kind der strukturierenden Führung ausgegossen wurde.

Betrachten wir unter diesem Gesichtspunkt die Arbeit mit Drogenabhängigen, so können wir weder auf symbolische Aggressionen noch auf die Strukturierung der Triebabläufe verzichten. Es ist auch aus der psychoanalytischen Pädagogik bekannt, daß Erzieher, die selbst nie aggressiv werden, dem Patienten damit zeigen, daß Aggression etwas Verurteilenswertes sei, so daß die aggressiven Kräfte, die nicht aufgefangen werden, sich dann entweder gegen die eigene Person richten müssen oder gegen die Umgebung (Bernstein–Windholz 1937).

Aggression und Identifikation in der geschlossenen Therapie

Offene und geschlosse therapeutische Einrichtungen arbeiten, wie beschrieben, mit symbolischen Aggressionen und fordern vom Patienten gleichzeitig eine Identifikation. Es ändert sich viel durch den Rahmen der zwangsweisen Behandlung. Er ändert allerdings nicht zuwiderruflich alle therapeutischen Bezüge und Bedingungen. Die Interpretation bestimmter Phänomene wird durch die zwangsweise Unterbringung erschwert, aber – entgegen bestimmten Auffassungen – nicht unmöglich (Bühler 1984).

In der offenen Therapie können die Therapeuten den Patienten im Falle der Verweigerung darauf hinweisen, daß er einverstanden war, daß er gekommen ist und die Therapie forderte. Er steht vor der Alternative, sich zu unterwerfen oder die Therapie abzubrechen. Diese Entscheidung ist auch in der freiwilligen Therapie nie endgültig und sicher, sondern lange Zeit ambivalent. Bis zum Aufbau eines soliden Arbeitsbündnisses vergehen oft Monate, die Dauer scheint abhängig von der Schwere der Sucht, von der Intensität der therapeutischen und kriminellen Vorerfahrungen des Einzelnen. Geht man von der Theorie der frühen Störung bei dieser Klientel aus, so muß man mit Bettelheim (1984) eine langfristige Behandlungsnotwendigkeit als gegeben betrachten, weil die Identifikationsprozesse und die damit verbundenen Beschneidungen nur langsam ablaufen können.

In der therapeutischen Arbeit wird ebenso wie in der Erziehung festgestellt, daß bestimmte Verbote und Beschneidungen vom Betroffenen als so willkürlich und unverständlich erlebt werden, daß sie nicht als Grundlage identifikationsfördernder Behandlungsmaßnahmen herangezogen werden können. Zwischen den notwendigen Beschneidungen, die vom Patienten wegen einer zu oberflächlichen Motivation nicht akzeptiert werden, und solchen zu unterscheiden, die das therapeutische Band endgültig zerreißen lassen, ist eine immer wieder schwierige Gratwanderung, für die es keine allgemein gültigen Regeln geben kann. Auf der einen Seite steht die Fähigkeit der Therapeuten, die Regeln so darzustellen, daß sie vom Patienten aktiv teilnehmend akzeptiert und verinnerlicht werden können. Auf der anderen Seite steht im Einzelfall die Verunsicherung über den Sinn dieser Regel. Dies führt in der ständigen Reaktion auf den Druck der Patienten zu Gegenübertragungsphänomenen und dem Wunsch, Konzepte und Vorgehensweisen zu schnell zu verändern, oder zu aggressiven Abweisungen des Patienten bzw. übertrieben rigidem Bewahren. In diesem Spannungsfeld müssen viele Erklärungen für Therapieabbrüche gesucht werden, wenn diese Gegenübertragung entweder zu einer nicht identifikationsfördernden Wechselhaftigkeit therapeutischer Standpunkte führt oder, im Gegenteil, zu einer übertriebenen Erstarrung.

Diese Phänomene gelten in verschärfter Form für die Therapie unter den Bedingungen des Maßregelvollzugs. Zu den symbolischen Aggressionen beschneidender therapeutischer Vorgaben und der damit verbundenen Unterwerfung, wie sie auch in jeder freiwilligen Therapie besteht, gesellt sich die nicht mehr symbolische Aggression der zwangsweisen Unterbringung. Sie erhält durch die Unterbringungsform einen zusätzlichen bösartigen Unterton, der leicht zur Verwechslung von Gefäß und Inhalt führen kann. Die Form verfremdet ganz entscheidend die Möglichkeiten, symbolische Beschneidungen identifikationsfördernd einzusetzen. Sie fördert zunächst nicht die Identifikation mit der Einrichtung und ihrem therapeutischen System, sondern die Aggressionslust gegen sie. Diese Verfremdung kann nicht immer überwunden werden und ist immer eine der möglichen Erklärungen für therapeutische Mißerfolge im Maßregelvollzug.

Eine besondere Verstärkung erfährt diese Problematik, weil die für die Patienten ungeliebten Beschneidungen als zur Unterbringungsform zugehörig dargestellt werden und die Gratwanderung dann durch die Unterstützung der Umgebung noch schwieriger wird. Wird der Patient in seinem Trotz unterstützt, so erhält dieser den Charakter des gerechtfertigten Widerstands und verhindert jegliche Identifikation.

Im Prinzip ist die Kontrolle der beschriebenen Gratwanderung in keinster Weise unterschiedlich, ob sie in einem geschlossenen oder in einem offenen Rahmen geschieht. Sie basiert auf der Kontrolle der symbolischen Aggression des therapeutischen Teams, d. h. auf der Kontrolle der Gegenübertragung der Institution. Sie wird um so schwieriger, je stärker die Widerstände des Patienten durch äußere Beeinflussung dem Bereich der Interpretation der Dynamik von Übertragung und Gegenübertragung entrückt werden. So unterdrückte Bettelheim (1973) diese Einflüsse durch die sorgfältige, dauernde und rasche Trennung seiner Patienten von der gewohnten Umgebung.

Die Form der Unterbringung ändert nicht die therapeutischen Spielregeln. Folgt man aber den Auffassungen, die gegen den Maßregelvollzug eingestellt sind, so kann man beobachten, daß die therapeutischen Regeln einer offenen Einrichtung immer dann in Frage gestellt werden, wenn sie Patienten in einem geschlossenen Rahmen angeboten werden. Dies ist um so bezeichnender, wenn es durch die Therapeuten geschieht, die meinen, die gleichen Bedingungen seien in ihrem Rahmen angemessen. Im therapeutischen Setting setzt aber der Rahmen die Spielregeln nur außer Kraft, wenn der Therapeut seine Gegenübertragung nicht kontrolliert und er seine Aggression vom Inhalt auf die Form verlagert. Dies entspräche in der Übertragung auf institutionelle psychotherapeutische Vorgehensweisen der Anwendung der Abstinenzregel (Freud 1919).

Die Identifikationsprozesse sind in diesem Rahmen nicht einfach und labil. Die aggressive Antwort liest sich an der Abbruchquote oder an der Frequenz der Aggressionen gegen Mitarbeiter oder Material ab. Äußere Faktoren der Beeinflussung greifen in den Prozeß der Identifikation mit dem Aggressor ein. Identifiziert sich der Patient, muß er die Aggression im Sinne der Beschneidung gegen sich selbst richten, ein schmerzhafter Prozeß, dem zu entgehen immer wieder seine Tendenz sein wird (Lacan 1948).

Motivation im geschlossenen Rahmen

Die Arbeit im Maßregelvollzug ist, folgt man Täschner (1983, S. 216) und Volkkart (1984, S. 109–111), nur sinnvoll, wenn sie sich zur Aufgabe setzt, eine Motivationsarbeit bei solchen Drogenabhängigen zu leisten, bei denen sie entweder gar nicht vorhanden ist oder sich durch mehrfache Therapieabbrüche als so labil erwiesen hat, daß sie als nicht ausreichend betrachtet werden muß. Einerseits soll eine solche Einrichtung den Patienten zu einer Motivation fördern, die ihn von seinem „Nein" gegenüber der Therapie zu einem Standpunkt hinbringt, an dem er sich selbständig und aus eigenem Antrieb den therapeutischen Maßnahmen unterzieht und die notwendigen Beschneidungen akzeptiert. Dies heißt, den Patienten gleichzeitig zu verführen und zu beschneiden. Diesen Widerspruch in der Praxis auszuführen, ist nicht einfach.

Von der Verweigerung als Wunsch

Wünschen dürfen und sich in seinen Wünschen begrenzen ist ein wesentlicher Schritt in der Reifung des Kindes. Damit das Kind wünschen kann, muß ihm etwas fehlen. Fehlt ihm nichts, z. B. in der mütterlichen Versorgung, so wird es nicht zum Wünschen und zur Äußerung von Wünschen gelangen können. Fehlt ihm nichts in der Versorgung seiner Bedürfnisse, so kann es nur über die Verweigerung der mütterlichen Zuwendung zum Wünschen finden (Duncker 1981). Um dies an einem Beispiel zu verdeutlichen, soll beschrieben werden, was passiert, wenn Mütter den Wünschen ihrer Kinder zuvorkommen. Unsere Kinder wünschen sich alle z. B. Bonbons, sie wünschen sich hierbei nicht nur den süßen Stoff, sondern auch die symbolische Zuwendung, die mit dem Geben des Bonbons durch die Mutter verbunden ist. Manche intuitive Mutter kann der Erfüllung dieses Wunsches auch wiederholt dadurch ausweichen, daß sie nicht das Bonbon, sondern lediglich die Zuwendung gibt. Immer mehr Eltern weichen diesem System aus, indem sie nicht abwarten, bis ihre Kinder sich etwas wünschen. Sie geben im Vorgriff auf den Wunsch des Kindes, ohne daß es danach gefragt hätte. So liegt in vielen Haushalten die Tüte griffbereit auf dem Tisch, ohne daß für das Kind die Notwendigkeit besteht, zu wünschen oder zu fragen. Wird dieses Beispiel zum umfassenden System der Kinderversorgung, indem alle Wünsche von den Augen abgelesen werden und die Kinder nicht mehr die Notwendigkeit verspüren, Wünsche zu äußern, so steht das Kind letztlich vor dem unlösbaren Komplex, entweder das Wünschen aufzugeben, oder das Bonbon dieses Beispiels zu verweigern, um gehört zu werden. Dann wird die Verweigerung zum Wunsch. Wie weit wir in dieser automatisch alles erfüllenden Gesellschaft gekommen sind, zeigt sich auf vielen Ebenen (Lacan 1937).

Wenn die Verweigerung das Wünschen ersetzt, dann wird die Zerstörung zur Wunscherfüllung. Wir finden dies in der Pathologie in individuellen und kollektiven Zustandsbildern, wie der Magersucht, der Abhängigkeit oder dem Phänomen der Punker, und deren Häufigkeit nimmt zu. Immer mehr magersüchtige Mädchen und Jungen müssen behandelt werden und die Reihen der Gruppen, die unsere Gesellschaft ablehnen, werden immer größer (Duncker 1984). Zu diesen Gruppen gehören die Drogenabhängigen. Sie verweigern sich dem Realitätsprinzip, nicht nur des Betäubungsmittelrechts, sondern auch das Prinzip, daß dem Wünschen Grenzen gesetzt sind.

Folgt man Olivenstein (1973), so ist der Wunsch des Drogenabhängigen allmächtig, er fordert sofortige und vollständige Erfüllung, die in der Droge zunächst gefunden wird. Die Verweigerung der eigenen Grenzen ist ein wesentlicher Bestandteil des Krankheitsbildes. Die Verweigerung des Patienten hat die Qualität eines Wunsches, und hier muß die Therapie auch im geschlossenen Rahmen ansetzen. Der Patient muß lernen zu wünschen, und zwar nicht die vollständige Erfüllung wie bei den Drogen, sondern die Therapeuten und ihre beschränkenden Prinzipien. Dies verbirgt sich hinter der Forderung mancher Einrichtung, daß die anfängliche Abhängigkeit des Patienten ihr gegenüber so groß sein müsse wie seine vorherige gegenüber der Droge. Der Patient wird nur wünschen, wenn er dazu gezwungen ist, Mitarbeiter und Aktivitäten ausdrücklich zu wollen. Er wird es nicht tun, wenn die Therapeuten ihm immer wieder Aktivitäten vorschlagen, denen gegenüber er dann mit seiner Verweigerung spielen kann. Die Kehrseite dieser Betrachtungsweise ist, daß der Patient, wenn er sich diesen Kontakt nicht wünscht, alleine ist, sich langweilt und sich isoliert fühlt. Der Widerspruch zwischen Verführung und Beschneidung wird so dem Patienten zurückgegeben. Wenn er sich etwas wünscht, so erhält er über das „Objekt" auch den Therapeuten und die therapeutischen Begrenzungen. Dies muß seinen Widerstand reizen, seine Aggressivität fördern und er wird darauf hinweisen, daß er wegen der Begrenzungen nicht zu einer Motivation finden könne.

Vom notwendigen Spannungsfeld zwischen mißtrauischer Distanz
und therapeutischer Nähe

Der Mitarbeiter wird bemüht sein, sich in eine Position zum Patienten zu begeben, in der er der bejahende, die Aktivitäten unterstützende, helfende Partner
ist. In dieser Position wird er vom Patienten für seine Form der Konfliktbewälti-
gung, dem Aufheben von Grenzen, benutzt werden. Der Therapeut wird in
Konflikte miteinbezogen, in denen er als verlängerter Arm des Patienten die
Unendlichkeit des Wünschens, die Suchtverlagerung fordern wird, ohne daß er
dies direkt merken kann. Dies erfordert trotz größter Nähe die Bewahrung einer
kritischen Distanz, die niemand auf sich alleine gestellt aufrechterhalten kann.
Jeder Mitarbeiter bedarf hier der dauernden und wohlwollenden Kontrolle des
Teams im Sinne einer permanenten Supervision mit äußerer Hilfe (s. auch
Bettelheim 1975, S. 245–306).

Diese Arbeit erfordert ein erhebliches Maß innerer Standfestigkeit, Kritik-
und Konfliktfähigkeit gegenüber Patienten und Kollegen. Die Konflikte werden
in den Polarisierungen zwischen zu starker mißtrauischer Distanz und zu großer
symbiotischer Nähe auftreten und müssen als Effekte der Übertragung beurteilt
und interpretiert werden.

Fällt dieses Spannungsfeld in sich zusammen, so ist die Einrichtung ruhig,
aber nicht therapeutisch. Entweder verliert sie sich in dem zu vertrauensvollen
Prozeß einer Identifikation mit den Forderungen der Drogenabhängigen, insbesondere nach mehr Freizügigkeiten, weniger Beschneidungen, weniger Tages-
planungen, weniger Unterwerfungen unter vorgegebene Begrenzungen. Oder sie
entfernt sich vom Patienten in eine zu mißtrauische Distanz, in der sie nur
kontrolliert, dem Patienten auf jeden Fall mißtraut und ihn dann im anderen
Extrem genauso wenig ernst nimmt. Dieses war einer der Ansatzpunkte Bettel-
heims (1975, S. 11–24) in seiner Kritik der kinder- und jugendpsychiatrischen
Abteilung der Universität Chicago. Lediglich wenn wir die Patienten ernst
nehmen, werden wir das Spannungsfeld aufrechterhalten können. Ernstnehmen
heißt nicht, alles zu glauben, was sie uns sagen, sondern es beim Wort zu nehmen, einschließlich unserer Interpretation und unserer Sorge darum, daß der
Konsum schädlich ist. Es gilt immer auch den latenten Inhalt zu erforschen, und
nur so kommen wir vom geäußerten „Nein" zur inhaltlichen Bejahung gegenüber den notwendigen therapeutischen Veränderungen.

Die Erarbeitung neuer Lebensinhalte als Ziel der Motivationsbehandlung

Die therapeutische Behandlung darf dem Drogenabhängigen nicht nur den Stoff
verbieten. Er muß über symbolische Beschneidungen, die vom Patienten verinnerlicht werden können, zu einer Lebensmotivation geführt werden, die ein
befriedigendes Leben ohne Drogen ermöglicht. Wegen der beschriebenen
Triebdynamik befinden wir uns bei den Drogenabhängigen vor einem ganz
besonders schwierigen Problem, wenn sie Beschneidungen wegen des zu errei-
chenden Ziels akzeptieren lernen sollen. Das Befriedigungserleben ist verfremdet; folgt man den Beschreibungen Olivensteins (1973, S. 47–55), so können die

von uns vorgeschlagenen Befriedigungen nicht den aus ihrer Drogenzeit bekannten Grad der Vollständigkeit erreichen.

Es verbleibt den Therapeuten nur ein geringer Spielraum, neue Lebensinhalte mit dem Patienten zu erarbeiten. Der Wert jedenfalls, der ihnen von den Patienten beigemessen werden kann, ist z. T. extrem abhängig von dem Wert, der diesen Zielen in der augenblicklichen oder zukünftigen Umgebung beigemessen wird, so wie in der Erziehung der Wert des Vaters und die Identifikationsmöglichkeit des Kindes mit ihm auch von seinem konkreten, gesellschaftlichen Wert abhängen (Mitscherlich 1970, S. 180). Der Wert der Therapie, eines Therapeuten oder einer Institution hängt auch von deren Ruf und der Bewertung in der Umwelt ab. Wird die Therapieform entwertet, weil sie nicht erfolgreich ist, oder weil sie von Außenstehenden als unsinnig dargestellt wird, so schwinden im entsprechenden Maße die identifikationsträchtigen Wirkungen. Der Patient kann sich mit symbolischen Beschneidungen nur dann identifizieren, wenn der, der sie darstellt „wertvoll" ist. Hier ist in der schwierigen Gratwanderung auch eine Abhängigkeit von Faktoren der äußeren Bewertung gegeben.

Dynamik der Drogenkarriere und Dynamik der Behandlung

Die Drogenabhängigkeit ist eine Erkrankung, die wie jede andere psychiatrische Erkrankung eine Dynamik hat, d. h. ein Entwicklungsmuster unterschiedlicher Schwere und Ausprägung, demgegenüber die therapeutischen Ansätze nicht stur und rigide sein können. Wir kennen aus der psychiatrischen Diagnostik und Therapie die Tatsache, daß in der Dynamik der Erkrankung unterschiedliche Schweregrade unterschiedliche therapeutische Antworten erfordern. Die Therapieformen, die gegenüber diesen Zuständen vorgeschlagen werden, sind nicht nur krankheitsspezifisch. Sie berücksichtigen besonders den momentanen Schweregrad, d. h. die Ausprägung der krankheitsbedingten Überformung und der daraus resultierenden Einschränkung der Handlungskompetenz. Dies sollte bei Drogenabhängigen nicht unterschiedlich sein.

Diese Einschätzung kann sich nicht ausschließlich auf die verbalen Äußerungen des Patienten stützen. Die meist vorhandene große Verbalisierungsfähigkeit steht häufig in krassem Widerspruch zur Breite der tatsächlich gezeigten psychosozialen Handlungskompetenz. Die Sprache scheint zumindest teilweise ihren Einfluß auf das Erleben, die emotionalen Schwingungen verloren zu haben; sie scheint ihrer kathartischen Wirkung beraubt. Die Betrachtung der Einschränkung der psychosozialen Handlungskompetenz zeugt hier mehr als alle anderen Zeichen von dem Grad der Herrschaft, die das Lustprinzip zurückgewonnen hat. Auf diesen Unterschied zwischen der formalen Fähigkeit zur Handhabung der Sprache und der von ihr ausgehenden oder mit ihr verbundenen strukturierenden Wirkung im intrapsychischen Geschehen weist erstmalig Lacan (1959, 1981) in seinen Erklärungen zum Verständnis der Psychosen und ihrer Therapie hin. Auch die Prognose hat in diesem Sinne weniger mit der Analyse der sprachlichen Inhalte zu tun, als mit der Analyse der konkreten Lebensumstände.

Die Umkehr zwischen Realitäts- und Lustprinzip

Nach den psychoanalytischen Auffassungen ist der Weg vom Kind zum Erwachsenen u. a. durch die wachsende Prädominanz des Realitätsprinzips über das Lustprinzip gekennzeichnet. Bei den Drogenabhängigen kehrt sich diese Beziehung der von Freud (1920) beschriebenen Prinzipien um. Das Realitätsprinzip verliert zunehmend an Herrschaft, bis letztlich das narzißtische Prinzip einer ständigen, sofortigen und vollständigen Befriedigung des Wunsches gilt, bei der die Mittlerrolle eines anderen nicht mehr notwendig ist (Lagache 1960). Dies führt in den Lebensgeschichten bestimmter Drogenabhängiger zu Entwicklungszuständen, in denen das Realitätsprinzip verloren zu sein scheint, wenn sie ausschließlich für ihre Drogen leben, ihren Tagesablauf und ihr Leben an der Benutzung und der Suche des Stoffes ausrichten. Besonders wichtig ist die Beachtung des Grades dieser Umkehr sowie der verbliebenen Fähigkeiten des Ich dem Realitätsprinzip noch einen Zugriff auf die persönliche Lebensführung zu gestatten. Dies ist das wesentliche Element der Prognose und somit der Begutachtung bei der Frage über die Qualität einer verbalisierten Therapiemotivation. Es gilt zu untersuchen, wie weit das Prinzip „Droge" die konkreten Lebensbedingungen beeinträchtigt und in wieweit Restmöglichkeiten kritischer Realitätsbewältigung verblieben sind. Es geht weniger darum, was der Betroffene hierzu äußert, sondern es geht auch um eine fremdanamnestische, kritische Analyse der konkreten Lebensführung. Sie ist regressiv und nicht die Verbalisierungsfähigkeit.

Auch in den kinder- und jugendpsychiatrischen Therapieansätzen mit schwergestörten und verwahrlosten Patienten hat sich die pädagogisch führende Arbeit im Stationsalltag und im konkreten Leben in der Institution als wesentliches Element herausgestellt, wie Bettelheim (1973) dies unterstreicht und wie dies aus einer Vielzahl von Beiträgen der 30er Jahre in der *Zeitschrift für psychoanalytische Pädagogik* unterstrichen wird. Die konkreten Änderungen im Leben und Erleben des Patienten müssen allerdings zum Ziel haben, die Möglichkeit verbaler und gedanklicher Beeinflussung der Lebensführung mit diesen Qualitäten wiederzugewinnen.

Die Therapie fördert also wesentlich das Bemühen um eine kritische Realitätsbewältigung in einem von außen vorgegebenen und durchstrukturierten Rahmen. Nicht was der Patient über seine Motivation und seine Probleme sagt ist das zunächst Wesentliche, zunächst auch nicht die aufhellende psychotherapeutische Arbeit an seiner Geschichte. Über die Arbeit an der konkreten Lebensführung soll er zu anderen Fähigkeiten geführt werden, die Realität zu beherrschen.

Analog ist bei gutachterlichen Äußerungen zur Qualität einer verbalisierten Therapiemotivation die Betrachtung der Fähigkeit der Realitätsbewältigung das wesentliche Element kritischer Betrachtung und Würdigung, auch bei den Überprüfungen.

Druck als Motivation bei Suchtkranken

Die Suchtkrankheit ist, wie auf anderer Ebene die Psychose, eine Erkrankung, in der es darum geht, ob und in welchem Ausmaß der Patient seine eigene Erkrankung verkennt. Nicht er ist krank, sondern die Gesellschaft, in der er aufgewachsen ist und lebt. Ganz unrichtig ist diese Aussage nicht, wenn sie auch nicht die Ausschließlichkeit hat, mit der sie seitens der Patienten, mancher Angehöriger und Betreuer vertreten wird.

Die Möglichkeit, wie beim psychotischen Patienten die Verkennung medikamentös zu behandeln, haben wir beim Süchtigen nicht. In seiner eher alloplastischen Reaktionsweise ist seine Einsicht Ergebnis eines äußeren Druckes, der zunächst eine oberflächliche Motivation für seine inneren Veränderungen schafft, die dann, wenn man sie ernst nimmt, zu einer echten therapeutischen Motivation heranwachsen kann. Suchtkranke, die aufgrund eines persönlichen Leidensdrucks und der damit verbundenen Krankheitseinsicht zur Behandlung erscheinen, gibt es wohl nicht. Sie kommen, wenn der Verlust von Familie, Arbeitsplatz oder sozialer Integration droht. Sie kommen aber auch nur dann, wenn dieser Verlust auch noch subjektiv bedrohlich erscheint, d. h. wenn ihnen Beruf, Ehepartner, Familie und soziale Situation im intrapsychischen Geschehen noch etwas bedeuten.

Analog muß der Druck in der Motivation Drogenabhängiger betrachtet werden. Nicht weil wir den Druck selbst als Bedrohung empfinden würden, wird er auch von dem Betroffenen als Druck aufgefaßt und bearbeitet. Es geht nicht darum, ob wir die drohende Verurteilung als bedrohlich empfinden würden, sondern es geht darum, ob mit dieser Drohung beim Abhängigen noch so etwas wie ein Leidensdruck erzeugt werden kann, und dies ist abhängig von der Qualität der verbliebenen psychosozialen Integration. Wir können uns hierbei davon überzeugen, daß das, was wir als Druck empfinden würden, von den Drogenabhängigen häufig nicht mehr oder nie als Druck aufgefaßt wird. In ihrer Ablehnung und Verweigerung ist auch der Druck eines Verfahrens häufig nicht ausreichend motivierend. In diesem Sinne kann auch die Strafe häufig nicht zur „beabsichtigten Lehre" dienen. Wenn sie in sich nichts ändern wollen, weil sie die Gesellschaft und ihre Regelungen nicht akzeptieren können, so werden sie sich eher der uns so einschneidend erscheinenden Maßnahme des Freiheitsentzugs unterwerfen, als sich auf den qualvolleren Weg der persönlichen Veränderungen in der Therapie zu begeben.

Dementsprechend muß der Druck als Motivationshilfe bei Drogenabhängigen andere Qualitäten erfüllen. Er kann lediglich darin bestehen, dem einzelnen therapeutische Bedingungen auch dann anzubieten, wenn er dies zunächst nicht möchte. Er unterliegt dann einem Druck, der ihn dazu bringen sollte, sich mit seinen inneren Problemen auseinanderzusetzen. Aber auch unter solchen Bedingungen ist der Patient in der Auseinandersetzung seiner freien Entscheidung nicht enthoben, denn nur über sie findet er Zugang zur Therapie; auch im geschlossenen Rahmen des Maßregelvollzugs muß er sich hierfür entscheiden.

Zwang in der Therapie und Therapie unter zwingenden Bedingungen

Der Zwang, sich symbolischen Beschränkungen zu unterwerfen, beginnt nicht bei der Unterbringungsform. Die Restriktionen in offenen Einrichtungen sind bekannt und insbesondere bei den Patienten verschrien, die die Therapie nicht durchgehalten haben. Genau diese Abbrecher weisen auf die Unerträglichkeit des zwingenden Charakters der Einrichtung, um darin ihren Abbruch zu begründen, um ihm den „schwarzen Peter" des persönlichen Mißerfolgs zuzuschreiben.

Die Patienten im Maßregelvollzug haben häufig freiwillige Behandlungen bereits vergeblich versucht. Sie sind in ihren persönlichen, süchtigen und kriminellen Verstrickungen besonders weit abgeglitten. Sie haben also ein besonders gravierendes Zustandsbild erreicht, dessen Therapie zusätzlich durch die kriminellen Verstrickungen erschwert wird.

Demgegenüber dürfen die therapeutischen Maßnahmen inhaltlich nicht weniger zwingend sein. Sind also zwingende Bedingungen aus therapeutischen Gesichtspunkten in die Drogentherapie eingeführt worden, so können sie im geschlossenen Bereich nicht geringer, nicht weniger sinnvoll sein, als in den offenen Behandlungsangeboten. Sie sind nur schwerer inhaltlich darzustellen.

Grenzen in der Arbeit mit Drogenabhängigen

Sie ergeben sich aus dem Krankheitsbild und aus den konkreten Arbeitsmöglichkeiten, die in einer Institution zur Verfügung gestellt werden. Die Grenzen betreffen nicht nur den Maßregelvollzug, sondern auch die offene Arbeit mit Drogenabhängigen. Der ideologischen Ablehnung, die der Maßregelvollzug immer wieder findet, muß pragmatisch entgegengehalten werden, daß es ihn nicht gäbe, wenn die offene Arbeit in Beratung bzw. freier ambulanter und stationärer Therapie ausreichende Antworten für alle Entwicklungsstadien dieser Erkrankung anbieten könnte.

Die Praxis lehrt uns aber nicht nur in Deutschland, daß die ausschließlich auf der Freiwilligkeit beruhenden Behandlungsangebote auf Grenzen stoßen und keine für alle Schattierungen und Entwicklungen ausreichende Antwort anbieten können. Für die, die aus der Versorgung herausfallen, kann man auch anderes anbieten, dies hieße aber in Deutschland z. Z. den Weg ausschließlicher juristischer Sanktion, der Haft.

Die Grenzen der Therapie lassen sich nicht theoretisch fixieren, sie sind fließend und hängen von der Stärke der erreichten Überformung ab, aber auch von der Adäquatheit des therapeutischen Angebots. Die Stärke dieser Überformungen erweist sich meist aber erst in der therapeutischen Auseinandersetzung.

Sind offene Behandlungsangebote möglich und erfolgversprechend, so wäre es ein Kunstfehler, diese Therapie in einem geschlossenen Rahmen durchzuführen. Erweist sich aber die Überformung als gravierender als zunächst angenommen, die Therapiemotivation als brüchiger, so wäre es ein ebenso schwerer Fehlgriff, diesen Patienten wegen seines krankheitsbedingten Abbruchs zu bestrafen und zu inhaftieren, statt zunächst zu versuchen, im Rahmen einer geschlossenen Therapie eine Motivation zu erreichen. Der Abbruch einer Therapie unter offenen Bedingungen ist noch kein Beweis dafür, daß auch im geschlossenen Rahmen eine Therapie von vornherein aussichtslos wäre. Hier muß mit Venzlaff (1978) der reinen Lehre der Freiwilligkeit eine eindeutige Abfuhr erteilt werden.

Die Konkurrenz der §§ 35 BtMG und 64 StGB ist in diesem Verständnis eine künstliche. Voraussetzung für beide ist, daß der Drogenabhängige, der straffällig wurde, dies aufgrund seiner Abhängigkeit wurde, daß er therapiebedürftig und eine Behandlung nicht von vornherein aussichtslos ist. Die Maßregel wäre dann das Mittel der Wahl, wenn aus krankheitsbedingten Gründen eine Therapie auf freiwilliger Basis gescheitert ist. Auch die von Venzlaff (1981a, 1981b) beklagten kustodialen Unterbringungsmöglichkeiten existieren nicht mehr, weder personell noch räumlich, und die Möglichkeiten rehabilitativer Bemühungen unterliegen, wie von ihm gefordert, mit dem Maßregelvollzugsgesetz NRW den Gründen und Notwendigkeiten der Behandlung.

Zusammenfassung

1. Bei allen Entwicklungen, bei denen das Abgleiten in der Drogenkarriere nicht zu einer vollständigen Aufgabe des Realitätsprinzips geführt hat, ist der Maßregelvollzug verfrüht.
2. Die Abgrenzung zwischen offener und geschlossener Therapie ist willkürlich. Offene und geschlossene Behandlungsangebote müssen sich ergänzen, um Hospitalismustendenzen zu vermeiden und um die Möglichkeiten des Maßregelvollzugsgesetzes im Sinne möglichst früher Lockerungen und Resozialisierungen zu nutzen.
3. Die Therapie im Maßregelvollzug sollte die automatische Inhaftierung von Therapieabbrechern vermeiden.
4. Es gibt z. Z. keine Kriterien, die bei der Begutachtung erlauben, konkrete Aussagen zur Qualität einer Therapiemotivation zu machen; dies stellt sich erst in der therapeutischen Auseinandersetzung heraus.

Literatur

Bergeret J (1984) De l'aggressivité fondamentale. Dunant, Paris
Bernstein–Windholz (1937) Mißverständnisse in der psychoanalytischen Pädagogik. Zeitschrift für psychoanalytische Pädagogik, IX:2
Bettelheim B (1973) Vivre à l'école orthogénique. In: Karlin D (ed) (Film, Institut National de l'Audiovisuel. Paris)
Bettelheim B (1975) Un lieu pour renaitre. Laffont, Paris
Bettelheim B (1984) Zeugen des Jahrhunderts. (ZDF, 18.11.1984)
Bühler D (1984) Therapie und Zwang. Enke, Stuttgart
Dolde G (1982) Zur Rückfälligkeit von Drogenabhängigen nach Behandlung i. R. des Strafvollzugs. ZfStrVo Heft 4
Dolto F (1971) Le cas Dominique. Seuil, Paris
Dolto F (1983) La difficulté de vivre. Inter-Editions, Paris
Duncker H (1979) Stellungnahme für den Hessischen Sozialminister zur Vereinheitlichung der Versorgung Drogenabhängiger

Duncker H (1981) Einführung in die psychoanalytischen Theorien der „école freudienne" (Lacan). *Reihe:* Materialien zur Psychoanalyse und zur analytisch orientierten Psychotherapie VII. Vandenhoeck & Ruprecht, Göttingen

Duncker H (1984) Flucht in die Drogen – Eine Flucht vor der Aggression oder in die Aggression. BewHi:31

Ehrhardt HE (1978) Stellungnahme für den Hessischen Sozialminister zur Problematik der Einweisung und Langzeitbehandlung sogenannter therapieresistenter Drogenabhängiger

Ey H (1974) Manuel de Psychiatrie. Masson, Paris

Freud S (1913, 1975a) Zur Einleitung der Behandlung. In: Schriften zur Behandlungstechnik. Frankfurt am Main

Freud S (1919, 1975a) Wege der analytischen Therapie. In: op.cit.

Freud S (1920, 1975b) Jenseits des Lustprinzips. In: Studienausgabe Bd III. Fischer, Frankfurt am Main

Freud S (1930, 1963) Das Unbehagen in der Kultur. In: Studienausgabe Bd IX. Fischer, Frankfurt am Main

Hartmann K (1978) Das impulsive Verhalten: Ein psychoanalytischer Beitrag zur Suchtproblematik. In: Keup W (Hrsg) Sucht als Symptom. Thieme, Stuttgart

Herdieckerhoff HE (1983) Vom neurotischen immer-wieder zum süchtigen immer-mehr. (Vortrag, Hannover)

Kurtz C (1980) Katamnesen jugendlicher Opiatabhängiger nach richterlich angeordneter Langzeittherapie. (Med. Dissertation, Universität Göttingen)

Lacan J (1937, 1966) Le stade du miroir comme formateur de la fonction du je. In: Ecrits. Seuil, Paris

Lacan J (1948, 1966) L'aggressivité en psychanalyse. In: op.cit.

Lacan J (1959, 1966) D'une question préliminaire à tout traitement possible de la psychose. In: op.cit.

Lacan J (1981) Le Séminaire III, La psychose. Seuil, Paris

Lagache D (1960, 1982) Situation de L-aggressivité. In: Oeuvres IV, P.U.F., Paris

Lürßen E (1982) Das Suchtproblem aus neuerer psychoanalytischer Sicht. In: Kindler's Psychologie des XX. Jahrh., Bd II. Beltz, Basel

Meyer G (1983) Geldspielautomaten mit Gewinnmöglichkeit als Objekt pathologischen Glücksspiels. Suchtgefahren: 246–254

Mitscherlich A (1947) Vom Ursprung der Sucht. Klett, Stuttgart

Mitscherlich A (1970) Auf dem Weg zur vaterlosen Gesellschaft. Piper, München

Olivenstein C (1973) Ecrits sur la toxicomanie. Ed. Universitaires, Paris

Picat J (1982) De la violence actuelle comme rite initiatique. In: 9. Weltkongreß für Sozialpsychiatrie, Paris

Pflug B, Tölle R (1971) Therapie endogener Depressionen durch Schlafentzug. Nervenarzt: 42

Spitz R (1962) Le oui et le non. P.U.F., Paris

Spitz R (1973) Die Entstehung der ersten Objektbeziehungen. Klett, Stuttgart

Täschner K (1983) Therapie der Drogenabhängigkeit. Kohlhammer, Stuttgart

Venzlaff U (1978) Der psychisch Kranke im Spannungsfeld zwischen Behandlungsauftrag und Rechtsnorm. In: Lauter H, Schreiber HL (Hrsg) Rechtsprobleme in der Psychiatrie. Rheinland-Verlag, Köln

Venzlaff U (1981a) Praktische Schwierigkeiten des Maßregelvollzugs ohne gesetzliche Regelung. In: Maßregelvollzug in einem psychiatrischen Krankenhaus. Evg. Akademie Hofgeismar

Venzlaff U (1981b) Der Maßregelvollzug – Stiefkind der Strafrechtsreform? In: Bergener M (Hrsg) Psychiatrie und Rechtsstaat. Luchterhand, Neuwied

Volckart B (1984) Maßregelvollzug. Luchterhand, Neuwied

Zur Jugendbegutachtung im Strafrecht:
Wann steht die entwicklungsbedingte
bzw. die krankhafte Störung im Vordergrund?

H. Szewczyk und E. Littmann

Vorbemerkungen

Bei allen Unterschieden in den Strafgesetzbüchern der BRD und der DDR
(Hankowitz 1975) weisen doch die forensisch-psychiatrischen Begutachtungspro-
bleme – soweit die Autoren es zu erkennen vermögen – in beiden Ländern nach
den Gesetzen und den Gesetzeskommentaren vielerlei Gemeinsamkeiten auf
(Bresser 1975; Heim 1986; Szewczyk 1978, 1986). Wir sind anderen Ortes (Szewczyk u. Littmann 1986) hinsichtlich wesentlicher Fragen der Jugendbegutachtung
in deutschsprachigen Ländern (DDR, BRD, Österreich, Schweiz) hierauf näher
eingegangen. Der vorliegende Beitrag soll die Frage behandeln, wann und mit
welcher Häufigkeit in der Begutachtungspraxis der DDR bei Jugendlichen die
krankhafte Störungen tangierenden Paragraphen der Erwachsenenbegutachtung
(§§ 15 und 16 StGB, DDR) und die nach dem Entwicklungsstand fragenden
Paragraphen der Jugendbegutachtung (§§ 65 und 66 StGB, DDR) bevorzugt
angewendet werden und nach welchen Kriterien dies erfolgt. Im Vordergrund
unserer Betrachtungen sollen dabei Probleme der Abgrenzung der Voraussetzungen des im DDR-Gesetz fixierten 1. Stockwerks der Zurechnungsfähigkeit,
d. h. also der „zeitweiligen oder dauerhaften krankhaften Störung der Geistestätigkeit" (kSG) und der „Bewußtseinsstörung" von den entwicklungsbedingten
Voraussetzungen der „Schuldfähigkeit" (§ 66 StGB, DDR) stehen. Hierbei sind –
für die Probleme dieses Beitrags – die Rechtsbegriffe (Rasch 1983) der Zurechnungsfähigkeit (§§ 15 und 16 StGB, DDR) und die Begriffe der Schuldfähigkeit
(§§ 20 und 21 StGB, BRD) bei Erwachsenen weitgehend identisch, was mit einigen unterschiedlichen Akzentuierungen auch hinsichtlich der Zuordnung
psychiatrisch-psychologischer Diagnosen für den in beiden Gesetzgebungen nur
überwiegend bezeichnungsdifferenten normativ-diagnostischen Merkmalen der
entsprechenden Paragraphen gilt (Rasch 1983). Allerdings kennt die BRD-Ge-
setzgebung 4 solcher Rechtsbegriffe, die DDR nur 3, da hier der „Schwachsinn"
– gleich welcher Genese – unter den Begriff der kSG subsummiert wird. Die
normativ-diagnostische Kategorie der „schwerwiegenden abnormen Entwicklung der Persönlichkeit von Krankheitswert" (saEvK) (§ 16 Abs. 1 StGB, DDR)
entspricht zu diesem Problemkreis dem Begriff der „schweren anderen seelischen Abartigkeit" (§§ 20 und 21, BRD). Auch in der Bundesrepublik wird die
Zuordnung der einzelnen Kriterien der Schuldfähigkeit unterschiedlich gehand-

habt (s. z. B. Rasch 1983 im Gegensatz zu Haddenbrock 1978, hinsichtlich der Zuordnung der Neurosen).

Problemdiskussion

Die für die forensische Jugendbegutachtung typische Abgrenzungsproblematik hinsichtlich der entwicklungsabhängigen und psychopathologisch-relevanten Voraussetzungen aufgehobener oder verminderter Schuld bzw. strafrechtlicher Verantwortlichkeit jugendlicher Straftäter ist international nicht neu, war vielen Ortes lange Zeit Anlaß auch zu kontroversen Diskussionen (Bresser 1965, 1975; Szewczyk 1966), die – soweit wir dies jetzt aber überblicken – nicht mehr im Vordergrund stehen. In der DDR haben aus juristischer Sicht Schlegel u. Amboss (1982) und wir selbst (Littmann u. Szewczyk 1982) aus psychologisch-psychiatrischer Sicht hierzu Stellung genommen.

Die Problemlage sei deshalb nur kurz skizziert:

Die Klärung der Schuldfrage im Rahmen eines Strafverfahrens ist eine unabdingbare Forderung für eine strafrechtliche Verantwortlichkeit des Straftäters. Die Voraussetzung der Schuld ist die Zurechnungsfähigkeit (BRD: Schuldfähigkeit), und zwar sowohl beim erwachsenen als auch beim jugendlichen Straftäter. Zum Nachweis der Schuld gehört die Aufklärung aller dafür in Betracht kommenden objektiven und subjektiven Faktoren der Tat, ihrer Ursachen und Bedingungen, sowie auch die Persönlichkeitswürdigung des Täters (Szewczyk 1978; Littmann u. Szewczyk 1986). Wie Erwachsene sind also auch Jugendliche nicht verantwortlich, wenn sie im Zustand der Zurechnungsunfähigkeit tat- und tatzeitbezogen handeln. Darüber hinaus ist in der DDR (Szewczyk u. Littmann 1984) in jedem Strafverfahren gegen Jugendliche – Personen zwischen dem 14. und vor Vollendung des 18. Lebensjahres – die (entwicklungsabhängige) Schuldfähigkeit ausdrücklich zu prüfen und festzustellen, in der überwiegenden Mehrheit aller Verfahren allerdings ohne Hinzuziehung von Sachverständigen. Schuldfähigkeit (§ 66 StGB, DDR) liegt vor, wenn der Jugendliche aufgrund des *Entwicklungsstandes* seiner Persönlichkeit tat- und tatzeitbezogen fähig war, sich bei seiner Entscheidung zur Tat von den hierfür geltenden Normen und Regeln des gesellschaftlichen Zusammenlebens leiten zu lassen. Eine wissenschaftlich fundierte Abgrenzung zwischen den Voraussetzungen und Kriterien einer *Schuld-* und *Zurechnungsunfähigkeit* bzw. verminderten Zurechnungsfähigkeit ist dabei nicht nur aus Rechtsgründen erforderlich und wesentlich, sondern u. a. auch wegen der hieraus unterschiedlich abzuleitenden Rechtsfolgen und des teilweise völlig anderen Maßnahmekatalogs.

Juristen und psychologisch-psychiatrische Sachverständige arbeiteten u. a. bei der Problemdiskussion um das Inkrafttreten des neuen StGB der DDR 1968 gemeinsam an der Herausarbeitung von Kriterien der entwicklungsabhängigen Schuldfähigkeitsbestimmungen bzw. der an der Psychopathologie orientierten Bestimmungen verminderter und aufgehobener Zurechnungsfähigkeit (Szewczyk 1966, 1978, 1986). Juristischerseits fand dies seinen Niederschlag in Präsidialbeschlüssen des Obersten Gerichts der DDR (1974) zur Gutachtenanforderung in Jugendstrafsachen. Diese Orientierungshilfen des Obersten Gerichts fixierten

im wesentlichen für den Rechtspraktiker erkennbare, ggf. begutachtungsrele-
vante Auffälligkeiten und Erscheinungsbilder jugendlicher Straftäter, d. h. sie
sind nicht ätiopathogenetisch orientiert. Der Problemzugang des Forensikers ist
hingegen mehr ätiopathogenetisch und prognostisch orientiert, und zwar ausgehend von dem Grundsatz, daß gleiche Erscheinungsbilder durch unterschiedliche Ursachen bedingt sein können, unterschiedliche Ursachen aber auch eine
unterschiedliche Prävalenz der Voraussetzungen von Schuld- und Zurechnungsfähigkeit nach sich ziehen können. Dem Sachverständigen geht es also z. B. mehr
um die Frage, welche der in solchen Rechtsbegriffen wie „krankhafte Störung der
Geistestätigkeit" (BRD: krankhafte seelische Störungen) und „schwerwiegende
abnorme Persönlichkeitsentwicklung von Krankheitswert" (BRD: Schwere
andere seelische Abartigkeit) zusammengefaßten, hinsichtlich Verursachung,
Entwicklung, Phänomenologie und Prognose erhebliche Variabilität aufweisen-
den psychopathologischen Zustandsbilder bei tat- und tatzeitbezogener Betrachtungsweise die Zurechnungsfähigkeit aufheben bzw. mindern können und ggf.
auch (noch) die entwicklungsabhängige Schuldfähigkeit Jugendlicher tangieren.
Diagnoseergebnisse und Begutachtungsbefunde sind bei Jugendlichen also
gleichermaßen wie bei Erwachsenen entsprechend den jeweiligen gesetzlichen
Festlegungen zu bewerten und einzuordnen (Rasch 1983; Szewczyk u. Littmann
1986):

- Die Paragraphen der Schuldfähigkeit (gemäß §§ 65 und 66 StGB, DDR) umfassen und beschreiben entwicklungs-, persönlichkeits- und sozialpsychologische
  Besonderheiten in ihrer Bedeutung für die Einschätzung des *Entwicklungsni-
  veaus* und daraus folgenden Fähigkeiten und Möglichkeiten zu tatbezogen
  gesellschaftsgemäßen *Entscheidungen* (Schlegel u. Amboss 1982). Es geht hier
  also um normalpsychologische Sachverhalte, in erster Linie Entwicklungsver-
  zögerungen, Entwicklungsdisharmonien und psychosoziale Fehlentwicklungen bzw. innerhalb der Variationsbreite der Norm gelegene psychische Auffälligkeiten eines Jugendlichen. Es geht u. a. um zumindest weitgehend aufhol-
  bar-ausgleichsfähige, mit zunehmendem Alter bzw. Entwicklungsprozeß des
  Jugendlichen besser kompensierbare Entwicklungsrückstände, die ein reversi-
  bles Zurückbleiben bei einer im Prinzip nach Art und Richtung normalen
  Entwicklung darstellen. Die entwicklungsabhängigen Schuldfähigkeitsvoraussetzungen können insofern nicht aus Gründen psychopathologischer Persön-
  lichkeitsbedingungen und -veränderungen verneint werden – es sei denn, daß
  mit ihnen noch erhebliche deliktbezogen relevante Entwicklungsverzögerun-
  gen einhergehen, die den begutachteten Jugendlichen noch nicht den Entwicklungsstand eines strafmündigen 14jährigen erreichen ließen (Littmann u.
  Szewczyk 1982).
- Die Paragraphen der Zurechnungsfähigkeit (§§ 15 und 16 StGB, DDR) sind
  auch im Jugendalter an der Psychopathologie orientiert. Hier geht es folglich
  um nicht oder nur sehr geringfügig ausgleichsfähige, durch einen Rückstand
  auf einem normabweichenden, durch eine pathologische Richtung gekennzeichneten bzw. vom Entwicklungsprozeß unabhängigen psychopathologischen Zustand, um eine „definitive" Normabweichung der Persönlichkeit.
- Diese an sich theoretisch eindeutig erscheinende Grenzziehung trifft nun aber
  in der Begutachtungspraxis immer wieder auf Schwierigkeiten: So sind psy-

chosoziale, entwicklungsbedingte einerseits und psychopathologische Auffälligkeiten andererseits namentlich im Jugendalter, wo man es mit in der Regel
noch nicht habituell ausgeformten Persönlichkeitsstrukturen zu tun hat,
lediglich schwerpunktmäßig zu trennen, und Merkmale des Entwicklungs-,
Persönlichkeits- und Pathotyps können eng miteinander vermascht sein bzw.
in Wechselwirkung stehen. So können z. B. krisenhafte Reifungsverläufe – am
häufigsten zeigt sich dies bei der Begutachtung deliktischen sexuellen Fehl-
verhaltens Jugendlicher – in der Pubertät vorübergehender Natur sein, sie
können aber auch bereits einen Richtpunkt auf eine spätere definitive Normabweichung darstellen. Hieraus folgt, daß es in der Praxis durchaus zu einem
Überschneiden und Konkurrieren der Schuldfähigkeits- und Zurechnungsfä-
higkeitsvoraussetzungen kommen kann. Auch die Orientierung am Kriterium
der „Organizität", d. h. etwa an hirnorganisch verursachten oder mitbedingten
psychischen Störungen und Fehlentwicklungen führt nicht weiter: Weder
kann der Nachweis einer solchen Ätiopathogenese für sich genommen über
die Priorität der Diskussion von Zurechnungsfähigkeits- und Schuldfähigkeitsvoraussetzungen entscheiden, noch kann das Fehlen oder der Ausschluß
organischer Ursachen (etwa bei einem endogenen Schwachsinn rechtlich
relevanten Ausmaßes) im Einzelfall die krankhafte Störung der Geistestätigkeit ausschließen lassen. Rasch (1983) bemerkt hierzu mit Recht für die BRD-
Sachverständigentätigkeit, daß es geradezu wissenschaftlich absurd sei, wenngleich noch in vielen Lehrbüchern verankert, die im Begriff der „krankhaften
seelischen Störungen" (BRD) subsummierten Auffälligkeiten als „biologische
Voraussetzungen" zu bezeichnen, da es sich doch vielmehr um psychische
Merkmale der Schuldfähigkeitsbeeinträchtigung (BRD) handele.

Die Richtlinien des Obersten Gerichts der DDR zur Gutachtenanforderung in
Jugendstrafsachen (1974) regeln nun auch eindeutig die gutachterlichen Fach-
kompetenzen: Für die Schuldfähigkeitsbegutachtung Jugendlicher ist der Psychologe, für die Zurechnungsfähigkeitsbegutachtung der Psychiater, möglichst
ein subspezialisierter Kinderneuropsychiater zuständig. Uns erscheint indes
aufgrund unserer Praxiserfahrungen eine Kollegialbegutachtung von Psychiatern
und Psychologen in Jugendstrafsachen mit fallbezogen unterschiedlicher Akzentuierung der Begutachtungstätigkeit besser bzw. optimal (Szewczyk 1966, 1986),
und zwar im wesentlichen aus folgenden Gründen:
- Wie umfangreiche Analysen zeigten (Szewczyk 1966), sind die Gutachtenauf-
  traggeber (Ermittlungsorgane, Gerichte, Staatsanwaltschaften) zwar überwiegend in der Lage, „intuitiv" die Normabweichungen der jugendlichen Täterpersönlichkeit zu erkennen, gemessen an den Übereinstimmungen zwischen
  Gerichtsvermutungen und endgültigen Gutachterdiagnosen sind sie bei 3/5
  der Begutachtungsfälle jedoch unrichtig und nur in 2/5 der Fälle richtig.
- Immerhin 1/4 unseres möglicherweise natürlich durch gezielte Kollegial-
  gutachtenaufträge schon selektierten Begutachtungsklientels Jugendlicher
  (16/17jährige überwiegen doppelt bis dreifach die 14/15jährigen in unserem
  Material) fällt im Ergebnis der Begutachtung unter eine der Alternativen der
  aufgehobenen bzw. verminderten Zurechnungsfähigkeit (vgl. Tabelle 1), sei es
  wegen einer krankhaften Störung der Geistestätigkeit (4,4 %), wegen alko-

Tabelle 1. Ergebnisse forensisch-psychologisch-psychiatrischer (Kollegial-)Begutachtungen Jugendlicher (Material eines mehrjährigen Begutachtungszeitraumes; Angaben in %; Erläuterungen im Text)

Begutachtungsergebnisse / (DDR-) Gesetzesgrundlagen			Gesamtmaterial Begutachteter		
Verantwortlichkeit Exkulpierung Dekulpierung	Gesetzesgrundlage	Normativ-diagnostische Kategorie (juristisch)	14/15 Jahre (n = 84)	16/17 Jahre (n = 191)	Gesamt (n = 275)
Zurechnungs- **und** schuldfähig	§ 66 StGB erfüllt §§ 15 und 16 StGB nicht erfüllt	(Alters- und normgerechter Entwicklungsstand/Entscheidungsfähigkeit)	44,0	60,2	55,3
Nicht schuldfähig (inklusive wegen Zurechnungsunfähigkeit, verminderter Zf.)	§ 66 StGB nicht erfüllt (§§ 15 und 16 StGB erfüllt)	Psychosoziale Retardierung, Intellektuelle Retardierung, Psychosoziale Fehlentwicklung **mit** Retardierungen	45,2	7,9	**19,3**
Zurechnungsunfähig	§ 15;1 StGB erfüllt	Dauerhafte oder zeitweilige krankhafte Störungen der Geistestätigkeit (ksG) o d e r	2,4	1,0	**1,5**
Vermindert zurechnungsfähig, aber schuldfähig	§ 16;1 (1. Alternative) erfüllt § 66 StGB erfüllt	tatzeitbezogene (nicht alkoholbedingte) Bewußtseinsstörungen (z.B. Affekt u.s.w.)	2,4	3,1	**2,9**
Vermindert zurechnungsfähig, aber schuldfähig	§ 16;1 (2. Alternative) erfüllt, § 66 StGB erfüllt	Schwerwiegende, abnorme Fehlentwicklung der Persönlichkeit von Krankheitswert (saEvK)	6,0	18,9	14,9
Zurechnungsunfähig od. vermindert zurechnungsfähig,	§ 15;3 oder 16;2 StGB erfüllt	Tatzeitbezogen alkoholbedingte Bewußtseinsstörungen	6,0	18,9	14,9
aber (in der Regel) schuldfähig	§ 66 StGB erfüllt		0,0	8,9	6,1

(Die beiden Zeilen "Zurechnungsunfähig" und "Vermindert zurechnungsfähig" sind durch eine geschweifte Klammer mit dem Gesamtwert 4,4 verbunden.)

holbedingter Bewußtseinsstörungen zur Tatzeit (6,1 %) oder wegen einer schwerwiegenden abnormen Persönlichkeitsentwicklung von Krankheitswert (14,9 %). Auch die Diagnoseverteilungen sprechen für die Notwendigkeit einer Kollegialbegutachtung: In 1/3 der Fälle betreffen die Diagnosen traditionelle nosologisch-psychiatrische Krankheitsbilder, u. a. Oligophrenien und psychoorganische Syndrome unterschiedlicher Genese, die primär zur Diskussion der Voraussetzungen der Zurechnungsfähigkeit führen, in einem weiteren Drittel handelt es sich um Diagnosen wie Milieu- und Erziehungsschäden sowie psychosoziale Retardierungen, die vorwiegend die Voraussetzungen des „Entwicklungsparagraphen" tangieren, in einem weiteren Drittel konnte kein wesentlich normabweichender psychischer Befund erhoben werden.

Wann wird nun die Diagnose einer krankhaften Störung der Geistestätigkeit bei jugendlichen Straftätern gestellt? Prinzipiell sind es auch bei Jugendlichen die gleichen psychiatrisch-psychopathologischen Krankheitsbilder, die auch bei Erwachsenen zur Minderung oder Aufhebung der Zurechnungsfähigkeit führen können, insofern sie tatzeitbezogen diagnostiziert wurden und bei entsprechendem Schweregrad der psychopathologischen Folgen die Motivbildung sowie die Entscheidungsfähigkeit tat- und tatzeitbezogen beeinträchtigten oder aufhoben. Eine Analyse umfangreicheren Gutachtenmaterials jugendlicher und heranwachsender Straftäter (616 Gutachten) im Hinblick auf die Diagnoseverteilungen zeigte dazu folgendes: Bei einem Viertel der Fälle wurde eine Oligophrenie diagnostiziert (Debilität bei 20 %, Imbezillität bei ca. 5 %), bei rund einem weiteren Viertel aller Fälle handelte es sich um chronische Folgezustände nach frühkindlicher Hirnschädigung (Enzephalopathie) bei 1,3 % lag ein Zustand nach Schädelhirntrauma vor, bei 1,3 % eine Epilepsie bzw. ein anderes zerebrales Anfallsleiden, eine (endogene) Psychose konnte bei 14- bis 18jährigen in keinem Falle diagnostiziert werden, bei Heranwachsenden (18- bis 25jährigen) in 0,6 %. Anteilmäßig häufiger findet sich die Diagnose psychosozialer Retardierungen bei ca. 23 % bzw. von Persönlichkeitsstörungen und teils erheblichen neurotischen und dissozialen Fehlentwicklungen überwiegend infolge von Milieu- und Erziehungsschäden bei ca. 20 %. Innerhalb der psychiatrischen Krankheitsgruppen haben also zahlenmäßig gesehen bei jugendlichen Straftätern die angeborenen bzw. früh erworbenen Schwachsinnszustände und Folgezustände nach frühkindlicher Hirnschädigung noch die relativ größte praktische Bedeutung im Hinblick auf eine eventuell zu stellende Diagnose einer kSG. Dahingegen haben in Übereinstimmung auch mit anderen Autoren (Bresser 1975; Lempp 1983; Szewczyk 1966) etwa endogene Psychosen, Endokrinopathien, Gen- und Chromosomenanomalien, Auswirkungen von chronischem Alkohol- und/oder Drogenmißbrauch und -sucht, sowie reversible Störungen im Sinne von Dämmerzuständen, pathologischen Rauschverläufen u. a. in der Jugendbegutachtung zahlenmäßig insgesamt eine forensisch geringe Bedeutung. Die äußerst seltene De- bzw. Exkulpierung wegen einer kSG bei Jugendlichen mit Sinnesmängeln und körperlichen Defekten bzw. Sexuopathien haben wir an anderer Stelle dargelegt (Szewczyk u. Littmann 1986).

Bei *Intelligenzmängeln* ist zu differenzieren, ob es sich um ein eher milieu- oder verwahrlosungsbedingtes Leistungsversagen, eine aufholbare intellektuelle Retardation, eine Folge frühkindlichen Hirnschadens oder (letzlich selten) um eine Manifestation erblichen Schwachsinns handelt. Die Diagnose einer kSG wird dabei auch im Jugendalter tatbezogen nur bei schweren Schwachsinnsausprägungen zu stellen sein, d. h. bei solchen, die auch nach Vollendung des 18. Lebensjahres (Erwachsenenstrafrecht) tatbezogen eine Minderung oder Aufhebung der Zurechnungsfähigkeit begründbar annehmen lassen müssen. Dies zu entscheiden bietet aber viele differentialdiagnostische Schwierigkeiten, da aus Längsschnittuntersuchungen (Rösler 1973) bekannt ist, daß die prognostische Ausgleichsfähigkeit, insbesondere bei Debilen nach Absolvierung der Schulpflicht, noch relativ gut ist, d. h. Debile und selbst viele Imbezille um das 20. Lebensjahr herum eine ausgesprochene Entwicklungsphase verbesserter Formbarkeit und Kontaktbereitschaft in Familie und Beruf erkennen lassen, wenngleich sie auch intellektuell relativ hinter der Altersnorm noch zurückbleiben. Nur ein Fünftel der jugendlichen Oligophrenen unseres Gutachtenmaterials erfüllten die Kriterien einer (dann auch lediglich dekulpierenden) kSG [§ 16

(1) 1. Alternative, DDR], ein weiteres Fünftel entfiel auf noch nicht schuldfähige Straftäter gemäß Entwicklungsparagraph (§ 66, DDR), aber fast die Hälfte (45,5 %), erfüllte die Voraussetzungen einer saEvK [§ 16 (1) StGB, 2. Alternative, DDR]. Dies bedeutet offenbar (Szewczyk u. Littmann 1986), daß die im Jugendalter noch schwerer beurteilbare Ausgleichs- und Kompensationsfähigkeit des Intelligenzrückstands zu zurückhaltenderer Zuordnung dieser Fälle unter die krankhaften Störungen der Geistestätigkeit führte, statt dessen die bekannte „Oligophrenen"Fehlentwicklungssymptomatik und -problematik deutlich häufiger zur Minderung der Zurechnungsfähigkeit führte.

Vergleichbares gilt auch für die Mehrzahl der *Folgezustände nach frühkindlicher Hirnschädigung,* da in der Regel auch hier die Folgen einer sozialen Fehlentwicklung und/oder psychosozialen Retardierung vordergründig sind. Die bei begutachteten jugendlichen Straftätern deutlich häufiger als bei entsprechenden Kontrollgruppen vorzufindende frühkindliche Hirnschädigung (Lempp 1983; Szewczyk u. Littmann 1986) ist ätiopathogenetisch ein Sammelbegriff und damit in ihren Erscheinungsformen äußerst vielgestaltig. Nach Bresser (1965) begegnet sie uns in der Jugendbegutachtung in 4 wesentlichen Konstellationen und es kann keineswegs aus der „Organizität" a priori eine Prävalenz der Diagnose einer kSG gefunden werden:

- Tat als unmittelbarer Ausdruck der Hirnschädigung (z. B. bei einem Explosivdelikt),
- Tat als Ausdruck der sekundärneurotischen Fehlentwicklung bei frühkindlicher Hirnschädigung mit meist im Vordergrund stehender Überforderungsproblematik,
- Tat als Ausdruck von Selbstwertkonflikten bei körperlicher Entstellung,
- Hirnschädigung als Nebenbefund bei mehr erlebnis- und milieubedingten Verhaltensauffälligkeiten.

Gesichert scheint aber auch das Zurücktreten der sog. Primärsymptomatik, namentlich in der Pubertät, und die damit ebenfalls i. allg. relativ gut und günstig zu beurteilende Ausgleichs- und Kompensationsfähigkeit. Deshalb wird ein überwiegender Teil der frühkindlich Hirngeschädigten gemäß des „Entwicklungsparagraphen" zu begutachten sein. Erst wenn die primären Merkmale der hirngeschädigten Persönlichkeiten im Vordergrund stehen und die tatverursachende Motivation und Art des kriminellen Vorgehens, etwa bevorzugt bei einem Trieb- oder Gewaltdelikt, maßgeblich determinieren, wird man eher nach den Paragraphen der Zurechnungsfähigkeit diskutieren und beurteilen müssen. In unserem Gutachtenmaterial (Szewczyk u. Littmann 1986) waren z. B. 43,6 % der Jugendlichen mit einer Enzephalopathie strafrechtlich voll verantwortlich, in 5,5 % erfüllten sie die Voraussetzungen einer kSG, deutlich häufiger (29,1 %) nahm die meist im Vordergrund stehende sekundäre Fehlentwicklungssymptomatik tatbezogen den Stellenwert einer die Zurechnungsfähigkeit mindernden saEvK ein. 7,7 % wiesen alkoholbedingte Bewußtseinsstörungen auf, waren im übrigen aber entwicklungsbedingt schuldfähig. 14,5 % waren gemäß Entwicklungsparagraph nicht schuldfähig.

Eigene Ergebnisse zur Begutachtungsproblematik der kSG

Welche Charakteristika unterscheiden nun jugendliche Begutachtete, die wegen einer kSG ex- bzw. dekulpiert wurden einerseits von den als nichtschuldfähig gemäß Entwicklungsparagraphen exkulpierten jugendlichen Straftätern andererseits? Der Vergleich zweier kleiner Zufallsstichproben (n = 27 Fälle mit kSG und n = 37 Fälle nichtschuldfähiger Jugendlicher) zeigte diesbezüglich folgendes:

– *Bei den kSG-Fällen* handelt es sich fast ausschließlich (90 %) um 16/17jährige, bei denen eine familiärhereditäre Belastung mit intellektuellen Minderbegabungen häufiger (38,5 %) zu verzeichnen war. Typisch sind Hilfsschulbesuche von Anfang an (25,9 %) bzw. die Umschulung von der Normal- in die Hilfsschule (44,4 %). Die Berufsanamnese zeigt gehäuft ungelernte Hilfsarbeiter (55,6 %) bzw. Lehrabbrüche (18,5 %). Befunddiagnostisch handelt es sich in körperlicher Hinsicht bei der Hälfte der Fälle um altersgerecht entwickelte Jugendliche, die aber in 90 % psychosozial mehr oder weniger deutlich retardiert waren. Die Diagnose einer Retardation bildete damit kein signifikantes Abgrenzungskriterium zu den gemäß Entwicklungsparagraphen nicht schuldfähigen Jugendlichen (82,4 %), nahezu ausschließlich fügte sich die gesamtpsychische Retardation bei ersteren aber der mehr oder weniger ausgeprägten Oligophrenie. Die klinischen Intelligenzdiagnosen zeigen ein Dominieren einer „mittleren Debilität" (40,7 %) bei einem Gesamtanteil von 74 % Schwachsinniger aller Ausprägungsgrade (gegenüber nur 10,8 % der Vergleichsgruppe). Neurologische Befundabweichungen fanden sich bei 30 %. Dort, wo mit gezielter Fragestellung paraklinische Befunde (EEG, PEG, CT) erhoben worden waren (bei 30 %) ergaben sich fast ausschließlich auch pathologische Befundabweichungen. In sozialer Hinsicht handelte es sich in 60 % um ausgesprochene Prügelknaben, Einzelgänger und Mitläufer. Die Analyse der begangenen Straftaten zeigt im Vergleich zur Gruppe der Nichtschuldfähigen keine gravierenden Unterschiede und bei beiden Gruppen dominieren wie im Gesamtklientel jugendlicher Straftäter Eigentumsdelikte mit 60 %. Im Ergebnis der Begutachtung waren zwei Drittel vermindert zurechnungsfähig wegen einer kSG, gleichzeitig aber schuldfähig gemäß Entwicklungsparagraphen (§ 66 StGB, DDR). Bei einem Zehntel der Fälle folgte aus der kSG zugleich auch eine Verneinung der Schuldfähigkeit. Die allgemeine sozial- und deliktbezogene Prognose zeigte je zur Hälfte der Fälle günstige bis unsichere bzw. ungünstige bis sehr ungünstige Prognosemerkmale.

– Bei den *Nichtschuldfähigen* (gemäß § 66 StGB, DDR) dominierten hingegen mit 86,5 % die 14/15jährigen, die aus sehr ungünstigen sozialen Milieuverhältnissen kommen und bei denen sich die in der Regel spätestens seit der Schulzeit abzeichnende psychosoziale oder dissoziale Fehlentwicklung z. B. in Verwahrlosungserscheinungen (45,9 %), Schwererziehbarkeit und hieraus häufiger folgenden Spezialheim- und Jugendwerkhofaufenthalten (64,9 % gegenüber 36 % der kSG-Fälle) niederschlägt. Eine Retardation auch der körperlich-entwicklungsbiologischen Reife fand sich häufiger als bei kSG-Fällen. Hingegen waren paraklinische und neurologische Befundabweichungen ungleich seltener (5,4 bzw. 19 %). Intellektuell überwiegen (43,2 %) sog. Grenzbegabungen und Teilleistungsschwächen. Wie schon oben betont, wird die Diagnose einer frühkindlichen Hirnschädigung in beiden Gruppen bei ca. der Hälfte aller Fälle und damit aber deutlich häufiger als im Gesamtmaterial von Jugendbegutachtungen diagnostiziert. Die Prognosen bei den nichtschuldfähigen Straftätern fallen signifikant häufiger als bei kSG-Fällen „günstiger" aus.

Betrachtet man abschließend die differenzierten Begutachtungsergebnisse zur Schuld- und Zurechnungsfähigkeit unter besonderer Berücksichtigung der Diagnose einer kSG, so zeigt sich folgendes (Tabelle 1):
Die Voraussetzungen des 1. Stockwerks der Zurechnungsfähigkeit bei forensischen Jugendbegutachtungen waren nur bei insgesamt 4,4 % als erfüllt anzusehen, wobei dieser ohnehin geringe Anteil sich aus Fällen mit einer kSG häufiger als aus Fällen mit affektbedingten Bewußtseinsstörungen rekrutiert. Die alkoholbedingten Bewußtseinsstörungen Jugendlicher gemäß §§ 15 und 16 StGB (DDR) wurden gesondert ausgewiesen (6,2 %), da sie laut DDR-Gesetzgebung (Szewczyk 1978, 1986) im Regelfall – so auch bei den meisten Jugendlichen – juristisch keine Schuldausschließungsgründe darstellen. Wie die Tabelle weiter zeigt, ist die Dekulpierung aufgrund einer kSG etwas häufiger als die Exkulpierung.
Die Diagnose einer kSG spielt also insgesamt im Jugendalter eine weitaus geringere Rolle als im Erwachsenenalter (Szewczyk u. Littmann 1986). Sie wird nur durchschnittlich bei einem von 20 begutachteten Jugendlichen gestellt. Eine größere forensische Bedeutung hat nach dem Inkrafttreten des neuen StGB der DDR 1968 hingegen die saEvK gewonnen, deren Voraussetzungen u. a. bei den 16/17jährigen Begutachteten bei einem Fünftel (vgl. Tabelle 1) als erfüllt angesehen wurden. Sicher geht hier noch ein Teil jener Fälle ein, bei denen zwar eine organische Erkrankung oder ein leichterer Schwachsinn zu diagnostizieren war, aber aufgrund aller Umstände weniger die organische Primärsymptomatik das psychopathologische Erscheinungsbild einschließlich Tat, Motivation und Entscheidung bestimmten, sondern vielmehr die hierdurch bedingte oder zumindestens mitbedingte abnorm-schwerwiegende Persönlichkeitsfehlentwicklung der Betroffenen. Diese Grenzfälle, bei denen es zu einer Überlagerung bzw. Verzahnung der unterschiedlichen Voraussetzungen verminderter Zurechnungsfähigkeit – kSG oder saEvK – kommt, scheinen uns in der Begutachtungspraxis gar nicht so selten und bedürften einer gesonderten Analyse.
Die Tabelle 2 zeigt, daß es nun deliktbezogen deutliche Unterschiede hinsichtlich der Häufigkeit einer kSG bei Jugendlichen gibt: Mit 13,3 % findet sie sich bei Aggressionsstraftätern relativ gesehen am häufigsten, gefolgt von 8,2 % bei Sexualdelinquenten und nur bei 2,1 % der Eigentumsstraftäter. Damit prävaliert u. a. bei 16/17jährigen Aggressionsstraftätern (überwiegend Tötungsdelikte, Körperverletzung usw.) in einem Drittel der Fälle die Diskussion der Voraussetzungen und Kriterien der Zurechnungsfähigkeit vor denjenigen der Schuldfähigkeit, was zumindestens für diese Fälle die oben betonte Notwendigkeit einer von uns geforderten Kollegialbegutachtung unterstreicht.

Tabelle 2. Ergebnisse forensisch-psychologisch-psychiatrischer (Kollegial-)Begutachtungen Jugendlicher, aufgeschlüsselt nach 3 häufigsten kriminologischen Deliktkategorien (Angaben in %; vgl. auch Tabelle 1).

Begutachtungs-ergebnisse	Eigentumsdelikte			Aggressionsdelikte			Sexualdelikte		
	14/15 Jahre	16/17 Jahre (n = 137)	Gesamt	14/15 Jahre	16/17 Jahre (n = 30)	Gesamt	14/15 Jahre	16/17 Jahre (n = 49)	Gesamt
Zurechnungs- **und** schuldfähig	51,0	65,1	59,0	33,0	66,7	56,7	14,7	51,4	42,9
Nicht schuldfähig	47,0	7,0	21,6	33,0	0,0	10,0	54,3	10,8	22,4
Zurechnungsunfähig wegen kGS oder Bewußtseinsstörung	2,0	0,0	0,7	0,0	4,8	3,3	7,3	2,7	4,1
Vermindert zurechnungsfähig wegen kGS oder Bewußtseinsstörung, aber schuldfähig KSG	0,0	2,1	1,4	22,0	4,8	10,0	0,0	5,4	4,1
(zusammengefaßt)	**2,0**	**2,1**	**2,1**	**22,0**	**9,6**	**13,3**	**7,3**	**8,1**	**8,2**
Vermindert zurechnungsfähig wegen saEvK, aber schuldfähig	0,0	20,1	13,7	12,0	9,4	10,0	13,7	21,6	20,4
Zurechnungsunfähig oder vermindert zurechnungsfähig wegen Alkohol zur Tatzeit, aber (in der Regel) schuldfähig	0,0	5,8	3,6	0,0	14,3	10,0	10,0	8,1	6,1

Literatur

Bresser P (1965) Grundlagen und Grenzen der Begutachtung jugendlicher Rechtsbrecher. De Gruyter, Berlin

Bresser P (1975) Psychologie und Psychopathologie des Jugendlichen. In: Göppinger H, Witter H (Hrsg) Handbuch der forensischen Psychiatrie, Bd I/B. Springer, Berlin Heidelberg New York Tokyo S 534–587

Dettenborn H, Fröhlich HH, Szewczyk H (1985) Forensische Psychologie. Lehrbuch der gerichtlichen Psychologie für Juristen, Kriminalisten, Psychologen, Pädagogen und Mediziner. Verlag der Wissenschaften, Berlin

Haddenbrock S (1978) Die Beurteilung der Schuldfähigkeit in der Bundesrepublik Deutschland. In: Göppinger H, Walder H (Hrsg) Wirtschaftskriminalität, Beurteilung der Schuldfähigkeit. Enke, Stuttgart, S 161–180

Hankowitz M (1975) Unterschiedliche Aspekte der forensisch-psychiatrischen Gutachtertätigkeit in der BRD und in der DDR. Nervenarzt 46:491–495

Heim N (1986) Psychiatrisch-psychologische Begutachtung im Jugendstrafverfahren. Heymanns, Köln Berlin Bonn München

Lempp R (1983) Gerichtliche Kinder- und Jugendpsychiatrie. Ein Lehrbuch für Ärzte, Psychologen und Juristen. Huber, Bern Stuttgart Wien

Littmann E, Szewczyk H (1982) Zur Problematik der Abgrenzung von Schuldfähigkeit (§§ 65,3 bzw. 66 StGB) und Zurechnungsfähigkeit (§§ 15/16 StGB) in der Jugendbegutachtung aus psychologisch-psychiatrischer Sicht. In: Szewczyk H (Hrsg) Der fehlentwickelte Jugendliche und seine Kriminalität. Med.-jur. Grenzfragen, Bd 15. Fischer, Jena; S 260–272

Littmann E, Szewczyk H (1984) Wann ist die Diagnose einer krankhaften Störung der Geistestätigkeit bei Jugendlichen gerechtfertigt? (Vortrag, Weiterbildungslehrgang für forensische Psychiatrie. Ahrenshoop)

Präsidium des Obersten Gerichtes der DDR (1974) Voraussetzungen für die Beiziehung von forensischen Gutachten zur Prüfung der Zurechnungsfähigkeit (§§ 15/16 StGB) und der Schuldfähigkeit (§ 66 StGB) von Tätern. Neue Justiz, Beilage 4

Rasch W (1983) Die Zuordnung der psychiatrisch-psychologischen Diagnosen zu den 4 psychischen Merkmalen der §§ 20, 21 StGB. Psychiat Prax 10:170–176

Rösler HD (1973) Intelligenzrückstand und Intelligenzabbau als Erscheinungsformen behinderter Erfahrungsaneignung im Kindes- und Jugendalter. Psychiat Neurol Med Psychol (Leipzig) 25:365–372

Schlegel J, Amboss M (1982) Zu den Voraussetzungen der Schuldfähigkeit Jugendlicher und der Bewertung der entwicklungsbedingten Besonderheiten. In: Szewczyk H (Hrsg) Der fehlentwickelte Jugendliche und seine Kriminalität. Med.-jur. Grenzfragen, Bd 15. Fischer, Jena, S 239–259

Szewczyk H (1966) Jugendstrafrecht und Jugendbegutachtung. Probl Ergebn Psychol 18:7–28

Szewczyk H (1978) Die Beurteilung der Schuldfähigkeit durch den psychiatrischen Experten in der DDR. In: Göppinger H, Walder H (Hrsg) Wirtschaftskriminalität – Beurteilung der Schuldfähigkeit. Kriminologische Gegenwartsfragen, Bd 13, Enke, Stuttgart, S 147–160

Szewczyk H (1986) Rechtsgrundlagen und die Methodik der psychiatrisch-psychologischen Begutachtung in der DDR. In: Venzlaff U (Hrsg) Psychiatrische Begutachtung. Fischer, Stuttgart New York

Szewczyk H, Littmann E (1986) Probleme bei der Begutachtung Jugendlicher und Erwachsener – Unterschiede und Gemeinsamkeiten. Forensia 7:63–74

III. Einzeldisziplinen in Beziehung zur forensischen Psychiatrie

Zur Bedeutung der Psychiatrie für die Kriminologie

G. BLAU

Das Thema eignet sich in Deutschland nicht für den akademischen Elfenbeinturm. Es impliziert nicht nur wissenschaftstheoretische, sondern auch wissenschaftspolitische und wissenschaftssoziologische Kontroversen.

Bestandsaufnahme

Betrachtet man die Wissenschaftsgeschichte der Kriminologie während der letzten 100 Jahre, so ist ein Abstieg der Psychiatrie vom Rang einer die Kriminologie konstituierenden Grundlagenwissenschaft über eine Bezugs- und „Bindestrich"disziplin bis zu einer fast nur noch in foro bedeutsamen – hier allerdings zunehmend ausdifferenzierten und verfeinerten – gerichtlichen Psychiatrie als Hilfswissenschaft der praktischen Strafrechtspflege wahrnehmbar. War die Kriminologie nach der Jahrhundertwende in Deutschland noch unangefochten eine Domäne der Psychiatrie – stammte doch das einzige damals maßgebliche Lehrbuch der Kriminologie *Das Verbrechen und seine Bekämpfung* (1. Aufl. 1902, 3. Aufl. 1923, Neudruck 1933) aus der Feder des Psychiaters Aschaffenburg [1] – so enthält z. B. die 2. Aufl. des angesehenen *Kleinen Kriminologischen Wörterbuches* (1985 [2]) kein Stichwort mehr, das auf psychiatrische Deutungsmodelle strafrechtlich relevanten abweichenden Verhaltens hinweist. Nur die forensische Psychiatrie ist mit einem knappen Beitrag des Psychiaters Mechler vertreten, verkürzt um Sachgebiete, die aus ihrem Kompetenzbereich inzwischen zu anderen Fachdisziplinen abgewandert sind: der forensischen Psychologie und Psychoanalyse, der Sexualwissenschaft, Soziobiologie und Ethologie – Disziplinen, die zur Zeit Aschaffenburgs noch überwiegend als zur Psychiatrie im weiteren Sinne gehörend angesehen wurden. Nicht zufällig hat ja Aschaffenburg die Monatszeitschrift für Kriminal*psychologie* und Strafrechtsreform (jetzt nach einem Zwischenspiel während der NS-Zeit, in der sie „MSchr. für Kriminal*biologie*" hieß, „für Kriminologie") gegründet.

Hier offenbart somit schon das Stichwortverzeichnis eines kriminologischen Wörterbuches *einen* Grund für den Bedeutungsverlust der klassischen Psychiatrie für die Kriminologie unserer Tage: die emanzipatorische Ablösung von Tochterdisziplinen aus ihrem Schoß, die Ausdifferenzierung verschiedener Humanwissenschaften, der „Sciences de l'homme", die in Frankreich auch die Kriminologie als Teilwissenschaft in sich aufnehmen.

Aber selbst diese differenziertere Betrachtungsweise des *„crimen" im Kontext einer individuellen Biographie,* die Erforschung der Täterpersönlichkeit mit den Erkenntnismitteln der Psychopathologie, Psychologie usw. – selbstverständlich unter Mitberücksichtigung gesellschaftlicher Einflüsse und Faktoren –, ist bei uns in Verruf geraten. Die makrosoziologische Dimension abweichenden Verhaltens steht bei uns seit der Rezeption amerikanischer kriminalsoziologischer Theorien in den 60er Jahren im Brennpunkt des Interesses. Wissenschaftsgeschichtlich war diese Interessenverlagerung nach der biologistischen Entartung des (lange Zeit von der Psychiatrie beherrschten) naturwissenschaftlichen Ansatzes unter dem Nationalsozialismus legitim. Die Erweiterung des Blickfeldes der Kriminologen, die nun auch ihre Aufmerksamkeit Problemen der Normgenese, der „delinquency aereas", der bei der Reaktion auf Devianz entwickelten Kontrollmechanismen (Polizei, Justiz, informelle Instanzen) und der Wirksamkeit strafrechtlicher Sanktionen zuwandten, war überfällig [3]. Wenn H. J. Schneider hierzu bemerkt [4]: „(Die Kriminologie) stand lange Zeit in Europa unter der Vorherrschaft des Strafrechts . . . und der Psychiatrie (‚forensische Psychiatrie'); das Zusammenspiel beider ließ in Deutschland eine eigenartige kriminalbiologische, klinische Richtung der Kriminologie entstehen, die sich mit großer Sorgfalt dem Einzelfall widmete, Soziales aber nur zweitrangig ansprach oder gänzlich vernachlässigte", so ist das allerdings nur die halbe Wahrheit. Die Bewertung des Verbrechens als *soziale* Erscheinung läßt sich in Europa weit zurückdatieren. Nicht nur Soziologen wie Tarde und Durkheim, nicht nur Juristen wie Ferri, v. Liszt und v. Hentig – um nur einige zu nennen – haben die Kriminologie schon früh um die soziologische Sichtweise bereichert, auch Psychiater haben diese Dimension keineswegs verkannt. Der 1. Hauptteil in Aschaffenburgs Lehrbuch befaßt sich mit den „allgemeinen", – ursprünglich hieß es „sozialen" – Ursachen der Kriminalität; erst im 2. Hauptteil werden die „individuellen" Verbrechensursachen behandelt.

Die Feststellung, daß die *Juristen* in Europa lange Zeit maßgeblich die Entfaltung der Kriminologie bestimmten, ist sicherlich zutreffend. Auch gegen die Beobachtung der Vorkämpfer einer sozialkritischen „new criminology", daß es die Juristen waren, die „. . . an entrée for the non-legal expert, particularly the psychiatrists . . . into the courts" ermöglichten [5], läßt sich nichts einwenden.

Zu einer Ausklammerung der sozialwissenschaftlichen Perspektive führte das aber nicht – schon gar nicht bei den an sozialen Zusammenhängen von jeher interessierten *Briten,* denen man zwar pragmatischen Eklektizismus und Desinteresse an theoretischen Gesamtkonzepten, nicht aber psychiatrische Kopflastigkeit auf dem Felde der Kriminologie vorwerfen kann.

Allgemeine und klinische Kriminologie

Dieser Vorwurf trifft auch die *romanischen* Kriminologien nicht. Zwar wird in Italien [6], aber auch in Frankreich der „klinischen Kriminologie" bis auf den heutigen Tag große Bedeutung beigemessen, wobei dieser Begriff gelegentlich synonym mit „anthropologische Kriminologie" gebraucht wird. Anders als bei uns wird aber zwischen „allgemeiner Kriminologie" und „klinischer Kriminologie" scharf unterschieden, wobei beiden die Dignität eines eigenen Wissenschaftszweiges bescheinigt wird. Während die allgemeine Kriminologie als „science essentiellement cognitive" definiert wird, „qui étudie les causes, individuelles et sociales, de la criminalité et ses aspects phénoméniques", handele es sich bei der „criminologie clinique" um eine „science opérative engagée en une perspective individualisée qui comprend la confluence organisée de contributions et connaissances diverses (médicales, psychologiques, psychiatriques, mais aussi sociologiques et de service social) qui ont en commun le but d'approfondir la connaissance de la personnalité de chaque délinquant, de connaître les causes ambiantes microsociales qui agissent sur lui, de mettre en évidence les types d'intervention de résocialisation et de les gérer" (Ponti) [7].

Ähnlich ist die französische Unterscheidung. Auch in Frankreich erfreut sich die klinische Kriminologie hoher Wertschätzung. Ihre Vertreter wollten „nicht durch Verallgemeinerungen, durch Abstraktionen, die Menschen zu einer Art Essenz machen und damit aufhören, die Realität ihres Daseins zu erfassen" (Léauté) [8].

In Italien wie in Frankreich wird die *allgemeine* Kriminologie als eine „normative" Wissenschaft verstanden, d. h. abweichend von unserer Terminologie als eine Wissenschaft, die sich die Entdeckung von allgemeinen Gesetzen im Bereich der Kriminalätiologie zum Ziel gesetzt habe, von Gesetzen, „die ihrerseits instande sein müssen, eine Voraussage der zukünftigen Kriminalität zu erlauben" (Léauté). Die Beziehungen zwischen beiden Wissenschaftszweigen, der allgemeinen und der klinischen Kriminologie, sind dementsprechend ziemlich locker. Insbesondere Pisapia verneint die Möglichkeit einer wechselseitigen Integration: „On ne peut pas envisager de passer sans sophismes d'une science de caractère explicativ (la criminologie clinique) à une science de caractère normatif (la criminologie). Ce n'est donc pas une conclusion extrême d'affirmer que entre la criminologie et la criminologie clinique il n'y a pas de continuité epistémologique" [9].

Der für die Einschätzung künftiger Einflußmöglichkeiten der Psychiatrie auf *die* Kriminologie so wichtige Begriff der klinischen Kriminologie hat bei uns eine Verengung auf die Wortverbindung „gerichtliche Psychiatrie" erfahren, die ihrem Forschungsgegenstand nicht angemessen ist. Per definitionem dürfte sich „gerichtliche Psychiatrie" eigentlich nur mit psychopathologischen Persönlichkeitsvarianten befassen. Tatsächlich enthalten psychiatrische Täter = Gutachten, die heutzutage übrigens bezeichnenderweise sehr häufig mit psychologischen Zusatzgutachten verbunden sind [10], in der Regel Persönlichkeitsanalysen, die den weiter gespannten Anforderungen einer klinischen Kriminologie durchaus genügen.

Als vorläufiges Fazit ist festzuhalten, daß bei uns die „klinische Kriminologie" – trotz eines gewissen Übergewichts der Psychiater innerhalb der etablierten „allgemeinen" Kriminologie, das noch zu erörtern ist, – bisher nicht „auf den Begriff" gebracht worden ist, was die Verletzbarkeit gegenüber Angriffen aus dem Lager der Kriminalsoziologen zweifellos erhöhte.

„Neue" Kriminologie und Antipsychiatrie

Einige dieser Angriffe gegen psychiatrische Erklärungsansätze von Kriminalität, die neuere sozialwissenschaftliche Forschungsergebnisse einfach ignorierten, waren sicherlich legitim. Nicht legitim war dagegen der in den 70er Jahren zutagetretende imperialistische Anspruch der Sozialwissenschaften, die Kriminalität und ihre Erforschung allein zu verwalten und das Interesse der „alten" Kriminologie an der Täterpersönlichkeit zu marginalisieren [11]. Die „neue", „kritische" Kriminologie, die sich u. a. als gesellschaftskritisch versteht und daher auch keine Bedenken hegt, die gesellschaftlich-kulturellen Wertungsprozesse zu usurpieren, war auch von Anfang an antipsychiatrisch eingestellt. Zwar richtet sich ihr Hauptangriff gegen die Strafjuristen. Aber gerade deshalb, wegen ihrer angeblichen Komplizenschaft mit der Justiz, war den Vertretern der „neuen" Kriminologie die „repressive Kriminalpsychiatrie" [12] besonders suspekt. Natürlich sympathisierten sie mit den Protagonisten einer Antipsychiatrie (Szasz), zumal sich jene wie diese der Theorie des symbolischen Interaktionismus und des „labeling approach" verpflichtet fühlen. Wenn abweichendes Verhalten in der Psychiatrie wie in der Kriminologie nur das Resultat eines Etikettierungsvorgangs, das Produkt sozialer Reaktions- und Interpretationsschemata (Bernsmann) [13] ist, dann sind die Modalitäten der Etikettierung durch die Institutionen und die hinter ihnen stehenden Mächte fraglos viel interessanter als das individuelle Einzelschicksal.

Universitäre und außeruniversitäre Lehre und Forschung

Zwar ist diese radikal-soziologische Richtung nicht repräsentativ für die Kriminologie der Bundesrepublik Deutschland. Die Lehrbücher und Grundrisse nehmen i. allg. eine vermittelnde Stellung ein [14]. Letzten Endes gilt das auch für das oben erwähnte Kleine Kriminologische Wörterbuch und erst recht für die voluminöse 2. Auflage des Handwörterbuchs der Kriminologie. Daß das Lehrbuch des Psychiaters Hans Göppinger die täterorientierte Forschungsrichtung der Psychowissenschaften nicht außer acht läßt, versteht sich von selbst.

Das Erscheinungsbild der institutionalisierten Kriminologie ist dagegen widersprüchlich [15].

An den Universitäten wird Kriminologie fast ausschließlich von Juristen, vereinzelt mit Doppelstudium (Psychologie, Soziologie), gelehrt. Nach der Emeritierung von Leferenz und Göppinger wird es keinen Inhaber eines kriminologischen Lehrstuhles mit psychiatrischer Vorbildung mehr geben [16]. – Die Curriculae spiegeln die Forschungspräferenzen des Lehrstuhlinhabers wider; sie dürften, wie die auf dem Markt befindlichen Lehrmaterialien ausweisen, schwerpunktmäßig (makro)kriminalsoziologischen Zusammenhängen besondere Aufmerksamkeit widmen, ohne daß psychologische und biologische Kriminaltätstheorien ganz vernachlässigt werden. Inwieweit die Psychiatrie als essentielle Bezugswissenschaft einer täterorientierten „criminologie clinique" in den Lehrveranstaltungen tatsächlich vorkommt, ist schwer abzuschätzen. Meistens wird sie wohl in medizinische Vorlesungen über „gerichtliche Medizin" oder (zutreffender) „gerichtliche Psychiatrie" abgedrängt. Das muß nicht so sein. Genuin klinisch-kriminologisches Lehrmaterial enthalten – abgesehen von der instruktiven Übersicht bei Göppinger – die Lehrbücher von Hilde Kaufmann und von Armand Mergen. Mergen widmet der klinischen Kriminologie in Anlehnung an französische Vorbilder einen eigenen Hauptteil.

Die reichhaltige Literatur zur gerichtlichen Psychiatrie [17] wäre ergänzend heranzuziehen, obwohl sie nach ihrem Selbstverständnis ja eine Sparte der Psychiatrie, nicht der Kriminologie ist. Indessen schließt das aus dem Blickwinkel des Kriminologen nicht aus, daß sie gewissermaßen Elemente eines „besonderen Teils" der Kriminologie, und zwar desjenigen ihrer Zweige, der die Erforschung der Täterpersönlichkeit zum Gegenstand hat, beisteuert. Die Grenzen zur klinischen Kriminologie sind ohnehin fließend. Aufgabe der gerichtlichen Psychiatrie ist zwar nicht ein allgemeiner Erfahrungs- und Erkenntniszuwachs, sondern sind Einzelfallanalysen im Rahmen normativer Vorgaben des Strafgesetzgebers (§§ 20, 21, 63 ff. StGB, 3, 105 JGG usw.). Die Methoden der gerichtlichen Psychiatrie sind aber deshalb nicht unwissenschaftlich. Der Vorwurf der Theorielosigkeit trifft sie nicht. Zwar fehlt es an einer Gesamttheorie – übrigens auch auf dem Felde der Kriminologie! – nicht aber unbedingt an Theorien „mittlerer Reichweite". So setzt die „idiographische Anwendung nomothetischen Wissens" (Wegener) [18] auf den Einzelfall *allgemeine* empirisch abgesicherte Erkenntnisse z. B. über Wahrnehmungsvorgänge, Affektdynamik usw. voraus. Insofern ist die gerichtliche Psychiatrie trotz ihrer „Serviceleistungen" für die praktische Justiz Wissenschaft. Ohne selbst Kriminologie zu sein, vermittelt sie dieser wertvolle Anregungen und Teilergebnisse.

Die Forschungsschwerpunkte der *außeruniversitären* kriminologischen Institutionen sind stärker vom „Kontrollparadigma" geprägt als Lehre und Forschung an den Universitäten. Das gilt etwa für die Forschungsgruppe Kriminologie am Max-Planck-Institut für ausländisches und internationales Strafrecht in Freiburg i. Br. [19] und spiegelt sich auch in den 3 Teilbänden des Kriminologischen Forschungsinstitutes Niedersachsen über *Deutsche Forschungen zur Kriminalitätsentstehung und Kriminalitätskontrolle* (1983) [20]. In diesen letztgenannten Forschungsberichten, die den Anspruch erheben, repräsentativ für die Kriminologie der BRD zu sein, sind zwar zahlreiche täterorientierte Beiträge enthalten; sie stammen jedoch ausschließlich von Psychologen, kein einziger von einem Psychiater. Aus einer berufsspezifischen Aufgliederung der Autoren dieses Sammelbandes lassen sich übrigens interessante Hinweise auf die wissenschaftssoziologische Herkunft deutscher Kriminologen entnehmen: 29 Juristen stehen 27 Psychologen, 21 Soziologen, 5 Volkswirten und 5 Pädagogen gegenüber (darunter nicht wenige mit Doppelstudium). Im außeruniversitären Forschungsbetrieb sind also – anders als an den Hochschulen – nicht nur die Psychiater, sondern auch die Juristen auf dem Rückzug.

Forensik

Hat somit hier ein auch berufspolitisch motivierter Verdrängungswettbewerb, soweit er auf die Ausgrenzung der Psychiatrie zielt, dieses Ziel schon fast er-

reicht, so hat er auf dem Gebiet der Forensik nach mehrjährigen Auseinandersetzungen – insbesondere auch im Zusammenhang mit der Neufassung der
Schuldfähigkeitsvorschriften (§§ 20, 21 StGB) – zu einer anscheinend relativ
stabilen Neuverteilung der Zuständigkeiten innerhalb der Psychowissenschaften
geführt. Die Funktionsbereiche von Psychiatern, Psychologen und Sexualwis-
senschaftlern sind jetzt abgesteckt. Der BGH hat die Abgrenzung, die Überlap-
pungen im Einzelfall nicht auschließt, abgesegnet [21]. Unbestritten ist auch die
Kompetenz-Kompetenz des Strafrichters. Die Diskussion hat sich inzwischen
verlagert. Im Vordergrund stehen jetzt einmal rollentheoretische Fragen: Wie
steht es um Funktion und Selbstverständnis des Sachverständigen – gleich
welcher Provenienz – im Strafprozeß? Ist er Richtergehilfe oder „selbständiger
Helfer bei der Wahrheitsfindung" (Schreiber) [22]? Wie entgeht der Psychiater
dem Dilemma, zugleich Gutachter und Therapeut zu sein? Wie kann er einem
durch die Art der Bestellung (durch Gericht, Staatsanwalt oder Verteidiger)
bewirkten Identifikationsdruck widerstehen? Zur Diskussion steht ferner neuerdings stärker als in der Vergangenheit die Leistungsfähigkeit und Qualität psy-
chowissenschaftlicher Gutachten. Auch an selbstkritischen Äußerungen aus
dem Kreise der Psychiater fehlt es nicht [23]. Die forensische Szene ist also,
anders als die kriminologische Grundlagenforschung, nach wie vor auch unter
dem Aspekt psychiatrischer Impulse überaus lebendig.

Einigermaßen paradox war bis vor kurzem der organisatorische und – hiervon
abhängig – der thematisch-programmatische Befund bei den beiden großen Gesellschaften, die die deutsche Kriminologie nach außen sichtbar vertreten: der
„Gesellschaft für die gesamte Kriminologie" und der „Deutschen Gesellschaft für
Kriminologie" [24]. Unberührt von dem geschilderten sozialwissenschaftlichen
Trend dominierten in beiden Gesellschaften bis vor kurzem die Psychiater (neben
der Strafrechtswissenschaft). Durchmustert man die Tagungsberichte der letzten
20 Jahre, so ergibt sich die Affinität zur Psychiatrie bei der erstgenannten größeren
(weil die gesamte deutsch*sprachige* Kriminologie einbeziehenden) Gesellschaft
nicht nur aus den Tagungsthemen, sondern auch aus der Berufsbezeichnung der
Herausgeber, die jeweils zugleich den Vorstand repräsentierten. Die Mehrzahl der
Tagungsbände [25] weist Psychiater als herausgebende Vorstandsmitglieder aus
(Bresser, Ehrhardt, Göppinger, Hirschmann, Leferenz, Vossen), einige auch
Strafrechtler. Weniger einseitig entwickelte sich die Tätigkeit der „Deutschen
Kriminologischen Gesellschaft" [26]. Aber auch hier kam die Psychiatrie keineswegs zu kurz. Dafür bürgten im 1. Jahrzehnt ihres Bestehens und darüber hinaus
schon die Interessen ihres Gründers Armand Mergen, der, wie schon angedeutet,
die Bedeutung psychopathologischer Phänomene und biologischer Kriminalitäts-
theorien, zusammengefaßt in einer „Criminologie clinique", immer hervorgehoben hat. Mergen, der psychiatriefreundliche Nichtpsychiater, wurde später u. a.
von dem Psychiater Peterson im Vorstand abgelöst. Erst in allerneuester Zeit,
angesichts der bevorstehenden Fusion beider Gesellschaften, scheinen sich die
Ansprüche sozialwissenschaftlich und fachpsychologisch orientierter Kriminologen auf angemessene Vertretung unter den jetzt federführenden Juristen Kerner
(„Gesellschaft für die gesamte Kriminologie") und Schwind („Deutsche kriminologische Gesellschaft") zu verwirklichen, ohne daß deshalb in das andere Extrem,
die Ausbootung der Psychiatrie, verfallen werden muß.

Perspektiven

Was für Perspektiven ergeben sich aus dieser Bestandsaufnahme für die künftigen Einwirkungsmöglichkeiten der Psychiatrie auf die Kriminologie?

Wird sie der allgemeinen Kriminologie, der Kriminologie als Grundlagenwissenschaft, noch inhaltliche oder methodische Anregungen vermitteln können?

1. Die Chancenlosigkeit biologischer Modelle

Nicht nur die Kriminalanthropologie alter Art – die in Erinnerung an Lombroso noch bis zum 1. Weltkrieg den Namen für internationale kriminologische Kongresse hergab – ist tot; auch differenziertere ätiologische Denkmodelle, die Zusammenhänge zwischen dem Verbrechen und psychopathologischen Regelwidrigkeiten darzulegen versuchten, wirken heute antiquiert. Das gilt selbst für die reizvollen und für manche kriminologische Einzel„diagnose" auch hilfreichen biotypologischen und konstitutionsbiologischen Konzepte von E. Kretschmer [27] und Lenz [28], für die psychoanalytischen kriminalätiologischen Deutungen von Alexander und Staub [29] und für Kurt Schneiders Psychopathentypen [30]. Erst recht gilt dieses Verdikt natürlich für globale Pathologisierungen der Kriminalität, wie sie merkwürdigerweise auch noch bei einem so klaren, für soziologische Denkansätze aufgeschlossenen Kopf wie Aschaffenburg anzutreffen sind. Noch in der 3. Auflage seines Lehrbuchs im Jahre 1923 lesen wir:

... Die Häufigkeit geistiger Störungen und Abweichungen im weitesten Sinne bei den Verbrechern legt die Frage nahe, welche Beziehungen zwischen dem anomalen Denken des psychisch Kranken und des Verbrechers bestehen. Die Erfahrungen vergangener Zeiten verbieten uns, eine scharfe Scheidelinie zu ziehen ... (S. 218).
Beides, Verbrechertum und geistige Störung, sind zwei Pflanzen, die aus demselben Boden ihre Nahrung saugen, aus dem Boden der körperlichen und geistigen Entartung ... (S. 219).

2. „Ganzheitliche" Kriminalanthropologie versus „medicalization of deviance"

Erst verhältnismäßig spät werden diese noch ganz dem naturwissenschaftlichen Kausaldenken des 19. Jahrhunderts verhafteten psychopathologischen Erklärungsmodelle von Psychiatern hinterfragt. Übergänge zu einer den biologisch-anthropologischen Ansatz transzendierenden, philosophisch fundierten „ganzheitlichen" Anthropologie und Kriminologie, wie sie dann etwa Hellmut Mayer [31], Thomas Würtenberger [32] und Richard Lange [33], in Holland Bianchi [34], vertraten, klingen etwa an bei dem sonst noch ganz in der „klinischen" Tradition stehenden Mailloux, wenn er auf dem IV. internationalem Kriminologiekongreß in Den Haag 1960 bemerkt:

Das Verbrechen ist dieses beängstigende Symptom, dessen krankhafter Charakter nicht mehr in Frage steht. Mehr noch, es spiegelt einen krankhaften Zustand wider, der vielleicht den Zuständen, die wir jetzt explorieren konnten, ähnelt, der aber in einer völlig andersartigen Sphäre der Persönlichkeit vorkommt [35].

Ahnungsvolle Andeutungen dieser Art wiesen jedoch noch nicht zwangsläufig den Weg aus der „naturalistisch-positivistischen Umklammerung" (Würtenberger) hin zu einer philosophischen Anthropologie, die sich dem „Verbrecher" mit der geisteswissenschaftlichen Methode des Verstehens näherte. Denn aus solchen Zweifeln an der Monokausalität bestimmter – z. B. psychopathologischer – Verbrechensdeterminanten erwuchs auch der Mehrfaktorenansatz des Ehepaars Glueck, vielleicht die letzte einflußreiche allgemeine Kriminalitätstheorie psychiatrischer Provenienz [36].

Aus diesem einseitig naturwissenschaftlichen Kapitel der Geschichte der Kriminologie lassen sich jedenfalls Zukunftsperspektiven für eine die Psychiatrie integrierende moderne Kriminologie nicht ableiten. Soweit die Soziologie zur Agonie des „klinischen Modells" einer globalen Kriminalätiologie beigetragen hat, schulden wir ihr sogar Dank. Nur bekam auch sie die Kriminalität als gesellschaftliches *und* anthropologisches „Gesamtphänomen" nicht in den Griff. Auch bei ihr trat ein „Wirklichkeitsverlust" (Bock) [37] ein. Der mit Recht beanstandeten Reduktion der Kriminologie auf Täterverhalten entspricht bei den Kriminalsoziologen eine Reduktion auf Sozialkontrolle. Merkwürdigerweise taucht die Psychiatrie als Angriffsobjekt bei diesem Übergang vom ätiologischen zum „Kontrollparadigma" in anderem Gewande wieder auf. Die soziologische Theorie abweichenden Verhaltens – von dem das individuell als strafrechtliche Schuld zurechenbare abweichende Verhalten nur eine von den „Herrschenden" definitorisch herausgelöste Erscheinungsform ist – erfaßt nämlich auch die Krankheit als *passive* Normverletzung. Von dieser Erkenntnis bis zur „medicalization of deviance" ist es nicht weit. Fritz Sack [38] sieht darin „das erschreckendste Beispiel einer instituionalisierten Ironie der Gesellschaft im Umgang mit ihren nicht konformen Mitgliedern . . . Es gibt wohl keine sublimere Form sozialer Kontrolle als diejenige, die den Menschen als Kranken begreift und seine Hilflosigkeit zur Prämisse und Legitimation der Reaktion macht . . ." Der „therapeutic state" taucht als Schreckgespenst am Horizont auf.

Solche Ängste waren unter der vermeintlich so humanen Parole „Heilen statt Strafen" [39] nicht von der Hand zu weisen. Bekanntlich wurde in den 70er Jahren die (freilich verunglückte) Wortbildung „Kriminalpädagogik" durch „Kriminaltherapie" ersetzt [40]. Behaviouristische Behandlungsmodelle – wie z. B. Verhaltenstherapie einschließlich bedenklicher Varianten von Aversionstherapie [41] – wurden im Strafvollzug praktiziert. Aber auch das „Behandlungsparadigma" dürfte überlebt sein. Die „sozialtherapeutische Anstalt" als bessernde und sichernde Maßregel ist vom Gesetzgeber aus dem Strafgesetzbuch (wo sie jahrelang als kommende Neuerung kursiv abgedruckt war) wieder entfernt worden. Neoklassizistische Tendenzen beherrschen in den USA und in Skandinavien das strafrechtliche Sanktionssystem. Das „*Justiz*modell" hat das „*Therapie*modell" abgelöst [42]. Auch in der Kriminologiesparte Sanktionsforschung sind also *allgemeine* Theorien der Psychowissenschaftler z. Z. nicht mehr sonderlich gefragt.

3. Renaissance der „Täterkriminologie"?

Allerdings gibt es in allerjüngster Zeit Gegentendenzen, die es gestatten, zumindest die Frage aufzuwerfen, ob sie sich nicht positiv auf die Bedeutung der Psychiatrie auch für die allgemeine Kriminologie auswirken können.

a) So ist eine gewisse vorsichtige Renaissance der Täterorientierung zu beobachten. Daß Göppinger jetzt die Früchte seiner jahrzehntelangen Tübinger Vergleichsuntersuchungen über Jungtäter in opulenten Publikationen und eigens hierauf bezogenen kriminologischen Fortbildungskursen vorstellt [43], revitalisiert die „Täterkriminologie", die ihrerseits den Bedürfnissen unseres Täterstrafrechts entspricht. Dieses ist bisher von dem radikalen neoklassizistischen Umschwung kaum berührt worden, schon gar nicht im Bereich des Jugendrechts, dem bevorzugten Tummelplatz der angewandten Kriminologie; wohl deshalb nicht, weil das „Täterstrafrecht" unter der Herrschaft von „Vereinigungstheorien" Elemente des klassischen Strafrechts nie eingebüßt hatte. Als kriminologischer Theoretiker ist Göppinger bekanntlich umstritten [44]. Für Kriminalsoziologen ist er seit langem die Personifizierung der „alten" Kriminologie und Ziel oft polemischer Angriffe. Neuerdings ist er nun von seinem Schüler Michael Bock [45] methodologisch und wissenschaftstheoretisch so demonstrativ aufgewertet worden, daß sich an dieser Aufwertung eine neue theoretische Grundlagendiskussion zu entzünden scheint. Diese neu entfachte Grundlagendiskussion könnte für die Psychiatrie von Interesse sein, da durch sie ein geisteswissenschaftlicher Zugang zur Kriminologie, ihre Definition als hermeneutische Wissenschaft, wieder ins Spiel gebracht wird. Während Bock andere Ziele verfolgt, indem er sich nämlich anschickt, alle bisherigen „Kriminologien" mittels der Wissenschaftstheorie Max Webers aus den Angeln zu heben, hat er doch zum Nachdenken darüber angeregt, ob nicht der alte, von Dilthey beschriebene Weg der Empathie, des sich einfühlenden Verstehens, bei der Annäherung an das Phänomen Kriminalität und Täterpersönlichkeit noch begehbar ist [46]. Die Dilthey-Renaissance ist übrigens nicht nur eine binnendeutsche Erscheinung. Kriminologen, die eine Theorie nur dann für diskussionswürdig halten, wenn sie den Filter des amerikanischen Wissenschaftsbetriebes passiert hat, seien darauf hingewiesen, daß in den USA zur Zeit erstmalig eine mehrbändige Dilthey-Ausgabe vorbereitet wird [47].

Diese sich anbahnende Wiederbelebung einer differenzierteren „mehrdimensionalen" Anthroplogie, die sich von den Kausalitätsbedürfnissen der „alten" wie der „neuen" Kriminologie und den jeweiligen Alleinvertretungsansprüchen freimacht, scheint mir – auf niedrigerer Abstraktionsstufe als der dem kriminologischen Methodenstreit zugrundeliegenden – dem Selbstverständnis der Psychiatrie und ihren explorativen Methoden nicht fern zu sein. Jaspers [48] räumt der „verstehenden Psychologie" einen Hauptteil seiner *Allgemeinen Psychopathologie* ein. Auch Schulte–Tölle [49] zählen die Methode des „Verstehens" unter ausdrücklichem Hinweis auf Dilthey zum Instrumentarium des Psychiaters. Sie warnen allerdings vor der Gefahr des Subjektivismus.

b) Übrigens sind auch unabhängig vom Theorien- und Grundlagenstreit in der Kriminologie neuerdings Symptome wahrnehmbar, die darauf hindeuten, daß „der Täter" auch bei Kriminologen mit bisher fast ausschließlich makrosoziologischen Präferenzen wieder ins Blickfeld gerät. Das gilt etwa für K. Lüderssens *Grundriß der Kriminologie* [50], der in diesem Punkt durchaus andere Akzente setzt als in früheren Schriften, und selbst für F. Sacks Beiträge zu dem schon erwähnten *Kleinen Kriminologischen Wörterbuch.*
Wird aber der einzelne Täter als Zurechnungsendpunkt kriminologischer Aussagen wieder wahrgenommen, gewinnt auch die Psychiatrie an Boden.

4. „Identitätssuche"

1. Gerichtliche Psychiatrie und Psychologie befinden sich zur Zeit – so scheint es – auf Identitätssuche im Spektrum der etablierten Wissenschaften. Sie pendeln zwischen zwei gleichermaßen abträglichen Stereotypen: „Schlußlichter" ihrer Mutterwissenschaften, der klinischen Psychiatrie und Psychologie, zu sein, oder „Wasserträger" der Strafjustiz. Kein Wunder, daß der wissenschaftliche Nachwuchs die forensischen Spielarten beider Disziplinen wenig attraktiv findet. Die Definition der forensischen Psychowissenschaften als „klinische Kriminologie" und die daraus folgende organisatorische Verortung innerhalb der institutionalisierten Kriminologie würde ihr Prestige steigern – übrigens wohl auch bei der Deutschen Forschungsgemeinschaft, die dann einen angemessenen Adressaten für Forschungsbeihilfen hätte, so daß die bisher weitgehend fehlenden klinisch-kriminologischen Forschungen gefördert werden könnten –; sie würde aber vermutlich auch die beträchtlichen Nachwuchssorgen beider Fächer mindern. (Auf organisatorische Einzelheiten ist hier nicht einzugehen. Doch könnten z. B. die bisherigen zwei (!) Lehrstühle für gerichtliche Psychiatrie [51] umbenannt, die Venia legendi für einige Lehrstuhlinhaber erweitert, die Vorlesungen in „allgemeine" und „klinische" Kriminologie, wechselnd im Semesterturnus, unterteilt werden usw.). Die Rezeption der geschilderten romanischen Unterscheidung zweier erkenntnistheoretisch und funktionell getrennter Kriminologien könnte einer solchen Entwicklung – vor dem Hintergrund der sich wieder abzeichnenden täter- aber auch der opferfreundlichen Tendenzen in der neueren deutschen Kriminologie – den Weg bereiten, ohne deshalb einer sozialwissenschaftlich orientierten (Makro)kriminologie den Weg zu verstellen.

Als Morgengabe könnte die gerichtliche Psychiatrie einer neu etablierten Fachrichtung „klinische Kriminologie" eine Fülle von Forschungsergebnissen, -methoden und -vorhaben darbringen. Zur Reichhaltigkeit des Repertoires hat der Jubilar wichtige Beiträge beigesteuert.

5. Forensische Psychiatrie und Klinische Kriminologie

Im übrigen zeigt die weitgespannte Thematik, daß die Bedeutung der gerichtlichen Psychiatrie für die *Strafrechts*praxis, nicht zuletzt als Folge der Strafrechtsreform der 70er Jahre, im letzten Jahrzehnt ständig gestiegen ist. Von hier aus gesehen bedürfte es keiner Aufwertung. Dementsprechend gibt es über Fragen der Zusammenarbeit von Richter und Sachverständigen, über Verständigungsschwierigkeiten, Ziel- und Rollenkonflikte, Vorurteilsstrukturen bei Richter und Sachverständigem, den psychiatrischen und juristischen Krankheitsbegriff und die Nomenklatur der Schuldfähigkeitsvoraussetzungen eine kaum noch übersehbare, qualitativ hochrangige Literatur. Die Bedeutung der Psychowissenschaften für das Strafrecht oder enger für die praktische Strafrechtspflege ist jedoch nicht unser Thema. Gegenstand einer Untersuchung über die Bedeutung der Psychiatrie für die Kriminologie kann nicht die Gutachtertätigkeit des Psychiaters in foro sein, jedenfalls nicht die bewertende Beurteilung im Einzelfall.

Von klinischer Kriminologie sollte man erst dann sprechen, wenn aus empirisch abgesicherten Einzeluntersuchungen verallgemeinerungsfähige Aussagen gewonnen werden, die über den Einzelfall und das oft unter Zeit- und Entscheidungsdruck stehende Tagesgeschäft hinausweisen [52]. Die forensische Psychiatrie hat in den letzten Jahrzehnten viele solcher nomologischen Ergebnisse ihrer idiographischen Tätigkeit erarbeitet, die – hier weiche ich von der schroffen Unterscheidung Pisapias ab – der klinischen Kriminologie zuzuschlagen wären, da sie ja in einer Betrachtung der Kriminalität als biographisches Ereignis, nicht als Massenphänomen, wurzeln. Ohne systemtheoretische Rückgriffe auf Strafrecht und allgemeine Kriminologie kommen solche Aussagen freilich nicht aus. Das begründet ihren wissenschaftlichen Rang.

Daß sie von positiven Normierungen oder systembedingten Vorgaben der Juristen abhängig sind, mindert diesen Rang nicht. Das gesetzes- und justizkritische Potential der Kriminologie wird dadurch keineswegs gegenstandslos. Andererseits haben „strafrechtskonforme" kriminologische Bemühungen, „im Rahmen des Bestehenden durch empirische Forschung zur Verwirklichung von mehr Humanität und Gerechtigkeit beizutragen" (Schewe) [53], in einem demokratischen Rechtsstaat nichts Anrüchiges.

6. Empirische Substrate normativer Begriffe

Beispielhaft für die Bereicherung von Strafrechtspraxis *und* Kriminologie durch psychiatrischen/psychologischen Sachverstand ist etwa die Entwicklung von Handlungsmodellen [54] anhand strafrechtlicher Fallkonstellationen, die Analyse von Täter-Opfer-Interaktionen (insbesondere zwischen „Intimpartnern" [55], die Ermittlung des empirischen Substrates bestimmter subjektiver Tatbestands- und Unrechtselemente [56] sowie der Schuldfähigkeitsvoraussetzungen [57], ferner vom Gesetzgeber vorgegebener Quantifizierungen psychischer Sachverhalte [58] und von Prognosekriterien [59]. Ohne solche „psychowissenschaftliche" Informationen, ergänzt durch interdisziplinären Gedankenaustausch, wäre die Strafrechtswissenschaft (und -praxis) jedenfalls in wichtigen Teilbereichen auf ein vorwissenschaftliches – und damit zugleich weniger humanes – Niveau abgesunken.

7. Sanktionsforschung

Auch die Verdienste der Psychiatrie um die *Sanktionsforschung* – gleichfalls der klinischen Kriminologie zurechenbar! – sind kaum zu überschätzen. Der Maßregelvollzug ist ohnehin die Domäne der Psychiater [60]. Aber auch der Strafvollzug, dessen sozialtherapeutische, resozialisierende Zielsetzung (§ 2 StrafVollzG.) Verfassungsrang hat, so daß die Sozialtherapie nicht zur Disposition des Gesetzgebers steht [61], mag sie jetzt auch in die kleinen sozialtherapeutischen Modellanstalten und in den allgemeinen Strafvollzug abgedrängt werden, zehrt von den Anregungen der Psychiatrie [62]. Was diese Modellanstalten anbelangt, so ist das noch von der Strafvollzugskommission vorgesehene Kondominium von Juristen und Psychiatern in der Anstaltsleitung (je 1 Jurist und 1 Psychiater als Kodirektoren) zwar schon vor Streichung des § 63 StGB gescheitert. Die holländischen Vorbilder (Utrecht und Groningen), die ja bezeichnenderweise den Namen „Klinieck" tragen, erwiesen sich als nicht voll transplantierbar; das dänische Vorbild (Herstedvester) war inzwischen bereits neoklassischen Tendenzen zum Opfer gefallen. Der therapeutische Beitrag der Psychiatrie war gleichwohl immens – und erfolgreich, wie alle Evaluationsstudien ungeachtet der Kassandrarufe und methodologischen Bedenklichkeiten aus den verschiedensten juristischen Lagern ergeben haben [63].

8. Die Öffnung des Vollzugs

Es wäre aber ganz falsch, wollte man die Einwirkungsmöglichkeiten der Psychiatrie auf kustodiale Einrichtungen beschränken – etwa zur Stützung der Behauptung, die forensische Psychiatrie sei von den Fortschritten der allgemeinen Psychiatrie, insbesondere der Sozialpsychiatrie, praktisch ausgeschlossen. Eine der wichtigsten Neuerungen in der modernen Strafvollzugsgeschichte: der offene Vollzug, thematisiert und dann weltweit in die Tat umgesetzt auf dem „Internationalen Strafrechts- und Gefängniskongreß" in Den Haag (1950) und dem „Ersten Kongreß der Vereinten Nationen über die Verhütung von Verbrechen und die Behandlung von Straffälligen" in Genf (1955), wäre ohne das Beispiel der sich öffnenden psychiatrischen Anstalten vermutlich weniger leicht durchsetzbar gewesen. Zu den dem UN-Kongreß vorliegenden Materialien gehörten auch einschlägige Erfahrungsberichte aus der Anstaltspsychiatrie [64].

Schlußfolgerungen

Mißt man diesen Befund und die sich daraus ergebenden Perspektiven für eine künftige klinische Kriminologie an Meinungsäußerungen und Postulaten des Jubilars, so ergeben sich einige bedenkenswerte Schlußfolgerungen:

1. Die klinische Kriminologie ist mit der herkömmlichen gerichtlichen Psychiatrie zwar nicht völlig, aber weitgehend deckungsgleich, wenn man letztere so

umfassend und wissenschaftlich anspruchsvoll definiert wie der Jubilar, nämlich als

> umfassende Gesamtschau der genetischen, biologischen und biographisch-tiefenpsychologischen Wurzeln der Täterpersönlichkeit unter Berücksichtigung des bisherigen Sozialverhaltens. Sie muß ferner unter Analyse des situativen Vorfeldes der Tat, mitunter auch einer subtilen Prüfung der Täter-Opfer-Beziehungen die Frage des Grades der ausweglosen Bestimmbarkeit durch die Situation und hiermit in Verbindung des Grades des Ausgeliefertseins an ein psychopathologisches Geschehen in all seinen Facetten zu erhellen versuchen [65].

Methodisch muß sich der diagnostische Standard

> an den Anforderungen der klinischen Psychiatrie in Bezug auf Diagnosestellung, Prognose und therapeutische Indikation (messen), wobei aber im Regelfalle die Gutachtenerstattung höhere Anforderungen an die Verifizierung von anamnestischen Tatsachen und klinischen Befunden stellt als die Behandlungsmedizin [66].

2. Bei der interdisziplinären Zusammensetzung kriminologischer Forschungsgruppen, – wie sie u. a. Tiedemann mit Nachdruck fordert [67] - impliziert das Adjektiv „klinisch" eine gewisse Federführung durch „Kliniker" (Psychiater und klinische Psychologen), freilich in enger Zusammenarbeit mit für das „crimen" zuständigen Juristen (Kriminologen), die für das Gesamtkonzept und die Verklammerung mit der allgemeinen Kriminologie Zuständigkeit beanspruchen dürften. Der klinische Kriminologe ist aber häufig nicht nur Forscher und Lehrer, sondern auch Arzt. Sein Aufgabenkreis - soweit er (auch) die Beratung des Gerichts in Fragen der Prognose und Therapie umfaßt – definiert sein Wirken „klar als eine ärztliche Tätigkeit und nicht als eine ausschließliche Hilfsfunktion mit dem Ziele einer einmaligen Aussonderung eines bestimmten Personenkreises . . ." [68]. Aus der Täterbegutachtung kann sich auch einmal ein Therapieauftrag ergeben. Der klinische Kriminologe kann ärztliche Verantwortung beim Vollzug der Maßregel aus § 63 StGB tragen. Nach einem später nicht verwirklichten Konzept der Justizverwaltungen sollten ursprünglich sozialtherapeutische Anstalten in Universitätsstädten errichtet werden - z. B. nahe der Ruhr-Universität Bochum -, wobei Personaleinheit zwischen der Anstaltsleitung und dem mit einem Psychiater zu besetzenden kriminologischen Lehrstuhl hergestellt werden sollte [69]!
Die Spannungen, die sich aus solchen scheinbar divergierenden Funktionsbereichen des Arztes und Forschers ergeben können, müssen durchdacht und ausgehalten werden. Keinesfalls sollte auf diese fruchtbare Verbindung von Theorie und Praxis verzichtet werden [70]. (Der Verfasser hat auf juristischer Ebene diese Spannung als Richter *und* Hochschullehrer selbst durchlebt und möchte sie rückblickend keineswegs missen!)
3. Der klinische Kriminologe muß sich vor der durch seine u. U. vorwiegend medizinische Ausbildung naheliegenden Neigung hüten, Kriminalität zu pathologisieren oder auch nur bei der Interpretation der §§ 20, 21 StGB alle dort aufgeführten Persönlichkeitsstörungen in das Prokustesbett des psychiatrischen Krankheitsbegriffes oder der Störung „von Krankheitswert" zu zwingen. Mit Recht konstatiert der Jubilar, daß die nach dem Gesetz allein für eine Ex- oder Dekulpation in Betracht kommenden Zustände sowohl biologi-

scher wie psychodynamischer Art sein können [71]. Er billigt die von der Rechtsprechung der Obergerichte schon vorbereitete, den Krankheitsbegriff partiell eliminierende Auffassung, die zwar von Juristen und Psychologen schon früh vertreten, von Psychiatern aber häufig in Frage gestellt wurde [72].

4. Venzlaff hat schließlich den unfruchtbaren sog. „Agnostizismusstreit" [73] für seine Person beendet und mit unübertrefflicher Prägnanz einen von der philosophischen Freiheitsfrage abgelösten sozialen Verantwortungsbegriff entwickelt und empirisch abgestützt [74]. Ohne einen solchen Verantwortungsbegriff wäre letzten Endes das Zusammenleben in einer wie auch immer strukturierten Gesellschaft, aber ebenso eine der sozialen und anthropologischen Wirklichkeit angepaßte Kriminologie nicht möglich.

5. Im Gegensatz zu (straf)rechtsfremden bis -feindlichen Kriminalsoziologen aus dem abolitionistischen Lager hat Venzlaff immer wieder betont, daß ein sinnvolles Strafrecht nicht nur einer abstrakten Gerechtigkeit diene, sondern wichtige soziale Funktionen zu erfüllen habe [75]. Hinzuzusetzen wäre, daß ein modernes Resozialisierungsstrafrecht *im Rechtsfolgenbereich* sogar – nach dem im Grundgesetz der Bundesrepublik verankerten Sozialstaatsprinzip – eine rehabilitative, sozialfürsorgerische Aufgabe zu erfüllen hat, die durchaus Parallelen zur ärztlichen Tätigkeit aufweist. An der Ultima-ratio-Funktion des Strafrechts, an dem Erfordernis, ähnlich wie in der Sozialpsychiatrie alle ambulanten kriminalpädagogischen Alternativen auszuschöpfen, ehe mit kustodialen Sanktionen reagiert wird, wird ja auch unter Juristen heute nicht mehr gezweifelt.

Das bemerkenswerte Verständnis des Jubilars für Ziel und Zweck des Strafrechts hat ihn u. a. befähigt, anläßlich von Entlassungsprognosen beim Vollzug der Maßregel aus § 63 StGB immer wieder auf die Verhältnismäßigkeit zwischen Anlaßtat und Verweildauer hinzuweisen, also auf ein der Rechtsordnung immanentes Prinzip, das bei der Einschätzung des Grades künftiger sozialschädlicher Gefährlichkeit des Untergebrachten von Juristen allzu lange vernachlässigt worden ist [76]. Erst neuerdings hat das Bundesverfassungsgericht im Sinne des Jubilars zu diesem Mißstand Stellung genommen und zu lange Internierung bei vergleichsweise geringfügigen Vortaten gerügt [77].

Allein dieses Beispiel widerlegt die These, daß ein juristisch-psychiatrischer Konsens in strafrechtlichen Angelegenheiten immer nur auf Kosten der Psychiatrie zustande kommen könne.

Betrachtet man das publizierte Lebenswerk des Jubilars, so wird deutlich, daß im wissenschaftlichen Dialog mit ihm Strafrechtspflege und Kriminologie ganz überwiegend die Nehmenden waren. Strafrechtswissenschaft und die von ihm so hervorragend vertretene „klinische Kriminologie" – kein Phantom, wie klar geworden sein dürfte, sondern eher Opfer eines sympathischen Understatement von Gerichtspsychiatern seines Ranges – sind dem Jubilar zu Dank verpflichtet.

Anmerkungen

[1] Vgl. den schönen Nachruf auf Aschaffenburg von H. von Hentig in H. Mannheim (1960) *Pioneers in criminology*, London S. 327 ff.; s. ferner K. H. Hering (1966) *Der Weg der Kriminologie zur selbständigen Wissenschaft*, Hamburg 1966, S. 185 ff.

[2] Hrsg.: G. Kaiser, H. J. Kerner, F. Sack, H. Schellhoss ([2]1985) Heidelberg. - Vgl. aber andererseits die scharfe Kritik G. Kaisers an den Defiziten persönlichkeitsbezogener Forschung in seinem Beitrag zur *Festschrift für Leferenz*, (Heidelberg 1983, S. 47 ff.): „Biokriminologie, Staatskriminologie und die Grenzen kriminologischer Forschungsfreiheit." Hier rügt er – ganz im Sinne des nachfolgenden Textes – „einen empfindlichen Mangel des kriminologischen Forschungsspektrums".

[3] Vgl. zur Normgenese etwa Sonnen (1978) *Kriminalität und Strafgewalt*, Stuttgart, S. 14; Feest u. a., *Krim. Journal 1977, 1 ff.*; zur Kriminalgeographie („Delinquent Areas") Schwind in „*Die Psychologie des 20. Jahrhunderts, Bd XIV* (Hrsg.: H. J. Schneider) (1981) Zürich S. 248 ff.; ferner Schwind et al. (1978) *Empirische Kriminalgeographie*, Wiesbaden; zur Institutionen- und Sanktionsforschung allgemein. G. Kaiser (1980) *Kriminologie – ein Lehrbuch*, Karlsruhe und in Kaiser/Schöch (1979) *Kriminologie, Jugendstrafrecht, Strafvollzug*, München, 13 ff.; Eisenberg ([2]1985) *Kriminologie*, S. 211–532.

[4] H. J. Schneider (1974) *Kriminologie – Standpunkte und Probleme*, Berlin u. a. S. 7. Anders jedoch H. J. Schneider ([2]1977) in seinem Artikel „Kriminologie (Grundlagen)" in Schneider/Sieverts, *Handwörterbuch der Kriminologie*, Berlin, S. 515 ff., wo er mit Recht hervorhebt, daß auch schon die deutsch/österreichischen Kriminologen nach dem 1. Weltkrieg gesamtgesellschaftliche Aspekte nicht vernachlässigt haben.

[5] Taylor/Walton/Young (1973) *The new criminology*, London u. a. S. 8.

[6] Aus der italienischen Lit. vgl. Di Tullio (1954) *Principi die criminologia clinica*, Roma; ferner Pisapia (1984/85) *Notes sur les rapports entre la criminologie et criminologie clinique*. In: Cahiers de Défense Sociale, S. 52 ff. m.w.N.

[7] Ponti (1980) *Compendio di criminologia*, Cortina/Milano (zit. nach Pisapia Anm. 6).

[8] J. Léauté (1970) *Die neuen Richtlinien der Kriminologie in Frankreich, Kriminologische Gegenwartsfragen*, 9:30 ff. Für J. Pinatel ist die „Criminologie clinique" das Bindeglied zwischen der allgemeinen Kriminologie und der Pönologie. „La criminologie clinique a pour but, par analogie avec la clinique médicale, de formuler un avis sur un délinquant, cet avis comportant un diagnostic, un pronostic et éventuellemant un traitement" (Bouzat/Pinatel (1963) *Traité de droit pénal et de criminologie*, Tome III, Paris, 13). Demgegenüber ist die klinische Kriminologie bei Stefani/Levasseur/ Jambu-Merlin ([3]1973) *Criminologie et science pénitentiaire*, Paris, ein nicht besonders hervorgehobener Bestandteil der allgemeinen Kriminologie, deren Ziel es ist, d'étudier „la délinquance, pour en rechercher les causes, la génèse, le processus et les conséquences". Vgl. auch den Überblick über die ital. und französ. klinische Kriminologie bei Göppinger ([4]1980) Kriminologie, München, S. 85ff.

[9] Pisapia, Anm. 6, S. 58.

[10] Vgl. zu den Kompetenzabgrenzungen und -überschneidungen in foro vor allem H. Maisch (1984) *Disziplinen und Methodologie psychologisch-psychiatrischer Sachverständiger*, Recht und Psychiatrie, 4:162 ff.; sowie Maisch/Schorsch, *Zur Problematik der Kompetenz-Abgrenzung von psychologischen und psychiatrischen Sachverständigen bei Schuldfähigkeitsfragen*, Strafverteidiger 1983: S. 32 ff.

[11] Eingeleitet wurde diese Entwicklung im deutschen Sprachkreis insbesondere durch den Reader von Sack/König (1968) *Kriminalsoziologie*, Frankfurt am Main. Später wurde die radikal-soziologische Richtung vor allem durch den Arbeitskreis Junger Kriminologen repräsentiert, der sich um das „Kriminologische Journal" gruppiert. Kritisch gegenüber der „neuen" Kriminologie, G. Kaiser (1976) in *Festschrift für Richard Lange*, und in *MSchrKrim*. 1979, S. 50 ff.; Göppinger ([4]1980) *Kriminologie*, S. 49 ff.; H. J. Schneider in „*Kriminologie (Grundlagen)"* (Anm. 4) S. 532 ff.

[12] s. T. Moser (1971) *Repressive Kriminalpsychiatrie*, Frankfurt am Main. Gegen Moser Dukor (1973) *Kriminalpsychiatrie auf der Anklagebank*, Basler jur. Mitteilgn. S. 73 ff.

[13] K. Bernsmann (1978) *Probleme des strafrechtlichen Krankheitsbegriffes*, Bochumer jur. Diss. S. 300.

[14] Vgl. außer den o. Fn. 2,3,4 und 8 genannten Schriften noch Brauneck, *Allgemeine Kriminologie*, Reinbeck 1974, Hilde Kaufmann (1971) *Kriminologie I*. Stuttgart u. a.; Lüderssen (1984) *Kriminologie*, Baden-Baden; Mergen ([2]1978) *Die Kriminologie*, München; Neumann u. Schroth (1980) *Neuere Theorien von Kriminalität und Strafe*, Darmstadt; Schwind (1986) *Kriminologie*, Heidelberg.

[15] Näheres bei Kaiser, *Lehrbuch* (Anm. 3), 64 ff. und bei Würtenberger (1968) *Handwörterbuch* (Anm. 4), 2. Bd., 259 ff.; Berckhauer in *Kl Krim Wörterbuch* (Anm. 2), 152 ff.

[16] Aus dem Rahmen fällt der Lehrstuhl für Rechtsmedizin an der Univ. Gießen, den Schewe, Jurist, Psychiater und Kriminologe inne hat. Ähnliches gilt für den gleichnamigen Lehrstuhl an der Univ. Frankfurt am Main und einzelne Veröffentlichungen des Lehrstuhlinhabers Gerchow.

[17] Erwähnt seien hier nur das von Göppinger u. Witter hsgg. *Handbuch der forensischen Psychiatrie*, Berlin u. a. (1972); das Lehrbuch von Langelüddeke/Bresser (1976) *Gerichtliche Psychiatrie*, Berlin u. a. und neuerdings J. Glatzel (1985) *Forensische Psychiatrie*, Stuttgart.

[18] H. Wegener (1981) *Einführung in die forensische Psychologie*, Darmstadt, 21 ff.

[19] Vgl. den von der Forschungsgruppe herausgegebenen Bd. 1 *„Empirische Kriminologie"*, Freiburg/Br. 1980.

[20] *Interdisziplinäre Beiträge zur kriminologischen Forschung*, Bde. 6/1-3, Hrsg.: Kerner/Kury/Sessar (1983) Köln u. a.

[21] Vgl. die Aufsätze Anm. 10 m.N; ferner BGHSt 14, 21 ff.; 23,8 ff.; BGH NStZ 1982; 42.

[22] *In Festschrift für Rudolf Wassermann*, Neuwied u. a. 1985, S. 1008.

[23] Vgl. etwa G. Heinz (1982) *Fehlerquellen forensisch-psychiatrischer Gutachten*, Heidelberg; Pfäfflin (1978) *Vorurteilsstruktur und Ideologie psychiatrischer Gutachten über Sexualstraftäter*, Stuttgart, und nicht zuletzt die Veröffentlichungen des Jubilars in *NStZ 1983:199 ff.* *(„Fehler und Irrtümer in psychiatrischen Gutachten")*, bei Blau/Kammeier (1984) *Straftäter in der Psychiatrie*, Stuttgart, S. 96 ff. und in der *Festschrift für Günter Blau*, Berlin u. a. 1985, 391 ff.

[24] Vgl. die *Lit.-Angabe Anm. 15*.

[25] *Kriminologische Gegenwartsfragen*, Bde. 1-17, Stuttgart (Enke); vgl. insbes. die rückblickenden *Jubiläumsansprachen* von Würtenberger (1969) H. 8. Leferenz (1978) H. 13 und Krebs, ebenfalls H. 13.

[26] Die Kriminologische Schriftenreihe und die Reihe *„Kriminologische Aktualität"*, beide im Kriminalistik Verlag Hamburg erschienen, enthalten neben Dissertationen die Berichte über Arbeitstagungen und die Vorträge bei Verleihung der Beccaria-Medaille.

[27] E. Kretschmer ([26]1977) *Körperbau und Charakter*, neubearbeitet und erweitert v. W. Kretschmer, Berlin. (Kritisch zu dieser Neubearbeitung: Leferenz in Z. f. d. gesamte Strafrechtswissenschaft 89. Bd., S. 1026.

[28] A. Lenz (1927) *Grundriß der Kriminalbiologie*, Wien. Vertiefung und Weiterentwicklung bei F. Stumpfl (1966) Artikel *„Kriminalbiologie" in Handwörterbuch* (s. Anm. 4). *1. Bd. S. 496 ff.*

[29] F. Alexander, H. Staub (1929) *Der Verbrecher und seine Richter*, Wien; neu hsgg. von T. Moser (1974) in *„Psychoanalyse und Justiz*, Frankfurt am Main, S. 227 ff. Zu Gegenwartsperspektiven der Psychoanalyse vgl. ferner: Ehebald (1971) *Patient oder Verbrecher?* rororo aktuell Nr. 1501; ferner Becker-Toussaint/de Boor/Goldschmidt/Lüderssen/Muck (1981) *Aspekte der psychoanalytischen Begutachtung im Strafverfahren*, Baden-Baden.

[30] K. Schneider ([9]1950) *Die psychopathischen Persönlichkeiten*, Wien.

[31] H. Mayer (1977) *Die gesellige Natur des Menschen. Sozialanthropologie aus kriminologischer Sicht*, Berlin.

[32] Würtenberger ([2]1959) *Die geistige Situation der deutschen Strafrechtswissenschaft*, Karlsruhe; derselbe (1972) Methodik der Kriminologie. In: M. Thiel (Hrsg.), *Enzyklopädie der Geisteswissenschaftlichen Arbeitsmethoden*, München/Wien, Teil 1, 11. Lieferg., S. 81 ff.

[33] Lange (1970) *Das Rätsel Kriminalität*, Frankfurt am Main.

[34] Bianchi (1956) *Position and subject matter of criminology*, Amsterdam.

[35] Zitiert nach Pinatel in: Mergen (Hrsg.) (1964) *Kriminologie Morgen*, Hamburg, S. 138.

[36] Die wohl beste deutschsprachige kritische Würdigung der Glueck'schen Untersuchungen findet sich bei K. Weis (1970) *Zur Kontrolle und Bewährung Glueck'scher Prognosetafeln*, Z.f.d. gesamte Strafrechtswissenschaft, 82. Bd., S. 804 ff. S. auch ders. (1974) *The Glueck social prediction table - an unfulfilled promise*. In: The Journal of criminal law and criminology, Vol 65, p. 397 ff.

[37] M. Bock (1984) *Kriminologie als Wirklichkeitswissenschaft,* Berlin.

[38] Sack, *Probleme der Kriminalsoziologie,* in R. König (Hrsg.) (^{2}1978) *Handbuch der empirischen Sozialforschung,* Bd. 12, S. 386.

[39] Unter dieser Devise wurde schon 1956 eine Tagung der Stuttgarter Gemeinschaft „*Arzt und Seelsorger*" abgehalten. Vgl. den gleichnamigen Tagungsbericht.

[40] Näheres habe ich bei Schwind/Blau (1976) *Strafvollzug in der Praxis,* Berlin u. a., S. 25 ff., ausgeführt.

[41] Vgl. etwa W. Försterling (1981) *Methoden sozialtherapeutischer Behandlung im Strafvollzug und die Mitwirkungspflicht des Gefangenen,* Bochum, S. 300 ff. (328).

[42] Vgl. für die USA u. a. Th. Weigend, *Neoklassizismus, ein transatlantisches Mißverständnis,* ZStW. 94. Bd., 801 ff., und J. Herrmann, *Neuere Entwicklungen in der amerikanischen Strafrechtspflege,* Juristenzeitung, 1985, 602 ff.; für Skandinavien: Hilbers/Lange, *Abkehr von der Behandlungsideologie,* Krim. Journal 1973, 52 ff. und zusammenfassend G. Kaiser (1983) *Strafvollzug im europäischen Vergleich,* Darmstadt, 116 ff.

[43] Göppinger (1983) *Der Täter in seinen sozialen Bezügen,* Berlin u. a.; derselbe (1985) *Angewandte Kriminologie,* Berlin u. a. Unter dem letztgenannten Vorzeichen veranstaltet Göppinger im Sept. 86 die XXXVI. Internationale Kriminologische Forschungswoche der Société Int. de Criminologie (Paris).

[44] Vgl. etwa Eisenberg (^{2}1985) *Kriminologie,* S. 815; s. auch meine Rezension in ZBl. f. Jugendrecht 1986, S. 70.

[45] Anm. 37.

[46] Zur Unterscheidung zwischen „Erklären" und „Verstehen" bei Dilthey vgl. etwa dessen *Philosophie des Lebens,* Stuttgart 1961, S. 160 ff. (164).

[47] Eine sechsbändige Ausgabe „*Dilthey, selected works*", herausggb. von R. A. Makreel (Atlanta) und F. Rodi (Bochum) ist im Erscheinen begriffen. Siehe auch R. A. Makreel (1977) *Dilthey philosopher of the human studies,* Princeton (USA).

[48] K. Jaspers (^{9}1973) *Allgemeine Psychopathologie,* Berlin u. a. S. 251 ff.

[49] Schulte-Tölle (^{3}1975) Psychiatrie, S. 6.

[50] Anm. 13.

[51] Nach Venzlaff, *NStZ.* 1983:202.

[52] In diesem Sinne ist sicherlich S. W. Engel (1973) („*Zur Metamorphose des Rechtsbrechers*", Stuttgart) in Heidelberg ein herausragender „klinischer Kriminologe" (ebenso Göppinger, *Lehrbuch,* S. 89). Seine „Kriminogramme" und sein „prognostisches Quartett" sind verallgemeinerungsfähige Ergebnisse einer „dynamischen", therapieorientierten klinischen Kriminologie. Erwähnenswert noch Eysenk (1977) *Kriminalität und Persönlichkeit,* Frankfurt am Main.
H. J. Schneider fordert in seiner sehr kritischen Betrachtung der Klinischen Kriminologie (*Handwörterbuch,* Anm. 4, S. 527) von ihr vor allem eine Standardisierung der Einzelfalluntersuchungen und systematische katamnestische Forschungsarbeiten.

[53] „*Strafrecht und Kriminologie*". In: D. Grimm (Hrsg.) (1973) *Rechtswissenschaft und Nachbarwissenschaften* Bd. 1, Frankfurt am Main, S. 277.

[54] Vgl. hierzu vor allem Haddenbrock, *Strafrechtliche Handlungsfähigkeit . . .,* In: *Handbuch der forensischen Psychiatrie* (Anm. 17), S. 866 ff. und Schewe (1972) *Reflexbewegung, Handlung, Vorsatz,* Lübeck, sowie die Tagungsberichte der Dtsch. Kriminolog. Gesellschaft 1969/1970 (Hrsg.: Mergen), *Kriminolog. Schriftenreihe,* Bd. 54. Hierzu aus strafrechtlicher Sicht: OLG Frankfurt am Main, in *VRS Bd. 28,3654,* dazu Franzheim *NJW 1965:* 2000; Spiegel in DAR *1968:290.*

[55] Rasch (1974) *Tötung des Intimpartners,* Stuttgart. Aus der unübersehbaren Viktimologieforschung nur: J. Weber (1980) *Zur Psychodiagnostik der Täter-Opfer-Beziehung.* Heidelberg.

[56] G. Schewe (1967) *Bewußtsein und Vorsatz,* Neuwied u. a.; derselbe (1980) *Subjektiver Tatbestand und Beurteilung der Zurechnungsfähigkeit.* In: H. Jäger (Hrsg.) *Kriminologie und Strafprozeß,* Frankfurt am Main; ferner Bresser (1976) *Die Ermittlung des subjektiven Tatbestandes.* In: Festschrift für Richard Lange, Berlin u. a. S. 665 ff. Hierzu juristischerseits: D. Krauss, *Der psychologische Gehalt subjektiver Elemente im Strafrecht, in Festschrift für H. J. Bruns, Köln u. a., 1978, 11 ff.*

[57] Das für unsere Thematik klassische Problem der Schuldvoraussetzungen wird in den Lehr-
und Handbüchern aller drei Disziplinen so breit erörtert, daß hier auf Schriftumshinweise
verzichtet werden kann. (Nachweise in meinem Aufsatz „*Prolegomena zur strafrechtlichen
Schuldfähigkeit*", JURA 1982: S. 393 ff.). Von besonderem Interesse sind Spezialfragen wie
die Affektdynamik (hierzu u. a. Rasch in *NJW 1980: 1309 ff.*; Steigleder (1977) in *Handwörterbuch der Rechtsmedizin Band III, S. 59 ff.*, und neuestens Venzlaff in *Festschrift für
G. Blau*, Berlin u. a. 1985, S. 391 ff.) oder auch die Gruppendynamik (hierzu Schumacher,
NJW 1980: 1880, und in *Festschrift für W. Sarstedt*, Berlin u. a. 1981, S. 361 ff.).

[58] Vgl. H. Wegeners Bericht über das Kieler Symposium (1983) des interdisziplinären Arbeits-
kreises, dem der Jubilar seit langem angehört, zum Thema Problematik der Beurteilung
von Schweregraden schuldmindernder oder schuldausschließender Störungen, in
MSchrKrim. 1983: 325 ff. (mit einem Diskussionsbeitrag des Jubilars S. 354). S. auch D.
Fabricius, *Quantifizierung von Schuldfähigkeit*. Anmerkungen zu einem Symposium. In:
Recht und Psychiatrie 1984: 181 ff.

[59] Der Anm. 58 erwähnte Arbeitskreis behandelte 1985 in München das Thema „*Prognoseent-
scheidung zwischen rechtlichem Anspruch und kriminologischer Einlösung*". Vgl. den Bericht
in MSchrKrim. 1985: 249 ff.

[60] Vgl. die Beiträge von Heinz/Leygraf und Venzlaff in Blau/Kammeier (1984) *Straftäter in der
Psychiatrie*, Stuttgart.

[61] BVerfGE 35, 202 (235); 45, 187 (239). In diesem Sinne auch Müller-Dietz (1973) Strafzwecke
und Vollzugsziel, Tübingen; Callies (²1981) Strafvollzugsrecht, S. 4 ff.

[62] Vgl. statt vieler nur den Sammelband von Ehrhardt (Hrsg.) (1972) *Perspektiven der heutigen
Psychiatrie*, Frankfurt am Main, in dem in Kapitel IV 10 Autoren über „*Behandlung des
Rechtsbrechers*" berichten, S. ferner Mechler (1981) *Psychiatrie des Strafvollzugs*, Stuttgart
u. a. mit weiteren Nachweisen.

[63] Zusammenfassend jetzt G. Dolde (1985) in Z. f. Strafvollzug und Straffälligenhilfe, S. 148 ff.

[64] Siehe G. Blau (1959) *Lockerungen des Strafvollzugs*. In: Materialien zur Strafrechtsreform
Bd. 8, 1. Teil, Bonn, S. 306 ff., 462 f.

[65] In: Justiz und Recht, Festschrift für die Deutsche Richterakademie, S. 291.

[66] NStZ. 1983:200.

[67] *Juristenzeitung 1980:494.*

[68] *Festschrift Deutsche Richterakademie*, S. 292; s. auch *Nervenarzt 1977*:253 ff. (257).

[69] Daß eine solche Institutionalisierung der klinischen Kriminologie möglich ist, zeigt das
österreichische Beispiel, wo die ärztliche Leitung sozialtherapeutischer Sonderanstalten
mit einer Professur verbunden ist (vgl. W. Sluga (1982) *Maßnahmen zur Behandlung abnormer Täter – Erfahrungsbericht aus Österreich*. In: *Kriminologische Gegenwartsfragen*, Heft 15,
Stuttgart, S. 33 ff.). Neben der im Text erwähnten Van-der-Hoeven-Kliniek in Holland ist
auch das italienische Modell eines Centre International de Criminologie Clinique in
Genua informativ (Nachweise bei Göppinger, *Lehrbuch*, S. 87). Auch im Centre International de Criminologie Comparée in Montréal wird klinische Kriminologie betrieben (s.
Szabo, *La criminologie comparative et son importance pour la politique criminelle*. In: Jesch-
eck/Kaiser (Hrsg.) (1980) *Die Vergleichung als Methode der Strafrechtswissenschaft* und *der
Kriminologie*, Berlin, S. 167 ff. (168).

[70] ebenso Venzlaff, *Nervenarzt 1977*:257.

[71] *Nervenarzt a.a.O. S. 254.*

[72] z. B. von Bresser und Witter in verschiedenen Veröffentlichungen.

[73] Einzelheiten u. a. bei Ehrhardt, Artikel „*Psychiatrie*" in *Handwörterbuch der Kriminologie*,
Bd. 2, S. 344 ff. (379).

[74] *Nervenarzt 1977*:255.

[75] *Festschrift Richterakademie, S. 292.*

[76] Vgl. Venzlaff/Schreiber (1981) *Der Maßregelvollzug – ein Stiefkind der Strafrechtsreform?* In:
Bergener (Hrsg.), *Psychiatrie im Rechtsstaat*, Neuwied u. a. Ferner: Venzlaff bei Blau/Kam-
meier Anm. 60, S. 96 ff.

[77] Urteil v. 8.10.1985 – 2 BvR 1150/80 – 1504/82. NJW 1986:767 = NStZ 1986:185 = StVert.
1986:160 ff.

Die juristische Bewertung sexueller Tötungen

E. SCHORSCH

Im Strafrecht werden unter dem Aspekt der Bewertung mehrere Formen von Tötungsdelikten unterschieden. Hier interessiert u. a. die Unterscheidung von Mord und Totschlag.

Im § 211 des StGB heißt es: „Der Mörder wird mit lebenslanger Freiheitsstrafe bestraft. Mörder ist, wer aus Mordlust, zur Befriedigung des Geschlechtstriebs, aus Habgier oder sonst aus niedrigen Beweggründen, heimtückisch oder grausam oder mit gemeingefährlichen Mitteln oder um eine andere Straftat zu ermöglichen oder zu verdecken, einen Menschen tötet."

Der § 212 des StGB lautet: „Wer einen Menschen tötet, ohne Mörder zu sein, wird als Totschläger mit Freiheitsstrafe nicht unter fünf Jahren bestraft. In besonders schweren Fällen ist auf lebenslange Freiheitsstrafe zu erkennen."

Bezüglich des Strafmaßes sind die Unterschiede beträchtlich, die juristische Bewertung eines Tötungsdelikts also folgenschwer. Ein wesentliches Unterscheidungsmerkmal zwischen Mord und Totschlag sind die „niedrigen Beweggründe". Es ist hier nicht der Ort, die Frage generell zu diskutieren, ob und inwieweit das, was juristisch als „niedriges Motiv" bezeichnet wird, in den Wissenschaften von der menschlichen Person eine Entsprechung hat. Unter dem Thema „Sexualstrafrecht" greife ich hier das Motiv „Zur Befriedigung des Geschlechtstriebs" heraus, das im § 211 StGB ausdrücklich neben Mordlust und Habgier als „niedrig" eingestuft wird – mit der Folge, daß sexuelle Tötungsdelikte in der Regel als „Mord" qualifiziert werden.

Ich beschreibe zunächst 3 prototypische Beispiele für eine sexuelle Tötung und werde sie unter dem Aspekt beleuchten, ob mit der „Befriedigung des Geschlechtstriebs" als Motiv die psychischen Hintergründe und Zusammenhänge zutreffend bezeichnet sind.

Tötung als Kulmination sadistischer Perversionsentwicklungen

Es sind in der Regel sehr typische, fast stereotype Entwicklungen, die sich folgendermaßen zusammenfassen lassen: Während der Pubertät kommt es zum Auftreten sadistischer oder sadomasochistischer Phantasien in Form von Überwältigungsvorstellungen, Phantasien, einen anderen in die Gewalt zu bringen, über ihn zu verfügen, ihn wehrlos zu machen, ihm Schmerz zuzufügen – bis hin zu Tötungsphantasien. Meist kommt es im Laufe der Jahre zu einer zunehmen-

den Ausfaltung szenischer Phantasien, die die Masturbation begleiten. In ausgeprägten Perversionsentwicklungen kann Sexualität nur in Verbindung mit
solchen Phantasien erlebt werden, oder sexuelle Kontakte zu anderen Menschen
sind vergleichsweise reizlos. Fast immer wird eine solche Perversionsbildung
ich-dyston verarbeitet, d. h. sie ist mit mehr oder minder starken Ängsten vor der
eigenen destruktiven Dynamik, mit Schuldgefühlen, Schamreaktionen verbunden. In der Vorgeschichte von solchen Perversionsbildungen, die dann zu
Tötungsdelikten führen, findet sich häufig eine charakteristische *progrediente
Entwicklung* im Sinne von Giese. Die Progredienz besteht einmal darin, daß die
szenische Phantasiewelt immer weiter ausgebaut wird; zum anderen wird das
sexuelle Verlangen intensiver und drängender erlebt, die Flucht in die perverse
Phantasiewelt wird immer häufiger gesucht, sie füllt das Erleben mehr und mehr
aus; schließlich findet eine Progredienz in dem Sinne statt, daß das Getrennthal-
ten der irrealen, magischen Phantasiewelt von der Realität immer schwieriger
wird und immer weniger gelingt; d. h. es tauchen zunehmend Impulse auf, die
phantasierten Handlungsabläufe in die Realität umzusetzen – Impulse, die in der
Regel starke Ängste auslösen. Im Tatvorfeld findet ein charakteristischer innerer
Kampf gegen diese Impulse statt, eine angstbesetzte, konflikthafte Auseinandersetzung zwischen den perversen Impulsen der magischen Phantasie und der
Realitätskontrolle und -verankerung. Einen Niederschlag findet diese Auseinan-
dersetzung z. B. darin, daß im Vorfeld der Tat häufig rudimentäre Ansätze zur
Realisierung der Impulse, abgebrochene Tatansätze zu beobachten sind, die der
Tötung vorausgehen.

Beispiel 1

Ein 25jähriger Mann wird angeklagt, einen kleinen Jungen „zur Befriedigung des Geschlechtstriebs" getötet und ihn anschließend zerstückelt zu haben. Es ist ein kleiner, schmächtiger
junger Mann, der in seiner emotionalen Reife wie ein Pubertierender wirkt. Er ist voll schwerster Schuldgefühle, bringt kaum einen Satz ohne massivste Selbstverurteilungen zu Ende, er
wirkt depressiv und suizidal.
   Er stammt aus einer nach außen hin geordneten, in ihrer Binnenstruktur hoch pathologischen
Familie. Die Mutter, eine sehr attraktive Frau mit einem höheren Bildungsniveau als der Vater,
diesem überlegen, ist seit vielen Jahren alkohol- und tablettensüchtig. Der Vater, ein kleiner
Angestellter, stammt aus ärmlichen Verhältnissen, er ist in seinen Erwartungen vom Leben
enttäuscht. Zu Hause verkörpert er die Autorität; im Gegensatz zur „chaotischen" Mutter sorgt
er für Ordnung, ist pedantisch, kleinlich bis zum Geiz, achtet sehr auf Sauberkeit, ist unbe-
herrscht, nachtragend und gelegentlich explosiv. Entgegen der offenen Rollenverteilung in der
Familie ist die Mutter die Stärkere und Dominierende. Sie steht immer im Mittelpunkt. Der
Vater ist eifersüchtig und von ihr abhängig. Die Mutter spielt die Eifersucht des Vaters provoka-
tiv aus. Auch das süchtige Sich-treiben-Lassen der Mutter hat einen die Überkontrolle des
Vaters provozierenden Anstrich. Unter den Eltern gibt es ständig Spannungen und Streit, es ist
eine Kampfbeziehung, dennoch kommen die Eltern voneinander nicht los. Die Familie ist eine
nach außen hin abgeschlossene Einheit. Außenstehende werden als Eindringlinge erlebt. Der
einzige Sohn ist in diese Kampfbeziehung eingebunden, zum Teil als Waffe, zum Teil als
Projektionsfeld. Die Mutter ist bestrebt, ihn in ihr Lager zu ziehen und eine Koalition zwischen
Mutter und Sohn gegen den Vater herzustellen. Der Vater nimmt dies dem Sohn übel, es
herrscht zwischen ihnen zeitweise eine eisige Distanz. Andererseits hat der Vater die Tendenz,
seine enttäuschten Lebenserwartungen in dem Sohn identifikatorisch zu erfüllen. Die Mutter
hat sich des Sohnes gleichsam bemächtigt und ihn „umklammert". Der Sohn erlebt die Nähe
der Mutter so, als bekomme er nicht genug Luft. Als Kind ist er immer um die Mutter herum.

Sehr ängstlich und weich kann er sich nicht wehren und bleibt unter anderen Kindern isoliert. Auf Druck der Eltern besucht er das Gymnasium und beginnt nach dem Abitur das Studium der Mathematik, ist damit überfordert, gibt das Studium auf und lebt in der letzten Zeit ohne Lebensperspektive bei den Eltern. Er beschäftigt sich viel mit magischen Inhalten wie Parapsychologie, Astrologie, Meditation.

Während er im sozialen Bereich als ein einzelgängerischer, weicher, wenig durchsetzungsfähiger, etwas sonderlinghafter Mensch erscheint, der dennoch einigermaßen zurechtkommt, wird die zentrale Persönlichkeitsproblematik im psychosexuellen Bereich deutlich. Seine erotisch-sexuellen Beziehungserfahrungen sind spärlich. Seine Scheu vor Mädchen, sein Ausweichen vor genitaler Sexualität, seine Tendenz zu schwärmerisch-romantischen Überhöhungen und Idealisierungen von Mädchen mutet zunächst an wie eine „altmodische" konflikthafte Pubertätsproblematik. Die intensive sexuelle Beschäftigung beschränkt sich auf die Welt der Perversion. Sie ist schon mit Beginn der bewußten sexuellen Regungen manifest. Mit 10 Jahren hatte er auf einem Kinderspielplatz die Phantasie, ein Kind einzufangen, es zu töten und von dem Fleisch zu essen. Diese Gedanken lassen ihn in der Folge nicht mehr los. Sie beziehen sich auf Jungen und Mädchen seines Alters. Zeitweise hat er auch in Bezug auf die eigene Person kannibalistische Impulse, wenn er sich Hautstücke herausschneidet und ißt. Im weiteren Verlauf läßt die Perversion, die eine sadistische Perversion mit dem Akzent auf Zerstückelungs- und kannibalistischen Phantasien ist, eine deutliche Progredienz erkennen. Diese betrifft einmal die Ausgestaltung der Phantasieinhalte. Waren es anfangs eher ungerichtete kannibalistische Impulse in Bezug auf Jungen und Mädchen, beziehen sie sich in der Folgezeit auf Mädchen und Frauen, wobei das Genitale und die Brust die bevorzugten Objekte in der Phantasie sind. Es erfolgt eine Ausgestaltung bis hin zu szenischen Tötungsphantasien. Das Besondere dieser Perversion ist, daß sadomasochistische Beziehungsaspekte keinerlei Rolle spielen: Es geht nicht um Unterwerfung, Angsterzeugung, um Wehrlosmachen, nicht um das Dominieren über die weibliche Person. Es ist ein Sadomasochismus ohne Beziehungsqualität, die Frau kommt darin nur als totes Objekt vor. Die Perversion hat eine stark nekrophile Tönung. Im Laufe der Jahre gelingt ihm eine Trennung von Phantasie und Realität immer weniger. Mit etwa 16 Jahren hat er während eines Gesprächs mit einem Mädchen den heftigen Impuls, seine Phantasien von Würgen, Zerteilen, Kannibalismus zu realisieren. Dies macht ihm starke Angst, die Kontrolle über die Impulse zu verlieren. Die perversen Impulse und Phantasien nehmen an Intensität zu, werden immer drängender und ausufernder erlebt – bis hin zu dem Gefühl des Dranghaften, sich gegen diese Impulse nicht mehr zur Wehr setzen zu können.

Die letzten Jahre sind für ihn ein innerer Kampf, in dem es darum geht, seine bewußten Kontrollen stark zu machen, um die Perversion einzudämmen, die „Tagwelt" seiner Ratio zu stärken gegenüber der „Nachtwelt" seiner Perversion. Die damit verbundene innere Unruhe versucht er, ähnlich wie die Mutter, durch zeitweise starken Alkohol- und Tablettenabusus zu reduzieren. Wenige Wochen vor der Tat sieht er ein Mädchen im Walde und verspürt den Impuls, es zu töten. Die Gedanken und Vorstellungen seien so intensiv gewesen, daß es „fast schon ein vollzogener Mord" gewesen sei. Von der Zeit an hat er Angst und untergründig das Gefühl einer gewissen Zwangsläufigkeit und Unausweichlichkeit. Die Tat selbst mit der Stunden dauernden Zerstückelung eines kleinen Jungen erlebt er „wie im Nebel".

Die *Persönlichkeitsproblematik* läßt sich aus der Dynamik der Familie, die hier die Bedeutung einer pathogenen Zelle hat, ableiten.
1. Sie ist eine nach außen hin abgeschottete Einheit mit einer spezifischen Binnendynamik, in der sich ein mühsam aufrecht erhaltenes neurotisches Gleichgewicht ausbalanciert hat.
2. In der Familie bestehen keine festen Grenzen. Nur äußerlich ist die Rollenverteilung offensichtlich: Die agierende, zwischen Depressivität und Euphorie schwankende, süchtige, „chaotische" Mutter, in ihren Beziehungen anklammernd und bemächtigend, wird von dem pedantischen, sehr verletzlichen und aufbrausenden Vater kontrolliert. Auf einer tieferen Ebene ist es umgekehrt: Die Mutter ist die heimlich Dominierende, alles dreht sich um

sie, sie kontrolliert den Vater gleichsam durch ihr Chaos, der Vater ist eher der Reagierende und Abhängigere. Stärke und Schwäche, Chaos und Ordnung, Macht und Ohnmacht delegiert der eine an den anderen; klare Strukturen sind nicht vorhanden.

3. Da es in der Familie keine abgegrenzte Individualität gibt, ist auch die Beziehung unter den Eltern chaotisch und mehrdeutig; jeder ist für die Stabilität des anderen wichtig, die Eltern leben in einer permanenten Kampfbeziehung, kommen aber voneinander nicht los. Zuwendung äußert sich in Form von Kontrolle, Anklammern, Eifersucht und Kampf.

4. In der Familie herrscht eine Atmosphäre von untergründiger Feindseligkeit und latenter Wut, die aber selten direkt zum Ausdruck kommt. Es ist eine Atmosphäre, in der, wie es der Sohn erlebt, ständig eine drohende Katastrophe in der Luft liegt. Im Zusammenhang mit der latenten Wut kommt der oralen Thematik, die in der Familie eine große Rolle spielt (Wichtigkeit des Themas Essen, das süchtige Verhalten der Mutter und z. T. des Sohnes), eine Bedeutung zu. Die orale Thematik hat zwei Aspekte: Einmal den des Fütterns, Versorgens, Versorgtwerdens, dann aber auch den Aspekt des Verschlingens und Verschlungenwerdens. Es wird berichtet, daß der Vater immer wieder scherzhaft die Bemerkung macht, man könne der Mutter, die an Gewicht zugelegt hat, doch etwas Fleisch herausschneiden, dieses braten und essen. Auch wenn der Vater dies in Form von Spaß verkleidet, verrät es etwas von der oral-sadistischen Phantasie des Vaters bzw. der Familie. Ferner ist die Bedeutung auffällig, die der Tod, Todeswünsche und Todesphantasien in der Familie haben. Die Mutter hat immer wieder Suizidgedanken, die sie auch erpresserisch einsetzt, und deren Aggressivität vom Sohn gespürt wird. Dies kommt in einem seiner Versprecher zum Ausdruck, als er von „Morddrohung" der Mutter spricht und Selbstmorddrohung meint. Von der Mutter wird schließlich berichtet, sie gehe häufig auf Friedhöfe, suche Leichenhallen auf und sehe sich Tote intensiv an; dies unterstreicht die „nekrophile" Atmosphäre in der Familie.

5. Der Sohn bekommt die Rolle einer Waffe im Kampf der Eltern untereinander, eines Projektionsfeldes und die Rolle eines Stabilisators, der die drohende Katastrophe verhindern soll. Seine Funktion in der Auseinandersetzung zwischen den Eltern ist deutlich, wenn die Mutter ihn in Koalition gegen den Vater bringt, sich an den Sohn klammert und ihn in symbiotischer Verklammerung hält, zugleich in ihm Ersatz für den Vater und Hilfsinstanz bei ihren Schwierigkeiten sieht. Zum Vater besteht eine starke identifikatorisch-narzißtische Beziehung. Daß der Sohn das Projektionsfeld der Familienproblematik ist, wird deutlich, wenn man betrachtet, wie sich in seiner Perversion die Beziehungsproblematik, die orale Aggressivität, die nekrophile Atmosphäre in unverstellter Form darstellen. Die Todessehnsucht der Mutter, ihr nekrophiles Angezogensein durch Leichen, die zum Witz verharmlosten kannibalistischen Phantasien des Vaters - all dies verdichtet sich in der Perversion. Die Katastrophe, die über der Familie schwebt und die zu verhindern der Sohn sich immer aufgerufen fühlt - diese Katastrophe ereignet sich in Form seiner Straftat, die er begeht und damit von der Familie gleichsam fern hält.

Entsprechend der Strukturlosigkeit der Familie, dem Fehlen fester Grenzen, der gegenseitigen Verklammerung hat der Sohn keine fest umgrenzte Identität ausbilden können. Statt dessen finden sich nur einige Fragmente, die relativ unverbunden nebeneinander stehen: Der Aspekt des Chaotischen der Mutter, eine süchtige Struktur, die Fluchttendenz in Rausch, in Todessehnsucht, ins magisch Irreale; ein Aspekt des Väterlichen ist seine penibel anankastische Struktur; ein weiteres Fragment ist der Bereich des Triebhaften, der im wesentlichen durch die Perversion ausgefüllt ist, die aber in keiner Weise in die Persönlichkeit integriert ist. Der Sohn lebt in einem Grundgefühl von Nichtigkeit, Wertlosigkeit. Hin und wieder leuchten als Gegenbild Phantasien von sich durch, die durch extrem hohe Ansprüche und irreale Ziele gekennzeichnet sind. Sie bilden aber in dieser Abgehobenheit keinerlei Gegengewicht zu dem negativen Selbstkonzept. Er verfügt über ein rigides, gnadenloses Gewissen, das sozusagen als fremde Instanz in ihm ist, wie ein Fremdkörper, eine ihn ständig richtende und verurteilende Instanz, die durch nichts zu besänftigen ist. Bei einer solch unerbittlichen Instanz kann er mit seinen Bedürfnissen nur so leben, daß diese Instanz zeitweise ausgeschaltet oder hintergangen wird, z. B. durch Flucht in Rausch oder dadurch, daß der Bereich des Triebhaft-Sexuellen in Gestalt seiner Perversion als „ich-fern" erlebt wird, als ein fremder Bereich, für den gleichsam die Ich-Funktion und das Gewissen nicht mehr gelten.

Angesichts dieser Persönlichkeitsprobleme und -defekte hat die Perversion hier folgende Funktionen:

1. In ihr wird die innere Destruktivität gebunden. Die Quellen dieser Destruktivität sind aufspürbar, wenn man die innerfamiliäre Konstellation berücksichtigt: Der Sohn ist in der Familie funktionalisiert, die mütterliche Zuwendung erlebt er als Umklammerung, er hat Angst zu ersticken. Wut und Haß auf die Mutter sind unausweichlich. Diese elementare Destruktivität, die als unterschwelliger, oral-sadistisch thematisierter Haß in der Familie virulent ist, wird bei ihm eingebunden in die sadistische Perversion: das Würgen als Extremform der (mütterlichen) Umklammerung; Kannibalismus als Extremform der abgewehrten (väterlichen) oral-sadistischen Phantasien; im Zerlegen und Zerstückeln drückt sich die Fragmentierung des eigenen Selbst aus. Daß sich in dieser Perversion ein Zusammenhang mit dem Mütterlichen und mit dem Haß, der aus der Mutter-Sohn-Beziehung stammt, ausdrückt, ist dem zu entnehmen, daß die weibliche Brust als der Inbegriff des Mütterlichen und Nährenden das Ziel der oral-saditistschen Phantasien darstellt.

2. Eine andere Funktion des perversen Symptoms ist der Ausdruck und die „Lösung" der pathologischen Beziehungsstruktur. Die Phantasien nach Symbiose, Einswerden, Verschmelzung erfahren im kannibalistischen Akt ihre größte Verdichtung: den anderen in sich hineinnehmen, ihn einverleiben.

3. Es mag überraschen, daß das Opfer, anders als in seinen Phantasien, ein kleiner Junge und nicht ein Mädchen ist. Dies mag teils zufällig sein; teils läßt sich diese Verschiebung auf den kleinen Jungen so interpretieren, daß er identifikatorisch in dem Jungen das Kleine, Ohnmächtige in sich selbst vernichtet; in die Tat gehen auch starke selbstdestruktive Impulse ein.

Der psychische Hintergrund, die „Beweggründe" solcher Taten sind in hohem
Maße komplex. Wir haben diese Zusammenhänge an anderer Stelle (Schorsch u.
Becker 1977) ausführlich dargestellt und können sie hier nur summarisch skizzie-
ren. Eine Perversionsbildung ist krankheitstheoretisch zu den neurotischen
Symptombildungen zu rechnen. Dies besagt, daß perverse Symtombildungen,
wie andere neurotische Symptombildungen auch, den (unbewußten) Versuch
darstellen, intrapsychische Ängste zu mildern, innere Konflikte zu bewältigen,
Persönlichkeitsdefekte auszugleichen, u. a. aber destruktive Impulse zu binden.
Es sind psychische Abwehrformationen, Konsolidierungsversuche, die eine
Stabilisierungsfunktion für das psychische Gleichgewicht haben. Eine Abwehr-
formation mit einer Stabilisierungsfunktion ist eine Perversionsbildung insofern,
als Ängste, Konflikte, Impulse sexualisiert werden. Der *Abwehrmechanismus der
Sexualisierung* bedeutet, daß die Konflikte, Impulse, insbesondere die destruktive innere Dynamik an die Sexualität gebunden und dort thematisiert sind und
die Persönlichkeit im übrigen, d. h. außerhalb der Momente sexueller Erregung,
durch diese Impulse nicht beunruhigt wird. Aus diesem Abwehrmechanismus
resultiert die häufige, aber durchaus nicht regelhafte Beobachtung, daß Männer
auch mit einer schweren sadistischen Perversionsbildung in ihrem sozialen
Verhalten auffallend unaggressiv, sozial gut eingegliedert sind. Dies ist nicht
eine geschickte Tarnung, kein Schafspelz für den Wolf, sondern Ausdruck dafür,
daß die innere Problematik in der Sexualität, in die Perversionsbildung eingebunden, von ihr absorbiert ist. Abwehrcharakter im Sinne einer psychischen
Stabilisierung hat die Perversionsbildung ferner dadurch, daß die Perversions-
thematik in Form einer starren *Ritualisierung* in die Welt der magischen Phantasie gebannt und aus der Realität, aus dem sozialen Handeln herausgenommen
wird. Die Abwehr geschieht um den Preis einer latenten Zerrissenheit und
Spaltung in die sozial handelnde und die pervers phantasierende Persönlichkeit,
aus deren Unvereinbarkeit eine permanente innere Spannung entsteht.
    Progrediente Entwicklungen, die solchen Tötungsdelikten häufig vorangehen,
wie es in dem Patientenbeispiel abgebildet wird, sind dadurch charakterisiert,
daß die Abwehrstrukturen vom Zusammenbruch bedroht sind: Das Getrennt-
halten der magischen Phantasiewelt von der Realität gelingt immer weniger, die
innere Beruhigung und Stabilisierung durch die Inszenierung perverser Phantasien wird immer weniger erreicht, die innere Spannung und Beunruhigung
steigen. Das Tatgeschehen, das als Durchbruch der magischen Phantasie in die
Realität unter dem steigenden Druck narzißtischer Spannungen und dem An-
sturm destruktiver Impulse zu interpretieren ist, signalisiert den Zusammenbruch der psychischen Abwehr.
    Es geht in diesem Zusammenhang nicht um die Frage der Schuldfähigkeitsbe-
urteilung, nicht um die Intensität der jeweils im Einzelfall herauszuarbeitenden
Persönlichkeitsstörung, sondern ausdrücklich um die Motivationshintergründe,
die intrapsychischen Zusammenhänge und Beweggründe. Wenn einem Gutachter nach dem mündlichen Vortrag seines Gutachtens, in dem er die Hintergründe dargelegt hat, vom Gericht noch die Frage gestellt wird, ob das „Motiv"
der Tat die „Befriedigung des Geschlechtstriebs" gewesen sei, so zeigt dies an,
daß der Gutachter sich nicht hat verständlich machen können; denn die Frage
geht offensichtlich an der psychischen Realität vorbei. Wenn das Gericht durch

das Gutachten zu der Überzeugung gelangt, die Tat könne nicht mit dem Motiv „zur Befriedigung des Geschlechtstriebs" erklärt werden, weil die Zusammenhänge komplexer seien, dann ist dies zwar ein Erfolg im Einzelfall, täuscht aber darüber hinweg, daß es nicht die Besonderheiten eines speziellen „Falles" sind, die zur Verwerfung dieses Motivs führen. Es bleibt zu zeigen, daß dieses „Motiv" ein rationales Konstrukt ist, das in der psychischen Realität keine Entsprechung hat. Das rational Einsichtige und Zutreffende an diesem Konstrukt ist, daß es bei solchen Tatgeschehen offensichtlich um Sexualität geht, ablesbar daran, daß es mit sexuellem Erleben und Reagieren verbunden ist. Irreführend an diesem Konstrukt aber ist, daß es nicht um Suche nach Lustgewinn und einem besonderen Vergnügen geht – deswegen sind die Begriffe „Mordlust" und „Lustmord" unbrauchbar –, sondern um die Inszenierung einer aus der Kontrolle geratenen neurotischen Symptombildung. Daß diese Symptombildung mit sexueller Erregung und u. U. mit einem Orgasmus verbunden ist, liegt an dem Abwehrmechanismus der Sexualisierung. Und die „Wahl" eines bestimmten Abwehrmechanismus, die ja nicht auf einer bewußten Entscheidung beruht, kann nicht als eine besondere Verwerflichkeit gewertet werden.

Tötung als Durchbruch einer sexualisierten Destruktivität (Impulshandlung)

Während Tötungsdelikte im Rahmen von Perversionsbildungen, die nur einen kleinen Teil der sexuellen Tötungen ausmachen, eine relativ uniforme Gesetzmäßigkeit erkennen lassen, gilt dies für die meisten Tötungen, die mit sexuellem Erleben verbunden sind, gerade nicht. Es lassen sich zunächst nur eine Reihe negativer Charakteristika aufzählen: Eine Perversionsbildung und die mit ihr verbundene innere Entwicklung findet sich nicht; die Biographien sind in der Regel unruhiger und disharmonischer. Da eine Spaltung in die sexuell phantasierende und die sozial handelnde Persönlichkeit nicht besteht, die innere Problematik, insbesondere die destruktiven Impulse nicht an ein „Thema" (die Perversion) gebunden sind, wirken die Persönlichkeiten von außen gesehen gestörter, pathologischer, sind in diffuser Weise von der inneren Problematik beunruhigt, neigen zu aggressiven Impulsdurchbrüchen bei geringer Fähigkeit zur Impulskontrolle. Phänomenologisch wie psychodynamisch kann das Bild außerordentlich bunt und variabel sein (Schorsch u. Becker 1977).

Beispiel 2

Ein 21jähriger Mann wird angeklagt, eine 58jährige Frau „zur Befriedigung des Geschlechtstriebs" getötet zu haben. Er ist ein großgewachsener, kräftiger Mann, dessen Statur einen Kontrast zu seiner weichen, fast kindlichen, schüchternen Art bildet. Er wirkt sehr unbeholfen, errötet häufig und entschuldigt sich gleichsam ständig für seine Existenz.

Die Eltern haben sich kurz nach seiner Geburt getrennt. Die Mutter hat ihn zu der Großmutter und einer Tante gegeben, bei denen er aufgewachsen ist. Die Großmutter hat er als eine liebevolle mütterliche Frau in Erinnerung, die sich sehr um ihn gekümmert hat. Die Tante schildert er als eine energische, dominierende, herrschsüchtige Frau, die immer ihren Willen durchsetzt. Beide Frauen verstanden sich untereinander nicht. Die beiden weiblichen Bezugspersonen hat er sehr unterschiedlich wahrgenommen: Die Großmutter ist für ihn die Verkörperung der guten mütterlichen Aspekte wie Gefühlsnähe, Wärme, Schutz, Geborgenheit; die

Tante ist eher die Verkörperung von negativen Aspekten des Mütterlichen: streng, abweisend, kühl, herrisch, ihn einengend. Beide Frauen verhindern, daß er Kontakt zu der in der Nähe lebenden Mutter aufnimmt; sie vermitteln ihm ein negatives Bild von der Mutter. Auf der Schule hat er erhebliche Schwierigkeiten, sich zu behaupten, findet keinen Kontakt, ist schüchtern und ängstlich. Eine Zäsur in seinem Leben bildet der Tod der Großmutter, als er 11 Jahre alt ist. In den folgenden Jahren lebt er in einer dichten Abhängigkeit von der Tante, die jeden Schritt von ihm kontrolliert und überwacht. Er fügt sich in allem, gilt als sehr friedfertig, gutmütig und still. Als er in die Pubertät kommt, beginnt die Tante mit ihm ein Inzestverhältnis. Nach Jahren kommt es zu regelmäßigem Geschlechtsverkehr zwischen ihnen. Er reagiert darauf einerseits neugierig und fasziniert, hat andererseits Gefühle wie Abscheu und Ekel vor der Tante. Er, der nie selbständig, erwachsen geworden ist, nie eine männliche Identität entwickelt hat, hat bei diesen Kontakten Erektionsprobleme. Dies konfrontiert ihn mit seiner Männlichkeits- und Potenzproblematik und mobilisiert innere Wutgefühle auf die Tante, weil er sich durch sie in seiner Entwicklung zur Eigenständigkeit behindert fühlt. Er wagt aber nie, diese Gefühle der Tante gegenüber zu äußern.

Am Tattage hat er sich von zu Hause fortgestohlen und trinkt in einer Wirtschaft. Eine wesentlich ältere Frau nimmt ihn zu sich in die Wohnung. Was dort im einzelnen geschehen ist, läßt sich nicht mehr rekonstruieren, da er eine Erinnerungslücke angibt. Es kommt dazu, daß sich beide entkleiden; er erinnert sich nur, wie er in einem plötzlichen Ausbruch von Wut die Frau würgt, er ihr in die Brust beißt, ein Messer aus der Küche holt und wahllos und blindlings auf sie einsticht. Den Spuren zufolge ist es irgendwann während des Tatgeschehens zum Samenerguß gekommen.

Worum es in diesem Beispiel geht, liegt auf der Hand: In dem Tatgeschehen, das eruptiv aus der Situation heraus geschieht, das, anders als im 1. Beispiel, nicht eine lange Phantasievorgeschichte hat, geht es um den Ausbruch eines tiefen neurotischen Hasses, der in der pathologischen Beziehung zur Tante begründet ist. Es ist der Haß gegen die übermächtige, vereinnahmende Frau bzw. Mutterfigur, die als Behinderung, als Fessel für die Entwicklung der eigenen Männlichkeit und Selbständigkeit erlebt wird. Die Tat ist zu interpretieren als ein Versuch einer Entledigung, eines gewaltsamen Sprengens der erlebten Einschnürung und Umklammerung. Die destruktiven Impulse sind in der Tatsituation sexualisiert, d. h. verbunden mit einem Erleben von Mächtigkeit, Potenz, Männlichkeit gegenüber der Frau, im Kontrast zu dem Grundgefühl von Angst vor der Frau, Ohnmacht ihr gegenüber, Unmännlichkeit, Impotenz. Eine Bewertung, die Tat sei „zur Befriedigung des Geschlechtstriebs" geschehen im Sinne eines Abreagierens von Triebspannungen und -bedürfnissen, basiert auf einer kurzschlüssigen und vordergründigen Orientierung an der sexuellen Reaktion, blendet aber die eigentlichen Hintergründe und „Beweggründe" aus.

Tötungen im Zusammenhang mit Vergewaltigung

Es handelt sich hier nicht um eine besondere und eigenständige psychodynamische oder psychopathologische Problematik, sondern um eine kriminalistische Konstellation bezüglich des äußeren Tatgeschehens. Von der inneren Problematik her sind solche Taten meist den Impulshandlungen oder selten den Perversionsbildungen zuzuordnen. Ich nenne diese Konstellation deshalb gesondert, weil es hier auf den ersten Blick noch am ehesten zu gelingen scheint, die „Befriedigung des Geschlechtstriebs" als einen zutreffenden Beweggrund anzunehmen. Ferner kommt in solchen Konstellationen häufig ein weiterer mordqualifizierender Beweggrund zum Tragen: die Zeugenbeseitigung im Sinne einer Tötung zur Verdeckung einer Straftat, wenn die Tötung auf eine Vergewaltigungshandlung folgt, oder zur Ermöglichung einer Straftat, wenn sexuelle Handlungen der Tötung zeitlich folgen.

Beispiel 3

Ein 25jähriger Mann ist angeklagt, ein 16jähriges Mädchen vergewaltigt und „zur Befriedigung des Geschlechtstriebs" und „zur Ermöglichung einer Straftat" getötet zu haben. Es ist ein unscheinbarer, überangepaßter, subdepressiver Mann mit zwanghaften Zügen, zu dem man schwer einen spontanen emotionalen Kontakt bekommt, weil er vor lauter Höflichkeit sich immer so verhält, wie er meint, es werde von ihm erwartet.

Er ist unehelich geboren. Im Alter von einem Jahr wird er zu einer Pflegemutter gegeben, die er als seine Mutter akzeptiert. Sie ist eine zurückgezogene Frau, für die das Kind der Lebensinhalt ist. In der Erziehung ist sie verwöhnend und versorgend, schlägt ihm nie einen Wunsch ab, setzt nie feste Grenzen. Die Beziehung ist eine gegenseitige symbiotische Verklammerung. Als Kind fühlt er sich am wohlsten, wenn er „am Rockzipfel" und in der Obhut der Pflegemutter ist. Auf sich gestellt ist er ängstlich, sehr schüchtern und selbstunsicher. Ausdruck der starken Versorgungshaltung der Pflegemutter ist, daß er als Kind sehr dick ist. Deswegen wird er gehänselt, er schämt sich seines Körpers. Nach der Realschule erlernt er einen kaufmännischen Beruf und arbeitet sich mit Erfolg hoch. Seine Freizeit verbringt er immer mit der Pflegemutter zusammen.

Die Pflegemutter verunglückt tödlich, als er 19 Jahre alt ist. Er reagiert mit massivsten Schuldgefühlen und Selbstvorwürfen, weil er den Unfall nicht verhindert hat, er fühlt sich in diffuser Weise für ihren Tod verantwortlich. Es wird jetzt deutlich, wie sehr er in seiner Stabilität auf diese symbiotische Beziehung angewiesen ist. Bisher ohne Erfahrungen im Umgang mit Mädchen, stürzt er sich Hals über Kopf in die erste Beziehung und heiratet kurz nach dem Tod der Pflegemutter. Die Ehefrau ist zu jung, um seine Wünsche nach Mütterlichkeit erfüllen zu können. Es gibt bald Reibereien, die zu einer Entfremdung führen. Während der Bundeswehrzeit leidet er so schwer unter Heimwehreaktionen, daß er nach 3 Wochen aufgrund eines psychiatrischen Gutachtens als wehruntauglich entlassen wird. Bald lernt er eine 13 Jahre ältere Frau kennen, von der er sich stark angezogen fühlt. Es folgt eine Zeit, in der er mit der Ehefrau und der Freundin in einem Haushalt lebt. Den Spannungen unter den beiden Frauen steht er hilflos gegenüber. 2 Jahre später läßt er sich scheiden und heiratet die ältere Frau. Die Beziehung hat sehr viel Ähnlichkeit mit der zu seiner Pflegemutter: Die Frau ist ihm überlegen, kontrolliert ihn stark, er fühlt sich eingeengt, „wie in einer Zwangsjacke". Zeitweise hat er Wut auf die Frau, „ich hätte ihr Gift geben können", wagt dies aber nicht offen zu zeigen. Wenn in der sexuellen Beziehung als gelegentliche Variation ein gegenseitiges Sich-Anbinden eine gewisse Rolle spielt, so drückt dies den Aspekt der Anbindung und Verklammerung in der Beziehung aus.

Am Tattage nimmt er ein junges Mädchen als Anhalterin mit. Er erlebt sie als aufreizend und „sexy". Er flirtet mit ihr, es kommt zu Zärtlichkeiten, mit denen das Mädchen zunächst einverstanden ist. Als er sie entkleiden will, setzt sie sich zur Wehr, er läßt nicht locker, sie beginnt zu schreien. Er erinnert sich dann nur noch an ein Gefühl „panischer Angst", aus dem heraus er das Mädchen würgt. Er zieht es dann aus dem Auto und sticht wahllos auf sie ein. Den Spuren zufolge muß es zum Geschlechtsverkehr gekommen sein, für den er selbst eine Erinnerungslücke angibt. Die Tat ist zu interpretieren als ein Ausagieren seiner untergründigen Wut auf die mütterliche Frau, verschoben auf ein unbekanntes Opfer. Für ihn, der in seiner Stabilität auf symbiotische Beziehungen angewiesen ist, für den der Partner die Funktion einer Prothese hat, ist es undenkbar, aggressive Impulse dem Partner gegenüber zu äußern und sie auszutragen, weil dies den ihn tragenden Rahmen gefährden würde.

Er selbst hat zu dem Tatgeschehen keinerlei Zugang, er verurteilt sich stark, fordert für sich die Todesstrafe, versteht aber seine Handlung nicht. In den Vernehmungen wird er gefragt, ob er Angst vor einer Anzeige des Mädchens gehabt habe; dies wird von ihm zunächst bejaht, später wieder verneint.

Die Herausarbeitung der psychischen Zusammenhänge ergibt auch in solchen Fällen einen komplexen Hintergrund, bei dem Männlichkeitsängste, ein eruptives Abreagieren neurotisch-aggressiver Impulse Frauen gegenüber, projiziert und verschoben auf ein anonymes Opfer, eine wesentliche Bedeutung haben. Wie wenig hier Vorstellungen von der Befriedigung von Körperbedürfnissen, vom Abreagieren körperlicher Triebspannungen greifen, ist schon daran abzulesen, daß in einem hohen Prozentsatz solcher Handlungen, wie bei Vergewaltigungen überhaupt, bei den Männern Impotenzreaktionen zu beobachten sind. Es geht eben nicht um den Ausbruch „aufgestauter" Triebenergien, sondern um ein impulsives Ausagieren einer sexualisierten aggressiv-destruktiven Dynamik.

Es ist häufig so wie in unserem Beispiel, daß der Durchbruch von Destruktivität vom Täter weder eingeplant noch vorhersehbar war. Die oft überschießende maßlose Destruktivität, die weit über eine Tötung hinausgeht, zeigt schon, daß das Tatgeschehen nicht als ein Akt kühler Zeugenbeseitigung interpretiert werden kann. Aussagepsychologisch läßt sich sehr häufig folgende Sequenz beobachten: Je mehr das destruktive Geschehen zu dem sonstigen alltäglichen Verhalten kontrastiert, desto schwieriger und unmöglicher wird es für den Täter, einen inneren Zugang zu der Tat zu bekommen, die ihm „fremd" erscheint. Wenn ihm im Zuge der nun einsetzenden Suche nach einem Verständniszusammenhang z. B. im Rahmen von Vernehmungen die rationale Erklärung angeboten wird, er habe aus Angst vor einer Anzeige, vor den Konsequenzen, dem Verlust der sozialen Existenz getötet, dann kann diese vordergründig einleuchtende Erklärung spontan mit Zustimmung akzeptiert werden. Wenn solche Begründungen, die zudem oft als spontane Aussage protokolliert sind, dann fast regelmäßig in Hauptverhandlungen wieder zurückgenommen werden, dann sehe ich darin mehr als ein nur prozeßtaktisches Verhalten. Das Motiv der Zeugenbeseitigung ist in solchen Fällen meist nicht mehr als eine nachträgliche Rationalisierung, d. h. ein Versuch, ein subjektiv unverständliches Geschehen zu erklären. Es wird nachträglich eine innere Logik in das Geschehen hineingelegt, die im Moment der Tatausführung gar nicht im Spiel gewesen sein muß. Ich selbst jedenfalls war noch in keinem Fall einer sexuellen Tötung davon überzeugt, daß das Motiv der Zeugenbeseitigung die inneren Vorgänge des Tatgeschehens widerspiegelte. Es ist, in diesem Kontext zumindest, häufig ebenso ein rationales Konstrukt wie das Motiv „zur Befriedigung des Geschlechtstriebs".

Schlußfolgerungen

Menschliches Handeln basiert in der Regel auf einem komplexen Hintergrund, hat Motivbündel aus 2 verschiedenen kategorialen Ebenen: einer rationalen und einer nichtrationalen Motivationsebene. Eine prinzipielle Schwierigkeit in der Zusammenarbeit von Justiz und Psychiatrie/Psychologie besteht darin, daß im Strafrecht und im juristischen Denken das rationale Motiv isoliert und verabsolutiert und mit der in der Regel komplexen Motivation eines Handelns verwechselt wird. Dies kann mitunter bei einer einfachen kriminellen Handlung wie einem Diebstahl gar nicht auffallen und mag auch deswegen nicht so gewichtig sein, weil das rationale Motiv dort vorherrschend ist oder zu sein scheint. Offenkundig wird das Dilemma dort, wo ein rationales Motiv nicht recht sichtbar wird und dennoch „Beweggründe" gesucht und gefunden werden müssen, z. B. bei Affekt- und Impulshandlungen generell oder eben bei der sexuellen Kriminalität. Die Antwort auf die Frage fällt schwer: Was für ein rationales Motiv hat der Exhibitionist, der sich vor einer Frau entblößt, der Fetischist, der sich in den Besitz weiblicher Wäsche bringt? Der Ausweg aus diesem Dilemma, daß ein Motiv nur als ein rationales verstanden wird, ein solches aber nicht zu erkennen ist, ein „Handeln ohne Motiv" jedoch nicht vorstellbar erscheint, ist der, daß eine Rationalität konstruiert wird. Ein solches rationales Konstrukt ist das Motiv „zur Befriedigung des Geschlechtstriebs".

Das Konstrukt dieses Motivs basiert auf einem simplen mechanistischen Verständnis von Sexualität, das diese in keiner Weise erfaßt. Der biologische Trieb, die Triebspannung, die auf Befriedigung drängt wie Hunger und Durst, ist nur ein kleines Radikal, das, im Unterschied zur Sexualität der Tiere, menschliche Sexualität weder erklärt noch abdeckt. Es geht in der menschlichen Sexualität u. a. um Angstabwehr, Wunscherfüllung in einem komplexen Geschehen, in dem sich die individuelle Lebensgeschichte verdichtet. Wichtiger als das biologische Substrat des Triebs ist der (Abwehr)Mechanismus der Sexualisierung, d. h. die Fähigkeit des Menschen, alle möglichen inneren Vorgänge sexuell zu erleben.

Wie sehr der Begriff „zur Befriedigung des Geschlechtstriebs" ein die psychische Realität verzerrendes Konstrukt darstellt, kann man sich an der Entrüstung klarmachen, mit der jeder reagieren würde, wenn man den Liebesakt mit seinem Partner als „Handlung zur Befriedigung des Geschlechtstriebs" abqualifizieren würde. Jeder würde sich mißverstanden fühlen, weil in den erotischen Aktivitäten eine Fülle verschiedener Wünsche, Sehnsüchte, Bedürfnisse, Bestrebungen erfüllt wird. Der Einwand, ein Liebesvollzug in einer erotischen Beziehung sei etwas total anderes und in nichts vergleichbar mit der beziehungsleeren perversen Handlung, übersieht, daß auch in der perversen Phantasie und im perversen Akt eine Fülle von Bedürfnissen, Wünschen, Sehnsüchten befriedigt und Ängste abgewehrt werden, die zwar qualitativ andere, neurotische, pathologische sind; aber in bezug auf die Komplexität und Vielschichtigkeit nichtrationaler Motivationen ist die perverse Handlung mit dem erotischen Akt in einer Beziehung vergleichbar. Von der Vielfalt nichtrationaler Motive seien nur genannt: das Gefühl einer momentanen Wiederherstellung einer beschädigten männlichen Identität; ein triumphales Erleben von Potenz und Mächtigkeit in einem Lebensgefühl von Ohnmacht und Nichtigkeit; Suche nach Bewunderung, identifikatorischer Nähe, Fürsorge, Versorgtwerden z. B. in pädophilen Beziehungen; ein Erleben infantiler Allmachtsgefühle; Abwehr von Männlichkeitsängsten, von der Frau entmachtet, verschlungen, vernichtet zu werden; Phantasien, jemanden ganz für sich zu haben und zu dominieren als Überwindung der Angst vor dem Verlassenwerden etc. Diese Aufzählung soll verdeutlichen, daß sich hinter dem Konstrukt „zur Befriedigung des Geschlechtstriebs" eine Komplexität von nichtrationalen Motivationen verbirgt.

Es ergibt sich als Resümee: Die Automatik, mit der sexuelle Tötungen juristisch in der Regel als „Mord" qualifiziert werden, beruht u. a. auf dem rationalen Konstrukt eines „Motivs zur Befriedigung des Geschlechtstriebs". Dieses ist angesichts eines jeweils komplexen psychischen (psychopathologischen) Geschehens ein Fremdkörper und wird als eine Schablone gehandhabt, die von außen an ein Geschehen angelegt wird und zur Ausblendung der psychischen Hintergründe verführt. Die folgenschwere Bewertung eines Tötungsdelikts als Mord oder Totschlag basiert auf Kriterien, die in der psychischen Realität keine Entsprechungen haben.

Literatur

Schorsch E, Becker N (1977) Angst, Lust, Zerstörung, Sadismus als soziales und kriminelles Handeln. Zur Psychodynamik sexueller Tötung. Rowohlt, Reinbeck

Über die Beziehungen zwischen der forensischen Psychologie und der forensischen Psychiatrie

H. WEGENER

Einleitung

„We may be aware of the relations between two things in some sense independently of the two things: vividly aware of the difference, e. g., while only unclearly aware of the two things, and vice versa" (English u. English 1968, S. 454). Diese spezifische Art der Erfassung von Beziehungen – Evidenz hinsichtlich der Unterschiede bei ungenügender Kenntnis der beiden Bereiche – kennzeichnet möglicherweise auch die Entscheidungsprozesse von Juristen, wenn über die Beteiligung der in der Überschrift genannten Disziplinen an der Rechtspflege reflektiert wird. Aber auch Vertreter dieser Fächer demonstrieren, unabhängig von subjektiver Gewißheit hinsichtlich der vermeintlichen Kompetenzen beider, ersichtliche Schwierigkeiten beim „role-taking" im Sinne des Sich-Hineinversetzens in die Situation des Kollegen der anderen Provenienz; verzerrte und löschungsresistente Auto- und Heterostereotype verweisen auch hier auf mangelnde Kenntnis des jeweils anderen Gegenstandsbereichs.

Ein kurzer Blick auf die beiden Fächer, die im Rahmen der gerichtlichen Gutachtertätigkeit viele Berührungspunkte aufweisen, erscheint geboten.

Zunächst zum „Steckbrief" der wissenschaftlichen Psychologie. Im Gegensatz zu ihren Anfängen in der griechischen Philosophie, mit einem Höhepunkt in der Aristotelischen Systematik, hat sie sich während des 19. Jahrhunderts als empirische Wissenschaft verselbständigt und in zahlreiche Einzelbereiche hinein differenziert.

Das Ziel der modernen Psychologie ist die Beschreibung und Erklärung des menschlichen Verhaltens und Erlebens im Zusammenhang mit dem biologischen und sozialen Kontext. Durch Feldbeobachtungen sowie durch Feld- und Laboratoriumsexperimente werden widerspruchsfreie Sätze in Form intersubjektiv an der Realität überprüfbarer Aussagen über die Zusammenhänge zwischen „Variablen" und daraus ableitbaren Vorhersagen als Prüfkriterien gesucht. Von der naiven Alltagspsychologie und von hermeneutischen Ansätzen unterscheidet sich die heutige wissenschaftliche Psychologie u. a. durch die systematische Darstellung der Einzelelemente ihrer Theorien. Dabei wird ein reziprokes Verhältnis zwischen Exaktheit bzw. Objektivität einerseits und Lebensnähe bzw. Generalisierbarkeit andererseits in Kauf genommen. Wie auch andere empirische Wissenschaften, bedient sich die Psychologie bei der Erfassung ihres Gegenstands auch apparativer Hilfen, elektronischer Prozeßrechner und mathematisch-statistischer Kautelen zur Reduzierung von Zufallsfehlern und zur Definition des Vertrauensbereichs ihrer Aussagen.

Die Teilfächer der akademischen Psychologie sind im Grundstudium die Allgemeine-, Entwicklungs- und Persönlichkeitspsychologie, die Methodenlehre und, an vielen Hochschulen, ergänzende Nebenfächer, z. B. Anthropologie, Zoologie, Philosophie. Im Hauptstudium treten die Sozialpsychologie, die Psychodiagnostik, die klinische und pädagogische Psychologie und die „angewandte Psychologie" hinzu. Unterschiedliche Schwerpunktsetzungen je nach der wissenschaftlichen Ausrichtung und Ausstattung der Institute sind im Hauptstudium möglich; die Psychopathologie als ein Lehr- und Prüfungsfach ist vielerorts vertreten.

Die „forensische Psychologie" bildet einen Teilbereich der Rechtspsychologie, unter der alle psychologischen Teilbereiche im Zusammenhang mit der Rechtspflege zusammengefaßt werden. An einzelnen Universitäten wird dieses Fach gesondert geprüft, an anderen im Rahmen der angewandten Psychologie.

Der akademische Grad des Diplompsychologen wird in der Bundesrepublik aufgrund eines mindestens 8semestrigen Universitätsstudiums mit der Diplomprüfung erworben, die auch eine Diplomarbeit einschließt. Im Gegensatz zu vielen anderen Studiengängen (Medizin, Jurisprudenz) fehlt es bisher an einer gesetzlichen Regelung der Berufsausübung und einer Referendarzeit bzw. eines „praktischen Jahres". Insbesondere über die klinisch-psychologische Tätigkeit von Psychologen werden gegenwärtig intensive Gespräche geführt.

Sehr viel kürzer läßt sich die Psychiatrie darstellen, die, als ein Teilgebiet der Medizin mit langer Tradition, sowohl im Kanon der akademischen Studiengänge als auch im Bewußtsein der Öffentlichkeit klare Konturen und anerkannte Aufgaben und Konzeptionen besitzt. Die Psychiatrie als „die gesamte medizinische Lehre von seelischen Krankheiten und Abnormitäten" (Schulte u. Tölle 1971, S. 1) enthält in ihrem klinischen Zweig die spezielle Krankheitslehre von der Ätiologie bis zur Therapie, in der Psychopathologie eine Systematik der verschiedenen Erscheinungsformen abnormen und kranken Seelenlebens und in der Kinder- und Jugendpsychiatrie, in der Psychopharmakologie und in der ärztlichen Psychotherapie weitere Sachbereiche. Dazu gehört auch die forensische Psychiatrie.

Beide Studiengänge – Humanmedizin und Psychologie – enthalten Bestandteile des jeweils anderen Faches: Der Medizinstudent absolviert Lehrveranstaltungen im Prüfungsfach medizinische Psychologie, und der Studierende der Psychologie hört in der Regel psychopathologische Vorlesungen.

Die Zusammenarbeit von Psychiatrie und Psychologie im klinischen Bereich besteht in gemeinsamen und getrennten diagnostischen und therapeutischen Tätigkeiten an psychiatrischen Krankenhäusern und Stationen sowie im Bereich der inneren Medizin, der Pädiatrie und der HNO-Heilkunde, aber auch in anderen medizinischen Bereichen und u. a. in der Forschung. Außerdem gibt es Beratungs- und Untersuchungsstellen, in denen Psychiater und Psychologen zusammenarbeiten (z. B. Drogenberatungsstellen, TÜV).

Der Einfluß psychologischer Methoden und Theorien auf verschiedenen Bereichen der Psychiatrie ist unübersehbar. So haben die Testdiagnostik, die Verhaltens- und Gesprächstherapie und sozialpsychologische und persönlichkeitspsychologische Theoriebildungen ihren Niederschlag auch in der Psychiatrie gefunden. Besonders intensiv erscheint die Zusammenarbeit beider Disziplinen in größeren Forschungsprojekten, z. B. Sonderforschungsbereichen.

Dennoch sollte diese Beschreibung nicht über Reibungsverluste hinwegtäuschen, die ihre Ursachen u. a. in standespolitisch und arbeitsmarktpolitisch bedingten Unterschieden der Interessenlagen finden. Die schwierigen Verhandlungen über die Kassenzulassung klinischer Psychologen bilden dafür ein Musterbeispiel. Unabhängig von derartigen Rechtsfragen verläuft aber die Zusammenarbeit von Psychologen und Psychiatern im klinischen Alltag insgesamt ausgesprochen positiv.

Psychologie und Psychiatrie im forensischen Bereich

Der Forschungsstand der forensischen Psychologie

Während die Methoden und Inhalte der forensischen Psychiatrie aus den bekannten Lehrbüchern allgemein bekannt sind, fehlt es den Medizinern noch oft am Wissen über die Detailbereiche und Methoden der Psychologie auf dem forensischen Bereich.

Die Psychologie bietet, außer den im engeren Sinne mit der Gerichtsverhandlung zusammenhängenden Zweigen, im Rahmen der Rechtspsychologie ausgedehnte Forschungen, z. B. über die Kriminalitätsentwicklung und über die Auswirkung von Sanktionen. Dabei treten persönlichkeitsspezifische Ansätze tendenziell hinter solche mit besonderer Betonung der institutionellen Bedingungen immer mehr zurück. Aber auch die Entscheidungsprozesse im Rechtswesen, z. B. bei der richterlichen Urteilsbildung, sind zu einem oft empirisch untersuchten Feld geworden. Schließlich ist auf eine Vielzahl neuerer empirischer Arbeiten zu der traditionell dem Psychologen zugewiesenen Aussagenbeurteilung zu verweisen: Im Gegensatz zu früheren Vorurteilen gegen experimentelle Studien auf diesem Bereich („mangelnde Lebensnähe") sind zu Fragen der Zeugeneigung, d. h. der Abschätzung von Irrtumsmöglichkeiten, und zu der Glaubwürdigkeit, d. h. der Abschätzung des Wahrheitsvorsatzes, sowie auch im Bereich der Täteridentifizierung durch verschiedene Methoden zahlreiche größere Untersuchungen erfolgt, an denen der forensische Gutachter, gleich welcher Herkunft, nicht vorbeigehen kann. Forschungsaktivitäten auf den genannten Bereichen sind gegenwärtig u. a. aus dem nordamerikanischen sowie dem westeuropäischen, einschließlich skandinavischen Raum zu berichten (Loftus 1979; Sales 1981; Monahan u. Loftus 1982; Köhnken 1982; Trankel 1982; Haisch 1983; Hommers 1983; Müller et al. 1984; Köhnken u. Wegener 1985; Steller 1986; Wegener 1986).

Die Kompetenz und die Methoden psychologischer Sachverständiger im Strafverfahren

Psychologische Gutachten wurden in den letzten Jahrzehnten zunehmend im Rahmen familiengerichtlicher und vormundschaftsgerichtlicher Verfahren (Sorgerecht, Umgangsrecht, Entziehung der elterlichen Sorge) und von Verwaltungsgerichten (z. B. über die Nichteignung zum Führen eines Kraftfahrzeugs oder über die Nichteignung für bestimmte Bildungswege) angefordert.

Im Strafverfahren bildet die Zeugenbegutachtung eine Domäne der forensischen Psychologie. Dabei handelt es sich vorwiegend um die Beurteilung des Realitätsgehaltes belastender Angaben von Minderjährigen als einzigen Zeugen sexueller Delikte. Spezifische Kriterienkataloge wurden dazu in der BRD, in der DDR und in Schweden entwickelt (Arntzen 1970; Undeutsch 1967; Szewczyk 1973; Trankell 1982).

Während die amerikanischen Autoren zunächst vorwiegend Wahrnehmungsfehler, Gedächtnis- und Wiedergabemängel untersuchten (d. h. Fehlerquellen, die zu irrtümlich falschen Angaben führen), stand bei der wissenschaftlichen Forschung und auch bei der Gutachtenpraxis europäischer Autoren auch die Diagnostik der „Glaubwürdigkeit" im Sinne des Wahrheitsvorsatzes im Vordergrund (d. h. die Feststellung von Täuschungseffekten). Hinsichtlich der Personenidentifizierung wurden u. a. durch deutsche und englische Autoren die zugrundeliegenden psychischen Prozesse und Mindestanforderungen an die angewandten Wiedererkennungsprozeduren durch experimentelle Studien bearbeitet (dazu u. a. Köhnken u. Wegener 1985). Das anfängliche theoretische und praktische Interesse psychiatrischer Autoren und Gutachter an der Beurteilung von Zeugenaussagen (Schönfelder 1965; Geisler 1959; Leferenz 1972) ist offensichtlich stark abgefallen.

Demgegenüber sind für die Täterbegutachtung, hier insbesondere hinsichtlich der Schuldfähigkeit (§§ 20 und 21 StGB, sowie §§ 3 und 105 JGG), Psychologen stärker in der Grundlagenforschung, nicht jedoch in gleichem Maße als forensische Gutachter vertreten. Dabei geht es z. B. um Bewußtseinsstörungen, die nicht psychopathologischen Kategorien im engeren Sinne zugeordnet werden können. Affektbedingte Einschränkungen der Einsichts- und Handlungsfähigkeit bei normalen, gesunden Tätern erfordern den Rückgriff auf Handlungsmodelle und Bewußtseinstheorien der Psychologie, und zur Beurteilung der Schweregrade von Schwachsinnsformen unterschiedlicher Ätiologie erscheint die Einbeziehung von Methoden und Theorien der Psychologie geboten. Die Beurteilung des Entwicklungsstandes eines minderjährigen Straftäters (Jugendlicher bzw. Heranwachsender) kann ebenfalls nicht erfolgen ohne Bezugnahme auf entwicklungspsychologische Befunde und Theorien. Schließlich erfolgt auch die Abschätzung des Schweregrades einer „anderen schweren seelischen Abartigkeit" in sehr vielen Fällen – auch durch psychiatrische Sachverständige – unter Anwendung von Persönlichkeitsfragebögen aus dem Inventar der Psychologie (FPI, MMPI, FAF, HANES u. a.). Wie oben angedeutet, erfordert die angemessene Interpretation dieser Verfahren auch die Kenntnis ihrer theoretischen Grundlagen.

An dieser Stelle erscheint es notwendig, das diagnostische Vorgehen des forensischen Psychologen zu skizzieren: die formalen Schritte dabei sind die Präzisierung und Operationalisierung der Fragestellung, die Aufstellung der diagnostischen Hypothesen und Untersuchungspläne, die Anwendung und Auswertung der instrumentellen Verfahren und die Schlußaussage im Sinne der diagnostischen Urteilsbildung.

Die besonderen Bedingungen des forensischen Setting (Verfälschungstendenzen auf Seiten des Probanden, haftbedingte Verzerrungen, Notwendigkeit einer retrospektiven Erweiterung bis zum Tatzeitpunkt) stellen höhere Anforderungen als die Status- oder die Prozeßdiagnostik auf anderen Anwendungsgebieten des Faches.

Fehlerhaft und im Sinne der heutigen Psychodiagnostik auch obsolet erscheint die Erwartung, daß der Gutachter ein ganzheitliches, breites Persönlichkeitsbild erstellen könne bzw. müsse. Sein diagnostisches Ziel kann allein die Darstellung derjenigen Persönlichkeitsbereiche sein, die zur Beantwortung der Gutachtenfrage relevant sind. Diese Feststellung gründet sich nicht nur auf humane Rücksichtnahme, sondern auch auf die Erkenntnisse der modernen Diagnostiktheorie.

Das Vorgehen des Gutachters entspricht einem hypothesengeleiteten Problemlösungsprozeß mit vorgesehenen Rückkoppelungen und diagnostischen Rückschleifen. Der Gutachter trifft während dieses Untersuchungsganges mehrfach „investigatorische" Zwischenentscheidungen über die weiteren, noch erforderlichen diagnostischen Schritte (Tack 1976). Im konkreten Gutachtenfall folgt der allgemeinen diagnostischen Inferenz die spezielle forensische Inferenz durch die Verknüpfung der persönlichkeitsdiagnostischen Befunde mit den forensischen Bedingungen (dazu u. a. Wegener u. Steller, im Druck). Der Psychologe muß dabei die unterschiedliche diagnostische Validität und Reliabilität von Explorationen, Verhaltensbeobachtungen, Fragebögen, projektiven Testverfahren und Leistungstests gewichten.

Diese verkürzte Schilderung des psychodiagnostischen Vorgehens durch den forensischen Psychologen mag verdeutlichen, daß dieser sich, auch als gerichtlicher Sachverständiger, den methodischen Anforderungen seines Faches, hier spezifisch der Diagnostiktheorie, verpflichtet sieht.

Die Kompetenz und die Methoden des psychiatrischen Sachverständigen im Strafverfahren

Es hieße Eulen nach Athen tragen, wollte man im Rahmen dieses Festschriftbeitrags Kompetenz und Methoden des forensischen Sachverständigen ausführlich darstellen. Daher mögen einige Hinweise mit dem Ziel einer Abgrenzung gegenüber dem psychologischen Vorgehen genügen.

Während die Bedeutung der Exploration zur Erhebung der Vorgeschichte und der gegenwärtigen Befindlichkeit sowie die Verhaltensbeobachtung und die Anwendung von Tests und Fragebögen ähnlich begründet und durchgeführt werden wie bei der psychologischen Begutachtung, stehen dem Psychiater weitere spezifisch ärztliche Verfahren zur Verfügung. Die klinisch-stationäre Beobachtung, u. a. bei Verdacht auf psychotische Erkrankungen und die körperliche Untersuchung einschließlich der apparativen Hirnfunktionsdiagnostik gehören dazu. Der „psychische Befund" über das Verhalten und Erleben (Bewußtseinszustand, Kontaktverhalten, Denken, Wahrnehmen, Affektivität, Intelligenz ggf. Krankheitssymptome) wird dabei, u. a. bei Schädeltraumen oder bei anderen zerebralen Störungen in der Vorgeschichte, gestützt, korrigiert oder begründet durch Laborbefunde, EEG-Diagnostik, Computertomographie u. a. Bei einer analytischen Ausrichtung des Gutachters erhält naturgemäß das psychoanalytisch orientierte „Tiefeninterview" seine besondere Bedeutung.

Während psychiatrische Gutachter sich hinsichtlich der Diagnostik in somatischen Bereichen allgemein der gleichen Verfahren lege artis bedienen, unterscheiden sie sich hinsichtlich ihres Vorgehens bei der Psychodiagnostik erheblich untereinander. Hier reicht das Instrumentarium von der Beschränkung auf einige Gesprächskontakte bis zu extensiven, alle medizinisch-apparativen und auch psychologischen Hilfsmittel einbeziehenden Befunderhebungen. Daß dabei fallspezifische Notwendigkeiten den Umfang und die Art der Begutachtungspraxis wesentlich mitbestimmen, liegt auf der Hand.

Sicherlich kann aber davon ausgegangen werden, daß der forensische Psychiater in den meisten Fällen nicht in erster Linie psychopathologische Phänomene diagnostiziert, sondern psychische Vorgänge bei Probanden, die psychiatrisch als nicht krank einzuordnen sind.

Es bedarf nicht einer besonderen Begründung, daß für die Diagnose, Prognose und Therapieindikation im Falle krankhafter Zustände die Kompetenz des forensischen Psychiaters gegeben ist; sowohl dem Psychologen als auch dem nichtpsychiatrisch ausgebildeten Arzt fehlen die dazu erforderlichen Spezialkenntnisse.

Probleme der Zusammenarbeit beider Fächer

Die Gegenüberstellung der Inhalte und Methoden des forensisch-psychiatrischen bzw. forensisch-psychologischen Sachverständigen verweist auf große Überlappungsbezirke bei der Aufgabenstellung und Durchführung von Gerichtsgutachten im Strafprozeß. So kann es nicht wundernehmen, daß Psychologen und Psychiater zu gleichen Fragestellungen gehört werden können. Dazu gehören sicherlich die Beurteilung der Schuldfähigkeit im Hinblick auf das 2.-4. Merkmal der §§ 20 und 21 StGB und die Beurteilung des Entwicklungsstandes zur Anwendung der §§ 3 und 105 JGG. Auch bei prognostischen Fragen über normale, gesunde Probanden erscheint die Kompetenz beider Fächer gegeben.

Daneben gibt es Bezirke, die vorwiegend oder ausschließlich dem Psychologen (Zeugenbegutachtung) oder dem Psychiater (krankhafte Störung, Einweisung entsprechend §§ 63 und 64 StGB) vorbehalten bleiben.

Angesichts dieser Kompetenzzuweisungen drängt sich die Frage einer Zusammenarbeit mit geteilter Aufgabenstellung auf. Tatsächlich wird diese in der forensischen Praxis hier und da durch Heranziehung von Psychologen bei der Erstellung forensisch-psychiatrischer Gutachten realisiert: Der medizinische Gutachter beteiligt einen klinischen Psychologen durch die Erhebung und Interpretation von Testbefunden, wie er auch Befunde seines röntgenologischen Kollegen oder des EEG-Experten im Rahmen seines Gutachtens einbezieht. Der Psychologe wirkt hier in der Rolle eines „Testers". Diese Art der Delegierung einzelner Teile der Begutachtung erscheint zunächst plausibel. Sie begegnet jedoch, neben der formalen Schwierigkeit der Nichtanhörung des Hilfssachverständigen in der Hauptverhandlung, erheblichen Bedenken angesichts der oben geschilderten Diagnostikstrategie des Psychologen. Diese darf nicht zu einer bausteinmäßig aufeinander gestapelten, elementenhaften Modellierung der Persönlichkeit denaturieren, sondern erfordert die geschilderte zielorientierte, hypothesengeleitete Vorgehensweise. Psychodiagnostik als Entscheidungsprozeß widerspricht dem Einsatz einer „Testpsychologie" als Datenspender für den Hauptgutachter (Heim 1985, S. 181). Damit wird der Einsatz psychodiagnostischer Verfahren zur Überprüfung und Hypothesen durch den forensischen Psychiater nicht in Frage gestellt, wenn den skizzierten Mindestanforderungen an den diagnostischen Prozeß dabei Genüge getan wird.

Umgekehrt würde es auch unvertretbar erscheinen, wenn neben dem forensischen Psychologen als Hauptgutachter ein forensischer Psychiater lediglich zur Frage gehört werden würde, ob eine krankhafte Störung vorliege. Hier würde man mit Recht die Verkürzung der gutachterlichen Kompetenz beklagen.

Grundsätzlich sollte daher bei der Beauftragung von Vertretern der beiden Fächer zur Begutachtung eines Probanden hinsichtlich der gleichen Frage jeder Sachverständige ein vollständiges Begutachtungsverfahren nach den Regeln und mit den Mitteln seiner Wissenschaft durchführen und vertreten. Daß dabei gegenseitige Kontakte z. B. zur Vermeidung von 2maliger Anwendung derselben Testverfahren, aber auch zur Abwendung von Überlastungen durch parallele Explorationen usw. menschlich und auch fachlich geboten erscheinen, liegt auf der Hand.

Daß die genannten Probleme in der forensischen Praxis keineswegs zu unüberwindbarem, konflikthaftem Kompetenzstreit führen müssen, beweist die Erfahrung vieler Gutachter. Es sollte daher auch mehr als bisher Gebrauch gemacht werden von der Möglichkeit eines Vorschlags des zunächst herangezogenen Gutachters, einen Kollegen des anderen Faches heranzuziehen, wenn eine derartige Doppelbegutachtung der Beantwortung der vom Gericht gestellten Fragen förderlich erscheint oder gar diese erst ermöglicht.

Schlußwort

Die Beziehungen zwischen der forensischen Psychologie und der forensischen Psychiatrie unterliegen ähnlichen Bedingungen wie solche im zwischenmenschlichen Bereich: Erst die genauere Kenntnis des Partners ermöglicht eine angemessene Einschätzung seiner Möglichkeiten, auch seiner Grenzen. Dieses realistische Bild des anderen verhindert aber auch Enttäuschungen und falsche Ansprüche.

Psychologie und Psychiatrie haben viele Gemeinsamkeiten, aber nicht wenige Unterschiede in Theorie und Praxis, Methodik und Zielsetzung. Im forensischen Zusammenwirken beider Disziplinen liegt, wenn dieses ohne ein Aufgeben eigener wissenschaftlicher Positionen und ohne eine Vermischung fachlicher Besonderheiten erfolgt, die Chance einer optimalen Begutachtung der psychischen Abläufe bei Straftaten.

Damit soll jedoch keineswegs einer grundsätzlichen Doppelbegutachtung das Wort geredet werden; im Regelfalle steht ohnehin nur ein Gutachter zur Verfügung. Für besonders schwierig gelagerte Gutachtenfälle, u. a. jedoch für die

Grundlagenforschung im Bereich der forensischen Begutachtung, sollten beide
Fächer gemeinsam auftreten.

Literatur

Arntzen F (1970) Psychologie der Zeugenaussage. Einführung in die Aussagepsychologie.
   Hogrefe, Göttingen
Eisen G (1977) Gutachtentechnik im Strafverfahren. In: Eisen G (Hrsg) Handwörterbuch der
   Rechtsmedizin Bd III. Enke, Stuttgart
English HB, English AC (1968) A comprehensive dictionary of psychological and psychoanalyti-
   cal terms. McKay, New York
Geisler E (1959) Das sexuell mißbrauchte Kind. Verlag Med. Psychologie, Göttingen
Göppinger H, Witter H (Hrsg) (1972) Handbuch der forensischen Psychiatrie Bd II: Die forensi-
   schen Aufgaben der Psychiatrie. Springer, Berlin Heidelberg New York
Haisch J (1983) Psychologie der Gerichtsverhandlung und richterlichen Urteilsbildung. In:
   Lösel F (Hrsg) Kriminalpsychologie. Grundlagen und Anwendungsbereiche. Beltz, Wein-
   heim Basel
Heim N (1985) Zur Testpsychologie im Rahmen der forensisch-psychiatrischen Begutachtung
   von Aggressionstätern im Jugendstrafverfahren. Forensia 5:175-184
Hommers W (1983) Die Entwicklungspsychologie der Delikts- und Geschäftsfähigkeit. Hogrefe,
   Göttingen Toronto Zürich
Köhnken G (1982) Sprachverhalten und Glaubwürdigkeit. Diss. rer. nat., Universität Kiel
Köhnken G, Wegener H (1985) Zum Stellenwert des Experiments in der forensischen Aussage-
   psychologie. Z Exp Angew Psychol 22:104-119
Leferenz H (1972) Die Beurteilung der Glaubwürdigkeit. In: Göppinger H, Witter H (Hrsg)
   Handbuch der Forensischen Psychiatrie Bd II: Die forensischen Aufgaben der Psychiatrie.
   Springer, Berlin Heidelberg New York
Loftus E (1979) Eyewitness testimony. Harvard Univ Press, Cambridge Mass.
Monahan J, Loftus E (1982) The psychology of law. Ann Rev Psychol 33:441-475
Müller DJ, Blackmann DE, Chapman AJ (1984) Psychology and law. Wiley, Chicester
Sales BD (ed) (1981) The trial process. Plenum Press, New York
Schönfelder T (1965) Die Initiative des Opfers. Beitr Sexualforsch 33:109-115
Schulte W, Tölle R (1971) Psychiatrie. Springer, Berlin Heidelberg New York
Steller M (1986) Psychophysiologische Aussagebeurteilung - wissensch. Grundlagen und
   Anwendungsmöglichkeiten d. „Lügendetektion". Hogrefe, Göttingen Toronto Zürich
Szweczyk KH (1973) Kriterien d. Beurteilung kindlicher Zeugenaussagen. Probl Ergebn Psy-
   chol: 47-66
Tack WH (1976) Diagnostik als Entscheidungshilfe. In: Pawlik K (Hrsg) Diagnose der Diagno-
   stik. Klett, Stuttgart
Trankell A (ed) (1982) Reconstructing the past. The role of psychologist in criminal trials.
   Norstedt & Söners, Stockholm
Undeutsch U (1967) Beurteilung der Glaubhaftigkeit von Zeugenaussagen. In: Undeutsch U
   (Hrsg) Forensische Psychologie (Handb. der Psychologie Bd 11) Hogrefe, Göttingen
Wegener H (1981) Einführung in die forensische Psychologie. Wissenschaftliche Buchgesell-
   schaft, Darmstadt
Wegener H (1986) Der psychologische Sachverständige - Aufgaben, Methoden und Probleme.
   Forensia 7:33-45
Wegener H, Steller M (im Druck) Psychol. Diagnostik vor Gericht. Methodische und ethische
   Probleme der forensisch-psychologischen Diagnostik Zeitschrift für Differentielle und
   Diagnostische Psychologie, 1986, Band 7
Witter H (1970) Grundriß der gerichtlichen Psychiatrie. Springer, Berlin Heidelberg New York

Zum heutigen Stand der Kastrationsforschung

R. WILLE

Kastration: Therapie oder Kriminalprophylaxe?

Die Kastration von Sexualstraftätern ist nicht nur ein rechtshistorisch belasteter, sondern auch konzeptionell problematischer und für die Betroffen so einschneidender und irreversibler Eingriff, daß eine erneute Thematisierung innerhalb der forensischen Psychiatrie generell nur begrüßt werden kann. Das Meinungsspektrum ist weit: Die Kastration sei eine systemwidrige und zudem denkbar radikale Körperstrafe, ein archaisches Relikt mittelalterlicher Strafbarbarei, vielleicht eine verkappte Maßregel der Besserung, aber auch ein Fortschritt im Sinne von Entpönalisierung, Kriminalprophylaxe und Resozialisierung, ein Modellfall für soziale Verteidigung zur Abwehr sexueller Aggressionen auf Frauen und Kinder oder sogar ein Musterbeispiel für „Heilen statt Strafen". Zu dem besonders heiklen Problem der Freiwilligkeit ist durchaus die Frage legitim, ob die gesetzlich vorgeschriebene Antragstellung und Genehmigung durch den ärztlich-juristischen Kastrationsausschuß, also das formalrechtliche Ersuchen um Kastration, letztlich doch nur eine massive staatliche Nötigung euphemisiert, die dadurch das Denkmodell eines Opfers der Männlichkeit auf dem Altar der öffentlichen Sicherheit in eine doppelt demütigende Zumutung denaturiert.

Es wäre schlimm um die forensische Psychiatrie/Sexualmedizin bestellt, wenn auf diesem zu Kontroversen geradezu prädestinierten Konfliktfeld wissenschaftliche Friedhofsstille oder opportunistische Indifferenz herrschen würde. Deshalb gebührt nicht nur den Fachkollegen in unseren Nachbarländern, so besonders Hartsuiker in den Niederlanden (1947), Bremer in Norwegen (1959), Stürup in Dänemark (1968) und Cornu in der Schweiz (1972), sondern auch dem Venzlaff-Schüler Renner (1979) und dem Psychologen Heim (1980) Dank für ihre Bemühungen, die zahlreichen noch offenen Fragen mittels empirischer Untersuchungen einer Klärung näher zu bringen. Sicherlich aber haben die publizitätswirksamen Schüsse am 6. März 1981 im Lübecker Schwurgerichtssaal von Frau Bachmeier auf den kastrierten, aber von einem Arzt hormonal substituierten Klaus Grabowski einer größeren Öffentlichkeit überhaupt bewußt gemacht, daß in der Bundesrepublik seit Anfang 1970 ein Kastrationsgesetz formal diese Problematik regelt.

Kritischer Literaturvergleich

Vergleicht man die Jahre nach der ersten gesetzlichen Regelung in Deutschland (1933/34 Zwangskastrationen nach § 42 k RStGB und § 14 des Erbgesundheitsgesetzes) und die Zeit nach Erlaß des bundesdeutschen Gesetzes über „die freiwillige Kastration und andere Behandlungsmethoden", so wurde zwischen 1934 und 1944 weit mehr empirisch untersucht und publiziert als von 1970 bis heute. Es läßt sich leicht belegen, daß auch damals die „Entmannung" keineswegs einhellig oder enthusiasmiert von der rassistisch-sozialdarwinistischen NS-Ideologie begrüßt wurde, sondern daß insbesondere forensische Psychiater (Kolle 1934, S. 240; Störring 1934, S. 319 ff.) aber auch Meggendorfer (1933, S. 417) und Rechtsmediziner wie Wiethold (1935, S. 148) eindrücklich ihre Gegenmeinung und Bedenken kundtaten. Zwar gab es durchaus Stimmen, die mit rigoroser Unbedenklichkeit die Ausweitung der Zwangskastration auf Heiratsschwindler, Nekro- und Zoophile sowie insbesondere Homosexuelle forderten; die wissenschaftliche Diskussion blieb aber überwiegend von persönlichen Diffamierungen Andersmeinender verschont.

Dagegen finden sich in den Publikationen der heutigen Kastrationsgegner Heim (1980), Sigusch (1978) und Kaiser (1981) nicht nur sach- und methodenbezogene, durchaus diskutable Kritiken, sondern vehemente Polemiken, persönlich abwertende Unterstellungen und z. T. sogar unverkennbar verfälschende Interpretationen der „Vorautoren". Besondere Zielscheibe ist Langelüddeke, der 1963, wenn auch mit heute überholten Untersuchungsmethoden die immerhin umfangreichste und gründlichste Monographie zur Kastrationsthematik vorgelegt hat. So interpretiert Kaiser aus Bremen, der ohnehin versucht, den Begriff des Triebtäters in den eines Aggressionstäters umzuwandeln, eigenwillig verzerrt die Tabellen von Langelüddeke (S. 51) über die Verteilung der „Sittlichkeitsdelikte, die der letzte Anstoß zur Anordnung der Entmannung wurden". Kaiser (S. 53 und speziell in seinen Anmerkungen 81–87) macht aus dem „letzten Anstoß" den „Anlaß" zur Entmannung, rechnet zur Homosexualität nicht nur die §§ 175 und 175 a alter Fassung, sondern auch die Homopädophilie (§ 176,3), vernachlässigt aber bei der Notzucht zumindest die sexuelle Nötigung (§ 176,1) und kommt so zu seinem Resümee:

> Hält man diese Zusammenstellung für repräsentativ – Anhaltspunkte hierfür liefert Langelüddeke weder in positiver noch negativer Hinsicht – so zeigt sich, daß das Feld der Entmannung sich im wesentlichen auf Unzucht mit Kindern, Exhibitionismus, Homosexualität und zu weitaus geringeren Teil auf Notzucht beschränkt.

Faßt man aber in der Tabelle von Langelüddeke „Notzucht" und „sexuelle Nötigung" zu sexuellen Aggressionstaten zusammen, so lautet die Reihenfolge:

1. Pädophile (n=438; + 153 Kombinationen),
2. Exhibitionismus (n=173; + 24 Kombinationen),
3. Sexuelle Aggressionstaten (n=60; + 16 Kombinationen),
4. Homosexualität (n=54; + 4 Kombinationen).

Ist also bei Langelüddeke, der nahezu 40 % aller Kastrierten zwischen 1934 und 1945 aufschlüsselt, die Repräsentativität wenigstens wahrscheinlich, so ist die Reihenfolge bei Kaiser unverkennbar manipuliert, zumal bei seiner Tendenz zur Hervorhebung der Homosexuellen an dieser Stelle sicherlich der Hinweis angebracht wäre, daß die §§ 175 und 175 a RStGB von der Zwangskastration gesetzlich ausgeschlossen waren.

Ganz ähnlich verfährt Heim (1980) mit Langelüddeke, der schreibt:

> Außer der Entmannung durch Operationen kommen als Behandlungsmethoden Psychotherapie und hormonale Behandlung in Betracht ... Beide Methoden setzen einen ernsthaften Gesundungswillen voraus, da die Behandlung sich über lange Zeit erstreckt. Die Psychotherapie kommt, soweit es sich bis jetzt übersehen läßt, nur für solche Sittlichkeitsverbrecher in Betracht, die rein körperlich keinen sehr starken Geschlechtstrieb haben, die außer dem Gesundungswillen über eine überdurchschnittliche Intelligenz verfügen und die psychische Abartigkeit in der Form von Neurosen oder erheblichen psychopathischen Charakterzügen erkennen lassen. Sie dürfen nicht über 35 Jahre alt sein. Die hormonale Behandlung eignet sich für solche Triebverbrecher, die an einem überstarken Geschlechtstrieb leiden. Für die operative Entmannung sind normal Intelligente oder stärkere charakterliche Abartigkeiten, sowie leicht bis mäßig Schwachsinnige besonders geeignet ... Die Entmannung sollte als letzte aber sicherste Möglichkeit in Betracht gezogen werden. Hinsichtlich der Deliktart hat sich die operative Entmannung als besonders nützlich erwiesen bei Neigung zu Gewaltdelikten, Kinderschändern und Exhibitionisten ... Bei allen Sittlichkeitsverbrechern sollte frühzeitig neben der Strafe die Frage geklärt werden, ob bei den Betreffenden eine der genannten Behandlungsarten Erfolg verspricht, gegebenenfalls welche.

Daraus wird in der Interpretation von Heim folgendes:

> Nach Langelüddeke sollte die Kastration zwar als ultimum refugium, nach Möglichkeit aber schon beim ersten Delikt in Betracht gezogen werden; bei Männern, die zu sexuellen Gewaltdelikten neigen, u. a. also bei Notzüchtern, aber auch bei Kinderschändern und Exhibitionisten.

Wenn Sigusch (1978, 1980) das methodische Niveau der Kastrationsforschung als „schandbar" und unwissenschaftlich bezeichnet, so ist ihm zumindestens für die Umgangsformen der Auseinandersetzung in der heutigen Kastrationsdiskussion zuzustimmen. Auf der Ebene der Bekenntniswahrheiten *muß* es bei einer so heiklen Thematik unterschiedliche Auffassungen und damit kontroverse Erörterungen geben. Bei den Erkenntniswahrheiten ist der Interpretationsspielraum sehr viel geringer, weil die empirische Ausgangsbasis, das methodische Vorgehen und die Ergebnisse generell überprüfbar und vergleichbar sind. Wer Methodenfehler anderer kritisiert, sollte sich entweder aufgefordert fühlen, eigene Untersuchungen mit einem überlegenen Forschungsinstrumentarium vorzulegen, oder es begrüßen, wenn an seine vorgelegten Untersuchungen auch dieselben kritischen Maßstäbe angelegt werden, mit denen er – wie etwa Heim – andere Untersucher mißt.

Eine solche Besinnung auf allseits anerkannte Grundsätze kann systematische Fehlermöglichkeiten zwar nie ganz ausschalten, sie aber tendenziell einschränken.

Es könnte die polemisch festgefahrene Situation auflockern, wenn erst über das empirisch Feststellbare weitgehende Einigung erzielt wird. Denn wie immer bei derartig umstrittenen Problemen neigt jede Seite dazu, die Ebenen zu vermischen und mit Erkenntnissen Bekenntnisse zu untermauern. Dies soll in erster Linie anhand der kriminalprophylaktischen Effektivität der Kastration von Sexualdelinquenten näher dargelegt werden.

Kastrationshäufigkeit in Deutschland und den Nachbarländern

Mitunter läßt schon eine quantitative Eingrenzung Rückschlüsse auf Maß oder Maßlosigkeit der Verantwortlichen zu. Fragt man unvorbereitet forensisch-psychiatrische oder kriminologische Experten nach der Anzahl der jährlichen Kastrationen in der Bundesrepublik, so reicht das geschätzte Spektrum von 20-100 Kastrationen pro Jahr. Tatsächlich werden seit 1980 jährlich 10-12 Kastrationen vorgenommen bei knapp 5000 Verurteilungen wegen Pädophilie, sexueller Aggressionen und Exhibitionismus. Langelüddeke fand in den Unterlagen der kriminalbiologischen Sammelstellen für die Jahre 1934 bis 1940 2006 Zwangskastrationen und schätzte für die letzten 4 Kriegsjahre die Zahl auf etwa 800; er kommt somit zu einer Gesamtzahl von 2800 zwangsweisen Kastrationen, zu denen noch etwa 150 „freiwillige" nach dem Erbgesundheitsgesetz hinzuzählen wären (hier auch unter Einschluß der §§ 175 und 175 a RStGB). Selbst wenn man die letzteren Schätzzahlen für ein wenig zu hoch halten mag, so nimmt doch diese Zahl von Zwangskastrationen in der Welt einen eindeutigen Spitzenplatz ein. Bezieht man diese etwa 220 Kastrationen pro Jahr auf die Zahl der in jenen Jahren verurteilten und für die Kastration tatsächlich in Betracht kommenden Sexualstraftäter, so kommt man auf etwa 2-3 %. Für die innerpsychische Verarbeitung eines solchen Zwangseingriffs kann es schon von Bedeutung sein, ob damals unter „kriminalbiologischen" Aspekten nur eine kleine und biographisch besonders belastete Auswahl kastriert wurde, oder ob ein breiter gestreuter Anteil von Sexualdelinquenten diesem Eingriff unterzogen wurde, den diese möglicherweise in ihrer Sozial- und Legalbewährung besser verarbeiten konnten.

Obwohl somit die Vorstellung ebenso unabweisbar wie erschreckend ist, daß in diesen 11 Jahren (1934-1944) jährlich etwa 220 Männer zwangskastriert wurden, so nennt der Referentenentwurf des Bundesjustizministeriums vom April 1968

für Dänemark (5 Mio. Einwohner) eine jährliche Kastrationszahl von 30,
für die Niederlande (14,5 Mio. Einwohner) eine solche von 13,
für Schweden (8 Mio. Einwohner) eine solche von 8 und
für Norwegen (4 Mio. Einwohner) eine jährliche Kastrationszahl von 7,

wobei sich aus den Untersuchungen von Bremer (1959) sogar ein etwa doppelt so hoher Anteil ergeben könnte, während die Schweiz (6 Mio. Einwohner) mit angeblich insgesamt mehreren tausend Kastrationen auch heute noch eine gesetzliche Grundlage als das kastrationsfreudigste Land angesehen wird. In der CSSR (13,7 Mio. Einwohner) werden pro Jahr etwa 10 sexuell Deviante kastriert (J. Raboch, persönliche Mitteilung). Bezogen auf die Einwohnerzahl und die einschlägigen Verurteiltenzahlen dürften die Kastrationsziffern in der Vergangenheit in Dänemark, Norwegen und Schweiz *über* der des Deutschen Reiches gelegen haben.

Das bundesweit erlahmende Interesse an sozialmedizinischer und kriminologischer Forschung hat sicher dazu beigetragen, daß die genaue Zahl der seit 1970 durchgeführten Kastrationen nicht bekannt ist und nachträglich nur noch approximativ festgestellt werden kann. Nach Auskünften aller Landesärztekammern und aufgrund eigener Untersuchungen in Schleswig-Holstein steht zwar die Zahl der Kastrationsanträge, die Zurücknahmen und die Ablehnungen, leider aber nicht die Zahl der tatsächlich durchgeführten Kastrationen fest, da Rückmeldungen in Nordrhein-Westfalen, in Baden-Württemberg und Bayern generell nicht und in den übrigen Kammerbezirken nur unvollständig eingehen und registriert werden.

Überträgt man Ergebnisse unserer Untersuchungen aus Schleswig-Holstein und Westfalen-Lippe (18 bzw. 85 Kastrationen bei 33 bzw. 125 Anträgen sowie etwa 10 % Sinnesänderung nach bereits genehmigtem Antrag) auf das Bundesgebiet, ist mit insgesamt 400 Kastrationen zwischen 1970 und Anfang 1980 (Tabelle 1), und danach mit jährlich 10–12 Orchiektomien, also bis zum Jahresende 1985 mit ca. 450 Operationen zu rechnen.

Obwohl man bei diesen wenigen Kastrationen schon versucht sein könnte, anzunehmen, der Eingriff werde bei uns heute nur als „ultimum refugium" angesehen, so stehen doch alle Verantwortlichen weiter in der Pflicht, die menschlichen, medizinischen, psychosexuellen und partnerschaftlichen Auswirkungen so intensiv wie heute überhaupt noch möglich zu untersuchen und

Tabelle 1. Kastrationsstatistik 18.02.1970–18.02.1980 für die BRD [nach den Auskünften der Landesärztekammern Baden-Württemberg, Bayern, Berlin, Bremen, Hamburg, Niedersachsen, Hessen, Nordrhein-(Düsseldorf), Westfalen-Lippe (Münster), Rheinland-Pfalz, Saarland und aufgrund eigener Erhebungen bei der Landesärztekammer Schleswig-Holstein]

Jahr	Anträge insgesamt	Zurück- gezogen	Abgelehnt	Genehmigt	Zur Operation gemeldet
1970	101	31	9	54	18
1971	130	32	5	82	26
1972	91	33	14	47	12
1973	96	37	8	54	11
1974	72	21	5	55	13
1975	69	21	3	45	25
1976	58	18	3	36	16
1977	44	11	0	27	13
1978	42	19	7	22	10
1979	13	11	1	6	2
1980	21	4	1	12	2
1970–1980	737	238	56	440	148

Bemerkung:

Die Differenz ergibt sich aus 3 noch nicht entschiedenen Fällen der LÄK Hessen (1980, 1 Fall und Nordrhein (1980, 2 Fälle).

32,3 % zurückgezogen,
7,6 % abgelehnt,
59,7 % genehmigt;
737
−238 zurückgezogen,
499 aufrechterhaltene Anträge, davon 56 (≙ 11,2 % abgelehnt).

zukünftig zu berücksichtigen. Denn nur dann können wir beurteilen, ob auch nur *einer* dieser Eingriffe – und das müßte sich die forensische Psychiatrie dann vorwerfen lassen – gegen die ärztlichen Erfahrungen genehmigt und durchgeführt wurde.

Heim jedenfalls liegt mit seiner Schätzung (1980, S. 64) von 800–1200 im Bundesgebiet „ab Ende der 50er Jahre" bis 1977 und speziell für Baden-Württemberg mit 95 kastrierten Sexualstraftätern zu hoch. Von 1970–1980 sind von dem für Baden-Württemberg zuständigen Kastrationsausschuß nur 68 Eingriffe genehmigt und mutmaßlich etwa 50 durchgeführt worden.

Heim hat aber immerhin 60 Kastraten, davon einen großen Teil der im Hohenasperg untersuchten, und Renner immerhin 55 kastrierte Sexualdelinquenten aus Niedersachsen erfaßt, von denen er persönlich 23 untersuchte, während Heim nur von 13 per Interview, von den übrigen per Fragebogen oder nur durch das Führungszeugnis katamnestische Daten erhielt.

Will man die bisherigen Versäumnisse aufarbeiten, so würde bei einer „Projektgruppe Kastration" allein aus Baden-Württemberg (Heim 1980, n=50), Niedersachsen (Renner 1979, n=50) und Westfalen-Lippe (85) und Schleswig-Holstein (Wille 1968, n=18), somit etwa 200 Kastrationsfälle zusammenkommen, unter Einbeziehung der langjährigen Begleitforschungen aus Hamburg-Bergedorf (Krause 1964) sogar gut die Hälfte aller seit 1970 orchiektomierten Sexualdelinquenten.

Für dieses (skizzierte) Untersuchungsteam würde sich dann aber die alles entscheidende Methodenfrage stellen. Nach eigenen Erfahrungen in Schleswig-Holstein (Wille u. Boulanger 1984) scheiden Fragebögen allein schon aufgrund der recht häufigen (ca. 70 %) Intelligenzdefekte aus, selbst wenn man die Probanden zur Mitarbeit motivieren könnte.

Methodenfragen

Strafregisterauszüge und erst recht Führungszeugnisse (mit beschränkter Auskunft) sind heute allerdings keine geeigneten Forschungsinstrumente mehr. So erhielten wir in Schleswig-Holstein und Westfalen-Lippe etwa 10 % „leere" Strafregisterauszüge trotz langjährig aktenkundig belegter Vor- und Nachstrafen. Außerdem sind die aufgeführten Eintragungen für unsere Fragestellung nicht differenziert genug und enthalten somit äußerst störende Fehlerquellen. Oft ist kein Entlassungsdatum ersichtlich, ohne das die „wahre Katamnesedauer" nicht gesichert werden kann; weiterhin gelingt keineswegs immer eine sichere Einordnung eines Rückfalldelikts nach objektivem und subjektivem Tatbestand, etwa bei Beleidigung oder Brandstiftung. Außerdem sind Todesfälle nicht vermerkt, so daß sich insgesamt Einordnungs- und Wertungsdifferenzen gar nicht vermeiden lassen.

Rückfallproblematik

Auf insuffiziente Methodik deutet allein schon die erhebliche Rückfalldifferenz bei postkastrativen Sexualtätern zwischen Renner (kein sexueller Rückfall $\triangleq$ 0 % und Heim (6 $\triangleq$ 11,1 % sexueller Rückfälle) hin.

Die eigenen Ergebnisse aus Schleswig-Holstein, wo wir die Biographien von 32 aller 33 Antragsteller überblicken, lagen mit *einem* sexuellen Rückfall bei frühzeitiger Entlassung nach der Kastration innerhalb der bekannten Erwartungswerte, zeigen aber auch die erheblichen Einordnungsprobleme auf, die sich bei Heranziehung und Auswahl einer adäquaten Vergleichsgruppe noch potenzieren. Boulanger (1985) zeigt diese Schwierigkeiten – etwa bei hormonaler Substitution nach Kastration – auf, enthält sich aber wegen *zu kleiner* Zahl siehe Tabelle mit Gegenüberstellung der 15 kastrierten und 14 nichtkastrierten Antragsteller, S. 56) einer Verallgemeinerung, insbesondere seiner Rückfallquotendifferenz. Diese würde sich – mit dem gebotenen Vorbehalt – innerhalb des international bekannten, von Langelüddeke (1963) bestätigten und vom Gesetzgeber 1969 unterstellten Rahmens von etwa 40 % einschlägiger Rückfälligkeit *ohne* und 4 % *nach* Kastration bewegen.

Heim und ihm folgend Sigusch verringern diese Rezidivdifferenz auf 24 % ohne und 11 % mit Kastration, also auf letztlich ineffektive 13 %, allerdings mit recht zweifelhaften Reduktionen und Vergleichen (s. Diskussion in Boulanger 1985).

Heims hohe Rückfallquote von 10 bzw. 11 % überrascht nicht zuletzt auch deshalb, weil sie z. T. auf Führungszeugnissen beruht, die eher *weniger* Auskünfte erwarten ließen. Nach seinen mündlichen und schriftlichen Auskünften verfügt Heim nicht mehr über Unterlagen, aus denen sich Art und Schwere der 6 Rückfalltaten, etwa gemessen an den ausgeworfenen Strafen rekonstruieren lassen.

Als bei weiteren biographischen Recherchen der Kastrationen aus Eickelborn alle 85 Strafregister der kastrierten Sexualdelinquenten *keinen* einschlägigen Rückfall verzeichneten und somit das Ergebnis von Renner bestätigt wurde, glaubten wir uns des Rätsels Lösung schon sehr nahe; die alten Zweifel lebten aber sofort wieder auf, als auch in den Strafregisterauszügen der Kontrollgruppe, also den 40 nichtkastrierten Antragstellern *ohne* Kastration nur 3 spätere Sexualdelikte eingetragen waren. Das ergäbe theoretisch eine Rückfallquote von 8 % ohne Kastration und würde – auf einem niedrigeren Niveau – die Rückfallquotendifferenz von Heim (13 %) sogar noch unterschreiten.

Durch weitere Einblicke in die Lebensumstände dieser Vergleichsgruppe der Nichtkastraten konnte ein Teil der Auskunftsdefizite in den Strafregisterauszügen ausgeglichen werden. Nach Eliminierung der Verstorbenen und Brandstifter und unter Berücksichtigung der noch oder schon wieder in Sicherungsverwahrung oder im psychiatrischen Krankenhaus Untergebrachten sowie einiger nicht in die Strafregisterauszüge aufgenommenen Rückfälle ließe sich zwar eine Rückfallquote von über 20 % errechnen, aber auch die vielfältigen Detailprobleme einer empirischen Vergleichsuntersuchung erkennen.

Bis alle notwendigen Daten der 85 Kastrierten und der 40 Nichtkastrierten aus Westfalen-Lippe vorliegen und im Vergleich mit den vollständigen Ergebnissen

Tabelle 2. Gegenüberstellung: Rückfälligkeit der Antragsteller Schleswig-Holstein und Westfalen-Lippe

| | Nichtkastrierte (n=40) | | Kastrierte (n=100) | |
	vor Antrag	nach Antrag	vor Operation	nach Operation
Sexualdelikte	126	18	465	1
Außersexuelle Delikte	130	48	375	82
Freiheitsentzug	8,7 Jahre	1,8 Jahre	10,2 Jahre	0,1 Jahre

aus Schleswig-Holstein ausgewertet werden, kann vielleicht folgende Gegenüberstellung der Delikte *vor* und *nach* Antragstellung bzw. Kastration sowie auch die absolute und durchschnittliche Dauer des Freiheitsentzugs (ausgeworfene Strafen und Unterbringung) vor und nach Antragstellung bzw. Kastration den augenblicklichen Stand unserer noch keineswegs abgeschlossenen Kastrationsforschung wiedergeben.

Zu Tabelle 2 ist kritisch anzumerken, daß aus dem Probandengut von Westfalen-Lippe nur die 26 genauer recherchierten Nichtkastrierten und alle 85 Kastrierten den 14 bzw. 15 Probanden in Schleswig-Holstein (Boulanger 1985, S. 56) hinzugezählt wurden. Obwohl somit zwar jeweils repräsentative, aber nicht gleich intensiv untersuchte Kollektive addiert wurden, ist der Trend in Schleswig-Holstein und Westfalen-Lippe gleichsinnig.

Auch wenn noch einige Fragen offen bleiben, muß die notwendige Diskussion zwischen Befürwortern und Gegnern der Kastration über die sozialethischen Aspekte, über das Abwägen der jeweiligen Risiken und Zumutbarkeiten von der empirisch weitgehend gesicherten Tatsache einer kriminalprophylaktischen Effektivität der Kastration ausgehen.

Literatur

Beuthner H (1974) Die Resozialisierbarkeit der nach § 42 b StGB seit 1945 im LKH Neustadt/Holstein untergebrachten männlichen Sexualdelinquenten. S. 105. Med. Dissertation, Universität Kiel

Boeters (1930) Die Kastration von Sexualverbrechern. MMW: 369

Bonk F (1940) Zur Indikation der Entmannung von Sittlichkeitsverbrechern auf Grund von 180 Beobachtungen. Deutsch Z Ger Med 32:339

Bremer J (1959) Asexualisation. A follow-up study of 244 cases. Macmillan, New York, S. 316

Boulanger H (1985) Die Sozial- und Legalbewährung von Sexualdelinquenten nach beantragter Kastration in Schleswig-Holstein. Dissertation, Universität Kiel

Christiansen K et al. (1965) Recidivism among sexual offenders. Scand Stud Crom: 55–85

Cornu F (1972) Katamnesen bei kastrierten Sittlichkeitsdelinquenten aus forensisch-psychiatrischer Sicht. Karger, Basel

Goudsmit W (1978) Psychotherapeutische Erfahrungen bei Delinquenten mit ernstem gesellschaftlichen Risiko: Indikation, Methoden, Resultate. Bundesgesundheitsamt-Bericht 3, II:45–54

Hackfield AW (1931) Über die Kastration bei 40 sexuell Abnormen. Ms Krim Psych 87:1-31

Hartsuiker F (1947) De behandeling van psychopathische misladiger met castratie. Ned Tijdschr Geneeskd 91,I,5, S. 263-268

Heim N (1980) Die Kastration und Ihre Folgen bei Sexualstraftätern. Schwartz, Göttingen

Jensch N (1944) Untersuchungen an entmannten Sittlichkeitsverbrechern. Thieme, Leipzig

Kaiser R (1981) Die künstliche Unfruchtbarmachung von sexuellen Triebtätern. Minerva, München

Kolle K (1934) Sexualpathologie: Kastration. Fortschr Neurol Psychiatr 6:223-242

Krause FJ (1964) Freiwillige Entmannung aus medizinischer und kriminalbiologischer Indikation. Beiträge zur Sexualforschung 32

Langelüddeke A (1943) Resozialisierung durch Entmannung. Ms Krim Bi 9/12:148-153

Langelüddeke A (1963) Die Entmannung von Sittlichkeitsverbrechern. De Gruyter, Berlin

Meggendorfer F (1933) Über die Behandlung der Sexualverbrecher. Psych Neurol Wochenschr: 34:413-418

Meywerk W (1938) Das soziale Verhalten entmannter Sittlichkeitsverbrecher nach der Haftentlassung. Ms Krim Psych 9/19:503-507

Ohm A (1960) Zur Frage der Entmannung – Eine Auswertung der Berliner „Akten betr. Entmannung". Psychosom Med VII, 1/61:21-34, 2/62:106-119

Renner K (1979) Nachuntersuchungen kastrierter Triebtäter. Med. Dissertation, Universität Göttingen

Schorsch E (1971) Sexualstraftäter. Enke, Stuttgart, S. 74

Schorsch E (1977) Sexualstraftäter und Stereotaxie – Ätiologische Konzepte und ihre Beziehung zur Behandlungsmethode. In: Maßnahmen zur Behandlung von Sexualstraftätern. (Tagungsbericht Eppingen, S 137)

Sigusch V (1978) Die Kastration des Mannes. Sexualmedizin 12:984-993

Sigusch V (1980) Somatische Behandlungsversuche bei sexuellen Perversionen: Chirurgische Kastration. In: Sigusch V (Hrsg) Therapie sexueller Störungen. Thieme, Stuttgart, 2. Aufl. S 278-285

Sonderausschuß Strafrechtsreform (1968) Deutscher Bundestag, 5. Wahlperiode, 123. Sitzung, 19.11.1968, S 2479, 2510

Störring W (1934) Zur Frage der Entmannung auf Grund des Gesetzes gegen gefährliche Gewohnheitsverbrecher und über Maßnahmen der Sicherung und Besserung vom 24.11.1934. MMW 81:316-321

Stürup G (1968) Treatment of sexual offenders in Herstedvester/Denmark: The rapists. Acta Psychiatr Scand [Suppl.] 204: S 13 ff

Tauš L, Sušicka L (1973) Fünfjährige Beobachtungen von 5 Sexualdevianten nach therapeutischem Eingriff. (Tschechisch.) Cesk Psychiatr 69-1:51-55

Theiler H (1960) Untersuchungen an kastrierten Sexualperversen. Schweiz Arch Neurol Neurochir Psychiatr 85:395-429

Thürlimann R (1946) Über die Indikation und den therapeutischen Erfolg der Kastration bei sexuell Perversen. Schweiz Arch Neurol Neurochir Psychiatr 57:153-206

Wiethold F (1935) Zur Frage der Entmannung gemeingefährlicher Sittlichkeitsverbrecher. Dt Zs Ger Med 24:135-149

Wille R (1968) Die forensisch-psychopathologische Beurteilung der Exhibitionisten, Pädophilen, Inzest- und Notzuchttäter. Med. Habilsertation, Universität Kiel, S 229

Wille R, Boulanger H (1984) Zehn Jahre Kastrationsgesetz in Schleswig-Holstein. Beitr Ger Med 42:9-16

Wolf H (1938) Beitrag zur Frage der Kastration unter Berücksichtigung von Fällen der Heil- und Pflegeanstalt Göttingen. Med. Dissertation, Universität Göttingen, S 22

IV. Spezielle Fälle in der forensischen Psychiatrie

Psychodynamische Aspekte krankhaften Stehlens

N. LEYGRAF, H. MESTER † und R. TÖLLE

Einleitung

Das Problem krankhaft erscheinender Diebstahlhandlungen ist bereits seit Beginn des 19. Jahrhunderts gleichermaßen bekannt wie umstritten. Ausgehend von den Lehren Pinels (1801) und Esquirols (1838) wurde die Stehlsucht zunächst den „Monomanien" zugerechnet, einer partiellen Störung des Willens bei ungestörter intellektueller Leistungsfähigkeit. Nachdem sich zunächst zahlreiche Veröffentlichungen mit diesem Problem befaßten, trat die Diskussion hierüber für lange Zeit in den Hintergrund. Auf dem Boden des sprunghaften Anstiegs der Ladendiebstähle im Zeitalter moderner Selbstbedienungsläden hat dieses Problem in den letzten beiden Jahrzehnten wieder verstärkt an Interesse gewonnen – mit unverändert kontroversen Auffassungen in der forensisch-psychiatrischen Literatur wie in der Begutachtungspraxis.

Wissenschaftsgeschichtlicher Überblick

Bereits 1816 versuchte der Franzose Matthey, die Fälle anscheinend grundlosen Stehlens zu einer Krankheitseinheit zusammenzufassen, die er als „*Klopemanie*" bezeichnete [18]. 1838 führte Marc den Begriff der „*Kleptomanie*" für dieses Krankheitsbild ein, das sich allein durch pathologische Stehlimpulse ohne weitere seelische Auffälligkeiten äußere [17]. Es zeigte sich jedoch, daß eine derartige nosologische Zusammenfassung krankhaft bedingter Diebstahlhandlungen kaum möglich ist. Pathologisches Stehlen ist selten alleiniges Zeichen einer seelischen Störung (also einer „echten" Kleptomanie), zumeist handelt es sich als ein Symptom neben weiteren bei verschiedenen psychiatrischen Grunderkrankungen. Man findet es bei Psychosen und hirnorganischen Störungen, bei Neurosen wie bei Persönlichkeitsstörungen. Auch der neuerliche Versuch, diese Handlungen aufgrund eines Teilaspekts, nämlich des Fehlens einer „Bereicherungstendenz", zu einem psychopathologischen Syndrom zusammenzufassen [23], steht ähnlich wie die alte Begriffsbildung der Kleptomanie einer Betrachtung bestimmter Faktoren im Motivationsgefüge dieser Handlungen eher im Wege.

Während Matthey [18] und später Marc [17] die Ursache der Kleptomanie in einer moralischen Willenskrankheit als Folge von „ärgerlichen Vorgängen oder ungeregeltem Lebenswandel" sahen, entstammte nach Auffassung der *Phrenologen* Anfang und Mitte des 19. Jahrhunderts jeder Hang zum Diebstahl einer krankhaften Erregung des „Diebesorgans". Dabei meinte man mit der Hervorwölbung der Seitenwand des Schädels die krankhafte Vergrößerung dieses Organes, das Überwuchern des Diebessinnes, nachzuweisen [12]. Als spezifische organische Ursachen wurden epileptische Verstimmungszustände [26] oder hypoglykämische Zustände [21] beschrieben. In diese organische Betrachtungsweise wurden sogar spezielle Mißbildungen der Hände und Finger mit einbezogen [31]. Noch 1976 beschrieb Dietrich, daß der Händedruck kleptomaner Frauen sehr kräftig und ihre Arme sehr muskulös seien [7]. Frühe psychologische Betrachtungsweisen führten das süchtige Stehlen auf eine pathologische Lust am Greifen zurück, als Befreiung von unbestimmten Drangzuständen, Abwehr zwanghafter Impulse und Ausdruck einer starken „Abenteuerlust" [27].

Aufgrund der ausgeprägten Geschlechterdifferenz in der Häufigkeit krankhaft erscheinender Diebstahlshandlungen wurden diese bereits früh mit *frauenspezifischen Lebensumständen* (z. B. Schwangerschaft, Menstruation und Klimakterium), aber auch allgemein mit *sexuellen Problemen* in Verbindung gebracht. Ausgehend von den Beschreibungen Zingerles [32] und Försterlings [11] wurde kleptomanes Verhalten als ein Übersprungsphänomen – im Sinne der vergleichenden Verhaltensforschung – aufgefaßt, wobei eine gestaute sexuelle Triebenergie ihre inadäquate Abfuhr finde [14]. Streckenweise wurde der Kleptomaniebegriff gänzlich auf Fälle eingeschränkt, bei denen während der Diebstahlhandlungen ein orgasmusähnliches Erleben auftrete.

Ausgehend von den Arbeiten Abrahams [1] und Alexanders [2] sah die *psychoanalytische Literatur* u. a. in ödipalen Konflikten die Ursache kleptomanen Verhaltens, und zwar als Endergebnis der Schwierigkeiten, den sog. „Kastrationskomplex" und das weibliche Minderwertigkeitsgefühl zu überwinden. Süchtiges Stehlen wurde als Ausdruck eines ausgeprägten Penisneids gedeutet, weswegen die Kleptomanie fast ausschließlich bei Frauen auftrete. Bei den seltenen männlichen Kleptomanen handele es sich meist um infantil-feminine Männer [3]. Den Zusammenhang zwischen kleptomanem Verhalten und genitaler Beschädigung konnte v. d. Sterren [28] bei 2 jungen Männern aufzeigen. Bereits Alexander hatte jedoch auf eine weitere psychodynamische Bedeutung krankhaften Stehlens hingewiesen, nämlich auf den Drang, sich die seitens der Eltern versagte Liebe oder Lust mit Gewalt zu verschaffen. Dabei wurde besonders auf die symbolische Bedeutung des Diebesguts hingewiesen [nach 27]. Angelehnt an die Kinderpsychologie betonte auch Zulliger [33] die symbolische Bedeutung des Diebesguts als „pars pro toto", wobei der gestohlene Gegenstand als Teil für eine schmerzlich vermißte Person im ganzen stehe. Im Rahmen der Individualpsychologie Adlers wurde kleptomanes Verhalten wie andere, zwanghaft begangene Delikte als Überkompensation von Minderwertigkeitsgefühlen und Folge übermäßigen Machtstrebens gedeutet, wobei letztlich auch noch die Straflosigkeit als Triumph empfunden werde [29].

Häufig hervorgehoben wurde die Bedeutung *depressiver Syndrome* in der Genese krankhafter Diebstahlhandlungen [15]. Psychodynamisch wird hier u. a. eine „oral-kaptative" Komponente beschrieben: aus einem Ressentimentgefühl heraus, aus dem Empfinden, Ungerechtes zu erleiden, werde etwas „zu sich genommen". In der Tat selbst zeigen sich meist aber auch aggressive Aspekte – dem erlittenen Unrecht wird mit unrechtem Handeln begegnet – wie auch autoaggressive Tendenzen. Unbewußte Schuldgefühle führen zu starken Selbstbestrafungstendenzen, welche z. B. auch darin ihren Ausdruck finden können, daß die Taten von vornherein so angelegt sind, daß sie gleichsam zwangsläufig zur Entdeckung führen müssen. Mundt [23] berichtet von Diebstahlhandlungen im Abklingen bzw. im Anschluß an melancholische Phasen. Er fand hier eine ähnlich geartete Konfliktthematik und faßte Diebstahlhandlungen teilweise als parasuizidale Akte auf.

Auch eindeutig krankhafte Diebstahlhandlungen stellen jedoch nie ein allein psychiatrisches, sondern stets auch ein juristisches Problem dar. Zumeist kommen diese Patienten erst im Rahmen einer Begutachtung zum Psychiater. Das psychiatrische Verständnis über nosologische Zuordnung und Ätiopathogenese einer derartigen Handlung beinhaltet stets auch eine forensische Dimension. Strittig ist hier u. a. die Frage der forensischen Beurteilung von Diebstahlhandlungen, die im Rahmen krisenhafter Lebenssituation (häufig bei Konflikten in der Partnerschaft), bei neurotischen Erkrankungen oder bei abnormen Persönlichkeitsentwicklungen begangen werden. Dabei wurde u. a. von Pauleikhoff u. Hoffmann [23] darauf hingewiesen, daß die derzeitige *forensische Beurteilungspraxis* sehr unbefriedigend sei. Es komme u. a. darauf an, die seelischen Vorgänge während der Tat zu berücksichtigen.

Der Feststellung krankhaft bedingter Diebstahlshandlungen dienen dabei zumeist eine Reihe formaler Kriterien [10, 20, 23]:
1. Persönlichkeitsfremdheit der Tat,
2. psychische Auffälligkeiten vor der Tat (wie depressive Verstimmungen, Zwangs- oder Angstsyndrome, Suizidversuche),
3. spezielle psychische Befindlichkeiten während des Tatgeschehens (z. B. Bewußtseinseintrübungen, Spannungssteigerung, orgasmusähnliches Erleben),
4. Auffälligkeiten des äußeren Tatablaufes (u. a. mangelnde Vorsicht),
5. partielle Amnesie nach der Tat.

Zusätzlich wird stets noch ein spezielles Merkmal des gestohlenen Gutes gefordert, daß es nämlich für den Täter wertlos, unbrauchbar und ohne Bedeutung sein müsse. „Der Zweck ist der Vorgang des Stehlens selbst [14]." Dieses Postulat der *Unbrauchbarkeit des Diebesguts* fand auch darin seinen Niederschlag, daß sich die wissenschaftliche Diskussion der letzten Jahre vorwiegend auf die Frage konzentrierte, ob sich aus der scheinbaren Bedeutungslosigkeit des entwendeten Gutes (dem Fehlen einer „Bereicherungstendenz" bereits auf einen krankhaften Hintergrund der Handlung schließen lasse [16, 20, 23].

Psychiatrische Aspekte

Zur Veranschaulichung der Problematik seien zunächst 3 Beispiele etwas ausführlicher dargestellt:

Patientin A.

kam auf Drängen der Mutter wegen häufiger Diebstähle erstmals mit 23 Jahren in stationäre Behandlung. Sie war die ältere von 2 Geschwistern, bereits als Kind von Eltern und Verwandten sehr verwöhnt. Sie war immer das Lieblingskind, das seinen Willen stets durchsetzen konnte. Nach Abschluß der Volks- und Handelsschule war ihr bei verschiedenen Arbeitsstellen (als Hausangestellte, Telefonistin, Kontoristin) wegen ihrer Diebstahlhandlungen gekündigt worden.

Zur sexuellen Entwicklung: Menarche mit 17 Jahren, Periode immer unregelmäßig, z. T. über mehrere Monate amenorrhoeisch. Seit dem 18. Lebensjahr sexuelle Beziehungen zu verschiedenen Männern, die sie jedoch stets als sehr unbefriedigend erlebt hatte. Lediglich mit einem sehr viel älteren, verheirateten Mann, mit dem sie seit ca. 4 Jahren in unregelmäßigen Abständen sexuell verkehrte, konnte sie jeweils eine sexuelle Befriedigung empfinden. Diesem Mann hatte sie vor dem ersten Geschlechtsverkehr ein kleines Notizheft gestohlen. Ihre Befriedigung in dieser Beziehung erklärte sie damit, daß dieser Mann sie beim Geschlechtsverkehr „immer so feste beißt". Trotz ihrer sexuellen Schwierigkeiten hatte sie ein starkes sexuelles Verlangen, „Ich kann nie genug davon kriegen".

Die Stehlhandlungen der Patientin begannen im Alter von 14 Jahren. Sie stahl zunächst vorwiegend Lebensmittel im Elternhaus, die sie dann heimlich verzehrte. Dies führte zu starken Vorhaltungen und auch Schlägen seitens der Eltern, die das Verhalten des Kindes auch deshalb nicht verstanden, da ihm diesbezügliche Wünsche stets erfüllt wurden. Etwa seit dem 16. Lebensjahr hatte sie dann vermehrt die verschiedensten Gegenstände (Notizblöcke, Bleistifte, Schreib- und Durchschlagpapier, Schokolade etc.) gestohlen. Verwendung hatte sie hierfür nie, teils wurden die Gegenstände gehortet, teils verschenkt. Die Stehlhandlung selbst wurde von der Patientin folgendermaßen beschrieben: „Es ist so ein Gefühl, als ob Sekt in einem prickelt, wenn man es vor sich liegen sieht. Hinterher ist man dann ganz nüchtern." Es gelang ihr zwar öfter, dem Drang zum Stehlen zu widerstehen, dann mußte sie aber onanieren, „um die Spannungen loszuwerden". Es kam auch vor, daß sie sich statt dessen selbst Schmerzen zufügte, z. B. indem sie sich in den Arm biß. Im übrigen hatte die Patientin bis dahin immer nur Männer bestohlen. Wenn sie einen Mann sah, der ihr gefiel, bekam sie stets das Gefühl, diesem etwas wegnehmen zu müssen.

2 Jahre später wurde die Patientin dann erneut kurzfristig stationär behandelt. Zu diesem Zeitpunkt fand sich bei ihr eine deutliche Magersuchtssymptomatik mit scheinbarer Appetitlosigkeit, Gewichtsabnahme, selbstinduziertem Erbrechen, Amenorrhoe, Uterushypoplasie, Hypokaliämie und deutlich vagotoner Kreislauflage.

Patient B.

wurde im Alter von 27 Jahren stationär untersucht. Ihm wurde vorgeworfen, innerhalb weniger Jahre Bücher im Gesamtwert von 140 000 DM gestohlen zu haben (B. veranschlagte den finanziellen Wert der Bücher noch weitaus höher). Er war Ältester von 3 Kindern, immer schon still, zurückgezogen, kontaktarm und in der Schule sehr leistungsbewußt. Seit frühester Jugendzeit wollte er Bibliothekar werden und besaß als Abiturient bereits etwa 400 Kunstbände bzw. Werke klassischer Literatur. Er befand sich mittlerweile im 17. Semester seines Philologiestudiums, wobei ihm nach dem 5. Semester lediglich noch 2 Scheine zum Examen fehlten, die er dann aber nicht mehr geschafft hatte. Er litt unter zeitweiligen Konzentrationsstörungen, verlor die Lust am Studium und kümmerte sich schließlich kaum noch um seine eigentlichen Studienziele. Mit Beginn der Studienschwierigkeiten hatte er damit begonnen, Bücher aus dem Seminar „herauszuschmuggeln". Zusätzlich stahl er meist noch die zugehörigen Karteikarten, um eine Entdeckung zu erschweren. „Aus der Routine des Herausschmuggelns" stahl er dann zunehmend auch in Buchhandlungen. Im ganzen sei es „wie eine Eskalation" gewesen. Er verbrachte viel Zeit mit dem Entfernen der Besitzervermerke in den Büchern und legte aus einem „Systematisierungsdrang" heraus eigene Karteikarten an. Die Beschäftigung mit den Büchern bestand lediglich im Katalogisieren und Einordnen. „Es waren ja viel zu viele, man konnte sie ja gar nicht lesen, man hatte ja den Trost, daß man immer zu ihnen greifen konnte."

Ich habe praktisch immer nur in diesen Büchern gelebt, sie waren wie meine eigenen, sie waren mir ans Herz gewachsen. Es war eine gewisse Art von egoistischer Haltung: daß man nicht nur die Information will und das Buch dann zurückstellt, sondern daß man eben die Information für sich besitzt, bei sich hat." Als man im Rahmen einer polizeilichen Hausdurchsuchung die Bücher beschlagnahmte, war dies für B. „ein Schock, eine Art Lähmung". Er dachte immer noch daran, daß es besser gewesen wäre, einen Teil der Bücher zu verstecken, damit man sie ihm nicht hätte wegnehmen können.

Patientin C.

kam im Alter von 48 Jahren nach einem Suizidversuch zur stationären Aufnahme. Sie hatte als 3. von insgesamt 6 Kindern nach dem Realschulabschluß auf dem elterlichen Bauernhof gearbeitet, mit 21 Jahren geheiratet, und nach der Geburt von 2 – mittlerweile erwachsenen – Kindern mit 29 Jahren eine Tätigkeit als Kassenangestellte begonnen, die sie jetzt noch ausübte. In der Familie hatte sie eine ausgesprochen dominierende Position, war ihrem Ehemann, der als Zugführer tätig war, intellektuell stets überlegen gewesen und hatte diesen teilweise gar nicht ernst genommen. Neben ihrer Berufstätigkeit war sie allein für Kindererziehung, Haushaltsführung und sämtliche finanziellen Belange zuständig, wobei sie vom Ehemann und von den Kindern übereinstimmend als streng, übergenau, gewissenhaft und ordnungsliebend beschrieben wurde.

Fünf Jahre vor der jetzigen stationären Aufnahme hatte sich der Ehemann einer anderen Frau zugewandt und die eheliche Wohnung verlassen, war jedoch rasch wieder zurückgekehrt. Es kam zu erheblichen ehelichen Auseinandersetzungen, wobei sich die Patientin zwanghaft dazu getrieben fühlte, dem Mann Tag und Nacht seine Verfehlungen vorzuhalten. In dieser Zeit beging sie innerhalb weniger Tage 4 Ladendiebstähle, jeweils entwendete sie kleinere Gegenstände von geringem Wert. Außerdem kam es in diesem Zusammenhang erstmalig zu einem Suizidversuch (an den Pulsadern).

Nachdem sich in den folgenden Jahren die eheliche Situation zunächst wieder stabilisierte, hatte die Patientin jetzt einen erneuten Seitensprung des Ehemannes vermutet. Es kam wieder zu massiven Beschuldigungen, sie fühlte sich getrieben von Zwangsimpulsen, den Mann bestrafen zu müssen. Es entwickelte sich zunehmend ein erheblicher depressiver Verstimmungszustand, wobei Frau C. kaum noch ihrer Diensttätigkeit nachgehen konnte. In dieser Situation beging sie dann erneut einen Ladendiebstahl (1 Päckchen Rasierklingen) und wurde dabei ertappt. Sie gab den Diebstahl sofort zu und erklärte sich bereit, eine Geldstrafe zu zahlen. Eine Erklärung für ihre Handlung konnte sie nicht geben, sie konnte auch den Ablauf des Tatgeschehens im Nachhinein nicht mehr beschreiben. Dieser Vorfall führte zu einer weiteren Verstärkung des depressiven Syndroms, 5 Tage später versuchte sie erneut, sich das Leben zu nehmen (mittels Schlaftabletten), was zur notfallmäßigen Klinikeinweisung führte.

Am Beispiel der *Patientin A.* werden einige der Aspekte deutlich, die in der klassischen „Kleptomanielehre" als Hintergründe angesehen werden. Es handelte sich um eine hysterisch strukturierte Patientin mit starkem Kontrast zwischen gesteigertem Triebverlangen und verminderter sexueller Erlebnisfähigkeit. Dabei wurden die Diebstähle selbst, die jeweils nur an Männern begangen wurden, als lustvoll getönt erlebt, mit einer vorher immer stärker werdenden inneren Anspannung und dem sich anschließenden Gefühl der „Ernüchterung". Für das Erleben war die Art des gestohlenen Gegenstands belanglos, das Diebesgut besaß nach dem Diebstahl keine Bedeutung mehr. Sozusagen als Ersatzhandlung wurden von der Patientin sexuelle Selbstbefriedigung und manifestautoaggressive Handlungen beschrieben. Die masochistische Triebkomponente wurde schon an anderer Stelle deutlich. Als Motiv der Stehlsucht sind hier offensichtlich *aggressive Racheimpulse* bedeutsam, die sich aus dem *Kastrations-*

komplex ergeben können. In diesem Falle können die gestohlenen Gegenstände als „Penissymbol" angesehen werden, wie dies von Abraham (1920) bei den „kleptomanen Frauen des Rachetyps" beschrieben wurde.

Eine derartige Betrachtungsweise erfaßt das komplizierte Bedingungsgefüge dieser Handlungen jedoch nur teilweise, was vor allem bei den ersten Diebstahlhandlungen (Lebensmitteldiebstähle im Elternhaus) deutlich wird. Hier lag ja eine scheinbare „Bereicherungstendenz", also kein kleptomanes Verhalten im eigentlichen Sinne vor, auch wenn dieses Verhalten von den Eltern als paradox angesehen wurde, da der Patientin diese Nahrungsmittel stets auch offen zugänglich waren. Diese scheinbare Paradoxie gewinnt aber unter dem Blickwinkel der später eindeutig manifest werdenden Symptomatik einer *Anorexia nervosa* an Bedeutung. Das Auftreten derartiger „Speisekammeranekdoten" ist ein hierbei häufig beobachtbares Verhalten.

Auch über kleptomane Verhaltensweisen bei Magersuchtspatienten wurde bereits verschiedentlich berichtet. Reduziert man die diesbezüglichen Angaben von Dally [6] auf die Fälle, in denen eindeutig strafrechtlich relevante Diebstahlhandlungen begangen wurden, so kommt man anhand seiner Übersicht auf eine Inzidenzquote von 9,3 %, wobei es sich ausschließlich um Ladendiebstähle handelte. Nahrungsmittel und andere Güter wurden gleich oft entwendet. Crisp [5] berichtete bezüglich des Symptoms „rezidivierende Ladendiebstähle" eine Inzidenzquote von 13,7 %, wobei er eine Gruppe von Patientinnen, die u. a. Nahrungsmittel und Geld stahlen, von einer anderen Gruppe unterschied, bei der die Diebstähle meist Kleidungsstücke, Make-up und Toilettenartikel betrafen. Das Auftreten kleptomaner Verhaltensweisen ist bei diesen Patienten zumeist an das Auftreten bulimischer Krankheitsphasen gebunden [4, 13]. Bei Patientinnen mit einem primär bulimischen Syndrom ohne vorangegangene Magersuchtssymptomatik wurde sogar bei 2/3 der Fälle rezidivierende Ladendiebstähle berichtet [25, 30].

Am Beispiel der Anorexia nervosa zeigt sich aber die Problematik des Kriteriums einer „objektiven" Bedeutungs- und Wertlosigkeit des Diebesguts. Denn bei den Magersuchtspatientinnen erweist ja gerade die Art dieser „Brauchbarkeit" – zumindest was die gestohlenen Nahrungsmittel angeht – den konflikthaften Hintergrund der Diebstahlhandlungen. Die gestohlenen Gegenstände besitzen für die Magersüchtigen zweifellos eine symbolische Bedeutung: Das Gestohlene repräsentiert eine vergeblich ersehnte Spende des ursprünglichen Liebesobjekts, also der Mutter, wobei bereits Fenichel [9] ganz allgemein für die Kleptomanie vermutete, daß „das vom Kleptomanen gestohlene Gut eine Symbolisierung der (Mutter-)Milch" sei.

Die Diebstähle des *Patienten B.* lassen sich dagegen sicher nicht mehr Begriffen wie „Kleptomanie" oder „Stehlen ohne Bereicherungstendenz" zuordnen. Der Vorgang des Stehlens war Herrn B. nebensächlich, ihm ging es dabei nur um das *Besitzen* der Bücher. Er beging die Diebstähle weder spontan noch unvorsichtig, sondern gab sich große Mühe, nicht erwischt zu werden. Dieses „Besitzenwollen" betraf bei ihm lediglich die Bücher, keine anderen Gegenstände des täglichen Lebens. Ebenso vollzogen sich auch die weiteren analerotischen Strebungen als Kennzeichen des Sammlers – der Systematisierungsdrang und die Ordnungsliebe – lediglich auf seine „Bibliothek".

B. selbst beschrieb das Stehlen der Bücher als eine *Sucht,* die langsam angefangen und sich dann wie ein Sog entwickelt habe. Die zu Beginn der Studienschwierigkeiten gestohlenen Bücher (die er als Teil seiner Identität erlebte) bedeuteten für ihn Trost und Stärkung. Da es ihm selbst zu diesem Zeitpunkt nicht möglich war, „Seiten zu füllen", war sein Begehren darauf gerichtet, „gefüllte Seiten bei sich zu haben". Je mehr er sich nun dem Stehlen, Sammeln, Katalogisieren und Einordnen von Büchern zuwandte, desto mehr wandte er sich innerlich vom Studium ab, wo seine Schwierigkeiten immer größer wurden. Als die Unmöglichkeit, das eigentliche Berufsziel zu erreichen, immer deutlicher wurde, war sein inneres Erleben nur noch darauf eingeengt, zumindest Bibliothekar einer umfassenden „Privatbibliothek" zu werden.

Die Diebstahlhandlungen der *Patientin C.* scheinen hingegen dem von Pauleikhoff u. Hoffmann [23] beschriebenen Syndrom zu entsprechen: Eine bis dahin unbescholtene, rechtschaffene und allseits angesehene Frau begeht im Alter von 44 Jahren plötzlich einige Warenhausdiebstähle, die im krassen Gegensatz zu ihrer Primärpersönlichkeit zu stehen scheinen. Mit 48 Jahren kommt es erneut zu einem Ladendiebstahl, wobei der Wert des gestohlenen Gegenstands in keiner Relation zu der guten finanziellen Situation der Patientin und zum Risiko steht. Die Handlungen hängen offensichtlich zusammen mit einer tiefen *depressiven Verstimmung* auf dem Boden eines *schwerwiegenden Ehekonflikts.* Die Patientin selbst steht ihrem Handeln ganz ratlos gegenüber, das Delikt führt zu einer weiteren Zunahme der Depressivität. Starke, gegen den Ehemann gerichtete, aggressive Tendenzen finden sich ebenso deutlich wie autodestruktive Züge.

Aufgrund einer Untersuchung von 40 Patienten, die in den letzten Jahren wegen krankhafter Diebstahlhandlungen in unserer Klinik stationär behandelt oder begutachtet wurden (Patienten mit einer psychotischen oder hirnorganischen Erkrankung wurden hier nicht berücksichtigt), ließen sich im wesentlichen *3 verschiedene Patientengruppen* unterscheiden:

Die Patienten der zahlenmäßig größten Gruppe (n = 19, u. a. Patientin C.) begingen erstmalig in einem fortgeschrittenen Lebensalter (im Mittel waren sie 38 Jahre alt) vereinzelte Diebstahlhandlungen im engen zeitlichen Zusammenhang mit einer *schwerwiegenden Lebenskrise* (meist einem Partnerschaftskonflikt). Die Handlungen imponierten als ausgesprochen *persönlichkeitsfremd* und wurden von den Patienten auch derart erlebt; meist bestand eine *depressive Verstimmung,* die durch die Stehlhandlungen häufig noch erheblich verstärkt wurde. Die entwendeten Gegenstände trugen in einigen Fällen Symbolcharakter; sie wurden aber keineswegs einer etwaigen Brauchbarkeit wegen gestohlen. Es fanden sich hier sowohl die äußeren Merkmale der „Diebstähle ohne Bereicherungstendenz" als auch die psychodynamischen Faktoren, die für Diebstahlhandlungen bei depressiven Zustandsbildern beschrieben wurden (s. oben).

Bei den Patienten der beiden anderen Gruppen begannen die Stehlhandlungen bereits in einem frühen Lebensalter (im Mittel mit 19 Jahren), sie waren häufig, das Verhalten zeigte sowohl von der Verlaufsform wie von der Psychodynamik her gesehen einen *suchtähnlichen Charakter.* Das Stehlen imponierte hier nur selten als persönlichkeitsfremd, häufiger erschien es „Ich-synton". Der Leidensdruck bezüglich dieser Handlungen war zumeist gering, oder er fehlte;

oft fand sich das Bedingungsgefüge einer *Impulsneurose* [9]. Nur bei wenigen
dieser Patienten (n = 9) lag eine alleinige „Stehlsucht" vor, bei der die gestohlenen Gegenstände nach dem Diebstahl keine weitere Bedeutung mehr hatten.

Hiervon unterschieden sich die Patienten der 3. Gruppe (n = 12) dadurch, daß
hier die Stehlhandlung selbst zumindest nicht von alleiniger, z. T. sogar von eher
geringer subjektiver Bedeutung war. Hier erfüllten vielmehr die gestohlenen
Gegenstände eine deutliche innerpsychische Funktion, die sich entweder in
ihrer konflikthaften „Verwendung" zeigte (z. B. bei den Magersuchtspatienten),
oder in Form eines anderweitigen Suchtverhaltens (z. B. der Sammelsucht des
Patienten C.).

In *psychodynamischer Sicht* lassen sich in den 3 genannten Gruppen unterschiedliche innerpsychische Faktoren finden: Streben nach narzißtischem
Triumphgefühl; oral-kaptative, einverleibende und in Besitz nehmende Impulse;
aggressiv-trotzige oder kastrative Impulse; anale Bedürfnisse des Besitzens,
Hortens und Sammelns; sadistisch-aggressive wie masochistisch-autoaggressive
(Selbst-)Bestrafungstendenzen. Das Stehlen kann ebenso der Kompensation
latenter Insuffizienzgefühlen dienen, wie den Charakter eines Suizidäquivalents
einnehmen. Fast immer findet sich ein komplexes, vielschichtiges Bedingungsgefüge mit verschiedenen, miteinander verwobenen Einzelfaktoren.

Forensische Aspekte

Von den untersuchten 40 Patienten wurden 33 von uns strafrechtlich begutachtet. Bei 2 Patienten wurden die psychiatrischen Voraussetzungen des § 20 StGB
als gegeben angesehen, bei 20 Patienten die des § 21 StGB, fast immer in Hinblick auf die Frage der Steuerungsfähigkeit. Bei 11 Patienten wurde die Beurteilung ausdrücklich offengelassen. Vielfach wurde im Gutachten selbst auf die
immer noch sehr uneinheitliche Praxis der forensisch-psychiatrischen Beurteilung dieses Problemkreises hingewiesen.

Bei diesen Patienten bzw. Tätern ist es eine wichtige Aufgabe des forensisch-
psychiatrischen Gutachters, dem Gericht *Art und Ausmaß der jeweiligen Krankheitssymptomatik* (sei es im Sinne einer mehr situativ-reaktiven Genese, einer
eigentlichen neurotischen Erkrankung oder auch einer gestörten Persönlichkeitsentwicklung) darzulegen, sowie deren spezifische Beziehung zum begangenen Delikt aufzuzeigen. Dies gelingt um so eher, je deutlicher die Stehlhandlungen sich als ein Teilsymptom eines umschriebenen psychiatrischen Krankheitsbildes (z. B. einer Anorexia nervosa) zeigen, je stärker also auch eine weitere
psychiatrische Symptomatik (ohne eigentliche forensische Relevanz) offensichtlich ist. Aber auch bei Patienten, deren seelische Störung sich lediglich in Form
der Diebstahlhandlungen nach außen hin zeigt, läßt sich vielfach die zugrunde-
liegende Konfliktdynamik erfassen und in Art, Ausmaß und Bedeutung zum
Gericht beschreiben.

Äußere Merkmale des Tatgeschehens können hierbei immer nur Wegweiser
sein. Auch bei krankhaft bedingten Stehlhandlungen kann der eigentliche Stehl-
akt durchaus unauffällig und „normal" erscheinen. Ebenso kann das zumeist
herangezogene Kriterium der „objektiven" Bedeutungs- und Wertlosigkeit des

Diebesguts nur mit größter Behutsamkeit dazu benutzt werden, krankhaft bedingte Diebstahlhandlungen von sog. „normalem Stehlen" zu unterscheiden. Wichtiger als die sog. Brauchbarkeit ist die *psychodynamische Funktion* des gestohlenen Gutes. Krankhaftes kann sich hier nicht nur in einer „Stehlsucht" äußern, sondern auch in einer „Habsucht", einer „Sammelsucht" oder eben auch in einer pathologischen „Bereicherungssucht".

Literatur

1. Abraham K (1920) Äußerungsformen des weiblichen Kastrationskomplexes. Int Z Psychoanal 7:422
2. Alexander F (1922) Kastrationskomplex und Charakter. Int Z Psychoanal 8:121
3. Baer-Hess V (1948) Über Kleptomanie beim Mann. Mschr Psychiat Neurol 116:224
4. Casper RC et al. (1980) Bulimia; its incidence and clinical importance in patients with anorexia nervosa. Arch Gen Psychiatry 37:1030
5. Crisp AH, Hsu LKG, Harding B (1980) The starving hoarder and varicious spender: Stealing in anorexia nervosa. J Psychosom Res 24:225
6. Dally P (1969) Anorexia nervosa. Heinemann, London
7. Dietrich H (1976) Atalanta-Komplex und Kleptomanie. MschrKrim 59:141
8. Esquirol E (1838) Die Geisteskrankheiten in Beziehung zur Medizin und Staatsarzneikunde. Berlin
9. Fenichel O (1945) The psychoanalytic theory of neurosis. Norton, New York
10. Floru L (1974) Der Begriff des „pathologischen Stehlens". MschrKrim 57:72
11. Försterling W (1907) Über pathologisches Stehlen. Allg Z Psychiat 64:985
12. Gall FJ (1825) Sur les fonctions du cerveau et sur celles de chacune des ses paties. Paris
13. Garfinkel PE et al. (1980) The heterogenety of anorexia nervosa; bulimia as a distinct subgroup. Arch Gen Psychiatry 37:1036
14. Hirschmann J (1956) Die Kleptomanie. In: Vorträge der 6. Lindauer Psychotherapiewochen. Thieme, Stuttgart S 125–135
15. Keller S, Battegay R, Rauchfleisch U, Haenel T (1981) Diebstähle bei Depressiven. MschrKrim 64:342
16. Lange HU, Engelmeier MP, Pach J (1980) Der „Ladendiebstahl ohne Bereicherungstendenz" – Zur Kritik eines „psychopathologischen Syndroms". MschrKrim 63:140
17. Marc CC (1844) Die Geisteskrankheiten in Beziehung zur Rechtspflege. Berlin
18. Matthey A (1816) Nouvells recherches sur les maladies de l'esprit. Paris
19. Mester H (1981) Die Anorexia nervosa. Springer, Berlin Heidelberg New York
20. Möller H (1977) Zur Psychopathologie von Stehlhandlungen ohne (wesentliche) Bereicherungstendenz. Arch Psychiat Nervenkr 223:323
21. Mohnike G (1947) Kleptomaniesyndrom in der Insulinhypoglykämie. Klin Wochenschr 24/25:560
22. Mundt C (1981) Eigentumsdelikte bei endogenen Depressionen. Fortschr. Neurol Psychiatr 49:214
23. Pauleikhoff B, Hoffmann D (1975) Diebstähle ohne Bereicherungstendenz als psychopathologisches Syndrom. Fortschr Neurol Psychiatr 43:254
24. Pinel P (1801) Philosophisch-medizinische Abhandlungen über Geistesverwirrung oder Manie. Wien
25. Pyle RL et al. (1981) Bulimia: A report of 34 cases. J Clin Psychiatry 42,2:60
26. Rennert H (1958) Stehlhandlungen bei epileptischen Personen. Z menschl Vererb u. Konst Lehre 34:444
27. Schmidt G (1939) Der Stehltrieb oder die Kleptomanie. Zbl ges Neurol Psychiat 92:1
28. van der, Sterren HA (1946) Onbewuste Drijfveeren bij het stelen. Ned Tijdschr Geneeskd 90:289
29. Strasser C (1914) Trotz, Kleptomanie und Neurose. Arch Kriminol 59:285

30. Weiss SR, Ebert MH (1983) Psychological and behavioral characteristics of normal-weight bulimics and normalweight controls. Psychosom Med 45,4:293
31. Wittels F (1929) Some remarks on kleptomania. J Nerv Ment Dis 69:241
32. Zingerle H (1900) Beitrag zur psychologischen Genese sexueller Perversitäten. JB Psychiat 19:353
33. Zulliger H (1953) Über symbolische Diebstähle von Kindern und Jugendlichen. Institut für Psychohygiene, Biel

Selbstmord und Selbstmordversuch – forensisch-psychiatrischer Stellenwert

H. Pohlmeier

Selbstmord und Selbstmordversuch, Unterbegriffe des allgemeinen Begriffs „suizidales Verhalten", sind besondere Fälle der forensischen Psychiatrie. Man könnte sie auch als besondere Syndrome der Psychopathologie bezeichnen, würde allerdings irrigerweise verallgemeinern, daß es sich in jedem Falle um Krankheit oder Symptom einer Krankheit handelt. Deshalb werden sie im vorliegenden Zusammenhang nicht unter dem Abschnitt „psychopathologisch-klinische Syndrome" abgehandelt, sondern unter dem der speziellen Fälle. Es handelt sich forensisch um die Begutachtung eines besonderen Verhaltens, das psychopathologisch sein kann, aber nicht krankhaft sein muß. So ist zunächst die Frage des Krankheitswertes suizidalen Verhaltens zu erörtern. Sodann soll exemplarisch die Bedeutung einer Entscheidung darüber für Prozesse im Strafrecht erörtert werden, die im Zivilrecht (Haftung), Arbeitsrecht (Lohnfortzahlung) und Sozialrecht (Entschädigung) ebenso gültig ist. Dabei wird am Rande sichtbar, wie Zeitströmungen und Weltanschauungen sowohl die Begutachtung als auch die Rechtsprechung beeinflussen. Sodann wird versucht, die Natur und Beurteilung der Selbstmordhandlungen jenseits von Krankheitsbegriffen darzustellen. Daraus ergibt sich zum Schluß die Frage nach der Rolle von Gewissensentscheidungen im rechtsfreien Raum von Selbstmord und Selbstmordversuch.

Der Krankheitswert suizidalen Verhaltens

Mit dem Standardwerk des Wiener Psychiaters Ringel aus dem Jahre 1953, *Selbstmord – Abschluß einer krankhaften psychischen Entwicklung,* ist u. a. in der Medizin die Lehrmeinung entstanden, Selbstmord und Selbstmordversuch seien Krankheit oder Symptom einer Krankheit (Ringel 1953). Diese Generalisierung ist falsch. Ein Mitarbeiter von Ringel selbst hat 1978 den Anteil der Depressiven an Selbstmordhandlungen mit 30 %, den der Süchtigen mit 30 % und den der Alten mit 40 % angegeben (Sonneck u. Strauss 1978). Einzig für die Süchtigen gilt, daß sich die Auffassung von einer Suchtkrankheit durchgesetzt hat. Alter ist keine Krankheit, und bei den Depressiven ist sorgfältig zu unterscheiden. Maßgebliche Untersuchungen aus England weisen den Anteil der Depressiven an Selbstmordhandlungen mit nur 50 % aus, wobei auch unter diesen Depressiven von Fall zu Fall und von Gruppe zu Gruppe der Krankheitswert noch zu ermitteln wäre (Sainsbury 1968, 1980). Auch andere Untersuchungen errechnen einen

Anteil von Depressiven an Selbstmordhandlungen mit 50,2 % und von Süchtigen mit 16,8 %, also von potentiell „Kranken" mit nur 57 % (Pöldinger 1968). Auch bei einer solchen Untersuchung müßten die Depressiven noch sorgfältig besonders nach Schweregraden unterschieden werden. Dabei wird die Frage bedeutungsvoll, ob ein qualitativer Sprung vorliegt, ab einem bestimmten Schweregrad der Depression von Krankheit zu sprechen. Das wird gegenwärtig in der Depressionsforschung sehr kontrovers diskutiert. In dieser kontroversen Diskussion ist die Stimme sehr gewichtig geworden, die nur die manisch-depressive Erkrankung als Krankheit gelten lassen will (Matussek 1983; Pohlmeier 1980 a). Es ist auch noch die Einzelfallanalyse heranzuziehen, die in sehr vielen Fällen klar ergibt, daß Selbstmordhandlungen in Form von Bilanzselbstmorden (Hoche 1919), Problemlösungsversuchen (Gores 1981) oder politischen Selbstmorden als Ausweg aus unerträglichen historisch-politischen Verhältnissen erkennbar werden (Pohlmeier 1980 b). Die Begründung für die generelle Krankheitsthese der Selbstmordhandlungen wird damit gegeben, daß jede Selbstmordhandlung unter Zwang erfolgt und deswegen dabei der freie Wille des Betreffenden eingeschränkt sei. Das stimmt nicht, weil keine menschliche Handlung gänzlich frei von Zwängen ist. Die genannte Argumentation geht von einem utopischen, absoluten Freiheitsbegriff aus. Das gilt auch für die Interpretation des suizidalen Verhaltens als Affektverhalten. Dieses schließt die freie Willensbestimmung ja keineswegs aus. Betrachtet man die Frage nach Zwang oder Freiheit unter dem Gesichtspunkt der festgelegten Einschränkung der freien Willensbestimmung im herkömmlichen psychiatrischen Sinne, so ergeben sich klare Unterscheidungen im Sinne der Bewußtseinstrübung oder der wahnhaften Deformierung. Mit wünschenswerter Deutlichkeit hat von juristischer Seite Wagner darauf hingewiesen, daß nicht alle psychologisch-psychiatrischen Diagnosen Krankheitswert haben. Das hängt vielmehr von der wertenden „normativen Umsetzung" psychiatrisch-psychologischer Diagnosen ab. Unter Zugrundelegung der Erfahrung in den Rechtsgebieten der strafrechtlichen Einwilligung und des Unterbringungsrechts über den Einfluß psychischer Krankheiten auf die Willensfreiheit des Betreffenden (Göppinger 1956) bedeuten in der Regel nur endogene Depressionen, Schizophrenien, organische Demenz und Debilität einen Ausschluß der natürlichen Einsichts- und Urteilsfähigkeit. Bei der Neurose, der neurotischen Reaktion oder der Psychopathie nimmt Wagner dies hingegen nicht an, ohne damit in seinem 1975 erschienen Buch in Widerspruch zu der Neufassung des Schuldeinschränkungsparagraphen des Strafgesetzbuches vom 1. Januar 1975 zu geraten. Dort können bekanntlich Neurosen, neurotische Reaktionen oder Psychopathien unter der Rubrik „Schwachsinn oder andere seelische Abartigkeiten" Krankheitswert bekommen, müssen es aber nicht. Unter diesem Gesichtspunkt analysiert Wagner Statistiken des prozentualen Anteils psychologisch-psychiatrischer Diagnosen an Selbstmordhandlungen mit dem Ergebnis, daß bei Ringel etwa 30 % der Selbstmordhandlungen ohne natürliche Einsichts- und Urteilsfähigkeit erfolgen, bei Böcker (1973) etwa 40 % und bei Linden (1969) etwa 60 %. Daraus wird der Schluß gezogen, daß durchschnittlich in 40 % der Selbstmordhandlungen davon ausgegangen werden kann, daß sie krankhaft sind und nach dem Sozialstaatprinzip der Fürsorgepflicht, Hilfe der Selbstmordverhütung erfordern. Etwa 60 % der Selbstmordhandlungen erfolgen demnach im Zustand freier Willensbestimmung und beanspruchen nach dem Rechtsstaatprinzip der Handlungsfreiheit ein Recht auf Selbsttötung (Wagner 1975, S. 119–127). An diesen Untersuchungen und Ableitungen zeigt sich klar die Bedeutung und Schwierigkeit, die der Einschätzung suizidalen Verhaltens als Krankheit oder Gesundheit zukommt. Sie betrifft u. a. die gesetzgeberischen Folgen und die der Rechtsprechung. Medizin, Psychiatrie und Psychologie sind deswegen verstärkt veranlaßt, die Frage nach dem Krankheitswert von Selbstmordhandlungen im Einzelfall und in empirischen Untersuchungen zu analysieren. Dabei muß versucht werden, von einem möglichst engen, spezifischen Krankheitsbegriff auszugehen. Das wäre z. B. durch eine Orientierung an der Bewußtseinstrübung möglich, die abgrenzbar und objektivierbar ist. Damit werden die Grenzen zwar eng, aber sie überwinden den meist unspezifisch verwandten Krankheitsbegriff und helfen, willkürliche Abgrenzungen zu vermeiden. Die Problematik ist in den sog. *Standorten der Psychiatrie* repräsentativ dokumentiert (Degkwitz u. Siedow 1981), doch keineswegs gelöst. Sicher ist aber schon jetzt endgültig von dem pauschalen Urteil Abschied zu nehmen, Selbstmord sei Krankheit oder Symptom einer Krankheit und Selbstmordhandlungen erfolgten unter allen Umständen unter Ausschluß der freien Willensbestimmung. Die Frage nach dem Krankheitswert von Selbstmordhandlungen hat im Bereich des Strafrechts besonderes Gewicht. Sie wird deshalb im folgenden genauer untersucht.

Selbstmordhandlungen im Strafrecht

In Strafprozessen sind Selbstmordhandlungen Gegenstand der Verhandlung, wenn es beim erweiterten Suizid nicht zur Vollendung der ganzen geplanten Tat gekommen ist.

Beim Landgericht Würzburg war eine 37jährige Mutter zu begutachten, die ihren 7jährigen Sohn in der Intention eines erweiterten Suizids mit einem Pflanzenschutzmittel getötet hatte. Sie lebte mit dem Jungen allein und sah finanziell und persönlich keinen Ausweg mehr. Sie war mit dem Sohn in den Wald gegangen und hatte dort beim Picknick dem Sohn das Pflanzenschutzmittel unter die Limonade gerührt. Dem Jungen fiel wohl der eigenartige und bittere Geschmack auf. Die Frau brachte es aber fertig, daß er austrank. Bald darauf wurde er schläfrig und war nicht mehr zu wecken. Die Frau geriet in Panik, irrte im Wald umher, alarmierte die Polizei, der sie aber den Weg in den Wald nicht mehr zeigen konnte. Bis sie schließlich doch mit den Polizisten wieder am Ort der Tat war, war der Junge tot.
Die Fragen an den psychiatrischen Sachverständigen in dem Schwurgerichtsverfahren, in dem die Mutter sich wegen Totschlags zu verantworten hatte, lauteten: Wie ernst war die Absicht der Mutter, das Kind *und* sich selbst zu töten? In welchem Zustand geistiger Zurechnungsfähigkeit hat sie gehandelt? Das Gericht billigte ihr, 2 psychiatrischen Sachverständigengutachten folgend, verminderte Schuldfähigkeit zu. Diese wurde mit einem affektiven Ausnahmezustand begründet, der einer tiefgreifenden Bewußtseinsstörung im Sinne des Gesetzes entsprach. Diese war u. a. an einer Amnesie zu erkennen, in der sie mit den Polizeibeamten den Weg zum Tatort nicht wiederfand und auch daran, daß sie für ihre Umgebung abwesend und zerstreut wirkte (LG Würzburg, 5. Strafkammer, Az. 1Ks202 Js 6500/81).

Die Psychologie des Doppelselbstmords, des erweiterten Selbstmords und auch des Mitnahmeselbstmords ist bis hin zu ihrer strafrechtlichen Verantwortlichkeit Gegenstand vorzüglicher Untersuchungen von Ghysbrecht (1967) bis

Arolt u. Bolstorff (1986) gewesen, wie dies aus dem Literaturverzeichnis ersichtlich ist. In Erweiterung dazu ist an der Grenze zwischen Forensik und Psychiatrie die Kriminologie depressiver Verstimmungen erkenntnisfördernd (Mende 1967; Pohlmeier 1976).

Strafrechtlich bedeutsam werden können Selbstmordhandlungen auch im Zusammenhang mit der Frage nach Totschlag, mangelnder Sorgfaltspflicht und Tötung auf Verlangen. Einen besonderen Schwerpunkt hat die Diskussion bei der Frage, ob die Nichtverhinderung von Suiziden strafrechtlich als unterlassene Hilfeleistung zu würdigen ist. Die Kontroverse um die unterlassene Hilfeleistung hat eine lange Tradition. Sie ist nach Meinung vieler Beteiligter durch das jüngste Krefelder Urteil im sog. „Wittig-Fall" vom BGH auch nicht aufgelöst worden. Nach Meinung der Kritiker war dieses Urteil kein Grundsatzurteil:

Vom Landgericht Krefeld wurde 1983 ein Arzt vom Vorwurf der Tötung auf Verlangen freigesprochen. Er hatte eine 76jährige Patientin in tief bewußtlosem Zustand angetroffen und ihren schriftlich geäußerten Willen vorgefunden, nichts mehr zu ihrer Rettung nach ihrem Selbstmordversuch durch Tabletten zu unternehmen. u. a. keine Einweisung in eine Intensivstation vorzunehmen. Der Arzt hat diesen Willen der Patientin respektiert. Er blieb bei ihr, bis der Tod eintrat. Die Urteilsbegründung des Landgerichts war, daß Tötung auf Verlangen nicht in Betracht komme, weil die Untätigkeit des Angeklagten den Tod der Patientin nicht verursacht habe, sondern vielmehr deren Einnahme einer Überdosis Schlaftabletten. Eine versuchte Tötung auf Verlangen komme nicht in Betracht, weil sich der Arzt, zwar Garant für den Schutz des Lebens seiner Patientin, in diesem Falle dem höherrangierenden frei verantwortlichen Tötungsentschluß, der Handlungsfreiheit seiner Patientin also, untergeordnet habe. Wegen des daraus sich ergebenden Rechtes auf Handlungsfreiheit sei dieser Selbstmord auch kein Unglücksfall, bei dem die Frage der unterlassenen Hilfeleistung zu prüfen gewesen wäre. Das Landgericht erkannte auf eine straflose Beihilfe zum Selbstmord (LG Krefeld 1983). Der BGH kam nach der Revision der Staatsanwaltschaft ebenfalls zu einem Freispruch, aber aus anderen Gründen: er verneinte eine Strafbarkeit wegen unterlassener Hilfeleistung, obwohl er, langer Tradition der Rechtsprechung und der wissenschaftlichen Literatur folgend, den Selbstmord als Unglücksfall in jedem Falle einstufte. Im vorliegenden Falle wurde aber die Strafbarkeit verneint, weil eine „nutzlose Hilfe" nicht geleistet werden müsse und die Zumutbarkeit der Hilfeleistung in äußersten Grenzfällen besonderer Prüfung bedürfe. Der Arzt habe sich in einer solchen Grenzlage befunden, weil die Patientin ausdrücklich Intensivbehandlung und Siechtum nicht wollte. Die Unterlassung eines Rettungsversuchs habe hier auf einer von der Rechtsordnung hingenommenen ärztlichen Gewissensentscheidung beruht, und so sei die einzig als Hilfe in Betracht kommende Überweisung in eine Intensivstation nicht zumutbar gewesen.

Diese Entscheidung ist entgegen der Meinung der Kritiker durchaus ein Grundsatzurteil. Hier wird klar Stellung zum Selbstmord als Unglücksfall mit allen Konsequenzen der strafrechtlich relevanten unterlassenen Hilfeleistung bezogen, zur Frage der Zumutbarkeit rechtsverpflichtenden ärztlichen Handelns und schließlich zur Frage der Hinnahme ärztlicher Gewissensentscheidungen durch die Rechtsordnung. Auch ein Schuldspruch wegen versuchter Tötung auf Verlangen wurde vom BGH hier wegen der besonderen Umstände des Falles nicht in Betracht gezogen. Es wird in der Urteilsbegründung zwar grundsätzlich für unzulässig gehalten, daß ein Arzt sich dem Todeswunsch eines Suizidenten beugt. Andererseits wird festgestellt, daß es keine Rechtsverpflichtung zur Erhaltung eines erlöschenden Lebens um jeden Preis gibt und daß die Entscheidung des Angeklagten in der Grenzsituation des Konflikts zwischen der Verpflichtung zum Lebensschutz und der Achtung des Selbstbestimmungsrechts der Patientin nicht von Rechts wegen als unvertretbar angesehen werden kann.

Auch dieser Teil des BGH-Urteils ist durchaus ein Grundsatzurteil, insofern es zum Selbstbestimmungsrecht des Patienten eine klare, wenn auch ablehnende Position bezieht (BGH, 3. Strafsenat 96, 1984; BGHSt 32: 367 ff.; *NJW* 1984: 2639).

Die Würdigung des geschilderten Falles ist freilich pragmatisch, aber auch das ist ein Grundsatz. Die wissenschaftliche Literatur, die das Krefelder Urteil inzwischen als „Wittig-Fall" rubriziert hat, setzt sich im Zusammenhang mit diesem Verfahren wieder einmal sorgfältig mit Suizid und unterlassener Hilfeleistung auseinander (Dölling 1986). Die gegenwärtige Rechtsprechung und auch die Literatur gehen inzwischen konform, den Selbstmordversuch als Unglücksfall im Sinne von § 323 C, StGB einzustufen. Von daher wird grundsätzlich die Pflicht begründet, die erforderlichen Hilfsmaßnahmen zur Rettung des Lebens des Suizidenten zu ergreifen. Der Wille des Selbstmörders wird grundsätzlich für unbeachtlich erklärt, wenn auch die 1954 vom Großen Senat für Strafsachen des BGH gegebene Begründung dafür heute differenzierter ausfällt. Damals wurde der Wille des Lebensmüden wegen Verstoßes gegen das Sittengesetz als rechtlich unbeachtlich angesehen. Heute wird zur Begründung der Unbeachtlichkeit des selbstmörderischen Willens die sog. empirische Suizidforschung bemüht. Von der Freiheit des Willens des Suizidenten hängt dessen Beachtlichkeit ab und die Einstufung als Unglücksfall. Diese ist schwierig, da der Betreffende sich selbst ja in die „äußere" Notsituation begeben hat. Dies kann aber aus einer „inneren" Notlage geschehen sein, die als Unglück interpretierbar ist. Daraus folgt die Erörterung, wie die Grundrechte des Lebensschutzes und der Handlungsfreiheit miteinander kollidieren: Der Staat ist nach Artikel 2, Grundgesetz, zum Schutz des menschlichen Lebens verpflichtet (Sozialstaatprinzip) und muß hier in der Gesetzgebung und in der Rechtsprechung tätig werden. Das Rechtsgut des Lebens kann aber nur so geschützt werden, wenn die Würde des Menschen nach Artikel 1, Grundgesetz, unantastbar bleibt (Rechtsstaatprinzip). Daraus ergibt sich keine unbedingte Verpflichtung zur Erhaltung menschlichen Lebens. Das Rechtsgut des Lebens ist zu schützen, aber ohne Eingriff in das Grundrecht der Handlungsfreiheit. Im Konfliktfall ist dieser Eingriff u. U. gerechtfertigt bzw. verhältnismäßig, weil er durch die Grundrechtsschranke der verfassungsmäßigen Ordnung gedeckt ist, die das Rechtsgut Leben zu schützen hat. Hier wird das Rechtsgut Leben eindeutig über das Rechtsgut Handlungsfreiheit gestellt. Dies kann aber nur unter der Voraussetzung geschehen, daß die Handlungsfreiheit eingeschränkt ist. Darauf beruft sich denn auch sowohl die juristische Literatur als auch die Rechtsprechung. Beide gehen davon aus, daß sehr viele Suizidhandlungen im Zustand freier Willensbestimmung als eigenverantwortliche Tat stattfinden, daß die meisten aber als affektive Verzweiflungstaten ausgeführt werden und deshalb von einem wohlüberlegten Entschluß zur Beendigung des eigenen Lebens keine Rede sein kann. Ausgenommen wird davon nur ein sehr geringer Prozentsatz von Freitoden, die auch Abwägungssuizide genannt werden (Dölling 1986), die psychiatrische Literatur nennt das Bilanzselbstmorde (Hoche 1919; Meyer 1982). Das ist nun die entscheidende Frage, ob die Mehrzahl der Selbsttötungshandlungen Reaktionen verzweifelter Menschen sind, die in Krisensituationen keinen Ausweg mehr sehen; ob es sich um Handlungen von psychisch Gestörten handelt, deren strafrechtliche Schuldfähigkeit deshalb ausgeschlossen ist; ob Suizidhandlungen Kurzschlußreaktionen oder Affekthandlungen sind, welche die Nichtbeachtung des Willens des Betreffenden zulassen.

Die Selbstmordforschung oder empirische Suizidforschung, auf die sich juristische Literatur und Rechtsprechung berufen, ist beherrscht von der bahnbrechenden Arbeit des Wiener Psychiaters Ringel aus dem Jahre 1953 *Der Selbstmord – Abschluß einer krankhaften psychischen Entwicklung.* Das Buch ist nie wieder aufgelegt worden, sondern liegt (1984) im 4. Nachdruck vor. Hier wird der Selbstmörder als Kranker beschrieben, dessen Notlage die in Rede stehenden juristischen und ethischen Konsequenzen hat. Der damals durch eine Formulierung der WHO vorherrschende Krankheitsbegriff, nach dem Gesundheit totales körperliches, seelisches und soziales Wohlbefinden bedeutet, hat hier Pate gestanden. Mit diesen beiden Krankheitsbegriffen war es nämlich möglich, die Psychotherapie aller nicht biologisch begründbaren Befindlichkeitsstörungen durch die Krankenkassen abrechnen zu können und vor Gericht zu exkulpieren. Dieser weite Krankheitsbegriff hat sich allerdings nicht bewährt und die Tendenz ist deutlich erkennbar, ihn wieder auf ein vernünftiges und pragmatisches Maß einzugrenzen (Biefang u. Pohlmeier 1977, 1979). Medizin und Suizidforschung werden allerdings daran festhalten wollen, Neurosen und andere Persönlichkeitsstörungen, Kurzschlußreaktionen und Affekthandlungen als krank anerkannt zu bekommen. Die Frage, die die Suizidforschung empirisch bearbeiten muß ist aber, ob Krankheit und auch sog. psychische Krankheit gleichzusetzen ist mit psychisch-geistiger Verengung. Ein Teil des „Wiener Dogmas" ist nämlich, daß sich der Lebensmüde im Zustand der „Einengung" befindet. Jedoch befindet sich jeder Handelnde im Zustand einer Verengung, psychisch oder sozial, und doch wird sein Wille deshalb nicht für unerheblich erklärt. Die Überlegungen zum Abwägungssuizid oder zum Bilanzselbstmord verrennen sich schnell in die Illusion, daß der Mensch jeweils im ganz strengen Sinne frei handeln könne. Hier wird von einem fast solipsistischen freiheitlichen Willen ausgegangen, der lebensfremd ist. Die historischen Beispiele, die für Abwägungssuizid oder Bilanzselbstmord angeführt werden, fast immer Jean Amery und manchmal auch politische Selbstmorde wie der von Jan Pallach, zeigen die Unsinnigkeit der Alternative Freiheit oder Zwang: Beide, Amery und Pallach in ihren historisch-politischen Verhältnissen, handelten nicht frei. Beide wußten aber sehr genau, was sie wollten und taten (Amery 1976; Dölling 1986; Pohlmeier 1980 b). Natürlich haben auch hier Psychiater sich nicht gescheut, Diagnosen zu vergeben, Amery eine schwere depressive Neurose und Pallach eine schwere Depression (mündliche Mitteilung). Aber selbst unter Akzeptanz dieser Diagnosen wird der politische–protestierende Wille ja nicht unfrei oder unerheblich, und beide hätten sich die Verhinderung dieser Form des politischen Protestes entschieden verbeten. Der am meisten verwendete Freiheitsbegriff ist ein hypothetisches Konstrukt, das zu operationalisieren wäre. Wenn der Mensch aber nicht so frei handeln kann, warum soll dann der Wille des Kranken unerheblich sein, wenn er sich im Sinne des Strafrechts nicht im Zustand eingeschränkter Einsichtsfähigkeit und Steuerungsfähigkeit befindet, die nach den §§ 20 und 21 des Strafgesetzbuchs Schuldunfähigkeit zur Folge haben. Die Suizidforschung müßte die Selbstmordhandlungen so analysieren, daß eine

Beurteilung der meisten Suizidhandlungen durch den Laien möglich ist und „Gutachterschlachten" (Schreiber 1980) vor Gericht überflüssig werden, weil die Abgrenzung zwischen krankhaftem und nicht krankhaftem Suizid letztlich einfach ist. Ist das Utopie oder ein erreichbares Ziel?

Die Natur der Selbstmordhandlung und ihre Beurteilung

Die Erreichbarkeit dieses Zieles hängt wesentlich von einer Klärung des Krankheitsbegriffs ab. Diese ist bis jetzt, trotz grundsätzlicher Versuche (u. a. Herwig 1982) und auch praktischer Überlegungen im Zusammenhang mit der Strafrechtsreform (Kisker 1976), nicht geleistet worden. Der Krankheitsbegriff der WHO (s. oben) ist nicht praktikabel. Andererseits sollte nicht aller Fortschritt der Liberalisierung des Krankheitsbegriffs rückgängig gemacht und die Ermöglichung von Krankenkassenleistungen oder Exkulpierungen aufgegeben werden. Jedoch jeder sog. Persönlichkeitsstörung oder neurotischen Fehlhaltung sowie jeder Kurzschlußreaktion oder Affekthandlung Krankheitswert zuzubilligen, ist fragwürdig. Kardinalsymptome oder Symptome erster und zweiter Ordnung, die Krankheitsgruppen abgrenzen helfen, sind für die genannten Zustände schwer auszumachen. Zutreffend nennt die psychologische Medizin die so weit verbreiteten „Konfliktkrankheiten" abweichendes Verhalten. Gemeint ist damit die Abweichung von der statistischen Norm, und diese kann nicht generell als krank gelten. Für das suizidale Verhalten ist diese Beschreibung besonders angemessen, weil die Frage nach krank oder gesund bzw. nach freiwillig oder gezwungen wertfrei bleibt. Die Klassifizierung der Suizidhandlung als „affektive Verzweiflungstat" die, in „psychischer Verengung" ausgeführt, zur Unbeachtlichkeit des freien Willens berechtigt, ist falsch: die vielen Suizidhandlungen, die als Abschluß einer mehr oder weniger langen und überlegten Entwicklung geschehen, fallen nicht darunter. Die Kurzschlußreaktionen, die wie von einem „sinnblinden Affektschlag" (Schneider 1976; Pohlmeier 1980 a) ausgelöst werden, sind viel seltener als dauernd vorausgesetzt. Auch affektive Verzweiflungstaten löschen den freien Willen nicht zur Unbeachtlichkeit aus. Das angebliche Einverständnis von 80 % Lebensmüden mit ihrer Rettung begründet nicht die Unbeachtlichkeit des vorher anders geäußerten Willens – „angeblich" deshalb, weil diese Angaben die methodische Unsauberkeit des suggestiven Ausfragens nicht ausschließen. Es bleibt nichts, als die Qualität der Willensentscheidung im jeweiligen Zusammenhang mit der Grundbefindlichkeit zu analysieren. In solchen ja doch seltenen Fällen vor Gericht müssen deswegen keine „Gutachterschlachten" (s. oben) stattfinden. Der forensische Psychiater kann vielmehr im „Nahkampf" dem Gericht zur Wahrheitsfindung verhelfen. Dieses muß sich die Frage schwermachen, ob der Wille des Lebensmüden so beschaffen war, daß die selbst herbeigeführte Notlage ein Unglücksfall war oder nicht.

Die Suizidforschung muß weiter herauszufinden suchen, wie der Suizidgedanke die Entscheidungs- und Handlungsmuster des Menschen beeinflußt. Das ist möglich: Schwere Depressionszustände sind etwas anderes als psychosoziale Krisen, aus denen heraus ein Selbstmordversuch ein Hilfeschrei an die Umwelt (Farberow u. Shneidman 1961) oder ein Appell an die anderen (Ringel 1974;

Stengel 1969) ist. Daß die Selbstmordforschung hier noch nicht sehr weit ist, liegt an dem Primat der Medizin. Medizinische Selbstmordforschung denkt in Krankheitskategorien. Sie folgt nur widerwillig dem anderen Grundsatz im Eid des Hippokrates „voluntas aegroti suprema lex". Den Willen des Kranken ernst zu nehmen fällt den Experten der Gesundheit schwer, wie u. a. die zunehmenden Prozesse um die Verletzung der Aufklärungspflicht zeigen (Deutsch 1983; Mann 1984). So ermuntert die medizinisch orientierte Selbstmordforschung geradezu die Rechtsprechung und Rechtswissenschaft zu der Spekulation über Beachtlichkeit oder Unbeachtlichkeit des Willens der Lebensmüden.

Zunehmende Orientierung der Selbstmordforschung an Psychologie (Seligmann 1979) und Sozialwissenschaft (Baechler 1981) kann das „autistisch-undisziplinierte Denken in der Medizin" (Bleuler 1919) dahin befruchten, Offenheit für folgende Überlegungen zu gewähren: Selbstmord ist nicht unbedingt Krankheit oder Symptom einer Krankheit; Selbstmord ist nicht unbedingt Kurzschlußreaktion oder affektive Verzweiflungstat; auch Kranke oder psychisch Gestörte haben einen beachtlichen Willen; Krankheit oder Störungen machen nicht unfrei. Die sozialwissenschaftliche Orientierung der Selbstmordforschung hat denn auch die Diskussion in Distanz zum Krankheitskonzept und zum Nachweis der Bedeutung der psychosozialen Krise als Anlaß für Selbstmordhandlungen geführt. Diese Krise ist durchaus eine Notlage im juristischen Sinne und ist ja auch treffend Hilfeschrei genannt worden. Daraus ein Recht auf Hilfe abzuleiten ist u. a. ethisch und human. Einklagbar ist dieses Recht auf Hilfe nur bedingt wie andere Menschenrechte auch. Die Einklagbarkeit zu justifizieren, will wohlüberlegt sein. Im rechtsfreien Raum können wahrscheinlich angemessene Maßnahmen der primären, sekundären und tertiären Suizidprophylaxe besser wirksam werden (*Bericht zur Lage der Psychiatrie für den Deutschen Bundestag* 1975, S. 279–281; Roxin 1978). Davon bleibt unbeschadet, aus Notlagen eine Pflicht zur Hilfe abzuleiten, wie das gesetzlich nach § 323 C, StGB vorgeschrieben ist. Diese verlangte Hilfe wird ja auch sehr selbstverständlich und spontan geleistet (Pohlmeier 1983 b). In der Praxis wird vor Rettungsversuchen ja keine Diskussion über die Beschaffenheit des selbstmörderischen Willens abgehalten. In den Fällen aber, wo diese Hilfe nicht geleistet wurde, müßte die Beachtlichkeit des Willens dessen, der von eigener Hand gestorben ist, sorgfältig geprüft werden. Das geschieht gegenwärtig nur unzureichend, wenn es um die Einklagbarkeit des Rechtes auf Hilfe im gegenwärtigen gesetzlichen Rahmen geht. Ein Urteil über den Zustand des selbstmörderischen Willens zu bekommen ist so schwer nicht. Nicht selten liegen Willensäußerungen schriftlich vor. Diese sollten nicht mit der Spekulation unterlaufen werden, zur Tatzeit könne der Wille ein anderer gewesen sein als zur Zeit der schriftlichen Willensäußerung. Solche Spekulationen von Medizin und Staat sind omnipotent und entmündigen den Bürger. Weder Medizin noch Staat sind aufgerufen, den Bürgern jedes Risiko abzunehmen. Die Bürger stehen grundsätzlich für sich selbst ein (s. oben).

Weniger leicht, aber durchführbar ist die Erkundung des Willens ohne schriftliche Äußerungen. Jedoch geben die meist langen Entwicklungen im Vorfeld der Suizidtat dem forensischen Psychiater oder Psychologen manche Möglichkeiten zur Beurteilung der Willenslage, die sie dann dem Gericht plausibel machen müssen. Das Gericht kann dann vom Unglücksfall oder von einer Notlage ausge-

hen, muß das aber nicht in nüchterner, freier Beweiswürdigung. Eine generelle
Einstufung der nicht geleisteten Selbstmordverhinderung als unterlassene
Hilfeleistung kann dann entfallen. Wenn die forensische Psychiatrie von einem
einseitigen Krankheitskonzept bei Selbstmordhandlungen in Kenntnisnahme
psychologischer Forschungsergebnisse über gelerntes und abweichendes Verhalten abrückt, und wenn weiter die Selbstmordforschung das Primat der Medizin aufgibt und mit sozialwissenschaftlichen Methoden beginnt, Selbstmordhandlungen als Problemlösungsversuch und psychosoziale Krise zu untersuchen, hat die Rechtsprechung im Bereich der Strafbarkeit der Nichtverhinderung
von Selbstmord und Selbstmordversuch große Chancen, mehr Einheitlichkeit
zugunsten von höherer Rechtssicherheit zu erreichen.

Rechtswissenschaft, Rechtspraxis und Gesetzgebung haben natürlich zur
Klärung der Beachtlichkeit des selbstmörderischen Willens auch einen wesentlichen Beitrag zu leisten: Bei allem Respekt vor dem notwendigen Pragmatismus
der Jurisprudenz kann diese auf Dauer Vorverständnissen und Vorklärungen
ihres Handelns nicht ausweichen. Sowie die Philosophie das Problem der Willensfreiheit nicht als Scheinproblem abtut, so wenig kann es die Rechtsphilosophie, die zur Rechtswissenschaft gehört, tun. Mit dünnem oder gar keinem
Problembewußtsein kann Rechtswissenschaft und Rechtspraxis nicht zu Erkenntnissen kommen, was Recht ist und was für Recht zu erkennen ist. Die
Auffassung „. . . die Freiverantwortlichkeit des selbstmörderischen Willens aus
medizinisch-empirischer Sicht ist nichts anderes als eine unhaltbare Fiktion . . .“
(Bringewat 1976), ist viel zu wenig durchdacht, um ernstgenommen zu werden.
Die medizinisch-empirische Sicht ist eben zu hinterfragen und der selbstmörde-
rische Wille zu untersuchen. Die „Kapitalfälle“ von Selbstmordhandlungen, die
in den letzten 3 Jahrzehnten höchstrichterliche Entscheidungen herbeigeführt
haben, heben gerade auf diese Unerheblichkeit des selbstmörderischen Willens
ab, und zwar ebenfalls mit sehr unzureichenden Begründungen: Im „Strickfall“
beurteilte noch 1952 der BGH den Selbstmord als selbstherbeigeführte Notlage
und verwarf eine Hilfeleistungspflicht per se in Respektierung des freiverantwortlichen Willens (BGHSt 2, 150, 1. Strafsenat, 1952). Aber schon 1954 wurde
unter Berufung auf das Sittengesetz „. . . jeder Selbstmord . . . streng mißbil-
ligt . . .“ und abgelehnt „. . . daß die Hilfspflicht des Dritten hinter dem sittlich
mißbilligten Willen des Selbstmörders . . .“ zurückzustehen habe (BGHSt 6, 147,
Großer Strafsenat 1954). Im „Teich- oder Schwiegermutterfall“ 1959 kehrte eine
liberalere Rechtsauffassung zurück im Freispruch von Tochter und Schwiegersohn, denen die Mutter ihre Selbstmordabsicht bekundet und in die Tat umgesetzt hatte mit der ausdrücklichen Aufforderung, beim Ertrinken im Teich nichts
zur Rettung zu unternehmen. In der Urteilsbegründung des Freispruchs durch
den BGH findet sich keine Interpretation des Selbstmordes als Unglücksfall mit
daraus resultierender Hilfspflicht für die Angehörigen, statt dessen Anerkennung freiverantwortlicher Tatherrschaft und strafloser Beihilfe zum Selbstmord
durch Unterlassen (BGHSt 13, 164, 4. Strafsenat, 1959). Die Beurteilung des
„Polizistenfalls“ 1972 trägt auch noch diese liberale Handschrift, die der schwer-
mütigen Freundin des Polizisten eine freiverantwortliche Suizidtat durch Er-
schießen zugesteht und dem Polizisten das Liegenlassen der Dienstpistole auf
dem Armaturenbrett seines Autos nicht als „Brudermord“ anlastete und die

Frage „ . . . bin ich der Hüter meines Bruders . . ." verneinte. Die fahrlässige Mitverursachung blieb straflos (BGHSt 24, 343, 5. Strafsenat 1972). Das aufsehenerregende „Aachener Urteil", das einem Arzt die Nichtverhinderung eines Suizids seiner Patientin nicht anlastete (BGHSt 520/81, 2. Strafsenat 1982; Pohlmeier 1982) ist weniger ein Markstein in der juristischen Beurteilung der Beschaffenheit des selbstmörderischen Willens als mehr ein Markstein in der Beurteilung der Möglichkeit der Selbstmordverhütung und ihrer Rechtsverpflichtung. In diesem Urteil wird klar von der Auffassung abgerückt, daß jeder Selbstmord sich verhindern lasse und daß jeder Selbstmord verhindert werden müsse. Viele andere Entscheidungen sind im Hinblick auf die der Rechtsordnung und Rechtsprechung innewohnenden, normativen Wertungen (Pohlmeier 1986; Wolfslast 1984; Bottke 1982) zusammengestellt und untersucht worden. Diese Wertungen entbehren in einer pluralistischen Gesellschaft nicht einer gewissen Willkür und Schwankung u. a. politischer Wenden, von denen auch die Interpretation des Grundgesetzes nicht verschont bleibt (s. oben). Probleme der Philosophie, der Rechtsphilosophie und der Staatsphilosophie lassen sich nicht mehrheitlich entscheiden, sondern nur problemorientiert diskutieren.

Die notwendige Folge davon ist eine Regellosigkeit im Sinne von Unjustifizierbarkeit. Regellosigkeit im Sinne von Unjustifizierbarkeit muß aber und kann auch ertragen werden, weil es weder möglich noch wünschenswert ist, alle Lebensbereiche rechtlich zu regeln. Es ist immer noch ein Grundsatz des Gesetzgebers, nur notwendige gesetzliche Regelungen einzuführen und die rechtsfreien Räume so weit wie möglich zu lassen. Die u. a. in der Ärzteschaft, aber auch unter den Richtern immer wieder erhobene Forderung nach mehr Rechtssicherheit im Bereich von Selbstmordhandlungen und Selbstmordverhütung übersehen, daß im gewünschten rechtsfreien Raum das Handeln sich nur nach dem Gewissen orientieren kann. Für Gewissensentscheidungen kann nur der Betreffende selbst die Verantwortung übernehmen. Er kann sich die Richtigkeit seiner Gewissensentscheidung nicht wiederum durch Gesetze sichern lassen. Er muß sie vor sich selbst und u. U. auch vor anderen Beteiligten und der Öffentlichkeit eines Gerichts verantworten. Die Analyse der Selbstmordhandlung muß herausstellen, daß diese selbst letztlich eine Gewissensentscheidung ist und weiter, daß die Beurteilung der Selbstmordhandlung durch Gutachter, Richter und u. a. auch die Beurteilung einer Nichtverhinderung der Selbstmordhandlung eine Gewissensentscheidung ist. Die Richtigkeit der Entscheidung darüber, ob einer sein eigenes Leben beenden will oder nicht, die Richtigkeit der Entscheidung darüber, ob ein Selbstmord verhütet werden soll oder nicht bzw. verhütet wurde oder nicht, kann niemand garantieren. Orientieren können sich diese Gewissensentscheidungen an möglichst wertfreien Ergebnissen empirischer Suizidforschung und an weitgehend einer pluralistischen Gesellschaft angemessenen Wertung.

Gewissensentscheidungen im rechtsfreien Raum von Selbstmord und Selbstmordverhütung

Bei der Frage, ob Selbstmord, Selbstmordversuch und Selbstmordverhütung gesetzlich zu regeln sind, kommt der Gewissensentscheidung eine besondere Bedeutung zu. In den meisten europäischen Gesetzbüchern und denen aus Übersee sind Selbstmord und Selbstmordversuch sowie die Nichtverhinderung von Suiziden straflos. Die Beihilfe zum Selbstmord wird dagegen unterschiedlich behandelt. Sie ist in England, Kalifornien und den Niederlanden, trotz Straflosigkeit der Selbstmordhandlung, strafbar. In der Bundesrepublik Deutschland ist auch die Beihilfe zum Selbstmord straflos. Fragt man nach dem Grund dieser mehrheitlichen Gesetzgebung, so ist einer von vielen, daß die gesetzgeberische Regelung von Selbstmord und Selbstmordverhütung rechts- bzw. kriminalpolitisch bedeutungslos ist: Die Selbstmordrate ist in England seit 1961 nach Aufhebung der Strafbarkeit von Selbstmord und Selbstmordversuch nicht gestiegen und auch anderenorts besteht kein Zusammenhang zwischen Strafbarkeit der Selbstmordhandlungen und Selbstmordraten (Roxin 1978). Ein weiterer Grund für die gesetzgeberische Zurückhaltung ist vermutlich die Auffassung, daß Selbstmordhandlungen und selbstmordverhütendes Handeln Gewissensentscheidungen freiverantwortlicher Bürger sind. Die Gesetzgebung respektiert auf diese Weise Gewissensentscheidungen, und die Rechtsprechung zunehmend auch, wie z. B. im „Wittig-Urteil" (s. oben). Beide, Gesetzgeber und Rechtsprechung, können das auf der Grundlage tun, die Freiverantwortlichkeit der Bürger grundsätzlich nicht in Frage zu stellen. Die wechselnde Geschichte der „Kapitalfälle" (s. oben) und ihrer Urteile zeigt, daß das möglich ist und Umwege, über spekulative Interpretationen doch noch zur Strafbarkeit von Selbstmordhandlungen sowie deren Nichtverhinderung zu kommen, unnötig sind. Trotzdem wird über Rechtsunsicherheit geklagt: Juristen trauen dem „Wittig-Urteil" nicht und fürchten im nächsten Fall wieder eine ganz andere Entscheidung. Sie beziehen sich u. a. auf das Hearing vor dem Rechtausschuß des Deutschen Bundestages vom 15.05.1986, wo einer der Richter des BGH entsprechende Kommentare gegeben hat. Ärzte wollen wissen, mit welchen Urteilen sie zu rechnen haben, wenn ihnen die Selbstmordverhütung nicht gelungen ist. Beiden, Juristen wie Ärzten, kann da grundsätzlich nicht geholfen werden, weil die Verantwortung für die Gewissensentscheidung und ihre Folgen nur der Betreffende hat. Gewissensentscheidungen sind ohne Risiko nicht möglich und die ihnen eigene Verantwortung ist nicht übertragbar. Das Risiko ist aber auch zumutbar. Immerhin können Gewissensentscheidungen gelernt werden. Eine Sensibilisierung des Gewissens, eine Gewissensbildung, ist möglich, auch das Erlernen der Fähigkeit, Verantwortung zu übernehmen. Dies ist seit Einführung der neuen Approbationsordnung für Ärzte 1972 ausdrückliches Ausbildungsziel der Ärzte (Brauer u. Zickgraf 1975).

Nun fallen Gewissensentscheidungen wohl im rechtsfreien, aber nicht im luftleeren Raum. Es gibt gerade für den Bereich der Selbstmordhandlung und der Selbstmordverhütung Orientierungshilfen: So sind z. B. die von einem psychiatrischen Expertengremium ausgearbeiteten „Thesen zum Problem von Suiziden ..." (Bochnik et al. 1984) für Richter eine wichtige Entscheidungshilfe durch den Hinweis, daß die Grundlage der Selbstmordverhütung die vertrauensvolle Arzt-Patient-Beziehung ist und eben nicht Zwangsmaßnahmen. Weiter ist die Feststellung aus diesem Thesenpapier wichtig, daß nicht jeder Selbstmord verhindert werden kann. Auch die „Richtlinien für die Sterbehilfe" vom Vorstand der Deutschen Bundesärztekammer und deren Kommentar dazu (Bundesärztekammer 1979), stellen ausdrücklich fest, daß es nicht Pflicht des Arztes ist, Leben unter allen Umständen zu verlängern, sondern daß vielmehr der Wille des urteilsfähigen Patienten zu respektieren ist. Das bedeutet für die Verpflichtung zur Selbstmordverhütung und auch für die Beihilfe zum Selbstmord unbedingte Klärung der Beschaffenheit des selbstmörderischen Willens und nicht dessen generelle Unbeachtlichkeit (s. oben). Die Richtlinien der Schweizerischen Akademie der Medizinischen Wissenschaften (1976), der Niederländische Regierungsentwurf zur Änderung des Strafgesetzbuches mit einigen Bestimmungen zur Sterbehilfe (1986) und der „Natural Death Act of the State of California" (1976) sind da noch eindeutiger (*AE-Sterbehilfe* 1986, S. 40–56).

Entscheidungen höchster Gerichte können Orientierungshilfen sein, wenn, wie im „Wittig-Urteil", ausdrücklich die Gewissensentscheidung von der Rechtsordnung hingenommen wird. Darauf müßte Verlaß sein und auch auf den Pragmatismus, von Fall zu Fall die jeweilige konkrete Situation zu würdigen. Von höchsten Gerichten werden Grundsatzurteile verlangt, die wie ein Gesetz die Rechtsprechung binden. Für die Rechtsprechung im Bereich der Selbstmordhandlung und Selbstmordverhütung ist das nicht wünschenswert, da dieser Bereich nicht regelbar ist und Gerichtsentscheidungen unmögliche Gesetze nicht ersetzen können. Wenn z. B. das BGH-Urteil aus dem Jahre 1954 „Gesetzeskraft" erreicht hätte, müßten heute noch Selbstmord und Selbstmordversuch als sittenwidrig und dem Naturgesetz zuwiderlaufend eingestuft werden. Das hat eben nicht Schule gemacht und keine Gesetzeskraft erlangt. Wenn dagegen Gerichte versuchen, die Motive ärztlichen Handelns daraufhin zu prüfen, ob diese im Rahmen bestehender Gesetze ärztlicher Verantwortung für das Wohl des Patienten und dem Respekt vor dem freien Willen des Patienten entspringen, ist das Sicherheit genug. Juristen wie Ärzte können in diesem Bereich nicht verlangen, im Gesetzbuch oder in Gerichtsentscheidungen ein Vademekum für alle Fälle in der Hand zu haben. Das würde bedeuten, juristisches wie ärztliches Handeln von der Orientierung am Gewissen zu entbinden, was lebensfremd ist. Dagegen wird eingewandt, auf Gewissensentscheidungen sei kein Verlaß (v. Lutterotti 1985) und es sei unzumutbar, Gewissensentscheidungen ausgeliefert zu sein. Solche Einwände sind bedenkenswert, sie können im Laufe der Zeit durch zunehmende Rückbesinnung auf die Möglichkeit der Gewissensbildung in der Ausbildung von Juristen wie Medizinern aber entkräftet werden.

Als Orientierungshilfe für Gewissensentscheidungen kann auch der Alternativentwurf eines Gesetzes über Sterbehilfe eines Arbeitskreises von Professoren des Strafrechts und der Medizin aufgefaßt werden (*AE-Sterbehilfe* 1986). Die Initiatoren beider Berufsgruppen empfinden zwar die Rechtsunsicherheit in diesem Bereich als so unerträglich, daß diese durch Ergänzungen des geltenden Rechts auf Abhilfe drängt. Aber genau besehen ist zumindest mit dem Paragraphen, der die Nichtverhinderung von Suiziden unter bestimmten Umständen straflos regeln will, nichts gewonnen. Diese Straffreiheit soll nämlich nur gelten, wenn die Selbsttötung auf einer freiverantwortlichen, ausdrücklich erklärten und aus den Umständen erkennbaren ärztlichen Entscheidung beruht. Da sind der Richter und der Arzt nun wieder mit ihrem Gewissen allein, denn wer befindet über die Ernsthaftigkeit der Entscheidung? Sie wird von den Professoren bei Jugendlichen unter 18 Jahren und bei Beeinträchtigung der freien Willensbestimmung im Sinne der Schuldeinschränkungsparagraphen des Strafgesetzbuchs nicht angenommen. Im langen Kommentar wird aber auch bei den meisten anderen Suiziden nicht von der Ernsthaftigkeit der Entscheidung ausgegangen, weil eine „affektive Verzweiflungstat" oder ein „Hilfeschrei an die Umwelt" in Form einer Selbstmordhandlung diese Ernsthaftigkeit ausschließe. Hier haben die Psychiater die Feder geführt, die den freien Willen ihrer Patienten eben doch nicht anerkennen können. Die Juristen sind diesen Medizinprofessoren allzu willig gefolgt, wie sie oft auch im Gerichtsverfahren allzu willig den psychiatrischen Sachverständigen folgen. Im Kommentar zum Alternativentwurf wird praktisch alles zurückgenommen, was im vorgeschlagenen Gesetzestext Orientierungshilfe hätte sein können – nämlich die freiverantwortliche ernsthafte Entscheidung. Strafrechtler und Mediziner müßten erkennen lernen, daß die Ernsthaftigkeit von Entscheidungen, extrem ausgedrückt, nur in Ausnahmefällen, nicht gegeben ist. In der Mehrzahl der Fälle ist davon auszugehen, daß auch der Lebensmüde und auch der Jugendliche in seiner Verzweiflung nicht gewissenlos handelt. Das ist eine Orientierungshilfe, die der Alternativentwurf im Gesetzestext gibt. Im Kommentar braucht diese human-aufgeklärte Voraussetzung nicht wieder zurückgenommen zu werden, wenn die empirische Suizidforschung weiterentwickelt wäre und die vorhandene durch psychiatrische Sachverständige wirklich empirisch und nicht dogmatisch ausgelegt würde.

Die empirische Suizidforschung ist denn auch eigentlich die solideste Orientierungshilfe für Gewissensentscheidungen im rechtsfreien Raum der Selbstmordhandlung. Der Stand der Forschung ist allerdings noch unvollkommen, kann aber bei richtiger Würdigung als Orientierung durchaus schon dienen. Noch nicht genügend geklärt ist der Krankheitswert der Selbstmordhandlungen. So kommt es auch, daß im Alternativentwurf in der Begründung zum § 215 (Nichthinderung einer Selbsttötung) steht: „. . . . Der Entschluß zur Selbsttötung ist nicht als solcher pathologisch . . ." und im nächsten Abschnitt: „. . . Die Selbsttötung beruht nach den Erkentnissen der empirischen Suizidforschung in der Regel nicht auf einer vernünftigen, in freier Selbstbestimmung getroffenen Abwägung . . ." (*AE-Sterbehilfe* 1986, S. 25). Dieser Unklarheit liegt immer noch Ringels über 30 Jahre zurückliegendes Konzept zugrunde: *Selbstmord – Abschluß einer krankhaften psychischen Entwicklung* (Ringel 1953/84). Das ist nicht mehr der Stand der heutigen empirischen Suizidforschung, die entgegen früheren Annahmen nur noch bis zu höchsten 50 % depressiver Selbstmordhandlungen kommt (s. oben S. 211). Nun ist pathologisch sicher noch etwas anderes als die Abwesenheit einer vernünftigen, in freier Selbstbestimmung getroffenen Abwägung. Aber die grundsätzliche Erwägung, die Selbstmordhandlung geschehe unter Zwang und nicht in Freiheit, ist sehr fragwürdig: die klassische, an Ringel orientierte Selbstmordforschung hat doch vorwiegend eine psychiatrische Vorstellung von Zwang („obsession" im anglo-amerikanischen Sprachraum erinnert an die Kategorie der Besessenheit) und rückt damit die Abwägung zum Selbstmord in die Nähe von Krankheit und Unvernunft. Die heutigen Erkenntnisse zum Krankheitsbild von Selbstmordhandlungen sind eine solide Orientierung zur Beurteilung ihrer Freiverantwortlichkeit. An ihr werden in der weiteren Erkenntnisgewinnung durch Einbeziehung psychologischer und sozialwissenschaftlicher Methoden bei Untersuchung der Handlungsstruktur suizidalen Verhaltens Ernsthaftigkeit, Vernunft, Abwägung, Freiheit und Zwang deutlicher werden. Freiheit und Zwang schließen einander nicht aus. Orientierungshilfe kann die empirische Suizidforschung sein, weil sie einen wesentlichen Beitrag zur Erkenntnis der Beschaffenheit des selbstmörderischen Willens leistet. Diese Erkenntnis ist für Richter und psychiatrische Sachverständige eine genügend sichere Grundlage ihrer Entscheidungsfindung. Beide müssen nicht mehr von der Unbeachtlichkeit dieses selbstmörderischen Willens ausgehen.

So gipfelt die Problematik von Selbstmord und Selbstmordversuch im forensisch-psychiatrischen Zusammenhang in der Verschränkung von Freiheit und Zwang, in der dem Gewissen die entscheidende Funktion des Handelns zukommt. Dies ist nicht so ungesichert wie oft im Gerichtssaal und in der Klinik angenommen. Richter und psychiatrische Sachverständige haben Orientierungsmöglichkeiten. Die empirische Suizidforschung nach ihrem gegenwärtigen Stand und mit ihrer Erweiterung des medzinischen Ansatzes um den psychologischen und sozialwissenschaftlichen gibt jetzt schon genügend Sicherheit, um gesetzgeberische Initiativen in diesem rechtsfreien Raum überflüssig zu machen. Das wird in Zukunft noch mehr der Fall sein, wenn die Struktur der Selbstmordhandlung noch genauer analysiert ist (Pohlmeier u. Mau 1981).

Literatur

AE-Sterbehilfe (1986) Alternativentwurf eines Gesetzes über Sterbehilfe. Thieme, Stuttgart New York
Amery J (^{3}1976) Hand an sich legen – Diskurs über den Freitod. Klett, Stuttgart
Arolt V, Bolstorff W (1986) Ein besonderer Fall von Doppelselbstmordversuch. Nervenarzt 57:249–251
Baechler J (1975, 1981) Tod durch eigene Hand. Dtsch. Übers. Ullstein, Frankfurt am Main
Bericht zur Lage der Psychiatrie s. Deutscher Bundestag (1975)
Biefang S, Pohlmeier H (1977) Kann man Krankheit messen? Zur Diskussion des Krankheitsbegriffes. MMG 2:158–165
Biefang S, Pohlmeier H (1979) Gesundheitsindikatoren – Ein Versuch, Gesundheit zu messen. MMG 4:22–27
Bleuler (^{1}1919, ^{5}1976) Das autistisch-undisziplinierte Denken in der Medizin und seine Überwindung. Springer, Berlin Heidelberg New York Tokyo
Bochnik HJ et al. (1984) Thesen zum Problem von Suiziden während klinisch-psychiatrischer Therapie. NStZ 4:97–144
Böcker F (1973) Suizid und Suizidversuche in der Großstadt. Köln, Thieme, Stuttgart
Bottke W (1982) Suizid und Strafrecht. Duncker & Humblot, Berlin
Brauer HP, Zickgraf T (1975) Approbationsordnung für Ärzte mit Kommentaren. Deutscher Ärzte-Verlag, Köln
Bringewat P (1976) Unbeachtlicher Selbsttötungswille und ernstliches Tötungsverlangen – Ein Widerspruch? In: Eser A (Hrsg) Suizid und Euthanasie. Enke, Stuttgart, S 368
Bundesärztekammer (1979) Richtlinien für die Sterbehilfe. DÄB 1. 76:957–960
Degkwitz R, Siedow H (Hrsg) (1981) Standorte der Psychiatrie. Bd 2: Zum umstrittenen psychiatrischen Krankheitsbegriff. Urban & Schwarzenberg, München Wien Baltimore

Deutsch E (1983) Arztrecht und Arzneimittelrecht. Springer, Berlin Heidelberg New York Tokyo

Deutscher Bundestag (1975) Bericht über die Lage der Psychiatrie in der BRD . . . Drucksache 7/4200 7:4200

Diehl LW (1985) Zur Suizidalität unter psychiatrischer Therapie im Krankenhaus. Spektrum 3:111-116

Dölling D (1986) Suizid und unterlassene Hilfeleistung. NJW 39:1011-1066

Farberow NL, Shneidman S (eds) (1961) The cry for help. McGraw Hill, New York

Ghysbrecht B (1967) Der Doppelselbstmord. Reinhardt, München Basel

Göppinger H (1956) Die Aufklärung und Einwilligung bei der ärztlichen, besonders psychiatrischen Behandlung. Fortschr Neurol Psychiatr 24:53

Gores R (1981) Suizid als Problemlösung. Eine Fokaltheorie suizidalen Handelns. Mannhold, Düsseldorf

Herwig H (1982) Das Wesen der Krankheit und ihre psychologischen Dimensionen. In: Pohlmeier H (Hrsg) Medizinische Psychologie und Klinik. Hogrefe, Göttingen, S 11-37

Hoche H (1919) Vom Sterben. Fischer, Jena

Kisker KP (1976) Die neuen Schuldeinschränkungsparagraphen . . . MMG 1:39-46

Kutzer K (1985) Strafrechtliche Überlegungen zum Selbstbestimmungsrecht des Patienten und zur Zulässigkeit der Sterbehilfe. MDR:710-716

Linden KJ (1969) Der Suizidversuch. Enke, Stuttgart

Lutterotti M von (1985) Menschenwürdiges Sterben. Kann sich die Gesellschaft auf das Gewissen des Arztes verlassen? Herder, Freiburg Basel Wien

Mann F (1984) Aufklärung in der Medizin. Theorie – Empirische Ergebnisse – Praktische Anleitung. Schattauer, Stuttgart New York

Matussek N (1983) Ursprung der Depressionen . . . Ansätze der neurobiologischen Forschung. MMW 125:367-368

Mende W (1967) Zur Kriminologie depressiver Verstimmungen. Nervenarzt 38:546-553

Meyer JE ([2]1982) Todesangst und das Todesbewußtsein der Gegenwart. Springer, Berlin Heidelberg New York Tokyo

Middendorf W (1981) Politische Kriminalität am Beispiel des Terrorismus. In: Eicke D (Hrsg) Die Psychologie des 20. Jahrhunderts. Kindler, München, Bd 14, S 402-418

Pohlmeier H (1976) Die psychoanalytische Theorie der Depression. In: Eicke D (Hrsg) Die Psychologie des 20. Jahrhunderts. Kindler, München, Bd 2, S 675-696

Pohlmeier H (1980 a) Social class and depressive illness. A contribution to the family background of suicide. Crisis- Int J Suicidol 1:134-140

Pohlmeier H (1980 b) Der politische Selbstmord. MMW 122:665-670

Pohlmeier H (1983 a) Das „neue" Aachener Suizidurteil. Suizidprophylaxe 10:165-174

Pohlmeier H ([2]1983 b) Selbstmord und Selbstmordverhütung. Urban & Schwarzenberg, München Wien Baltimore

Pohlmeier H (1986) Psychiatrische Begutachtung von Selbstmordhandlungen. In: Venzlaff U (Hrsg) Psychiatrische Begutachtung. Fischer, Stuttgart New York

Pohlmeier H, Mau J (1981) Therapiestudien im Bereich der Selbstmordverhütung. In: Victor N et al. (Hrsg) Therapiestudien. Springer, Berlin Heidelberg New York Tokyo

Pöldinger W (1968) Die Abschätzung der Suizidalität. Huber, Bern

Ringel E (1953) Der Selbstmord – Abschluß einer krankhaften psychischen Entwicklung. Maudrich, Wien (Reprint 1984)

Ringel E (1974) Appell an die anderen. Kaiser, München

Roxin C (1978) Die Mitwirkung beim Suizid als Problem des Strafrechts. In: Pohlmeier H (Hrsg) Selbstmordverhütung – Anmaßung oder Verpflichtung. Keil, Bonn, S 79-103

Sainsbury P (1968) Suicide and depression. In: Recent developments in affective disorders 2, Roy. Med. Psychol. Ass.

Sainsbury P (1980) Suicide and depression. Psychiatria Fennica, [Suppl.], Helsinki S 259-267

Schneider K ([11]1976) Klinische Psychopathologie. Thieme, Stuttgart

Schreiber HL (1980) Die Stellung des Sachverständigen im Strafprozeß. (Akademiebericht Hofgeismar) Anstöße 4:125-135

Seligmann MEP (1979) Erlernte Hilflosigkeit (1975). Dtsch. Übers. Urban & Schwarzenberg, München

Sonneck G, Strauss F (1978) Statistische Untersuchungen über die Selbstmorde in Österreich in den Jahren 1970–1975. Mitt Öst San Verw 79:82–90

Stellungnahme im Rahmen der öffentlichen Anhörung zum Thema „Sterbehilfe" (1985) Stenographisches Protokoll über die 51. Sitzung des Rechtsausschusses. Deutscher Bundestag, 10. Wahlperiode

Stengel E (1969) Selbstmord und Selbstmordversuch (1936). Dtsch. Übers. Fischer, Frankfurt am Main

Venzlaff U (Hrsg) (1986) Psychiatrische Begutachtung. Fischer, Stuttgart New York

Wagner J (1975) Selbstmord und Selbstmordverhinderung. Müller, Karlsruhe

Wolfslast G (1984) Zur Haftung für Suizide während klinisch-psychiatrischer Therapie. NStZ 4:105–108

Die Affäre Moosbrugger, in Robert Musils
Der Mann ohne Eigenschaften

R. WILLE

Vielfältig und eng verwoben sind die Verflechtungen zwischen Kunst und Wissenschaft, ambivalent speziell die Beziehungen und gegenseitigen Befruchtungen zwischen Dichtung und Psychiatrie.

Die von der griechischen Klassik beschriebenen Grenzsituationen menschlicher Schwächen und Tragik gehören zum täglichen Vokabular der heutigen Psychiatrie aller Schattierungen – der psychodynamischen, anthropologisch-daseinsanalytischen oder psychopathologisch-phänomenologischen.

Kennzeichnend für eine Zeitepoche sind nicht so sehr hehre Proklamationen der Politiker oder volkswirtschaftliche Pro-Kopf-Vergleiche des Bruttosozialprodukts, sondern eher die Art, wie eine Gesellschaft mit ihren Außenseitern, seien es wahnhaft Erleuchtete oder künstlerisch Begnadete, seien es paranoid Gescheiterte oder delinquent Gestrauchelte, umgeht.

Von bitteren Erfahrungen ist das bekannte Psychiaterwort über die sog. Psychopathen geprägt: „In guten Zeiten begutachten wir sie, in schlechten Zeiten beherrschen sie uns".

Niemand aber hat die quälenden Verquickungen der forensischen Psychiatrie so tief durchdacht und so sublimiert stilisiert wie Robert Musil, von dem W. Schulte im Vorwort zu der gleichnamigen Monographie von G. Irle (1965) schreibt: „Der psychiatrische Roman findet in dem *Mann ohne Eigenschaften* von Robert Musil seine reinste Verkörperung."

In diesem kompliziert aufgebauten zeitgeschichtlichen Schlüsselroman (er entstand 1930–1942 und blieb Fragment) mit mehreren ineinander verwobenen Erzählungen, Haupt- und Nebenfiguren findet sich eingestreut der Fall des misogynen Prostituiertenmörders Moosbrugger, eine dichterische Vorwegnahme forensisch-anthropologischer Betrachtungsweise mit hintersinnigen Reflexionen über Juristen und Mediziner an der Nahtstelle von Natur- zur Geisteswissenschaft, im Dialog über die Schuldfähigkeit und Schuldhaftigkeit des Menschen.

Sie vereint (patho)psychologische Einfühlung aus mitmenschlichem Wohlwollen mit skeptischer Distanz, und zwar bei allen Romanfiguren. Vom Anstaltspsychiater Dr. Friedenthal heißt es bei Musil:

> Er war ein Zweifler. Die Unsicherheit seiner Wissenschaft hatte ihm die Augen geöffnet für die Unsicherheit allen Wissens. Er wäre gern eine Persönlichkeit gewesen und ahnte in seinen besten Stunden, daß ihm das lähmende Durcheinander dessen, worüber es Wahrheit gebe oder niemals geben werde, nicht mehr gestatte als eine unfruchtbare und eitle Subjektivität.

Der andere forensische Nervenarzt, der alte, skeptisch-unehrerbietige Dr. Pfeifer hält es für eine

Utopie, böse Menschen medizinisch heilen zu wollen, und überdies ein Nonsens, denn das Böse ist nicht nur in der Welt vorhanden, sondern auch unentbehrlich für ihren Fortbestand. Wir brauchen böse Menschen, wir dürfen sie nicht alle für krank erklären.

Unerreicht im Gedankenreichtum und Stil ist jedoch die eigentliche „Affäre Moosbrugger" in ihrer Mixtur aus biographischer Persönlichkeitsschilderung, Berichterstattung über den Prozeßverlauf und Begutachtung der Begutachter. Angesichts des unnachahmlichen Sprachniveaus verbietet sich jede Interpretation, so daß in den folgenden Zitaten ausschließlich Robert Musil zu Worte kommen soll (Textcollage – S. 67–76, 118, 235 – aus der am Beitragsende genannten Ausgabe):

Moosbrugger war ein Zimmermann, ein großer, breitschultriger Mensch . . . Gutmütige Kraft und der Wille zum Rechten sprachen auch aus seinem Gesicht. . . . Man blieb wie eingewurzelt stehen, wenn man diesem von Gott mit allen Zeichen der Güte gesegneten Gesicht zum ersten Mal begegnete, denn Moosbrugger war gewöhnlich von zwei bewaffneten Justizsoldaten begleitet und hatte die eng aneinandergebundenen Hände vor dem Leib, an einem starken stählernen Kettchen, dessen Knebel einer seiner Begleiter hielt.

Wenn er bemerkte, daß man ihn ansah, zog über sein breites, gutmütiges Gesicht mit dem ungepflegten Haar und dem Schnurrbart samt dazugehöriger Fliege ein Lächeln. Es mochte ein verlegenes Lächeln sein oder ein verschlagenes, ein ironisches, heimtückisches, schmerzliches, irres, blutrünstiges, unheimliches: Die Berichterstatter des Gerichtssaals tasteten sichtlich nach widersprechenden Ausdrücken und schienen in diesem Lächeln verzweifelt etwas zu suchen, das sie offenbar in der ganzen redlichen Erscheinung sonst nirgends fanden.

Denn Moosbrugger hatte eine Frauensperson, eine Prostituierte niedersten Ranges, in grauenerregender Weise getötet.

. . . Nach der Tat stand er vielleicht noch eine Viertelstunde bei dem erstochenen Weibsbild und betrachtete es, während die Nacht wieder ruhiger und wundersam glatt wurde. Nun konnte sie keinen Mann mehr beleidigen und sich an ihn hängen. Schließlich trug er die Leiche über die Straße und legte sie vor ein Gebüsch, damit sie leichter gefunden und bestattet werden könne, wie er behauptete, denn nun konnte sie ja nichts mehr dafür.

Die Berichterstatter hatten ihren Abscheu davor ausgedrückt, aber sie hörten nicht auf, bevor sie fünfunddreißig Stiche im Bauch gezählt hatten. . . . Selbst von der nächstliegenden Erklärung, daß man einen Geisteskranken vor sich habe – denn Moosbrugger war wegen ähnlicher Verbrechen schon einigemal in Irrenhäusern gewesen – machten sie wenig Gebrauch, obgleich ein guter Berichterstatter sich heute in solchen Fragen trefflich auskennt.

Moosbrugger war als Junge ein armer Teufel gewesen, ein Hüterbub in einer Gemeinde, die so klein war, daß sie nicht einmal eine Dorfstraße hatte, und er war so arm, daß er niemals mit einem Mädel sprach. Er konnte Mädels immer nur sehen; auch später in der Lehre und dann gar auf den Wanderungen. Nun braucht man sich ja bloß vorzustellen, was das heißt. Etwas, wonach man so natürlich begehrt wie nach Brot oder Wasser, darf man immer nur sehen. Man begehrt es nach einiger Zeit unnatürlich. Man blickt ihm in die Augen, und sie werden undurchsichtig. . . . Man könnte also verstehen, daß Moosbrugger schon nach dem ersten Mädchenmord sich damit verantwortete, daß er stets von Geistern verfolgt werde, die ihn bei Tag und Nacht riefen. Sie warfen ihn aus dem Bett, wenn er schlief, und störten ihn bei der Arbeit. Dann hörte er sie tags und nachts miteinander sprechen und streiten. Das war keine Geisteskrankheit, und Moosbrugger mochte es nicht leiden, wenn man derart von ihm sprach.

Im Winter ist es für einen Zimmermann schwer, Arbeit zu finden, und Moosbrugger lag oft wochenlang auf der Straße. Für eine Mahlzeit hat man kein Geld, so trinkt man Schnaps, bis hinter den Augen zwei Kerzen leuchten und der Körper allein geht. ... Und wer denkt daran, was es heißt, sich tage- und wochenlang nicht richtig waschen zu können. Die Haut wird so steif, daß sie nur grobe Bewegungen erlaubt, selbst wenn man zärtliche machen wollte, und unter einer solchen Kruste erstarrt die lebendige Seele. Der Verstand mag weniger davon berührt werden, das Notwendige wird man ganz vernünftig tun.

Dann begegneten dem wandernden Moosbrugger, wenn er durch die Dörfer kam oder auch auf der einsamen Straße, ganze Prozessionen von Frauen. Jetzt eine, und eine halbe Stunde später wieder eine Frau, aber wenn sie selbst in so großen Zwischenräumen kamen und gar nichts miteinander zu tun hatten, im ganzen waren es doch Prozessionen ...

... Er war ersichtlich krank, aber wenn auch offenbar seine krankhafte Natur den Grund für sein Verhalten abgab, die ihn von den anderen Menschen absonderte, ihm kam das wie ein stärkeres und höheres Gefühl von seinem Ich vor.

In den Gerichtsverhandlungen bemühte er sich, ein gewähltes Hochdeutsch zu sprechen und sagte etwa: „Das muß als Grundlage meiner Brutalität dienen" oder „Ich hatte sie mir noch grausamer vorgestellt als ich derlei Weiber sonst einschätze". .... Gewöhnlich trug ihm das die Gerichtssaalzensur der „bemerkenswerten Intelligenz", ehrenvolle Beachtung während der Verhandlung und strenge Strafen ein, aber im Grunde empfand seine geschmeichelte Eitelkeit diese Verhandlungen als die Ehrenzeiten seines Lebens. Deshalb haßte er auch niemand so inbrünstig wie die Psychiater, die glaubten, sein ganzes schwieriges Wesen mit ein paar Fremdworten abtun zu können, als wäre es für sie eine alltägliche Sache. Wie immer in solchen Fällen, schwankten unter dem Druck der sich ihnen überordnenden juristischen Vorstellungswelt die medizinischen Gutachten über seinen Geisteszustand, und Moosbrugger ließ sich keine dieser Gelegenheiten entgehen, um in öffentlicher Verhandlung seine Überlegenheit über die Psychiater zu beweisen und sie als aufgeblasene Tröpfe und Schwindler zu entlarven, die ganz unwissend seien und ihn, wenn er simuliere, ins Irrenhaus aufnehmen müßten, statt ihn ins Zuchthaus zu schicken, wohin er gehöre. Denn er leugnete seine Taten nicht, er wollte sie als Unglücksfälle einer großen Lebensauffassung verstanden wissen.

In der Verhandlung bereitete Moosbrugger seinem Verteidiger die unvorhersehbarsten Schwierigkeiten. Er saß breit wie ein Zuschauer auf seiner Bank, rief dem Staatsanwalt Bravo zu, wenn dieser etwas für seine Gemeingefährlichkeit vorbrachte, das ihm seiner würdig erschien, und teilte lobende Zensuren an Zeugen aus, die erklärten, niemals etwas an ihm bemerkt zu haben, was auf Unzurechnungsfähigkeit schließen ließe. „Sie sind ein drolliger Kauz", schmeichelte ihm von Zeit zu Zeit der die Verhandlung leitende Richter und zog gewissenhaft die Schlingen zusammen, die sich der Angeklagte gelegt hatte. ....

In den Augen des Richters gingen seine Taten von ihm aus, in den seinen waren sie auf ihn zugekommen wie Vögel, die herbeifliegen. Für den Richter war Moosbrugger ein besonderer Fall; für sich war er eine Welt, und es ist sehr schwer, etwas Überzeugendes über eine Welt zu sagen. ... Als der Vorsitzende das Gutachten vorlas, das ihn als verantwortlich erklärte, erhob sich Moosbrugger und tat dem Gerichtshof kund: „Ich bin damit zufrieden und habe meinen Zweck erreicht." Spöttischer Unglaube in den Augen rings umher antwortete ihm, und er fügte zornig hinzu: „Dadurch, daß ich die Anklage erzwungen habe, bin ich mit dem Beweisverfahren zufrieden!" Der Vorsitzende, der jetzt ganz Strenge und Strafe geworden war, verwies es ihm mit der Bemerkung, daß es dem Gerichtshof nicht auf seine Zufriedenheit ankomme. Dann las er ihm das Todesurteil vor, genau so, als ob der Unsinn, den Moosbrugger zum Vergnügen aller Anwesenden während der ganzen Verhandlung gesprochen hatte, nun auch einmal ernst beantwortet werden müßte. Da sagte Moosbrugger nichts, damit es nicht wie ein Schreck aussehe. Dann wurde die Verhandlung geschlossen, und alles war vorbei. Da aber wankte doch sein Geist; er wich zurück, ohnmächtig gegen den Hochmut der Verständnislosen; er drehte sich um, den schon die Justizsoldaten hinausführten, kämpfte um Worte, reckte die Hände empor und rief mit einer Stimme, welche die Stöße seiner Wächter abschüttelte: „Ich bin damit zufrieden, wenn ich Ihnen auch gestehen muß, daß Sie einen Irrsinnigen verurteilt haben."

In seinem neuen Gefängnis war Moosbrugger geschoren worden, ungeachtet seiner Verurteilung, die noch nicht rechtskräftig war, angeblich, um ihn zu messen. Man hatte ihn mit einer stinkenden Schmierseife abgerieben, unter dem Vorwand einer Desinfektion. Er war ein alter Reisender, er wußte, daß nichts von alledem erlaubt war, aber hinter dem Eisentor ist es nicht einfach, in Ehren zu bestehen. . . . Moosbrugger beklagte sich bei dem Anstaltsgeistlichen; aber der war ein guter Greis, dessen freundliche Seelsorge die veraltete Schwäche hatte, daß sie vor Sexualverbrechen versagte. . . . Der Gefängnisarzt ließ sich durch nichts bewegen, auf seine Beschwerden einzugehen, solange die Frage, ob er krank sei oder simuliere, keine Antwort durch die Fakultät gefunden habe. . . .

Trotzdem war Moosbrugger im ganzen nicht unzufrieden. Er genoß die Achtsamkeit, wenn sie auch streng war, wie ein Kind, dem es gelungen ist, seine Mutter zu zwingen, sich zornig mit ihm zu beschäftigen. . . .

Er beneidete alle Menschen, die schon in der Jugend gelernt hatten, leicht zu sprechen. Ihm klebten die Worte zu Trotz gerade in den Zeiten, wo er sie am dringendsten brauchte, wie Gummi am Gaumen fest, und es verging dann manchmal eine unermäßliche Weile, ehe er eine Silbe losriß und wieder vorwärtskam. Die Erklärung war nicht abzuweisen, daß das schon keine natürliche Ursache mehr habe.

Wenn er aber bei Gericht sagte, es seien die Freimaurer oder die Jesuiten oder die Sozialisten, die ihn auf diese Weise verfolgten, so verstand ihn kein Mensch. Die Juristen konnten zwar besser reden als er und hielten ihm alles mögliche entgegen, aber von den wirklichen Zusammenhängen hatten sie keine Ahnung.

Was über Moosbrugger von Rechts wegen zu sagen war, das hätte man in einem Satz vorbringen können. Moosbrugger war einer jener Grenzfälle, die aus der Jurisprudenz und Gerichtsmedizin auch den Laien als die Fälle der verminderten Zurechnungsfähigkeit bekannt sind. Bezeichnend für diese Unglücklichen ist es, daß sie nicht nur eine minderwertige Gesundheit, sondern auch eine minderwertige Krankheit haben. Natura non fecit saltus, sie macht keinen Sprung, sie liebt die Übergänge und hält auch im großen die Welt in einem Übergangsstadium zwischen Schwachsinn und Gesundheit. Aber die Jurisprudenz nimmt nicht Notiz davon. Sie sagt: Non datur tertium sive medium inter duo contradictoria, zu deutsch: Der Mensch ist entweder imstand rechtswidrig zu handeln, oder er ist es nicht, denn zwischen zwei Gegensätzen gibt es nichts Drittes und Mittleres. Durch diese Fähigkeit wird er strafbar, durch diese seine Eigenschaft der Strafbarkeit wird er Rechtsperson, und als Rechtsperson hat er teil an der überpersönlichen Wohltat des Rechts. Wer das nicht gleich versteht, der denke an die Kavallerie. Wenn ein Pferd sich bei jedem Versuch, es zu reiten, wie toll benimmt, so wird es mit besonderer Sorgfalt gewartet, bekommt die weichsten Bandagen, die besten Reiter, das ausgewählteste Futter und die geduldigste Behandlung. Wenn sich dagegen ein Reiter etwas zuschulden kommen läßt, so steckt man ihn in einen von Flöhen besetzten Käfig, entzieht ihm das Essen und gibt ihm Eisenschellen. Die Begründung dieses Unterschieds liegt darin, daß das Pferd bloß dem tierisch-empirischen Reich angehört, während der Dragoner an dem logisch-sittlichen teilhat. In diesem Sinne zeichnet es den Menschen vor dem Tiere, und man darf hinzufügen, auch vor dem Geisteskranken aus, daß er nach seinen geistigen und sittlichen Eigenschaften imstande ist, rechtswidrig zu handeln und ein Verbrechen zu begehen; und da also erst die Strafbarkeit jene Eigenschaft ist, die ihn zum sittlichen Menschen erhebt, wird es verständlich, daß der Jurist eisern an ihr festhalten muß.

Leider tritt noch hinzu, daß die Gerichtspsychiater, die berufen wären, sich dem entgegenzusetzen, gewöhnlich viel ängstlicher in ihrem Beruf sind als die Juristen; sie erklären nur solche Personen für wirklich krank, die sie nicht heilen können, was eine bescheidene Übertreibung ist, denn sie können die anderen auch nicht heilen. Sie unterscheiden zwischen unheilbaren Geisteskrankheiten, zwischen solchen, die mit Gottes Hilfe nach einiger Zeit von selbst besser werden, und endlich solchen, die der Arzt zwar auch nicht heilen kann, wohl aber der Patient vermeiden könnte, vorausgesetzt natürlich, daß durch höhere Fügung rechtzeitig die richtigen Einflüsse und Überlegungen auf ihn einwirken. Diese zweite und dritte Gruppe liefert jene nur minderwertigen Kranken, die der Engel der Medizin zwar als Kranke behandelt, wenn sie zu ihm in die Privatpraxis kommen, die er aber schüchtern dem Engel des Rechts überläßt, wenn er mit ihnen in der Gerichtspraxis zusammenstößt.

Gerichtshöfe gleichen Kellern, in denen die Weisheit der Vorvordern in Flaschen liegt; man öffnet diese und möchte darüber weinen, wie ungenießbar der höchste, ausgegorenste Grad menschlicher Genauigkeitsanstrengung wird, ehe er vollkommen ist. Dennoch scheint er unabgehärtete Personen zu berauschen. Es ist eine bekannte Erscheinung, daß der Engel der Medizin, wenn er längere Zeit den Ausführungen der Juristen zugehört hat, sehr oft seine eigene Sendung vergißt. Er schlägt dann klirrend die Flügel zusammen und benimmt sich im Gerichtssaal wie ein Reserveengel der Jurisprudenz.

Literatur

Irle E (1965) Der psychiatrische Roman. Hippokrates, Stuttgart
Musil R (1960) Der Mann ohne Eigenschaften. Rowohlt, Hamburg (Aufl. 23.–34. Tsd.)

Die Herrscher-Sklaven-Wippe: eine besondere Form der Aggression

K. D. HOPPE

Einleitung

In seiner grundsätzlichen Stellungnahme: *Erlebnisreaktiver Persönlichkeitswandel: Fiktion oder Wirklichkeit?* wies Venzlaff (1969) nicht nur „scheintiefe Relativierungen" und „Bagatellisierungen" von Verfolgtenschicksalen zurück, abschließend mit den ergreifenden Versen von Nelly Sachs, sondern eröffnete darüber hinaus für unsere Wissenschaft den Zugang zum Verständnis von einem Wandel der Persönlichkeitsdynamik mit Auftreten psychopathologischer Phänomene. So verstanden, umfaßt der zuvor von ihm beschriebene erlebnisbedingte Persönlichkeitswandel (Venzlaff 1958) neben Angst, Depressionen und psychosomatischen Manifestationen auch chronifizierte Affekte des Ärgers, der Aggression und der Wut als Regressionsphänomene und Ausdruck einer Ich-Desintegration (Venzlaff 1969).

Auf solcher Basis wird es verständlich, daß sich hier für die forensische Psychiatrie ein fruchtbarer Ansatz bietet, diesen Wandel der Persönlichkeitsdynamik auch bei jenen Menschen zu erfassen, die nicht durch die Hölle der Konzentrationslager gingen, jedoch durch schwerwiegende psychische Traumata anderer Art in ihrer äußeren und inneren Lebensgeschichte (Binswanger 1955) geschädigt wurden. Der 2. Abschnitt wird sich damit befassen; zunächst soll diese besondere Form der Agression bei Überlebenden des Holocausts beschrieben werden.

Chronische reaktive Aggression bei Überlebenden des Holocausts

Die Mehrzahl der von mir begutachteten oder behandelten Verfolgten des Naziregimes litt unter Depressionen, während das Leben einer kleinen, doch einprägsamen Gruppe zutiefst von Aggressionen beeinträchtigt wurde. Klinisch nannte ich das Krankheitsbild *chronische reaktive Aggression* (Hoppe 1962, 1963, 1971 a). Dynamisch kamen solche Überlebende, die im Konzentrationslager oder Untergrund eine *Haßsucht* entwickelt hatten, niemals in Gefahr, ihre Peiniger unbewußt als elterliche Leitbilder zu erleben.

Von dieser Art der Regression, die die Mehrzahl der Verfolgten aufgrund ihres Überlebensyndroms (Niederland 1968) aufwiesen, wurden sie durch ihr Ich-Ideal bewahrt, dessen Stärke sich in ihrer Standhaftigkeit, ihrem unbeugsamen Stolz und ihrer festen Überzeugung, eine Sendung zu erfüllen, manifestierte. Ferner brach bei ihnen häufig ein gestauter mimetischer Impuls durch, den Verfolgern die Maske vom Gesicht zu reißen, indem sie die Rolle eines Clowns spielten. So kam es bei den aggressiven Überlebenden zu einer ständigen Abfuhr ihres eigenen strafenden oder negativen Gewissens nach außen, wodurch der Druck auf das Ich vermindert wurde.

Die seit der Befreiung bis heute ständig gebrauchte Aggression, die weder mit Liebe noch mit konstruktiver Tätigkeit verbunden werden kann, imponiert als *Haßsucht*. Diese blieb zunächst am äußeren Feind haften, der sie hervorgerufen hatte. Mit den Jahren breitete sich der Haß aus, richtete sich gegen alle Deutschen und schließlich gegen die gesamte Menschheit, die solche Grausamkeiten zugelassen hatte. Solche Haßsucht mobilisiert Schuldgefühle, die in einer bestrafenden Weise gegen das eigene Selbst gerichtet werden. Verstärkt werden diese Schuldgefühle, wenn die Überlebenden in ihre Haßsucht nächste Familienangehörige miteinbeziehen, die nun als Repräsentanten des veräußerlichten strafenden Gewissens fungieren und durch ihre Existenz die Fortsetzung eines solchen gemarterten Daseins zu erzwingen scheinen (Hoppe 1964 a).

Haßsucht ist somit einerseits eine Entlastung, da zerstörerische Aggression nach außen abgeführt wird, andererseits eine ständige Quelle erneuten Leidens. Diese Wechselbeziehung zwischen innerer und äußerer Verfolgung bezeichnete ich als „master slave seesaw relationship" (Hoppe 1971 b), was wohl am besten mit Herrscher-Sklaven-Wippe zu übersetzen ist (Abb. 1).

Das *H* im Patienten repräsentiert sein eigenes strenges, strafendes Gewissen auf einer regredierten Kindheitsstufe. Das *S* steht für das Selbst in der Rolle eines Sklaven. Wenn die Unterdrückung des inneren Herrschers unerträglich wird, rebelliert das unterwürfige Selbst, gewöhnlich ohne Erfolg, da der innere Herrscher zu mächtig ist *(I)*. Daraus resultiert ein Anwachsen der Unterdrük-

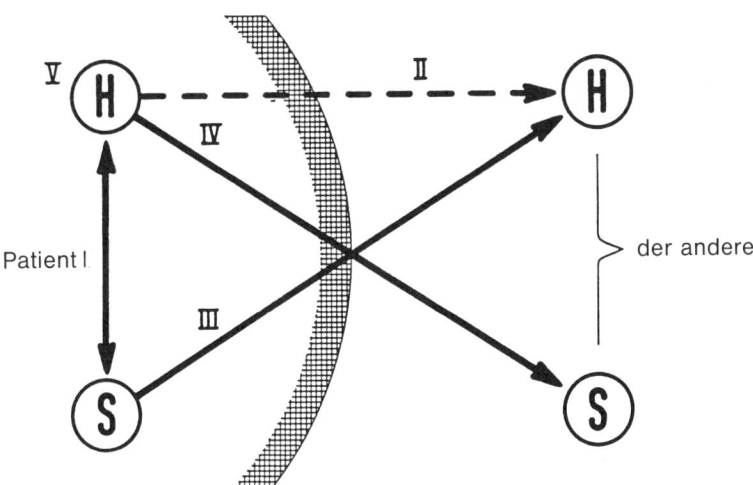

Abb. 1. Schema der Herrscher-Sklaven-Wippe (Erklärung der verwendeten Symbole s. Text)

kung und der Depression, bis das Selbst daraus einen Ausweg findet, in dem es den inneren Herrscher nach außen verlegt, d. h. externalisiert: Der andere wird zum unterdrückenden Herrscher *(II)*. Nun können Aggression und Rebellion leichter zum Ausdruck gebracht werden, da der äußere Herrscher als weniger gefährlich als der innere erscheint *(III)*. Durch die Externalisierung von Ärger, Haß, Rebellion und Wut gewinnt das Selbst eine Entlastung und einen Eigenwert, wodurch es sich zu der Höhe des inneren Herrschers aufschwingt und somit den anderen als einen äußeren Sklaven oder Sündenbock behandelt *(IV)*. Diese Situation erweckt jedoch Schuldgefühle auf seiten des Selbst, wodurch der Einfluß des inneren Herrschers erneuert wird *(V)*.

Dieser Prozeß der Versklavung des Selbst, der Externalisierung des Herrschers und der Schaukelbeziehung zwischen innerem Sklaven und äußerem Herrscher, innerem Herrscher und äußerem Sklaven ist ein Circulus vitiosus und erneuert sich ständig.

Ein 2. Diagramm möge das Janusgesicht des inneren Herrschers deutlich machen (Abb. 2).

Der innere Herrscher, dessen Ursprung auf den Vater und die Mutter der frühen Kindheit zurückgeht, repräsentiert nicht nur das strafende Gewissen, sondern zugleich ein wohlwollendes, doch forderndes Ich-Ideal. Diese innere Instanz verlangt somit, was man tun soll, und steht dafür, was man sein möchte. Solange sich das Selbst auf einer regredierten, versklavten Stufe befindet, empfindet es Schuld und Scham. Es fühlt sich schuldig im ständigen Vorwurf des strafenden Gewissens, es empfindet Scham, da es die Erwartungen des wohlwollenden Ich-Ideals, an dem es hängt, nicht erfüllen kann.

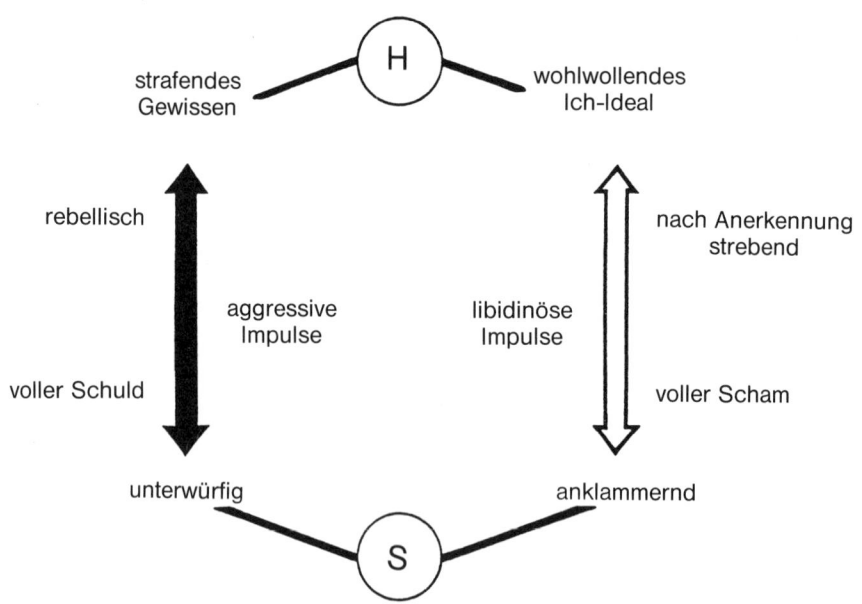

Abb. 2. Janusgesicht des inneren Herrschers (*H* Herrscher, *S* Sklave)

Das Ergebnis dieses inneren Konflikts ist ein verminderter Selbstwert. Außerdem kommt es häufig zu Depressionen, Rückzug von der Außenwelt, sowie masochistischen und paranoiden Entwicklungen. Abbildung 2 verdeutlicht diese Vorgänge in einer stark schematisierten Weise; gewöhnlich sind aggressive und libidinöse (d. h. liebende) Empfindungen und Triebimpulse nicht so scharf abgegrenzt, sondern mehr oder weniger vermischt.

Gebraucht das Selbst diese Triebimpulse zu eigenen Zwecken, so kann die Rebellion gegen das strafende Gewissen zur aggressiven Einverleibung oder narzißtischen Identifizierung mit dem Ich-Ideal führen. Triumph, manisch gehobene Stimmung und omnipotente oder sadistische Vorstellungen und Aktionen erwachsen aus einer solchen Einverleibung des inneren Herrschers.

Die Verschmelzung des inneren Sklaven mit dem inneren Herrscher imponiert als eine Verhaltensweise, die ich den leidenden Helden („victimized hero") nannte. Leiden wird ständig gesucht, um Held zu sein; man ist Held, wenn man leidet.

Im Gegensatz zur Verschmelzung von innerem Herrscher und Sklaven im leidenden Helden entdecken wir häufig eine tiefe Vertrauenskrise zwischen diesen beiden inneren Extremen. Der tyrannische Herrscher befürchtet ständig den Aufstand des Sklaven; dieser duckt sich unter dem drohenden Schwert des Herrschers, das über ihm hängt. Aufgrund dieses Grundkonflikts kann der Mensch sich nicht selbst vertrauen.

Aus dieser inneren Vertrauenskrise resultiert eine Entweder-oder-Haltung: Entweder spielt sich das Selbst als Herrscher auf, der den anderen als Sklaven oder Sündenbock zu unterdrücken sucht, oder er erlebt sich als nichtswürdigen Sklaven, als Wurm, der zertreten werden sollte. Das römische „aut Caesar aut nihil" dürfte psychologisch hier seinen Ursprung haben.

Wird der innere Herrscher nach außen verlagert und mit Gott gleichgesetzt, verstellt diese Konstellation den Weg zu einem reifen, humanen Selbst. Der Tyrann heißt nun „Gott" und wird vom versklavten Selbst gefürchtet und angebetet. In Wirklichkeit stellt ein solcher „Gott" jedoch nichts anderes als das nach außen projizierte Bild des inneren Herrschers dar. Mit anderen Worten: Das strafende Gewissen der Kindheit, häufig mit der Stimme Gottes gleichgesetzt, verstellt den Weg zum humanen Selbst, besonders bei fanatisch oder zu streng religiösen Menschen.

Mein Konzept der Herrscher-Sklaven-Wippe beruht auf psychoanalytischen Gedankengängen. Freud (1921, 1923) beschrieb mehrfach die Beziehung zwischen sadistischem Über-Ich und schuldbeladenem Ich. Seine Formulierungen können praktisch in seiner Feststellung über Dostojewski zusammengefaßt werden: „Anstelle der Selbstbestrafung ließ er sich vom Stellvertreter des Vaters (dem Zaren) bestrafen" (Freud 1928).

Nach Anna Freud (1946) folgt der Identifizierung mit dem Angreifer der aktive Angriff auf die Außenwelt mit Hilfe eines neuen Abwehrvorgangs. Fenichel (1945) ging ausführlich auf die Unterwürfigkeit oder Rebellion des Ichs dem sadistischen Über-Ich gegenüber ein und verwies auf den moralischen Masochismus des Ichs als Komplementärfaktor zum Sadismus des Über-Ichs. Piers und Singer (1953) beschrieben Scham als Ausdruck des Konflikts zwischen Ich-Ideal und Ich, während Schuld dem Konflikt zwischen Über-Ich und Ich entstamme.

Wir verdanken Erik Erikson (1958) die Beschreibung des negativen äußerlichen Gewissens: Negativ, da es auf der Sünde basiert, äußerlich, weil es von einer strafenden Institution definiert und neu definiert wurde, die allein Moralität und die Folgen des Ungehorsams erklären konnte. Eriksons negatives äußerliches Gewissen ist somit äußerlich konstitutionalisiert. Die Externalisierung oder Projektion des inneren Gewissens in die äußere Herrschaft – wie in meiner Herrscher-Sklaven-Wippe – wird von Erikson nicht abgehandelt.

Therapeutisch hat sich das psychodynamische Modell der Herrscher-Sklaven-Wippe in der Behandlung von ca. 50 Überlebenden schwerer Naziverfolgung bewährt (Hoppe 1971 c, 1984). Die jedes intime Verhältnis vergiftende Haßsucht und das nicht minder zerstörerische Schuldgefühl des Überlebenden konnten so in den Griff gebracht und zunächst intellektuell verstanden werden. Die beiden Abbildungen wurden häufig dem Patienten übergeben und die auch einem Nichtpsychiater einleuchtenden Worte und Zusammenhänge erklärt. Häufig behandelte der Patient das, was er nun schwarz auf weiß besaß, wie ein Übergangsprojekt (Winnicott 1953; Hoppe 1964 b, 1967), d. h. wie die Decke oder den Teddybären seiner Kindheit, und konnte in diesem regredierten, doch beschützten und sicheren Übergangsraum seine Aggression, seine Wut und seinen Haß durcharbeiten. Dies kann allerdings nur gelingen, wenn der Therapeut die vom Patienten projizierte Herrscherrolle akzeptiert und sich mit dem Angreifer identifizieren läßt. Erst in diesem Herrscher-Sklaven-Übertragungsverhältnis läßt sich der innere und äußere Grundkonflikt in der Weise auflösen, daß die Macht des inneren Herrschers vermindert und der Selbstwert des Patienten verstärkt wird. Therapeutisches Ziel ist das Einpendeln der Wippe in eine Mittellage, in der der Patient, nicht mehr vom Gewissen verfolgt oder vom überhöhten Ich-Ideal getrieben, auf gleichberechtigter Ebene mit dem anderen, der nicht mehr zum Verfolger dämonisiert oder zum Sündenbock degradiert wird, kommunizieren kann.

Die Herrscher-Sklaven-Wippe bei anderen Patientengruppen

Vor allem die oben angeführten therapeutischen Erfahrungen, aber auch die Gleichsetzung des inneren Herrschers mit Gott weisen schon darauf hin, daß die Herrscher-Sklaven-Wippe als Wandel der Persönlichkeitsdynamik auch bei anderen Patientengruppen eine bedeutsame Rolle spielt.

In der psychoanalytisch orientierten Psychotherapie von katholischen Priestern, Nonnen und Mönchen (Hoppe 1985) mußte immer wieder der gefährliche Einfluß des Herrschergewissens eingedämmt werden, besonders wenn das Gewissen als Stimme Gottes erlebt wurde, die das Selbst religiös versklavte.

Für die forensische Psychiatrie scheint das dynamische Verständnis von Alkohol und Drogensüchtigen in bezug auf die Herrscher-Sklaven-Wippe von größerer Bedeutung zu sein, sofern solche von Alkohol und Drogen Abhängige in ihrer Kindheit ein strafendes Gewissen und überhöhtes Ich-Ideal entwickelt hatten, von denen sie sich versklavt fühlten (Abb. 3).

Abbildung 3 macht psychodynamisch folgendes deutlich: Während sich das versklavte Selbst der Unterdrückung des inneren Herrschergewissens *(G)* durch

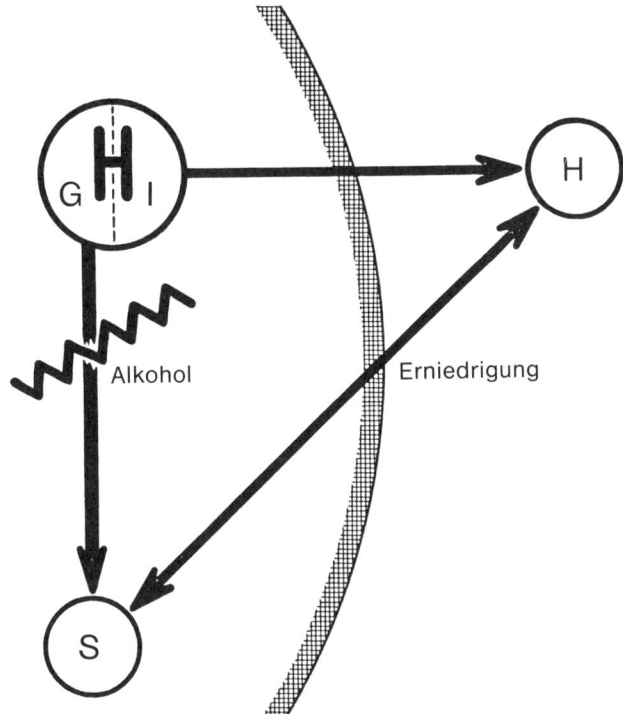

Abb. 3. Herrscher-Sklaven-Wippe bei Alkohol- bzw. Drogenabhängigen (Erklärung der verwendeten Symbole s. Text)

Alkohol (oder Drogengenuß) entledigt, projiziert es das Ich-Ideal *(I)* aus Kindheit und Jugend in einen oft unwürdigen anderen. Vor diesem zum Idol erhobenen äußeren Herrscher erniedrigt sich das niederkniende Selbst – zeitweise in einem sexuellen Akt – um mit ihm für kurze Zeit zu verschmelzen. Doch die Versklavung des Selbst wird nach kurzem Rausch nur noch grausamer empfunden. Der befriedigte äußere Herrscher kann dem versklavten Selbst keine Befriedigung bringen, weil es nun vom inneren Herrscher noch mehr als zuvor verdammt wird.

Diese Erniedrigung einem äußeren Herrscher gegenüber weist außerdem auf ein starkes narzißtisches Selbst hin, das dem in früher Kindheit entwickelten Bedürfnis nach sofortiger vollständiger Befriedigung unverändert nachgeht und die Überidealisierung des eigenen Selbst und des anderen aufrecht zu erhalten sucht (Kohut 1975; Hoppe 1985). Kommt es andererseits unter Alkohol- oder Drogeneinwirkung zum gewalttätigen Ausbruch des Süchtigen, kann angenommen werden, daß das innere Herrschergewissen in den anderen hineinprojiziert und dann, der Herrscher-Sklaven-Wippe folgend, als Sündenbock attackiert wird.

Zusammenfassend kann festgestellt werden, daß auf der Basis des Venzlaff-Konzepts eines erlebnisbedingten Persönlichkeitswandels als Wandel der Persönlichkeitsdynamik das von mir entwickelte psychodynamische Paradigma der Herrscher-Sklaven-Wippe als besondere Form der Aggression auch für heutige forensische Psychiatrie von Wert und Nutzen sein kann.

Literatur

Binswanger L (1955) Geschehnis und Erlebnis. In: Ausgewählte Vorträge und Aufsätze, Bd II. Francke, Bern, S 147

Erikson E (1958) Young man Luther. Norton, New York

Fenichel O (1945) The psychoanalytic theory of neurosis. Norton, New York

Freud A (1946) The ego and the mechanism of defense. Int. Univ.-Press, New York

Freud S (1921) Massenpsychologie und Ich-Analyse. Imago, London Bd XIII

Freud S (1923) Das Ich und das Es. Imago, London, Bd XIII

Freud S (1928) Dostojewski und die Vatertötung. Imago, London, Bd XIV, S 410

Hoppe K (1962) Persecution, depression and aggression. Bull Menninger Clin 26:195–203

Hoppe K (1963) Verfolgung, Aggression und Depression. Psyche 16:521–537

Hoppe K (1964 a) Verfolgung und Gewissen. Psyche 18:305–313

Hoppe K (1964 b) Über den Einfluß der Übergangsobjekte und Phänomene auf die Symptombildung. In: Scheunert G (Hrsg) Jahrbuch der Psychoanalyse. Huber, Bern, Bd III, S 86–115

Hoppe K (1967) Über den Einfluß der Übergangsobjekte und Phänomene auf die Behandlungssituation. In: Scheunert G (Hrsg) Jahrbuch der Psychoanalyse. Huber, Bern, Bd IV, S 63–81

Hoppe K (1971 a) Chronic reactive aggression in survivors of severe persecution. Compr Psychiatry 12:230–237

Hoppe K (1971 b) The master-slave-seesaw relationship in psychotherapy. The Reiss-Davis Clinic Bulletin 8:117–125

Hoppe K (1971 c) Aftermath of nazi persecution, reflected in recent psychiatric literature. In: Krystal H, Niederland W (eds) Psychic Traumatization. International Psychiatry Clinics 8:169–204

Hoppe K (1984) Severed ties. In: Luel S, Marcus P (eds) Psychoanalytic reflections on the holocaust: Selected essays. KTAV Publishing House, New York

Hoppe K (1985) Gewissen, Gott und Leidenschaft. Hirzel, Stuttgart

Kohut H (1975) Die Zukunft der Psychoanalyse. Suhrkamp, Frankfurt am Main

Niederland W (1968) Clinical observations on the „survivor syndrome". Int J Psychoanal 49:313–325

Piers D, Singer M (1953) Shame and guilt. Thomas, Springfield

Venzlaff U (1958) Die psychoreaktiven Störungen nach entschädigungspflichten Ereignissen. Springer, Berlin Heidelberg New York Tokyo

Venzlaff U (1969) Erlebnisreaktiver Persönlichkeitswandel: Fiktion oder Wirklichkeit? Nervenarzt 40:539–542

Winnicott D (1953) Transitional objects and transitional phenomena. Int J Psychoanal 43:89–97

Biologisch-psychologische Voraussetzungen der Verkehrsteilnahme

W. Böcher

Zur Bedeutung systemischer Betrachtungsansätze

Es wird, nicht nur von mir, seit langem betont, daß der Straßenverkehr als ein – vorwiegend durch soziale und technische Probleme bestimmtes – System zu verstehen ist, dessen Vorgänge sich eben zu einem großen Teil aus bestehenden Systemgesetzlichkeiten heraus ergeben. Als ein System in diesem Sinne möchte ich eine in sich strukturierte Gesamtheit von Komponenten bezeichnen, die untereinander in dynamischer Wechselbeziehung stehen.

Wir haben uns indes in unseren modernen Gesellschaften daran gewöhnt, auftretende Mängel weniger im Verkehrssystem zu suchen, sondern mit der Verhaltensvariabilität der einzelnen Verkehrsteilnehmer zu erklären, deren generell als bedeutsam unterstellte Existenz ihnen von der Gemeinschaft auch angelastet wird. Dabei wird jedes Individuum unserer technisierten Gesellschaft im Grunde ständig dazu ermuntert, vorhandene Produkte auch zu konsumieren, systemimmanente Belastungen und Gefahren ebenso zu akzeptieren wie für nahezu zwangsläufige Folgen einzutreten. Allein die Tatsache von etwa 1,5 Mio. Bußgeldbescheiden im Straßenverkehr der Bundesrepublik Deutschland in einem einzigen Jahr (1984) und von Millionen jährlicher Verwarnungen spricht jedoch wesentlich stärker dafür, Verhaltensauffälligkeiten im Straßenverkehr in erster Linie als ein systembedingtes Massenphänomen zu verstehen und erst in zweiter Linie an individuelle Persönlichkeitsmängel zu denken, die es in einer – übrigens nicht einmal allzuschwer auszumachenden – Minderzahl zweifellos auch gibt. Würde dieser, unserer Volksmentalität offenbar naheliegende Ansatz das halten, was sich manche von ihm auch heute noch zu versprechen scheinen, dann müßten im Gefolge der nunmehr schon seit 3 Jahrzehnten in der Bundesrepublik stattfindenden, vorwiegend psychologischen „Eignungsuntersuchungen", deren Zahl pro Jahr beachtlich ist, Verkehrssicherheitsprobleme, bis auf die jeweils neu hinzukommenden, eigentlich weitgehend gelöst sein; und Länder, die dieser Praxis nicht frönen, müßten in ihrer Unfallbilanz verheerend schlechter dastehen. Beides ist jedoch nicht der Fall.

Selbst der Begriff „menschliches Versagen", der gerade in der Verkehrsunfallforschung gerne benutzt wird, sagt in dieser Form recht wenig. Denn auch das menschliche Verhalten stellt ein Systemgeschehen dar, in das die Merkmale und Tendenzen des Individuums ebenso eingehen wie die Möglichkeiten, Anforderungen und Zwänge der Umwelt. Gerade auch das menschliche Verhalten stellt sich weit weniger als der Laie vielleicht annehmen mag, als ein einfaches, in einer einzigen Richtung ablaufendes kausales Geschehen dar, sondern vielmehr als ein Zusammenwirken vielfältiger Gleichgewichtsschaltungen auf unterschiedlichen Ebenen. In einem Regelkreismodell geht man selbst bei „Zweckhandlungen" von Spannungen aus, die sich in vielfältiger Form zwischen den Bedürfnissen und Interessen von Individuen und den jeweiligen Anforderungen bzw. sog. „Aufforderungscharakteren" der Umwelt ergeben. Das Verhalten des Menschen entsteht in dieser Sicht aus der natürlichen Tendenz des Organismus, den jeweiligen Spannungszustand zu reduzieren.

Ebensowenig sind gesetzliche Regelungen isolierte Phänomene. Sie müssen vielmehr, wie Calliess betont, als strukturierender und strukturierter Gehalt eines gesellschaftlichen Systems begriffen werden, und nicht nur als theoretische Setzungen im Bereich einer normativen Wissenschaft. Je mehr das Recht sich auf eine in Satzsystemen festgelegte Normierung einengt, um so schwerer wird es sein, tatsächlich gesellschaftliche Probleme aus juristischer Sicht wirkungsvoll zu beeinflussen.

Im Rahmen des Bemühens, unter bestmöglicher Kenntnis der einzelnen Systemkomponenten möglichst günstige Bedingungen des Gesamtsystems zu erreichen, bedeutet es für mich seit langem ein höchst erstaunliches Phänomen, wie wenig wir eigentlich bei all dem, was wir mit Zielrichtung auf andere Menschen tun, also auch im Rahmen der Verkehrssicherheitsarbeit, von dem ausgehen, was und wie Menschen nun einmal sind. Wir scheinen die eindeutig vorhandenen und verhaltensmäßig bedeutsamen biologisch-psychologischen Verhaltensgrundlagen des Menschen auch als Verkehrsteilnehmer entweder schlicht zu ignorieren oder uns bewußt über sie hinwegzusetzen. Man muß sich auch in der Tat ernsthaft die Frage stellen, inwieweit wir auf den verschiedensten Teilgebieten unseres Lebens von einem Menschenbild ausgehen, das einen Menschen zum Inhalt hat, den es einfach nicht gibt. Die menschliche Geschichte ist voll von Grausamkeiten aus Enttäuschung über das zwangsläufige Scheitern solcher unrealistischer Vorstellungen vom Menschen.

Greifen wir im folgenden einige wenige Beispiele aus dem Straßenverkehr auf.

Die „natürliche" Ausstattung des Menschen

Wenn wir üblicherweise ohne größere Überlegungen von der „Wirklichkeit" sprechen, „die jeder vor Augen hat", so ist zunächst einmal festzustellen, daß diese „Wirklichkeit" überhaupt nur einen äußerst beschränkten Ausschnitt darstellt. Vieles ist unseren Sinnen grundsätzlich verschlossen. Das für den Menschen sichtbare Spektrum von Strahlen umfaßt z. B. lediglich den verschwindend geringen Anteil der Wellenlängen zwischen 380 und 760 nm. Ebenso ist die Spanne des für den Menschen Hörbaren - im Unterschied zu manchen Tieren wie Delphinen, Heuschrecken oder Fledermäusen - auf den Bereich von Schallwellen etwa zwischen 20 und 18 000 kHz beschränkt.

Machen wir uns doch nur einmal bewußt, daß wir *alle* bei Nacht mit einer Geschwindigkeit fahren, die wir angesichts der unter den bestehenden Verhältnissen von Umfeldleuchtdichte und Kontrasten gegebenen Sichtmöglichkeiten im Grunde gar nicht verantworten können. Schon eine Messung der objektiven Lichtverhältnisse liefert höchst erstaunliche Unterschiede: Während beim Tagessehen z. B. 100 000 Lichteinheiten (sog. „Lux") dem Menschen zur Verfügung stehen, sind das bei Nacht etwa 30 m vor einem Wagen nur noch Werte von 70 bis 80 Lux und in einer Entfernung von etwa 300 m lediglich noch 0,07 Lux.

Auch das zeitliche Auflösungsvermögen der menschlichen Reizverarbeitung ist begrenzt. Die menschlichen Nervenzellen haben beispielsweise nicht die Möglichkeit, mehr als eine bestimmte Anzahl von Reizen in der Zeit als zeitlich voneinander getrennte Reize aufzunehmen. Wären wir in dieser Beziehung anders „konstruiert", wie etwa die Schnecke oder umgekehrt der Kampffisch, so könnten wir vielleicht ohne Trick sehen, wie sich eine Blüte entfaltet, oder wir könnten umgekehrt eine Flintenkugel mit dem Auge verfolgen (Rohracher 1971).

Das hat gerade hinsichtlich der Verkehrsteilnahme eine fatale Folge. Weil die Verarbeitung eines Reizes eine gewisse Zeit in Anspruch nimmt, schiebt praktisch jeder Fahrer eine blinde Strecke vor sich her, deren Ausdehnung von der gefahrenen Geschwindigkeit abhängt: Nehmen wir einmal an, ein Pkw fährt mit 140 km/h auf der Autobahn. Das sind immerhin fast 40 m/s. 10 m vor dem Fahrer dieses Wagens springt nun plötzlich ein Reh auf die Fahrbahn. Die von dem Reh ausgehenden Lichtstrahlen gelangen auf die Netzhaut des Autofahrers. Das geschieht mit Lichtgeschwindigkeit, also mit 300 000 km/s.

Von der Netzhaut wird die entsprechende Erregung in das Sehzentrum weitergeleitet. Dieser Vorgang läuft aber nicht mehr mit Lichtgeschwindigkeit, sondern wesentlich langsamer, nämlich mit der Geschwindigkeit ab, in der die Leitung in den betreffenden Nervenfasern des Menschen erfolgt.

Angenommen, der ganze Vorgang bis zur Wahrnehmung des Rehes dauerte unter gegebenen Bedingungen ungefähr 0,3 s. Wenn der Autofahrer also bei 140 km/h in einer Sekunde 40 m fährt, so fährt er in 0,1 s 4 m und in 0,3 s 12 m. Der betroffene Autofahrer hat also unter den bestehenden Bedingungen gar nicht die Möglichkeit, das Reh, das 10 m vor seinem Wagen plötzlich auftauchte, tatsächlich wahrzunehmen, denn seine Geschwindigkeit war dafür zu hoch. Ein einziger Lidschlag und ein Blick auf das Tachometer können sich darüber hinaus um das Mehrfache auswirken.

Bei solchen Erkenntnissen über die Grenzen der menschlichen Ausstattung wird eigentlich für jeden unabweisbar, wie stark in der „Wirklichkeitserfassung" des Menschen seine Gehirnstrukturen und -funktionen eine entscheidende Rolle spielen. Zugleich wird deutlich, wie sehr diese Strukturen und Funktionen auf eine Umwelt bezogen sind, die vor Hunderttausenden von Jahren für die Art Homo sapiens bedeutsam war.

Das gilt übrigens nicht nur für die Wahrnehmungsmöglichkeiten des Menschen. Auch die menschliche Vorstellungsfähigkeit hat ihre Grenzen, die nach Haber (1975) einen räumlichen Bereich zwischen 1/30 mm und 30 km, in zeitlicher Hinsicht zwischen 1/30 s und 100 Jahren umfassen, während die Spanne der tatsächlichen Wirklichkeit, in Zehnereinheiten ausgedrückt, diesen uns Menschen gegebenen Vorstellungsbereich um das Quadrillionenfache übersteigt. Wer vermag sich denn schon vorzustellen, daß ein Elektron kleiner als 10^{-9} mm ist, eine Masse von einem Septillionstelgramm und eine Eigenstrahlungstemperatur von zwischen 60 Mio. und über 600 Mrd. Grad hat, sich mit einer Geschwindigkeit von 16 000 km/s bewegt und in einem sog. „angeregten" Zustand nicht länger als 10^{-6} s verweilt.

Damit stellt sich die Frage, inwieweit der Mensch in seiner Rolle als Verkehrsteilnehmer, auf die er ja biologisch nicht vorprogrammiert ist, zumindest zeitweilig überfordert ist.

Mit welchen – im Vergleich zu der enorm schnellen Veränderung unserer heutigen technischen Welt – ungeheuer erscheinenden zeitlichen Größenordnungen man in entwicklungsgeschichtlicher Sicht bei der Löschung oder Änderung instinktmäßig verankerter Verhaltensweisen zu rechnen hat, läßt ein Experiment erkennen, das eine Stichlingspopulation in einem nordamerikanischen Gletschersee betrifft. Sie wurde dort vor etwa 8000 Jahren isoliert und zeichnete sich dadurch aus, daß die Männchen zur Zeit der Fortpflanzung eine schwarze anstelle der bei Stichlingen sonst üblichen roten Bauchfärbung aufweisen. Als man 1969 Weibchen dieser Stichlingspopulation aus experimentellen Gründen sowohl mit schwarzbauchigen als auch rotbauchigen Männchen zusammenbrachte, konnte man eine eindeutige Bevorzugung der rotbauchigen Männchen durch die Weibchen feststellen. Nimmt man an, daß es sich dabei um letztlich biologisch-genetisch verankerte Verhaltensmerkmale handelt und würde man die 8000 Jahre eines auf schwarzbauchige Männchen fixierten Fortpflanzungsverhaltens in eine menschliche Generationsfolge umrechnen, so ergäbe sich eine Zeitspanne von 200 000 Menschenjahren, nach denen ursprünglich biologisch verankerte Verhaltenstendenzen noch wirksam wären (McPhail, zit. nach Zimmer 1984).

Unser biologisches Erbe zeigt sich u. a. weiter auch darin, daß der Mensch – wie letztlich jedes Lebewesen – darauf angelegt ist, auf Veränderungen und nicht auf gleichbleibende Zustände zu reagieren. Viele Verhaltensweisen dienen ja, auf ihre biologisch-entwicklungsgeschichtliche Grundlage hin befragt, dem Zweck, das Überleben des Individuums bzw. der Art zu sichern. Da von einem gleichbleibendem Zustand keine Gefahr in dieser Richtung ausgeht, jede Änderung der Umwelt aber eine solche Gefahr bringen kann, ist dieser „Mechanismus", der sich bei allen Lebewesen entwickelt hat, von äußerster Bedeutung. Er tritt übrigens um so deutlicher zutage, je schneller die Änderung in der Zeit erfolgt, beispielsweise je schneller sich ein feindliches oder unbekanntes Tier nähert.

Es spricht vieles dafür, daß dieses biologische Erbe auch für den heutigen Verkehrsteilnehmer von Bedeutung ist. Ist es nicht in diesem Sinne bezeichnend, daß der Mensch keinen biologischen Sinn für Geschwindigkeit, wohl aber einen Sinn für Beschleunigung hat?! Versuchspersonen, die auf der Autobahn bei verdecktem Tachometer 5 min lang eine Geschwindigkeit von 110 km/h einhalten sollten, fuhren am Ende der Versuchszeit eine Durchschnittsgeschwindigkeit von 132 km/h (Prentice 1972). Wir wissen auch, wie leicht sich ein Anfänger über seine tatsächliche Geschwindigkeit täuscht, wenn er nach einer längeren Autobahnstrecke eine noch so gut ausgebaute Ausfahrt ansteuert.

Auf die Probleme einer über längere Zeit durchzuhaltenden hohen Aufmerksamkeitsspannung, zu der jeder Verkehrsteilnehmer verpflichtet ist, und auf Phänomene der Ermüdung möchte ich hier nicht weiter eingehen. Sie würden einen Beitrag für sich darstellen. Ich möchte mir an dieser Stelle nur den Hinweis erlauben, daß sich – wie wir aus zahlreichen Untersuchungen wissen – bei Berufen, die konzentrierte Beobachtungsaufgaben erfordern, wie z. B. bei Fluglotsen, nach etwa 20 min Fehler häufen. Jeder von uns weiß auch, daß selbst die beste Sekretärin sich hin und wieder vertippt. Kann man auf Dauer verhindern, daß die Gedanken eines Fahrers nicht doch unversehens um die Krankheit seiner Frau, den Ärger im Büro, die Sorge um den Arbeitsplatz und um irgendetwas anderes kreisen, was ihn in einer bestimmten Zeitspanne innerlich vorrangig beschäftigt?

Lernprozesse im Straßenverkehr – biologisch betrachtet

Lernen kann ja – ganz neutral – als eine unter dem Prinzip der Anpassung erfolgende Veränderung des Verhaltens als Ergebnis von Erfahrung definiert werden. Die Wahrscheinlichkeit einer bestimmten Reaktion wird also dadurch erhöht, daß diese Reaktion für den Organismus in irgendeiner Richtung einen positiven „Nacheffekt" mit sich bringt. Umgekehrt werden negative Nacheffekte als Mißerfolgserlebnisse gewertet, schwächen die Verknüpfung zwischen einer bestimmten Reizsituation und einer entsprechenden Reaktionsweise und verringern damit letztlich die Wahrscheinlichkeit des Auftretens einer solchen Reaktion zu einer späteren Zeit. Jeder Mensch hat also eine unüberwindliche Tendenz, in Zukunft solche Verhaltensweisen zu zeigen, mit denen er in der Vergangenheit Erfolg hatte, und in Zukunft solche Verhaltensweisen zu meiden, mit denen er in der Vergangenheit Mißerfolg hatte. Wer mit einem Witz, den er selber für gut hält, in einer abendlichen Runde nur Gähnen hervorruft, wird sich in Zukunft wahrscheinlich eher zurückhalten, während derjenige, der minutenlanges Lachen erntete, mit hoher Wahrscheinlichkeit den gleichen Witz auch in einer ähnlichen Situation, die sich in der Zukunft bietet, zum besten geben wird. Deshalb ist es bei dem Versuch, Lernprozesse von außen zu beeinflussen, vom Grundprinzip her falsch und wenig erfolgversprechend, die aus irgendeinem Grund geforderten Verhaltensweisen für selbstverständlich zu halten und nur dort einzuschreiten, wo gegen die Forderungen verstoßen wurde.

Es spricht sehr vieles dafür, daß das, was beim Lernen und bei der Erfahrungsbildung im menschlichen Gehirn geschieht, auf neurophysiologischer Ebene eine Art „Wahrscheinlichkeitscomputerisierung" von Gleichzeitigem und Aufeinanderfolgendem darstellt. Wenn die im Gehirn gespeicherten Wahrscheinlichkeiten anzeigen, daß etwas oft genug gutgegangen ist (Überschreiten einer Geschwindigkeitsbeschränkung, Kurvenschneiden usw.), dann hält man ein solches Verhalten auch ohne großes Nachdenken für ungefährlich und entwickelt dementsprechende negative Gewohnheiten.

In diesem Rahmen erscheint schließlich das „Wahr-scheinliche" als wahr, und „alles mögliche Wahre wird als immer wahrscheinlicher wahrgenommen, je stetiger und öfter sich ein Vorurteil, eine bestimmte Wahrscheinlichkeit als wahr bestätigt" (Riedl 1981). Das wiederholte Eintreffen oder Zusammentreffen von Ereignissen in den Gehirnen lebender Organismen wird damit zunehmend in der Richtung von Wahrheit und Notwendigkeit verarbeitet. Solche Anpassungsprozesse sind zwar nie hundertprozentig „richtig"; sie garantieren jedoch mit ziemlich hoher Wahrscheinlichkeit und zugleich relativ geringem Aufwand konkrete Lebensbewährung. Eine nur 10malige Aufeinanderfolge von 2 Ereignissen ohne gegenteilige Erfahrung scheint zu dem Erlebnis einer gewissen „Gesetzmäßigkeit" zu führen. Bei noch etwa 10mal größerer Häufigkeit der Aufeinanderfolge, also bei etwa 100maligem Zusammenvorkommen, scheint sich das Erleben praktischer Gewißheit bzw. Notwendigkeit einzustellen.

Es fällt nicht schwer, diese Erkenntnis auf die Verhältnisse im Straßenverkehr zu übertragen, wo wir ja auch ganz entscheidend aus Erfahrung lernen. Die Frage ist nur, was denn unter dem Blickwinkel, der hier angesprochen ist, tatsächlich gelernt wird. In welcher Häufigkeit führt z. B. vorschriftswidriges Verhalten zu unmittelbar erfahrbaren Reaktionen, aufgrund derer eine dauerhafte Änderung von Verhaltensweisen erwartet werden kann? In welcher Häufigkeit werden Vorschriften durch die erlebte Erfahrung sozusagen „widerlegt"?

Wie häufig bzw. wie selten sind Unfälle, um überhaupt einen durch genügend häufige eigene Erfahrung begründeten Lernprozeß in Gang setzen zu können? Und erfolgt nicht ohnehin im Fall eines etwas häufigeren, aber gemessen an der Fahrleistung immer noch erfahrungsgemäß seltenen Vorkommens eines Beinaheunfalls eine innere Verarbeitung in der Regel in der Richtung, daß der – gerade noch – glückliche Ausgang eben dem eigenen „Glück" oder dem eigenen Können zugeschrieben wird und damit zwangsläufig eher zur Stärkung des Selbstvertrauens als zu einer kritischen Verhaltenskorrektur führt?!

Das Wesen mit den „3 Gehirnen"

Der kanadische Neurophysiologe Paul McLean hat in den 60er Jahren eine zwar teilweise heftig diskutierte, aber doch äußerst interessante Theorie über die Entwicklung des menschlichen Gehirns ausgearbeitet. Sie ist dadurch besonders faszinierend, daß sie einmal auf entwicklungsgeschichtlichen Überlegungen aufbaut, zum anderen aber ganz bestimmte Probleme des Funktionierens des menschlichen Gehirns zum Inhalt hat.

Der entwicklungsgeschichtlich älteste Teil des menschlichen Gehirns, das Urhirn, geht auf die Reptilien zurück, in eine Zeit vor 200 Mio. Jahren. Er wird von McLean deshalb auch vereinfachend als Reptilgehirn bezeichnet. Hier sind – auch noch im Gehirn des heutigen Menschen – die für das Überleben wichtigen Grundinstinkte in relativ starrer Weise verankert. Diese Programmierung enthält sozusagen für die jeweilige Art festgelegte Standardantworten auf Situationen, die für diese von besonderer vitaler Bedeutung sind und mit deren Vorkommen verhältnismäßig häufig zu rechnen ist.

Mit dem Auftreten der frühen Säugetiere kam es dann zu einer wesentlichen Veränderung bzw. Ergänzung des „Reptilgehirns", u. a. um die als „limbisches System" zusammengefaßten Teile, die das Urhirn oder Stammhirn sozusagen umsäumen. Es handelt sich dabei um die entwicklungsgeschichtliche Herauskristallisierung eines besonderen energie- und motivationsliefernden Systems, durch das die individuellen, ursprünglich auf reiner Instinktbasis beruhenden Verhaltensweisen eine emotionale und im eigentlichen Sinne motivationale

Färbung und Überlagerung erhalten. Es ist nun gerade ein typisches Merkmal von Gefühlen, daß sie nicht willkürlich ein- und abgeschaltet werden können. Deshalb wurde auch einmal gesagt, daß die Rinde des späteren Neuhirns auf dem limbischen System wie ein Reiter auf einem Pferd ohne Zügel sitze.

Mit dem durch sog. „Neuhirnanteile erweiterten Gehirn der späteren Säugetiere entwickelte sich die Möglichkeit einer flexibleren Weltoffenheit und einer differenzierteren freieren Verhaltensverfügbarkeit.

McLean vertritt nun die Auffassung, daß die 3 unterschiedlichen Anteile des menschlichen Gehirns beim heutigen Menschen noch immer nicht zu einer tatsächlichen funktionalen Einheit verschmolzen sind, sondern in vielen Situationen nebeneinander und mitunter sogar gegeneinander wirksam sind. So mag sich erklären, daß die Bestimmtheit menschlichen Verhaltens durch verstandesgeleitete Überlegungen, affektive Antriebe und elementare Vitalinstinkte immer wieder wechselt, und daß in einem komplexen Verhaltensgesamt meist viele Fäden unterschiedlicher Herkunft unentwirrbar zusammenlaufen.

Beim Menschen wie beim Tier können bei bestimmten Gelegenheiten, etwa in Situationen großen Hungers oder einer massiven Bedrohung, urplötzlich von „Gefühlsausbrüchen" begleitete und vom Verstand nicht kontrollierte Verhaltensweisen hervortreten, die ihren Ursprung in Instinktzentren tief im Gehirn haben.

Geht nicht auch in jede Situationsbewertung ein „egoistisches", gefühlsbetontes Antriebsmoment ein? Wenn wir auf einer kurvenreichen Strecke fahren und vielleicht sogar noch ein langsam vor uns fahrendes landwirtschaftliches Fahrzeug überholen möchten, ist jeder Fahrer, der gerade aus der nächsten Kurve entgegenkommt, ein Ärgernis. Jeder ist, biologisch programmiert, in weitem Ausmaß „sich selbst der Nächste".

Auch im Verkehr bleibt der Mensch in vielen seiner Reaktionen von der Funktion stammesgeschichtlich älterer Gehirnanteile abhängig. Gefühle spielen auch für den modernen und aufgeklärten Verkehrsteilnehmer eine wichtige Rolle. In wütender Stimmung, aber auch in ausgesprochener Freude, fährt man – unbewußt – schneller; bei plötzlichem Schreck reißt man unkontrolliert das Lenkrad herum; bei einer plötzlich auftauchenden Gefahr bremst man reflexartig, obwohl das in vielen Situationen keineswegs vernünftig ist; wenn man auf der Autobahn auf eine Reihe schneller fahrender Fahrzeuge trifft, fährt man selbst nach verhältnismäßig kurzer Zeit „unwillkürlich" schneller. Die Zahl entsprechender Beispiele ließe sich beliebig erweitern.

Gerichtsmedizinischer Ausblick

Das alles kann natürlich nicht bedeuten, unter Hinweis auf die grundsätzliche Überforderung des Menschen in der von ihm geschaffenen verkehrstechnischen Umwelt, jegliches Fehlverhalten hinzunehmen. Eine solche Überforderung muß keineswegs in jeder Situation angenommen werden, in der es aktuell zu einem „Versagen" kommt, auch wenn es gänzlich unrealistisch ist, jederzeit von jedermann ein Verhalten zu erwarten, das für keinen anderen eine Belästigung, Behinderung oder Gefährdung bedeutet. Ich bin nur der Auffassung, daß der eigentliche Ansatzpunkt weniger in der unmittelbar gegebenen aktuellen Situation, sondern an einer anderen Stelle liegt.

Klebelsberg räumt zu Recht auf dem 23. Deutschen Verkehrsgerichtstag 1985 ein, daß die Kapazität des Menschen eingeschränkt sei, in einer rasch wechselnden Verkehrssituation eine Unzahl von Verkehrszeichen wahrzunehmen; er weist aber auch darauf hin, daß sich gewöhnlich das Phänomen der Wahrnehmungsselektion für die tatsächlich bedeutsamen Zeichen einzustellen pflegt.

Er bezeichnet es ebenso als unmöglich, durchgehend mit voller Konzentration am Verkehr teilzunehmen, betont aber auch, daß der Mensch unter einigermaßen normalen Bedingungen in der Lage sei, seine Aufmerksamkeit willkürlich zu steuern.

Er erkennt das Phänomen einer Schrecksituation - auch und gerade im Straßenverkehr - durchaus an, sieht aber eine unvermeidliche Überforderung nur dann als gegeben an, wenn ein gefahrvolles Ereignis ausgesprochen plötzlich und unvorhersehbar eintritt und ein Blockieren des eigenen Handlungsablaufs bewirkt.

Insofern ist es durchaus berechtigt, dem Reaktionsbeginn eine größere Bedeutung beizumessen als der Reaktionsgeschwindigkeit. Für die Einzelbeurteilung bedeutet das im Gegensatz zu der früher üblichen Praxis, daß nicht von einer „festen Reaktionszeit" ausgegangen werden kann, sondern daß man in jedem Einzelfall von der Kenntnis und der Berücksichtigung der tatsächlich gegebenen Verkehrssituation, also dem aktuellen, in der „Situation" zum Ausdruck kommenden System ausgehen muß. In zahlreichen Experimenten wurde inzwischen nachgewiesen, daß die durchschnittlichen Reaktionszeiten derselben Versuchsperson je nach den speziell beschaffenen Bedingungen, die von einer großen Zahl von Einflußgrößen abhängen, sich in einer ganz erheblichen Variationsbreite verkürzen oder verlängern. Der Geschehensablauf in einer ganz spezifischen Umgebung, Vorinformation, aber auch Erfahrung, spielen dabei eine ganz wesentliche Rolle (Moser et al. 1980).

Gerade der Mensch hat - auch als Verkehrsteilnehmer - die Möglichkeit, sein Verhalten bewußt zu kontrollieren und zu korrigieren. Er kann unter bestimmten Bedingungen auf den Antritt einer Fahrt überhaupt verzichten. Er kann eine bestimmte Strecke wählen, um einen Stau zu umgehen, über den er informiert wurde. Er kann seine Geschwindigkeit bei Nässe bewußt herabsetzen oder auf bestimmte gefährliche Überholmanöver bewußt verzichten, auch wenn er noch keine entsprechenden negativen Erfahrungen gemacht hat.

Die Erfahrung hilft ihm sehr wesentlich, bedeutsame Details aus einer Summe von Reizen in einer komplexen Situation herauszufiltern. Durch seine Fähigkeit zum Vorausdenken und Vorausplanen kann er bestimmte Erwartungen entwickeln, aufgrund derer er plötzlich auftauchende Situationen und Gefahren, weil er sich innerlich darauf vorbereitet hat, bewältigen kann. Denn weil er durch seine Fähigkeit der Antizipation im voraus Gefahren bedenken kann, kann er sich auch mit den Möglichkeiten vertraut machen, ihnen zu begegnen. Er kann sich sogar im Voraussehen von Situationen bewußt trainieren, genauso, wie er sich mehr oder weniger darin verbessern kann, ein Gefühl, ein Gespür für Situationen zu bekommen.

Insofern können Einstellungen sozusagen als Vorprogrammierungen wichtige verhaltenssteuernde Funktionen übernehmen. Vielleicht liegen sogar die Chancen für den Menschen nicht so sehr in einer bestimmten, nun einmal gegebenen Situation selbst, sondern weit vorher in einer mehr grundsätzlichen Ausrichtung auf eine vorsichtige, angepaßte und partnerschaftliche Verkehrsteilnahme, die sich in verschiedenartiger Weise zeigen kann.

Es lassen sich also durchaus aufgrund der grundsätzlichen Möglichkeiten seiner höheren geistigen Funktionen Anforderungen an den Menschen als Verkehrsteilnehmer begründen. Diese Anforderungen sind aber nur insoweit wirklich begründbar, als sie in Übereinstimmung mit den umfassenden Bedingungen seiner Existenz und den konkreten, von ihm erlebten und verarbeiteten Bedingungen seiner Umwelt stehen. Sie zielen auch berechtigterweise weit stärker in das Vorfeld seines Handelns, in die grundsätzliche Planung seiner Lebensführung, in Richtung einer ausgeprägten Lernbereitschaft als in das aktuelle unmittelbare Umfeld seines – oft unter Situationsdruck – stattfindenden Verhaltens.

Wir werden aber wohl nicht erreichen können – und sollten es eigentlich auch nicht erwarten – einen Jugendlichen juristisch zu veranlassen, ein „Opa" zu sein und sich wie ein „Opa" zu verhalten. Vieles von dem, was wir heute – aus den für uns bestehenden Systembedingungen heraus – mit guter Absicht und redlicher Überzeugung, vielleicht aber auch nur aus Gedankenlosigkeit daherreden und fordern, erinnert in irgendeiner Form daran, daß wir wohl doch noch nicht als Menschheit an den Punkt gelangt sind, an dem Menschen bewußtseinsmäßig in der Lage sind, spezifische menschliche Möglichkeiten optimal zu nutzen.

Literatur

Böcher W (1971) Praxis des Lernens am Beispiel des Fahrschulunterrichts. Kirschbaum-Verlag, Bonn-Bad Godesberg

Böcher W (1974) Vorsicht – Umsicht – Rücksicht. Ein Abriß partnerschaftlicher Sicherheits- und Gefahrenlehre. Kirschbaum-Verlag, Bonn–Bad Godesberg

Böcher W (1984 a) Aggression im Straßenverkehr, Bd I: Aggressionsentstehung und -beeinflussung in umfassender Sicht. Deutsche Verkehrswacht, Bonn

Böcher W (1984 b) Verkehrsdisziplin und Unfallgeschehen. Betrachtungen zur Grundorientierung und Problematik der Verkehrssicherheitsarbeit. Rot-Gelb-Grün, Braunschweig

Burckhardt M (1980) Zur Analyse und Synthese von Reaktionszeiten. Der Verkehrsunfall 7/8:161–168

Calliess RP (1974) Theorie der Strafe im demokratischen und sozialen Rechtsstaat. Fischer, Frankfurt am Main

Deutsche Verkehrswacht (Hrsg) (1984) Aggression im Straßenverkehr, Bd II: Unterrichtsreihen für die Fächer Religion, Gemeinschaftskunde und Biologie als Beitrag zur Verkehrserziehung (Klassen 5–10). Bonn

Haber H (1975) Gefangen in Raum und Zeit. Deutsche Verlagsanstalt, Stuttgart

Klebelsberg B (1985) Die Überforderung im Straßenverkehr – Schicksal oder Schuld? (23. Deutscher Verkehrsgerichtstag 1985, Hamburg, S 20–32)

McLean PD (1964) Man and his animal brain. Modern Med 32:95–106

Moser L, Boldt M, Karl G (1980) Reaktionsgeschwindigkeit in Abhängigkeit von der Reizintensität. Der Verkehrsunfall 7/8:144–150

Prentice HAJ (1972) The perceptions of speed and distance and time in the driving task. (Sym on road user perception and decision making, OECD-session, Rom 1972)

Riedl R (1981) Biologie der Erkenntnis – Die stammesgeschichtlichen Grundlagen der Vernunft, 3. Aufl. Parey, Berlin Hamburg

Rohracher H (1971) Einführung in die Psychologie, 10. umgearb. Aufl. Urban & Schwarzenberg, Wien München Berlin

Spiegel R (1982) Die neuen Erkenntnisse über die Reaktionszeiten des Kraftfahrers – Die Folgerungen für die Rechtsprechung. Deutsches Autorecht 11:366–373

Zimmer DE (1984) Die Vernunft der Gefühle, 2. Aufl. Piper, München

Forensische Aspekte intrafamiliärer Kommunikationsstörungen – Tötungsdelikte in der Kernfamilie

W. und M. MENDE

Problemstellung

Gewalttaten in der Kernfamilie sind anrührende, ja schreckliche und beklagenswerte, gleichwohl alltägliche Vorkommnisse. Täter wie Opfer können lange Zeit verborgen bleiben – selbst vor den Augen von Verwandten und Nachbarn. Brutalitäten in der Familie nehmen aber bestürzende Dimensionen an, wenn sie tödlich enden. Regelmäßig steckt ein Familienkonflikt dahinter: Rivalität, Eifersucht, Auflehnung, Notwehr und am häufigsten die begrifflich diffuse „Familienzerrüttung" werden als Erklärungshypothesen für diese Konflikttötungen herangezogen. Sie sind jedoch in jenen Fällen wenig überzeugend, welche sich in scheinbar intakten Familien ereignen und/oder ein herausragender Konflikt nicht ohne weiteres zu erkennen ist.

Die Familienforschung und insbesondere neuere Erfahrungen aus der Familientherapie haben die Erkenntnis gefestigt, daß zwar die Familie für die Persönlichkeitsentwicklung des Kindes durch keine andere Gruppierung ersetzt werden kann, daß aber den formalen Strukturen einer Familie eine relativ geringe Bedeutung zukommt. Vielmehr stehen die Kommunikationen und Interaktionen ganz im Vordergrund, welche in der Kernfamilie als funktionale Einheit ablaufen. Die Qualität und Intensität der intrafamiliären Beziehungen sind mitbestimmend für die Richtung, in welche die Persönlichkeitsentwicklung des Kindes gelenkt wird. Diese Weichenstellungen finden in der Geborgenheit des familiären Lebensraumes statt. Werden gravierende Konflikte offenbar, wird ein Familienmitglied straffällig oder kommt es gar zu einem Tötungsdelikt innerhalb der Kernfamilie, dann erweist sich die familiäre Ge- bzw. Verborgenheit als eine kaum durchlässige Schranke, hinter der sich eine schwer gestörte Kommunikationslage bis zum Zerfall der Kernfamilie entwickelt haben kann. Die forensische Bedeutung von Kommunikationsstörungen in der Familie des Gewalttäters ist bisher nur unzureichend erkannt worden und findet in der Begutachtungspraxis noch kaum Berücksichtigung. Ihre Feststellung stößt freilich auf erhebliche Schwierigkeiten.

Gleichwohl ist die Familie bereits seit rund 30 Jahren Untersuchungsobjekt in der psychiatrischen und psychologischen Forschung. Dabei hat der komplizierte Austauschprozeß von Kommunikationen und Interaktionen besonderes Interesse gefunden. Vielversprechende psychodynamische Aspekte haben sich inzwischen eröffnet. Diskutiert werden sogar pathogenetisch bedeutsame Bedingungskonstellationen für psychotische Dekompensierungen.

Diese Studie geht nun der Frage nach, ob schwer gestörte intrafamiliäre Kommunikationsmuster das Erleben und die Handlungsspielräume der Beteiligten in krankhaftem bzw. krankheitswertigem Ausmaß zu verändern oder einzuengen vermögen. Wenn das der Fall sein sollte, könnten aus der systemischen Familientheorie Gesichtspunkte abzuleiten sein, welche über die individuelle Psychopathologie hinausgehen und diese ergänzen, d. h. sie wären u. U. auch für die Schuldfähigkeitsbeurteilung und forensische Prognosebegutachtung von Bedeutung. Tötungsdelikte innerhalb der Familie sind für die Beantwortung dieser Fragen deshalb gut geeignet, weil die Hypothese eines womöglich forensisch bedeutungsvollen (kranken und) krankmachenden Familiensystems in diesen Extremfällen am ehesten überprüft werden kann.

Theoretische Grundlagen intrafamiliärer Kommunikation

Familie und Psychopathologie

Kommunikatives Verhalten kann Symptomcharakter haben, z. B. der Mutismus eines Schizophrenen, der Stupor eines Depressiven, die Antriebssteigerung eines Manikers usw. Bestimmte Kommunikationsformen können aber auch den Stellenwert eines Persönlichkeitsmerkmals einnehmen, z. B. die Extra- und Introversion einer hyperthymen bzw. schizoiden Persönlichkeit. Schließlich kann das Handeln eines Menschen – z. B. eine Straftat – allein aufgrund von Wechselbeziehungen mit pathologischen Vorgängen in seiner Familie erklärbar und mitdeterminiert sein.

Wird die Sichtweise für eine individuelle Verhaltensstörung, wie z. B. eine Straftat, dadurch erweitert, daß nicht nur die psychische Verfassung des Handelnden (Täter) untersucht, sondern auch die Wechselbeziehungen innerhalb seiner Familie analysiert werden, dann relativiert sich der explikative Wert, den Merkmale einer individuellen Psychopathologie für die Gesamtheit seines Verhaltens haben. Sich wiederholende Kommunikationsmuster bei dieser über das Individuum hinausreichenden und zum Familiensystem erweiterten Sicht gelten dann nicht mehr als „typische" abnorme oder psychopathologische Reaktionsweisen; vielleicht lassen solche Kommunikationsmuster auf Regeln schließen, nach denen das Zusammenleben der Familie organisiert ist (Jackson 1965).

Familienregeln

Regeln, die das System „Familie" steuern, wirken wie Normen. Sie bestimmen, welche Arten der Beziehung zwischen den einzelnen Mitgliedern herrschen können und welche Rollen und Verhaltensmuster der einzelne bieten darf, ohne die Stabilität des Systems zu gefährden. Regeln (Familiennormen) bestimmen z. B. eine nörglerisch-beschwichtigende Beziehung zwischen Mann und Frau, eine autoritär-ängstliche Beziehung zwischen Vater und Kind. Sie bestimmen, welches Ausmaß an Distanz oder Nähe gezeigt, welches Ausmaß an Disharmonie toleriert werden kann und welche persönlichen Entwicklungsmöglichkeiten dem einzelnen zugestanden werden, ohne das familiäre Gleichgewicht (Familienhomöostase) dauerhaft zu gefährden.

Derartige Familienregeln werden am ehesten – so mag es scheinen – von einem tyrannischen Familienoberhaupt aufgestellt und kontrolliert. Dem steht aber entgegen, daß Regeln nur dann ihren Zweck erfüllen, wenn sie einen Wert repräsentieren, der von allen Mitgliedern des Systems anerkannt wird. Einseitige Forderungen dagegen können abgelehnt werden und letztlich zur Auflösung des Systems führen. Diese vom Familiensystem her bestimmten und gemeinschaftlich anerkannten Regeln sind das Ergebnis von fortgesetzten Interaktionen innerhalb zwischenmenschlicher Systeme, die zu den beobachtbaren Redundanzen bei Kommunikationsprozessen führen.

Mechanismen intrafamiliärer Kommunikation

Unter Kommunikation wird jedes Verhalten verstanden, das in Gegenwart eines Zweiten gezeigt wird. Ein zentrales Postulat der Theorie intrafamiliärer Kommunikation ist die Aussage, daß Familienregeln die Stabilität und den Fortbestand des Familiensystems sichern (Jackson 1965; Haley 1967; Watzlawick et al. 1969). Um die Brauchbarkeit dieses Postulats für die Beurteilung von intrafamiliären Beziehungsstrukturen als pathologisch oder nichtpathologisch abzuschätzen, ist es notwendig, die Möglichkeiten ihrer Bestimmung aufzuzeigen und ihre Auswirkungen auf die Familienmitglieder zu analysieren.

Der Inhalts- und Beziehungsaspekt von Mitteilungen

An einzelnen Mitteilungen ist die Inhalts- und die Beziehungsebene zu unterscheiden, die voneinander unabhängig sind. Wenn z. B. die Mitteilung auf der Inhaltsebene durch die Mitteilung auf der Beziehungsebene negiert wird, können Widersprüchlichkeiten entstehen.

Beispiel: Die Mitteilung der Mutter an das Kind „komm her, ich hab dich lieb" wird in einem unfreundlichen, abschätzigen Tonfall gesprochen. Dadurch bleibt der Empfänger im Unklaren, auf welche Mitteilungsebene er seine Reaktionen einstellen soll, d. h. im Fallbeispiel, ob das Kind auf den Wunsch nach Nähe oder auf die nonverbal zum Ausdruck gebrachte Ablehnung reagieren soll.

Pathologische Kommunikationsmuster

Noch schwerer hat es der Empfänger paradoxer Mitteilungen, die zwei inkompatible Anweisungen enthalten und die Befolgung der einen die Mißachtung der anderen bedingt. Paradoxe Kommunikationen können schwere Beziehungsstörungen zur Folge haben. Unter ihnen ist die sog. Doppelbindung („double bind") besonders folgenreich.

Doppelbindungshypothese

Die Double-bind-Hypothese stützt sich auf folgende zentrale Bestandteile:

- Ein Mensch steht in einer intensiven Beziehung mit dem Urheber der Double-bind-Situation, in der es ihm lebenswichtig erscheint, genau zu unterscheiden, welche Art von Botschaft ihm übermittelt wird, damit er richtig reagieren kann.
- Der Partner („binder") sendet aber 2 Arten von Botschaften aus, von denen die eine die andere aufhebt.
- Der Empfänger (Opfer) wird daran gehindert bzw. ist nicht in der Lage, die widersprüchlichen Botschaften zu kritisieren und durch Rückfragen den Widerspruch zu klären (Metakommunikation).
- Der Empfänger ist außerstande, sich aus der Beziehung zu lösen und das Feld zu räumen (Bateson et al. 1956).

In einer derartigen Doppelbindungssituation gibt es für den Empfänger der widersprüchlichen Botschaften keine Möglichkeit mehr, adäquat zu reagieren, d. h. letztlich auch nicht die Möglichkeit, aus dieser speziellen Beziehungssituation zu entfliehen, was an sich eine angebrachte und verständliche Reaktion wäre. Diese „Beziehungsfalle" wird von Familienforschern als Ausgangssituation für psychopathologische Entwicklungen verschiedener Art angesehen.

In Familien mit psychotisch oder straffällig gewordenen Mitgliedern konnten Kommunikationsmuster mit Doppelbindungscharakter nachgewiesen werden (Jacob 1975).

Kritiker haben eingewandt, daß es sich bei Doppelbindungen um universale Situationen handele, der Kinder und Jugendliche im Elternhaus nur allzu oft begegnen, ohne daß sie dadurch Schaden nehmen. Im übrigen sei der objektive Nachweis von Doppelbindungen im familiären Kontext nahezu unmöglich. Aus protokollierten Interaktionen einer Familie abgeleitete Doppelbindungsmuster würden oft gekünstelt und konstruiert wirken. Es sei aber einzuräumen, daß bei psychischen Vorschädigungen Doppelbindungen zu einer Exazerbation der Symptomatik führen können (Olson 1972; Doan 1978).

Diese Einwände sind z. T. berechtigt und konnten bisher empirisch nicht widerlegt werden. Der auf der Doppelbindungstheorie aufbauende systemische Ansatz, die Entwicklung einer psychopathologischen Individualsymptomatik – z. B. eine schizophrene Erkrankung – aus intrafamiliären Kommunikationsstörungen abzuleiten und überzeugend zu belegen, ist bisher nicht gelungen.

Soziale Wahrnehmung und pathologische Kommunikationsstrukturen

Sofern ein pathologisches Familiensystem forensische Relevanz für die Schuldfähigkeitsbeurteilung erlangen soll, sind die Wirkungen dieses Systems auf das Erleben und Verhalten der Mitglieder dieses Systems aufzuzeigen. Solche Wirkungen lassen sich voraussagen, wenn Erkenntnisse der sozialen Lerntheorie auf intrafamiliäre Kommunikationsprozesse übertragen werden.

Nach der sozialen Lerntheorie erfolgt dann eine Handlung, wenn sie in der subjektiven Einschätzung des Handelnden von instrumentellem Wert ist und in der gegebenen Situation die gewünschten Wirkungen mit hoher subjektiver Gewißheit erwartet werden (Rotter 1954; Heckhausen 1980). Die Erwartung, daß ein Verhalten zu bestimmten Konsequenzen führt, festigt sich aufgrund von Lernprozessen. Mit der Zeit generalisieren sich derartige Erwartungen bei unterschiedlichsten Situationen (Rotter 1966). So kann der Handelnde schließlich zur Überzeugung gelangen, daß er Dank seines Durchsetzungsvermögens oder durch eingeübte Fertigkeiten – also aufgrund interner Faktoren, die stabil oder instabil sein können – Einfluß auf seine Umgebung zu nehmen vermag. Er kann aber auch allmählich die Überzeugung gewonnen haben, die Konsequenzen seines Handelns nicht beeinflussen zu können, weil sie von Zufälligkeiten abhängen, also durch externe Faktoren bestimmt werden (Rotter 1967; Weiner 1972). Im Extremfall kann es zur subjektiven Gewißheit werden, daß z. B. Zuneigung oder Ablehnung, Belohnung oder Bestrafung durch die Umwelt gar nicht vom eigenen Verhalten abhängt, sondern unvorhersagbar, fast schicksalhaft erfolgt. Dieser experimentell gut dokumentierte Zustand der „gelernten Hilflosigkeit" (Abramson et al. 1978) geht mit affektiven, motivationalen und kognitiven Defiziten einher, wie sie auch bei Depressiven auftreten. Gleichartige Unsicherheiten bezüglich der auf einer Handlung zu erwartenden Konsequenzen können sich in der familiären Kommunikationslage besonders bei den „Opfern" von Doppelbindungssituationen ausbilden.

Der Effekt des Gefangenseins in einer Double-bind-Situation kompliziert sich weiter, wenn eine klare Generationentrennung in der Familie (Eltern-Kinder) nicht eingehalten wird, sondern Koalitionen zwischen Kind und einem Elternteil gegen den anderen sich bilden und dann ein „perverses Dreieck" (Haley 1967) entsteht. Koalitionen zwischen den Generationen – z. B. zwischen Mutter und Kind gegen den Vater – werden zumeist verheimlicht oder geleugnet. Ein Ehekonflikt soll überwunden werden, den das Kind weder verschuldet hat noch lösen kann. Sträubt sich das Kind gegen die Koalition mit der Mutter, droht ihm Liebesentzug. Tut es das nicht, dann kann tatsächlicher oder vermeintlicher Haß des Vaters ihm bedrohlich vor Augen stehen.

Pathologie kommunikativer Familienfunktionen

Eine forensische Relevanz intrafamiliärer Kommunikationsstörungen könnte in Betracht kommen, wenn ihre Wirkungen eine krankheitswertige psychische Verfassung von Familienmitgliedern herbeiführen. Die Hierarchie der Kontextebenen spielt hierbei offenbar eine bedeutsame Rolle.

Unbefriedigende, schlechte Eltern-Kind-Beziehungen mögen zwar schmerzhaft für das Kind sein, aber dennoch auf Dauer folgenlos bleiben, sofern es über ein bereits hinreichend stabiles Selbstkonzept verfügt (Hall 1977; Cronen et al. 1979, 1983).

Kinder und Jugendliche sind jedoch von den Folgen intrafamiliärer Kommunikationsstörungen generell in höherem Maße betroffen als die Elterngeneration, da es ihnen noch an hinreichender Eigenständigkeit und Erfahrungen mit sozialen Regeln und kulturellen Normen mangelt, um von dieser übergeordneten Kontextebene her sich mit gestörten Beziehungsstrukturen wirkungsvoll auseinandersetzen zu können.

Befindet sich nun ein Heranwachsender noch in einem Entwicklungsstadium, in dem sein Bild von sich selbst (Selbstkonzept) und von den sozialen Regeln und kulturellen Normen durch Interaktionen mit seinen Eltern erst entsteht und sich verfestigt, können auch übergeordnete Ebenen involviert werden und zu pathologischen Verzerrungen führen:

- bei der Wahrnehmung der eigenen Identität,
- bei der Erkennung der zur Verfügung stehenden Handlungsalternativen und
- bei der Unterscheidung zwischen angemessenen und unangemessenen bzw. zulässigen und verwerflichen Handlungen.

Im Stadium sozialer und personaler Unreife kommen solche Verzerrungen der Wahrnehmung und der Kognitionen besonders leicht zustande. Sie leiten über zu Verunsicherungen auf der höchsten Ebene der Kontexthierarchie, d. h. der Ebene, in der das Wissen um gesellschaftlich verankerte Normen und Maßstäbe zur Beurteilung eigenen und fremden Verhaltens als angemessen oder unangemessen liegen. Je widersprüchlicher, paradoxer, ja einander ausschließend diese Kognitionen auf der zentralen Kontextebene sind, umso mehr wirken sie verunsichernd und erzeugen Angst. Eine krankheitswertige Verzerrung der Wahrnehmung der eigenen Identität und der zur Verfügung stehenden Handlungsalternativen können die Folge sein.

Durchlässigkeit des Familiensystems und wahrgenommener Handlungsspielraum

Der Schweregrad intrafamiliärer Kommunikationsstörungen wird weiterhin durch die Toleranzbreite des Systems gegenüber Veränderungen oder Abweichungen von der Familienhomöostase bestimmt, für die wiederum Regeln ausschlaggebend sind, die den Handlungsspielraum und die mögliche Flexibilität der Beziehungen zwischen den Mitgliedern direkt festlegen. Durch Familienregeln, die strikt verbieten, z. B. das Feld zu räumen oder zu metakommunizieren, und die ebenso entschieden gebieten, stets das Richtige zu tun, wird das familiäre Gleichgewicht immer mehr eingeengt, bis schließlich nur noch stereotype Verhaltens- und Kommunikationsmuster übrigbleiben.

Wer in einem so gestörten Familiensystem heranwächst, läßt Prägungseffekte bei der Entwicklung seines Verhaltensrepertoires besonders in Konfliktsituationen erwarten; auch Fehleinschätzungen sozialer Zusammenhänge und motivationale Defizite zur Begründung von Fehlverhaltensweisen gerade gegenüber anderen Familienmitgliedern dürften vorgezeichnet sein.

Die Auswirkungen interner Undurchlässigkeit verstärken sich, wenn außerfamiliäre Kontakte durch Regeln eingeschränkt oder unterbunden werden. Dadurch gewinnen die Familienmitglieder infolge gegenseitiger sozialer Verstärkungen zusätzliches Gewicht und entwickeln sich zum überwertigen Regulativ für das Sozialverhalten. Bei fehlenden außerfamiliären Beziehungen reduzieren sich zudem die Vergleichsinformationen für die Beurteilung normaler und abnormer intrafamiliärer Beziehungsstrukturen.

Ein Zusammenwirken dieser die Durchlässigkeit einschränkenden Faktoren kann schließlich zur weitgehenden Abkapselung von der Umgebung führen, die auch schwerste intrafamiliäre Beziehungsstörungen nach außen hin im Extremfall überhaupt nicht erkennbar werden läßt.

Kasuistik

Tötung der Mutter im Affekt – familiäre Scheinharmonie

Tathergang

Der 17jährige Frank H. tötete eines Abends seine 62jährige Mutter in der gemeinsamen Wohnung, indem er eine leere Bierflasche so gewaltig auf ihren Kopf schlug, daß sie zersplitterte, die Mutter nach hinten auf ihr Bett fiel und anhaltend schrie. Frank konnte das grelle Schreien nicht aushalten. Er packte die Mutter fest am Hals und würgte sie, bis kein Laut mehr zu hören war. Sodann lief er in seinem Zimmer etwa 3/4 Stunden lang hin und her, sah zunächst ganz kurze, allmählich länger und zusammenhängender werdende Bildfetzen, bis ihm „siedend heiß" vor Augen stand: „Du hast die Mutter umgebracht".

Tatsituation

Während beide vor dem Fernseher saßen, nörgelte die Mutter, machte Vorwürfe und beschimpfte den Sohn, der versuchte wegzuhören, der manchmal widersprach und in Erregung geriet, aber auch sich wieder beruhigte und resigniert dachte: „Da setzen die 5 Kinder in die Welt und erwarten, daß sie so werden, wie sie es wollen und dann soll man noch dankbar sein wegen dieses bescheuerten Lebens."

Allmählich schaukelte sich die Erregung bei beiden immer höher, u. a. nachdem die Mutter den Vater und seinen 12 Jahre älteren Bruder Volker wegen deren Lebenswandel scharf kritisierte und erwartete, daß er sich für sie (Mutter) entscheidet: „Du bist alt genug zu wissen, was du willst." Bei diesen Worten stand die Mutter auf, hatte einen stechenden Blick, eine schneidende Stimme und „eine irgendwie zwingende Haltung". Sie drängte erregt („was nun, sag's jetzt") und machte eine Armbewegung auf den Sohn zu, der etwa einen Meter entfernt ihr gegenüberstand. In diesem Augenblick schlug er mit der leeren Bierflasche zu, die er gerade wegtragen wollte: er habe nichts dabei gedacht; vielleicht sei es ein Überkochen gewesen.

Familiensituation

Bei Franks Geburt war die Mutter 45, der Vater 52 Jahre alt. Vom 4. Lebensjahr Franks an lebten sie getrennt, blieben aber weiterhin in der gemeinsamen Wohnung und wahrten nach außen hin den Schein einer intakten Familie.

Der *Vater,* ein kaufmännischer Angestellter, bezog zur Tatzeit bereits Altersrente und trank reichlich Alkohol. Ihn erlebte Frank überwiegend positiv, fand ihn „dufte", weil er mit ihm gelegentlich Schach spielte und ihn nicht maßregelte.

Das tat die sehr strenge *Mutter,* die besonders die Lebensführung des Vaters und ihres Sohnes Volker mißbilligte, der sich schon vor Jahren vom Elternhaus gelöst hatte und den sie von Frank möglichst fernzuhalten versuchte. Dadurch geriet Frank in eine zunehmend ablehnende Haltung ihr gegenüber: ab und zu habe er die Mutter dennoch gemocht.

Franks 4 *Geschwister* sind 12–18 Jahre älter und haben alle frühzeitig das Haus der Eltern verlassen, weil diese sich ewig stritten. Die Eheleute begegneten sich trotz des Getrenntlebens täglich in der Wohnung. Jeder von ihnen hatte seinen eigenen Lebenskreis. Als der 12 Jahre ältere Bruder Volker das Elternhaus verließ, reagierte Frank mit Trennungsängsten. Seit 4 Jahren wohnte auch die *Großmutter* mütterlicherseits mit in der Wohnung.

Klinische Diagnostik

Frank hatte vorübergehend mit 12 Jahren neurotische Lernstörungen. Zur
Tatzeit bestand bei ihm eine krisenhafte Pubertätsentwicklung, insbesondere
eine Identitätskrise. In der Tatsituation befand er sich in einem hohen Erre-
gungszustand. Eine individuelle Psychopathologie war bei ihm nicht festzustellen. Seine Persönlichkeit ist gekennzeichnet durch eine gute Differenzierung,
hohe Intelligenz, Sensibilität, leichte Verwundbarkeit, deutliche Affektlabilität
und insbesondere durch psychische Unreife mit noch ungefestigtem Selbstkonzept.

Intrafamiliäre Kommunikation

Die Kommunikation zwischen den Eltern seit ihrer Trennung beschränkte sich
bei den unvermeidbaren täglichen Begegnungen in der gemeinsamen Wohnung
auf betonte Nichtbeachtung oder lautstarke Auseinandersetzungen mit wechselseitigen Herabsetzungen – auch in Anwesenheit des Sohnes Frank. Die Mutter
versuchte den Sohn Frank vom Vater wie auch vom Sohn Volker fernzuhalten,
der als „schwarzes Schaf der Familie" galt. Frank stand dennoch in sehr enger
Beziehung zum soviel älteren Bruder Volker, dem er sich „zwillingsähnlich"
verbunden fühlte und der ihm als „Idealbild" erschien. Seine Erregung in der
Tatsituation schaukelte sich u. a. auch deshalb so hoch, weil die Mutter den
Volker wegen seines vielen Alkoholtrinkens und seiner Liederlichkeit, nur
unregelmäßig zu arbeiten, wieder einmal scharf kritisiert hatte. Zur Schwester
Margit fühlte sich Frank jahrelang ebenfalls sehr hingezogen, weil er bei ihr
Geborgenheit und Wärme fand. Als Margit aber ihre ablehnende Haltung der
Mutter gegenüber aufgab und dann den Vater als „Geißel der Familie" (Mut-
ter) ansah, brach Frank seine Beziehungen zu ihr ab. Der Großmutter gegenüber
hat die ganze Familie eine Scheinharmonie vorgeführt („eine Art Sonnen-
schein").

Die Kommunikationslage dieser Familie ist also durch eine ungewöhnliche
Häufung von Auffälligkeiten gekennzeichnet:
- einengende Familienregeln, welche das Verhaltensrepertoire der Familienmitglieder einschränkten:
  Kommunikationslosigkeit zwischen den Eltern; starr festgelegte Kompetenz-
  aufteilung zwischen den Eltern (Rollen) in der Wahrnehmung von Familien-
  funktionen;
  Probleme werden in der Familie nicht diskutiert;
- Koalitionen zwischen den Generationen gegen einen Elternteil:
  beide Eltern beanspruchten den ältesten Sohn Hagen für sich, der deswegen
  das Elternhaus sehr früh verlassen hat;
  Koalition zwischen Tochter Margit und Vater gegen die Mutter sowie deren
  Koalitionswechsel zur Mutter;
  Versuch einer Koalition der Mutter mit dem Sohn Frank gegen den Sohn
  Volker und den Vater;

- Doppelbindungscharakter der Tatsituation seitens der Mutter („binder"):
  Frank soll selbst wissen, was er will – *Inhaltsebene der Mitteilung;*
  Frank fühlt sich durch Blick, Stimme und Haltung der Mutter gezwungen –
  Beziehungsebene der Mitteilung;
  Frank wird dadurch an jeglicher Metakommunikation gehindert und ist zugleich auch außerstande, das Feld zu räumen;
- Beziehungsambivalenz Franks gegenüber Vater und Mutter;
- übergeordnete Kontextebenen sind in unmittelbarer Aufeinanderfolge involviert:
  Frank hat in den letzten Stunden vor der Tat zwischendurch mit der Mutter auch über Schul- und Lebensfragen geredet – *Ebene kultureller Normen;*
  wechselweise erfolgten sodann Vorwürfe und Vorhaltungen der Mutter mit den Stichworten „Rauchen", „Saufen", „Volker", „Vater";
  derartige Vorhaltungen hat die Mutter jeweils auch auf Frank gemünzt;
  Frank hat sich im Laufe der letzten Stunden vor der Tat wieder einmal als „total machtlos" erlebt – *infantiles Selbstkonzept mit subjektiver Handlungsunfähigkeit.*

Tötung in depressiver Reaktion – tyrannischer Vater

Tathergang

Der 16jährige Johann B. hat seinen 45 Jahre alten Vater gegen 2 Uhr nachts getötet, als dieser im Bett lag und fest schlief. Er schlug ein 1 Meter langes Eisenrohr mehrfach auf dessen Kopf, wodurch es zu ausgedehnten Zertrümmerungen des Stirnbeines, rechten Scheitelbeines und oberen Gesichtsschädels kam. Sodann brachte er dem noch röchelnden Vater mit einem spitzen Küchenmesser 14 Stiche durch das Federbett hindurch bei, die in den linken Brustkorb und Oberbauch eindrangen und zu zahlreichen Verletzungen innerer Organe sowie zum Tod an Kreislaufversagen bei Herzbeuteltamponade führten.

Tatsituation

Die Tat erfolgte nach vorgefaßtem Plan: Der letzte Entschluß zur Tötung des Vaters wurde in den Nachmittagsstunden vor der nächtlichen Tat gefaßt. Um zum Vater in dem kleinen Ort in Oberbayern – dem Wohnsitz der Familie, die aus Angst vor dem Vater nach München ausgewichen war – zu gelangen, mußte Johann ein Stück weit mit dem Zug fahren. Er schrieb sich die Abfahrtszeiten auf und fuhr auch noch am Nachmittag die Fahrstrecke hin und zurück ab. Die letzten 10 Kilometer von der Bahnstation zum Anwesen der Familie, wo der Vater einen Werkstattbetrieb als selbständiger Zimmerer unterhielt, wollte Johann zu Fuß zurücklegen. So geschah es auch. Gegen 22.30 Uhr schlich er sich unbemerkt von der Familie aus der Münchner Wohnung davon. Gegen 02.00 Uhr angekommen stieg er durch ein Fenster der Werkstatt ein, ergriff eines der Eisenrohre, ging ins Zimmer im 1. Stock zum fest schlafenden Vater und führte die Tat aus. Auf gleichem Wege kehrte er zurück, schilderte der Mutter das Geschehene und sagte: „Mama, du kannst jetzt wieder lachen, du brauchst nicht mehr zu fürchten, daß er dich und uns umbringt. Wenn wir heim gekommen wären, hätte er das bestimmt getan. Ich habe den Vater erschlagen."

Familiensituation

Den *Vater* beschreiben die Familienangehörigen als unleidlich und aufbrausend, der bei jeder Kleinigkeit herumschrie und auf Frau und Kinder ohne besonderen Grund aus allgemeiner Verärgerung heraus furchtbar brutal einschlug, besonders auf den ältesten Sohn Johann, aber auch auf die 5 Jahre ältere Stieftochter Rosemarie. Seit Jahren tyrannisierte er die Familie und drohte an, „alle einmal umzubringen". Die Kinder fürchteten sich vor ihm. Die Ehefrau empfand sein Verhalten „furchtbar widersprüchlich"; sein „ganzer Charakter paßte nicht zusammen". Wenn nämlich Besuch da war, wie überhaupt nach außen hin, war er zu allen freundlich. Nachbarn erschien er als „der beste Vater", „einmalig hilfsbereit", „ein Geradeaus-Mensch", der zwar eine „rauhe Art" hatte, aber „nie ausfällig" wurde, der stolz auf seine beiden Söhne war und glaubte, sie würden ihn lieben.

Die *Mutter* wurde auch in Anwesenheit der Kinder brutal geschlagen. Ihr warf der Vater vor, „nur ein lediges Kind (Tochter Rosemarie), eine alte Frau (ihre Mutter) und eine alte Burg mit in die Ehe gebracht" zu haben. Dieses Anwesen renovierte er gründlich und erreichte in zähen Bemühungen, daß es auf seinen Namen überschrieben wurde.

Am Geburtstag von Johann – 1½ Jahre vor der Tat, hat die versammelte Familie die Äußerungen des Vaters, er werde alle noch umbringen, als reale Bedrohung erlebt. Während des Mittagessens hat er in einem Wutausbruch die Mutter schwer mißhandelt. In dieser sehr bedrohlichen Situation überwand der Sohn Johann erstmals seine Furcht vor dem Vater, stellte sich offen gegen ihn und schützend vor die Mutter. Noch am gleichen Tag verließ sie mit den beiden Söhnen fluchtartig das Haus und fand eine Behelfswohnung in der Nähe ihrer Tochter Rosemarie in München. Nun entschloß sich die Mutter endgültig – ermutigt durch ihre Kinder und beraten durch ihren künftigen Schwiegersohn – die Scheidungsklage einzureichen. Nach der räumlichen Trennung vom Vater hat sich die Angst vor ihm bei seiner Familie vorübergehend verringert. Alle waren sie überzeugt davon, daß das Ehescheidungsverfahren in Anbetracht des furchteinflößenden Verhaltens des Vaters in wenigen Wochen beendet sein würde. Zu ihrer größten Enttäuschung zog es sich aber immer weiter in die Länge. Der Vater wollte die Scheidung verhindern. Er bemühte sich, die Familie zur Rückkehr zu bewegen – zumindest die beiden Söhne. Das gelang ihm nicht. Vernehmungen wurden durchgeführt. Der Vater stritt die geschilderten Vorkommnisse in der Familie ab. Es hieß, das Scheidungsverfahren könne noch Jahre dauern. Die ganze Familie war erschüttert, insbesondere Johann litt beim Anblick der Mutter, die „herumgehangen" sei und „mit den Nerven fertig" war. Zuletzt traf auch noch ein Schreiben vom Rechtsanwalt des Vaters ein, welches die Aussagen von Johann verdreht widergab und ihn als Lügner hinstellte.

Der Sohn *Johann* hatte nach Besuch der Volks- und Handelsschule die mittlere Reife erlangt und 3 Monate vor der Tat eine Banklehre begonnen. In diesen Jahren hatte er aus Angst vor dem Vater verschiedentlich Selbstmordgedanken geäußert: „Ich bring mich um. Am besten wäre es, die Mangfall-Brücke hinunter zu springen." Zuletzt verstärkte sich seine Niedergeschlagenheit immer mehr. Er machte sich Selbstvorwürfe: „Alles was ich anfange, geht schief. Immer ist *er* (Vater) dazwischen." Die Schwester Rosemarie fürchtete, er könnte sich etwas antun und meinte: „Mach' ja keinen Schmarren. Das wäre für uns das Schlimmste." Kurz vor der Tat kam er verzweifelt aus dem Dienst nach Hause, weinte und klagte zur Mutter: „Helft mir doch, ich werde mit nichts mehr fertig."

Klinische Diagnostik

Johann ist im Zuge der krisenhaften Zuspitzung des Familienkonfliktes in eine depressive Reaktion geraten, bis zuletzt suizidale Tendenzen deutlich wurden. Deswegen suchte er einige Tage vor der Tat einen Nervenarzt auf, der ein Antidepressivum verordnete und eine Gesprächsbehandlung vorsah. Sonst keine individuelle Psychopathologie; insbesondere keine endogen-depressiven Verdachtsmomente.

Intrafamiliäre Kommunikation

Der jähzornige Vater tyrannisiert die ganze Familie:
- Frau und Kinder schlägt er immer wieder brutal zusammen, besonders den Sohn Johann, und droht wiederholt, alle umzubringen;
- bei der Stieftochter Rosemarie macht er sexuelle Annäherungsversuche, als sie 14 Jahre alt ist;
- von der Ehefrau verlangt er in Anwesenheit der Kinder demütiges Niederknien;
- der Schwiegermutter begegnet er haßerfüllt, so daß sie einen Suizidversuch unternimmt.

Es handelt sich hier um eine extreme Broken-home-Situation. Das eingeleitete Ehescheidungsverfahren macht auch nach außen hin deutlich, daß das Familiensystem zerbrochen ist.

Der Vater steht der Familie mit einer ausgeprägten Vermeidungs-Annäherungs-Ambivalenz gegenüber.

Der Sohn Johann stellt sich der Aufgabe eines Beschützers der Familie vor dem tyrannischen Vater, indem er unangemessen reagiert, was auf Prägungseffekte schließen läßt. Er ist in einem so schwer gestörten Familiensystem herangewachsen, daß sein Verhaltensrepertoire ebenso eingeengt ist wie das des Vaters und er schließlich bei der Tat ein ebenso stereotypes Verhaltensmuster zeigt.

Das Gefühl von Hilflosigkeit, die Verwirrung und Fehleinschätzung zwischen zulässigem Widerstehen gegenüber den Brutalitäten des Vaters und verwerflichen Handlungen lassen erkennen, daß pathologische Verzerrungen der Wahrnehmung und der Kognitionen letztlich dann eingetreten sind, als ihm sogar vom Rechtsanwalt des Vaters Verdrehungen und Infragestellungen widerfahren.

Erst in dieser lebenssituativen Zuspitzung dürfte der Punkt erreicht gewesen sein, wo schließlich der „letzte Entschluß" in die vorbedachte, geplante Handlungskette eingemündet ist. Der damit eingetretene Verlust von Vertrauen und Sicherheit, also von Werthaltungen, die auf der höchsten Ebene der Kontexthierarchie angesiedelt sind, geraten bei Jugendlichen dieser Altersstufe ohne gefestigtes Selbstkonzept leicht ins Wanken. So kann ein übermächtiger Motivationsdruck zustande kommen, der die radikale Lösung des Familienkonflikts als einzigen Ausweg noch offenzulassen scheint.

Daß es aber überhaupt zu einer so deletären Entwicklung in der Familie hat kommen können, dürfte u. a. der Koalition zwischen den Kindern und der Mutter gegen den Vater zuzuschreiben sein.

*Geplante gemeinschaftliche Tötung des Vaters aus dem Hinterhalt –
Double-blind-Situation („Beziehungsfalle")*

Tathergang

Die Brüder Michael (19) und Stefan (18) erwarteten das Eintreffen des Vaters an seinem üblichen Besuchstag – die Ehe der Eltern war seit 7 Jahren geschieden – im eigenen Haus in den
Mittagsstunden ab, während die Mutter infolge Schuldienst abwesend war. Sie wollten ihn mit
Stuhlbeinen totschlagen und hielten außerdem eine Tränengassspraydose, eine Gaspistole und
ein Klappmesser bereit. Sie warteten in der Diele etwa eine halbe Stunde, bis sie am Motorenge-
räusch erkannten, daß ihr Vater angefahren kam. Nachdem dieser die Haustür aufgeschlossen,
die Diele betreten, die Haustür hinter sich zugeschlagen hatte und sich nach rechts zur offenen
Küchentür wandte, stürzte sich Michael aus dem WC-Raum neben der Haustür auf den Vater
und schlug das Stuhlbein mehrmals kräftig auf dessen Kopf. Stefan kam etwas später zum
Schlagen. Der Vater versuchte, die Schläge mit den Armen abzuwehren und wieder zur Haustür
zu gelangen. Stefan stieß sein Klappmesser mehrmals in den Leib des Vaters, der immer noch
schrie und taumelte. Michael schlug nun eine Keramikblumenvase dem Vater auf den Kopf.
Weil er dessen „Schreien nicht mehr hören" konnte, holte er schließlich noch ein großes
Küchenmesser und brachte dem Vater mehrere Stiche in den Leib bei. Danach stach auch
Stefan mit diesem großen Messer noch mehrmals zu. Der Vater lag nun regunglos am Boden.

Tatsituation

Ein erstes Gespräch der Brüder, in der sie die letzte Möglichkeit – den Tod des Vaters – konkret
ins Auge faßten, fand 3 Tage vorher statt. Am Tag vor der Tat haben sie sich über den Hergang
verständigt, nachdem sie noch einmal durchgesprochen hatten, ob sie nicht doch irgend etwas
anderes unternehmen könnten. Ein neuer Gedanke tauchte aber nicht auf.
    Nach der Tat lief Michael in der Diele ratlos hin und her. Stefan ging zum Telefon und
verständigte die Polizei, die 2 Minuten später am Tatort eintraf. Der Getötete befand sich in
Bauchlage in der Diele. Es roch nach Tränengas. Beide Söhne gaben an, den Vater soeben
gemeinschaftlich umgebracht zu haben. Sie seien von ihm jahrelang tyrannisiert worden und
hätten keine andere Möglichkeit mehr gesehen.

Familiensituation

Michael wurde wegen persistierenden Bettnässens mit 9 Jahren in eine psychotherapeutische
Behandlung genommen. Die Frequenz des Bettnässens besserte sich zwar, aber es blieb nicht
vollständig weg. Nägelkauen und das Aneinanderreiben der Fingerkuppen blieben ebenfalls
bestehen. Vater wie Mutter entzogen sich einer Einbeziehung in die Therapie. Engere Freund-
schaften erlebte er nie. Schon im Kindergarten war er scheu und hat seit je in Angst vor dem
Vater gelebt. Man mußte stets auf der Hut sein, weil der Vater für seine vielfachen Verbote nie
einen einleuchtenden Grund nannte. Mit Trotz zu reagieren oder dem Vater gar zu widersprechen, hätte er sich nie – ebenso wie sein Bruder Stefan – getraut. Die Mutter habe sich total
passiv verhalten, obwohl sie vom Vater sehr oft geschlagen wurde.
    Beide Brüder haben diese markanten Punkte in der Familienatmosphäre ganz identisch
erlebt. Sie alle haben sich dem Vater gegenüber hilflos gefühlt. Auch nach dem Auszug aus dem
Haus der Familie habe der Vater vorwiegend herumgebrüllt. An den Besuchstagen des Vaters
sei es – nach vorübergehender Erleichterung – für sie dann doch wieder „recht stressig" gewesen.
    Wenn Michael und Stefan die Mutter sehr häufig in Streit- und Schlägerszenen zu Hause
erlebten, fühlten sie sich alle hilflos.
    Michael war für den Vater die bevorzugte Zielscheibe aggressiven Verhaltens. Immer wieder
schimpfte er ihn „Weichling".

Zu den eindrücklichsten Kindheitserinnerungen des *Stefan* gehört die ständige Angst vor den Schlägen des Vaters. Nach einem solchen Erlebnis rechnete er – der spätere Mathematiker – der Mutter vor, wenn sie beide ihr Alter zusammennähmen, müßten sie doch stärker sein als der Vater. Seine mathematische Begabung zeigte sich so richtig erst während eines 1jährigen Aufenthaltes bei Verwandten in Sidney/Australien, wo er in dieser Zeit die High-School besuchte und bei einem Mathematikwettbewerb mit über 40 000 Teilnehmern als Zweitbester abschnitt.

Der *Vater* hat ein sehr wechselhaftes Verhalten auch seinen Kindern gegenüber an den Tag gelegt. Zeitweise spielte er mit ihnen ganz gern; dann wieder stellte er sie wie Puppen beiseite und wenn sie mit ihm weiterspielen wollten, schlug er sie. Manchmal aber konnte er mitreißend im Spiel und im Gespräch, warm und liebevoll sein. „Das Schlimmste war, man wußte nie, wann es bei ihm zu einer Explosion kam." Auch nach der Ehescheidung hat er seine Frau zum Geschlechtsverkehr gezwungen. Aus Angst hat sie es über sich ergehen lassen. Ausführlichere Gespräche mit seiner Familie hat der Vater – ein psychotherapeutisch arbeitender Psychiater – nie geführt. Aber auch wenn die Restfamilie „unter sich" blieb, waren längere Aussprachen zwischen ihnen nicht üblich. Nach krisenhaften Zuspitzungen, die durch den Vater zustande kamen und die Familie in höchste Angst versetzten, begnügte man sich in seiner Abwesenheit mit nur einsilbigen Bemerkungen darüber, und zwar auch in der letzten Phase, als die auf ihnen allen lastende Angst durch seine Drohung, sie eines Tages umzubringen, ihren Gipfelpunkt erreichte.

Die *Mutter* beschrieb die Familiensituation bemerkenswerterweise folgendermaßen: „Wir waren all' die Jahre in dem System gefangen. Den Kindern hat er von kleinauf eingebleut, anderen nichts zu erzählen, nicht aus der Schule zu plaudern, sich nichts anmerken zu lassen ... Ich fühlte mich nirgends auf der Welt vor ihm sicher ... Nach der Tat meiner Kinder fühle ich mich schuldig, daß ich aus meiner Angst zu schwach war, gegen meinen Mann etwas zu unternehmen, ja die Kinder soweit gebracht habe, daß sie handelten, da sie sahen, daß ich unfähig bin, mich zu wehren."

Klinische Diagnostik

Michael wie Stefan haben durchweg regelrechte körperliche Befunde aufgewiesen und auch keine individuelle Psychopathologie erkennen lassen. Ihre intellektuelle Ausstattung ist weit überdurchschnittlich. Beide haben das Abitur während der Haft mit der Gesamtnote 1,0 bestanden. Beide haben schizoide Wesensmerkmale und Teilretardierungen gezeigt (Kontaktstörungen, Gehemmtheit, Selbstunsicherheit, Neigung zum ängstlichen Reagieren). In den letzten Monaten vor der Tat formte sich bei ihnen eine psychische Befindlichkeit, welche die graduellen Unterschiede zwischen ihnen mehr und mehr einebnete. Nachdem der Vater vor den Augen der inzwischen 17 und 18 Jahre alten Söhnen wieder einmal die Mutter schwer geschlagen hatte, wagte der jüngere Stefan erstmals, Gedanken des Widerstandes gegen den Vater zu denken, mit Michael darüber zu sprechen und sich zu verständigen, beim nächsten Mal einzugreifen und die Mutter zu schützen. An den Besuchstagen des Vaters wollten sie nun beide zu Hause sein. Neben dieser ersten entschlossenen Haltung bestanden jedoch bei beiden überaus ängstlich-phobische Einstellungen von solcher Dichte fort, daß von einem progredienten phobischen Syndrom gesprochen werden kann. Zuletzt hat ihre psychische Entwicklung abnorme Ausmaße angenommen. Sensitive Züge machten sich bemerkbar. Sie suchten das Haus nach Abhörgeräten ab, die der Vater zur Überwachung der Familie womöglich installiert haben könnte und legten sich zum Schlafengehen Stöcke zurecht, um gegen ein nächtliches Auftauchen des Vaters gewappnet zu sein.

Von einem Psychiater und Psychoanalytiker, mit dem der Vater gemeinsame Assistentenjahre verbracht hat, wurde er als Borderlinefall bezeichnet. Er sei einerseits einfühlungsfähig gewesen und habe sich zuwenden und ausgeglichen wirken können; im engeren Kontakt jedoch habe er sehr hart, verletzend, böse, rücksichtslos und maßlos egozentrisch sich verhalten.

Intrafamiliäre Kommunikation

Die Eltern führten – nach der Typologie von J. Willi (1975) eine „männlich beherrschte Kampfehe", die auch nach der Ehescheidung (1977) in Form einer „Eifersuchts-Untreue-Kollusion" weitergeführt wurde. Durch die permanent verbal und handgreiflich ausgetragenen Auseinandersetzungen wurden die 1965 und 1966 geborenen Söhne Michael und Stefan in schwerster Weise geängstigt und verunsichert. So wurden nicht nur ihre phasenabhängigen Identifizierungs-bedürfnisse erheblich beeinträchtigt, sondern auch die affektiven Austauschbe-ziehungen innerhalb der Familie deformierten zu konfliktgeladenen Interaktio-nen.

Die Söhne lebten seit je in Angst und Furcht vor dem Vater. Mit Trotz zu reagieren oder gar ihm zu widersprechen, trauten sie sich nie.

Die Mutter hat sich total passiv verhalten, obwohl sie sehr oft geschlagen wurde. Sie alle fühlten sich hilflos.

Den Stefan hat das Hin und Her durch den Vater schon als Kind irritiert. Eine Tante erinnert sich einer Episode, wo der Vater dem 5 Jahre alten Stefan völlig überraschend die Faust mitten ins Gesicht schlug und Stefan sich vor den Vater stellte und sagte: „Wenn du mich schon nicht magst, dann schlag mich doch gleich tot".

Mit dem Älterwerden merkte Stefan, daß „es total hirnrissige Sachen waren, wegen denen der Vater die Mutter geschlagen" hat.

Von den Söhnen verlangte der Vater immer wieder völlig Gegensätzliches, so daß sie nicht mehr wußten, was sie tun oder nicht tun sollten. Sie fühlten sich dem Vater gegenüber, dem sie nicht entgehen konnten, hilflos und wehrlos. „Auch wenn der Vater sich nicht klar geäußert hat, wußte man, daß er scharf reagiert, wenn man sich nicht seinen Erwartungen gemäß verhielt; aber diese konnte man nicht voraussehen."

Verwandte gewannen den Eindruck von „einigermaßen harmonischen" Verhältnissen in der Familie. Von der Ehescheidung haben sie aber erst 2 Jahre später erfahren. Ganz abgesehen von den herausragenden Schulleistungen der beiden Söhne haben Verwandte sie auch sonst als vorbildlich erlebt.

Folgende Kommunikations- und Beziehungsmerkmale lassen sich also erken-nen:

- tyrannisierender Vater – passiv machtlose Mutter – neurotisierte ängstliche Söhne;
- starre Familienregeln, die durch die passiv-appellierende Haltung der Mutter festgeschrieben wurden und daher auch nach der Ehescheidung kein Zerfall des Familiensystems erfolgte;

- verhaltensinkontingente, nicht voraussehbare Zuwendungen oder Bestrafungen durch den Vater;
- ständige Doppelsinnigkeit der Kommunikation zwischen Vater und Söhnen, indem immer wieder wechselnde Befehle vom Vater erteilt wurden, von denen der eine den anderen aufhob;
- sich gegenüber den Anweisungen oder auch nur Erwartungen des Vaters richtig zu verhalten, ist lebenswichtig („nur nichts Falsches sagen");
- beschränktes soziales Verhaltensrepertoire mit dem Gefühl von Hilflosigkeit, verstärkt durch die erlebte Wehrlosigkeit und Passivität der Mutter;
- angemessene Handlungsalternativen sind nicht verfügbar;
- weitgehende Kommunikationseinschränkung und daher auch fehlende Meinungsbildung über die intrafamiliären Beziehungen (interne Undurchlässigkeit);
- keine tragenden außerfamiliären Beziehungen und Scheinharmonie der Familie (externe Undurchlässigkeit);
- die beiden „Opfer" sind nicht in der Lage, sich darüber mit dem Vater kritisch auseinanderzusetzen (Metakommunikation);
- die Doppelbindungssituation hat dazu geführt, daß im Vorfeld der Tat auch erwogene Alternativreaktionen nicht durchgeführt wurden;
- die „Beziehungsfalle" hat es nicht zugelassen, das Feld zu räumen.

Zusammenfassung

Diese kurz skizzierten 3 Fälle von Tötungsdelikten in der Kernfamilie zeigen paradigmatisch auf, daß schwere Kommunikationsstörungen das Erleben der beteiligten Familienmitglieder durchweg verändert und ihre Handlungsspielräume eingeengt haben – jeder einzelne jedoch in einer qualitativ und quantitativ unterschiedlichen Weise. Wer in einem so schwer gestörten intrafamiliären Beziehungsgeflecht letztlich Täter und wer Opfer geworden ist, das wurde offensichtlich nicht durch individuelle psychopathologisch bedingte Erlebens- und Verhaltensweisen entschieden. Diese Weichenstellungen erfolgten offenbar durch ein Zusammentreffen von Indikatoren, wie sie in der systemischen Familientheorie seit längerem postuliert werden und in den hier dargestellten Fallbeispielen in eindringlicher Dichte sich aufzeigen lassen:
- einengende Familienregeln mit stereotypisierten Kommunikationsstilen, interner Undurchlässigkeit und starrer Rollenverteilung;
- Undurchlässigkeit des Familiensystems nach außen;
- ungefestigtes Selbstkonzept des Täters mit Identitätsstörungen, die zu pathologischen Verzerrungen bei der Erkennung von Verhaltensalternativen und bei der Unterscheidung von angemessenen und verwerflichen Reaktionen führen können;
- das Gefühl von Hilflosigkeit und Ohnmacht, welches in einer Doppelbindungssituation („Beziehungsfalle") den krankmachenden Charakter des Familiensystems besonders deutlich werden läßt.

Diese Konstellation von Indikatoren schwerer Kommunikationsstörungen ist wahrscheinlich äußerst labil und führt daher nur verhältnismäßig selten zu so folgenschweren destruktiven Ausgängen wie in den hier dargestellten Fällen.

Die forensische Bedeutung intrafamiliärer Kommunikationsstörungen bei Tötungsdelikten in der Familie erschöpfend zu umreißen, war in dieser Studie aus Platzgründen nicht möglich. Die Beispiele betreffen den Spezialfall von Tötungsdelikten zwischen den Generationen, bei denen der Täter stets der jüngeren Generation angehörte. In weiteren Untersuchungen wird zu prüfen sein, welches Gewicht gestörtes Kommunikationsverhalten bzw. defiziente interpersonale Beziehungsgeflechte bei Gewaltdelikten zwischen anderen familiären Beziehungspartnern und – in einem weiteren Schritt zwischen nichtverwandten Täter-Opfer-Paaren einnehmen. Anknüpfungen an die schon seit längerem bearbeiteten Täter-Opfer-Beziehungsstrukturen (Rasch 1964; Weber 1978) sind zu erwarten. Auch muß das methodische Instrumentarium, welches gestörte Kommunikationsmuster valide aufzudecken vermag, erst noch entwickelt werden mit dem Ziel, auch derart komplexe Phänomene einer quantitativen Erfassung zugänglich zu machen. Hier sollten vorerst einige Aspekte skizziert werden, um die Aufmerksamkeit auf die theoretischen Grundlagen von intrafamiliären Kommunikationsstörungen und ihre Empirie im Zusammenhang mit Gewaltdelikten zu lenken.

Literatur

Abramson LY, Seligman MEP, Taesdale JD (1978) Learned helplessness in humans: Critique and reformulation. J Abnorm Psychol 87:49–74

Bateson G, Jackson DD, Haeley J, Weakland J (1956) Toward a theory of schizophrenia. Behav Sci 1:251
Deutsch: Auf dem Weg zu einer Schizophrenie-Theorie. In: Habermas J et al. (Hrsg) (1969) Schizophrenie und Familie. Suhrkamp, Frankfurt am Main, S 11–43

Cronen VE, Pearce WB, Snavely L (1979) A theory of rulestructure and types of episodes, and a study of perceived enmeshment in undesired repetitive patterns (URPS). In: Nimmo D (ed): Communication Yearbook III. Transaction Press New Brunswick/N. J.

Cronen VE, Johnson KM, Lannamann JW, Mass A (1983) Paradox, Doppelbindung und Rückkoppelungsschleife: Eine alternative theoretische Perspektive. Familiendynamik 8:102–138

Doan JA (1978) Family interaction and communication deviance in disturbed and normal families: A review of research. Fam Process 17:357–373

Haley J (1967) Toward a theory of pathological systems. In: Zuk G, Boszormenyi-Nagy J (eds) Family therapy and disturbed families. Science and Behavior Books, Palo Alto, pp 11–27
(Dt. 1980: Ansätze zu einer Theorie pathologischer Systeme. In: Watzlawick P, Weakland JH (Hrsg) Interaktion. Huber, Bern Stuttgart Wien, S 61–84)

Hall E (1977) Beyond culture. Anchor Garden City/N.Y.

Heckhausen H (1980) Motivation und Handeln: Lehrbuch der Motivationspsychologie. Springer, Berlin Heidelberg New York Tokyo

Jackson DD (1965) The study of the family. Fam Process 4:1–20
Deutsch: Das Studium der Familie. In: Watzlawick P, Weakland JH (Hrsg) (1980) Interaktion. Huber, Bern Stuttgart Wien

Jacob T (1975) Family interaction in disturbed and normal families: A methodological and substantive review. Psychol Bull 82:33–65

Mende M (1984) Die Wahrnehmung sozialer Interaktion. Phil. Dissertation, Universität Wien

Mende W (1983) Zur Frage der Quantifizierung in der Forensischen Psychiatrie. MschrKrim 66:328–333

Olson D (1972) Empirically unbinding the double bind: Review of research and conceptual reformulation. Fam Process 10:69–94

Rasch W (1964) Tötung des Intimpartners. Beitr Sex Forsch 31. Enke, Stuttgart

Rotter JB (1954) Social learning and clinical psychology. Prentice Hall, Englewood Cliffs/N.J.

Rotter JB (1966) Generalized expectancies for internal versus external control of reinforcement. Psychological Monographs 80/1:1–68

Rotter JB (1967) Beliefs, attitudes and behavior: A social learning analysis. In: Jessor R, Feshbach S (eds) Cognitive, personality and clinical psychology. Jossey-Bass, San Francisco

Watzlawick P, Beavin JH, Jackson DD (1969) Menschliche Kommunikation: Formen, Störungen, Paradoxien. Huber, Bern Stuttgart Wien

Weber J (1978) Zur Psychodiagnostik der Täter-Opfer-Beziehung. Kriminalistikverlag, Heidelberg

Weiner B (1972) Theories of motivation. From mechanism to cognition. Markham, Chicago

Willi J (1975) Die Zweierbeziehung. Rowohlt, Reinbek

*V. Psychopathologisch-klinische Syndrome
in der forensischen Psychiatrie*

Das Überlebendensyndrom – „Forty years later"

W. G. NIEDERLAND und H. POHLMEIER

Geschichtlicher Hintergrund

Die Psychiatrie der Verfolgten, wie sie 1964 erstmals vorgelegt wurde (Baeyer, Häfner, Kisker 1964), ist direkt aus der forensischen Psychiatrie hervorgegangen. Sie hat im Jubilar dieser Festschrift einen ihren bedeutendsten Vertreter. Sein in diesem Bereich entwickelter Begriff „erlebnisbedingter Persönlichkeitswandel" ist in der heutigen Psychiatrie unentbehrlich geworden (Venzlaff 1958). Die Entwicklungspsychologie hat dadurch aus der Beschränkung auf die ersten fünf Lebensjahre nachhaltig herausgefunden. Wir wissen heute, daß der Mensch irrt, also sich entwickelt, solang er strebt, also so lang er lebt. Andere, auch in dieser Festschrift vertretene, Autoren haben die forensisch-psychiatrischen Erfahrungen mit Verfolgten des Naziregime zur ebenfalls grundsätzlichen Weiterentwicklung psychiatrischer Erkenntnis genutzt. Hoppe hat bei seinen Studien über die Verfolgung wichtige Zusammenhänge zwischen Aggression und Depression herausgearbeitet (Hoppe 1962). Er hat damit die psychoanalytisch geleitete Hypothese von der Depression als Aggressionserkrankung gründlich bearbeitet und vertieft (Matussek 1965; Pohlmeier 1980, S. 169). Ein wichtiger Beitrag zur Depressionsforschung aus diesem Bereich sind die Untersuchungen über Verfolgung und Gewissen, welche die Schuldgefühlsproblematik erhellen (Hoppe 1964) und grundsätzlich das Verhältnis zwischen Gewissen und Erfahrung einer Klärung näherbringen (Hoppe 1985). Weiter war es durch die forensisch-psychiatrischen Untersuchungen Verfolgter möglich geworden, Quantität und Qualität von Belastungssituationen für die Entstehung psychischer Störungen genauer als früher zu erfassen. In früherer Zeit gab es so extreme Belastungssituationen wie die Haft in nationalsozialistischen Konzentrationslagern nicht (Kogon 1955). Hier sind die Arbeiten von Eissler (1963) und Matussek (1971) maßgeblich geworden. In ihnen wird besonders die Psychodynamik der Verarbeitung von Belastungen analysiert und damit der Streßforschung ein entscheidender inhaltlicher Impuls gegeben. Der Altmeister der Psychiatrie der Verfolgten, W. G. Niederland, hat in seinem jetzt 82. Lebensjahr wohl die längste Erfahrung auf diesem Gebiet der forensischen Psychiatrie. Sein „Überlebendensyndrom" (Niederland 1980) ist die präzise Beschreibung der Zustände nach Verfolgung in bester Tradition klassischer Psychopathologie. Diese ist denkbar glücklich verschränkt mit psychoanalytischer Deutung unbewußter Erlebnishintergründe, für die Niederland sich während seiner über 50jährigen Berufstätigkeit in USA interessieren durfte. Der Nachweis der Möglichkeit der Verschränkung von Psychopathologie und Psychotherapie, der u. a. auch von Eissler, Hoppe, Matussek und Venzlaff erbracht worden ist, ist schon erkenntnisfördernd genug. Das „Überlebendensyndrom" hat aber darüber hinaus bis heute, 40 Jahre danach, seine schauerliche Gültigkeit behalten, weil die davon Betroffenen noch unter uns sind. Darüber hinaus ist in ihm etwas enthalten, was für alle gilt, die etwas überlebt oder überstanden haben. Es handelt sich um die Auseinandersetzung mit den Toten, die nicht überlebt haben, mit entsprechenden Folgen. Diese Überlebens- und Schuldproblematik zeigen uns viele Menschen, seitdem wir durch Niederland darauf aufmerksam gemacht worden sind, z. B. nach Naturkatastrophen, Familientragödien, Mord und Selbstmord (Pohlmeier 1983, S. 31; Goldney 1985; Weis 1982). Das „Überlebendensyndrom", vor 40 Jahren entdeckt, ist heute so aktuell wie damals. Die Herausgeber einer *Forensischen Psychiatrie heute* wollten auf diesen Beitrag des Faches deswegen unter keinen Umständen verzichten. Ursprünglich wollte Niederland selbst zeitig genug über seine Arbeit hier berichten. Da sind ihm nun Alter und Krankheit dazwischen gekommen, so daß wir mit freundlicher Genehmigung des Suhrkamp Verlags zusammen das „Überlebendensyndrom" hier vorstellen. Nach der Eröffnung des geschichtlichen Hintergrunds durch einen der Herausgeber folgt nun ein Fallbeispiel von Niederland selbst, welches das Syndrom plastisch darstellt. Danach folgt noch eine Erörterung über den Zusammenhang zwischen den Arbeiten von Niederland und Venzlaff, die über Jahrzehnte ihre Erfahrungen miteinander ausgetauscht haben. Den Schluß bilden einige Erwägungen über den „Symptomgehalt" der Psychiatrie der Verfolgten für die Psychiatrie überhaupt. Die Begutachtungspraxis gegenüber den Verfolgten durch die forensische Psychiatrie und übrigens auch die Beurteilung durch die Gerichte waren ja sehr unterschiedlich, so daß Eissler 1967 die Frage nach einer „pervertierten Psychiatrie" stellen mußte. Hatte die deutsche Psychiatrie die Anfechtung des Nationalsozialismus gerade nicht überstanden, drohte sie in der Nachkriegszeit schon wieder zu versagen (Rosenkötter 1979; 1983). Das darf in der forensischen Psychiatrie heute nicht der Vergessenheit anheimfallen.

Fallbeispiel (Frau M., Gutachten vom 26. Mai 1965)
[Aus: Niederland WG (1980) Seelenmord. Suhrkamp, Frankfurt am Main, S. 146–155]

Vorgeschichte

„Die anamnestischen Angaben ergeben keine Anhaltspunkte für ein eventuelles Vorhandensein von nervösen Krankheits- und Schwächezuständen, etwaigen Erbleiden oder konstitutionell bedingten Nervenleiden etc. Sie selbst war gemäß ihren Angaben früher niemals ernstlich krank gewesen, hat einen normalen und persönlich wie gesundheitlich ungestörten Entwicklungsgang in der Kindheit und Adoleszenz gehabt, wuchs als gesundes Mädchen in einer sechsköpfigen Geschwistergruppe mit ihren 5 Brüdern in einer jüdischen Kaufmannsfamilie auf. Sie hat sich zur Friseuse ausgebildet, im Jahre 1931 als Jüdin einen christlichen („arischen") Ehemann geheiratet, mit dem sie in harmonischer Ehe lebte, und hat im Jahre 1933 ein lebendes, nach ihren Angaben gesundes Kind (Sohn) zur Welt gebracht.

Als eine mit einem Arier verheiratete Volljüdin begannen ihre persönlichen und beruflichen Schwierigkeiten scheinbar nicht unmittelbar mit dem Einsetzen der Rassendiskriminierung im Jahre 1933, sondern erst allmählich unter dem sich steigernden Verfolgungsdruck der folgenden Jahre. Im Jahre 1938 wurde sie zur „Sarah" gemacht und als in Mischehe lebende Jüdin zum „Arbeitseinsatz" herangezogen, der von ihr als „Judeneinsatz" geschildert wird. Sie wurde mit Wegschicken bedroht, und als ihr einmal die sichere Deportierung angedroht wurde, fiel sie nach ihrer glaubhaft und zurückhaltend vorgebrachten Schilderung vor dem Gestapomann auf die Knie, der sie daraufhin als „Judensau" beschimpfte und bedrohte, sie aber weiter im „Judeneinsatz" arbeiten ließ. Sie arbeitete damals als jüdische Zwangsarbeiterin u. a. bei einer Firma Dralle. Sie hatte schon 1938 ihren selbständigen Geschäftsbetrieb aufgeben müssen, und ihr Gewerbeschein als unabhängige, berufstätige Gewerbetreibende war ihr im Zuge der ansteigenden Rassenverfolgung entzogen worden. (Was dies psychologisch für die Selbstachtung einer bis dahin aktiv im Berufsleben stehenden Frau bedeutet – im Sinne der daraus resultierenden Entwertung, von anderen mehr gewaltsamen Degradierungsmaßnahmen ganz zu schweigen –, wird noch bei der psychiatrischen Beurteilung darzutun sein.) Im Jahre 1940 verlor dann auch der Ehemann, der zu seiner jüdischen Frau hielt, seine Existenz als Inhaber eines Fuhrbetriebes mit Brennholzhandlung etc.

Mit dem dauernden Anwachsen des Verfolgungssystems gegen alle Juden und der drohenden Deportierung ständig vor Augen begann sie zu fühlen, daß sie auch als Zwangsarbeiterin ihres Lebens im damaligen Deutschland nicht mehr sicher war, und im Jahre 1943 „tauchte sie unter", d. h. sie lebte illegal und unangemeldet von dann ab bis Kriegsende unter der täglichen Gefahr des Entdeckt- und Deportiertwerdens, wobei sie lange Zeit hindurch in einem verborgenen Keller hauste und oft nicht mehr „ein noch aus wußte", wie sie stockend berichtet. Selbst als die Befreiung kam, nahmen die Schwierigkeiten kein schnelles Ende, da sie keine Papiere hatte, die beweisen konnten, daß sie eine Jüdin war, und als sie Leute traf, die sie von früher her kannten, wunderten diese sich, daß sie „überhaupt am Leben war". Im Laufe des ärztlichen Gesprächs mit mir zeigte es sich, daß sie im Grunde auch heute darüber tief erstaunt ist und daß diese innere Verwunderung über „leben oder tot sein" selbst heute noch in ihr tiefenpsychologisch erhalten geblieben ist.

Beschwerdebild

Frau M. klagt über häufige Kopfschmerzen, dauernde Ängstlichkeit, Nervosität, Müdigkeit, chronische Schlafstörungen mit wiederkehrenden Angstträumen, innere Unruhe, Müdigkeit, Schwäche- und Angstzustände. Die Angstgefühle sind unablässig „mit ihr und in ihr", und dies ist nach ihrer Schilderung ein so starker Dauerzustand bei ihr, daß sie beispielsweise niemals abends auf die Straße geht und nach Tagesende nicht das Haus verlassen kann. Die Träume, die sich im wesentlichen mit den durchgemachten Verfolgungsereignissen und zwar insbesondere mit dem illegalen Leben, Gesuchtwerden durch die Gestapo und sonstigen lebensbedrohlichen Situationen befassen, haben den Charakter von nächtlichen Alperlebnissen, aus denen sie in Terror und schweißgebadet erwacht. Sie schwitzt auch tagsüber sehr viel. Sie sagt: „Ich kann nicht ohne Schlafpillen schlafen... ich lebe von Pillen und Tranquilizern" – mit den letzteren sind Sedativa, Barbiturate und stärkere Beruhigungsmittel gemeint. Sie leidet ferner an subjektiv quälenden Mißempfindungen, z. B. an „Gefühlen, daß jemand hinter mir her ist", daß sie laut „irgend etwas herausschreien möchte", fühlt sich häufig übel, muß sich erbrechen, ohne daß dafür eine körperliche Ursache vorhanden wäre, und wenn sie schwitzt, wird sie nach ihrer Aussage „klöternaß". (Ich glaube, daß dies ein idiomatischer Hamburger Ausdruck für gänzlich schweißgebadet, gewissermaßen in Nässe aufgelöst oder dergleichen ist.)

Untersuchungsergebnisse

Frau M. ist eine kleine, blasse gespannt und ängstlich aussehende Frau, die schon rein äußerlich einen scheuen und ängstlich-bedrückten Gesamteindruck macht und in ihrem stillen, zurückhaltenden Verhalten ebenso wie ihrem furchtsam-versorgten Aussehen eher den Eindruck einer verängstigten Halbwüchsigen als einer ihrem Alter entsprechenden Person macht, die einmal ein eigenes Berufsleben hatte und versah. Sie hat etwas außerordentlich Stilles und Zurückgezogenes an sich, ist meist ganz schweigsam und in sich gekehrt, als ob sie irgendwie nach innen lauschte oder mit Dingen psychisch beschäftigt wäre, die sie nicht aussprechen kann und die vielleicht auch nicht völlig ausgesprochen werden können. Dabei bemüht sie sich sichtlich, alle Fragen prompt und bereitwillig zu beantworten, fällt aber danach fast immer in ein verhaltenes oder sehr beklommenes Schweigen zurück, verstummt gewöhnlich ganz plötzlich nach einem oder zwei stockend ausgesprochenen Sätzen oder nach einer wortkarg und verhalten vorgebrachten Schilderung eines Verfolgungsvorgangs. Auch in der Angabe ihrer subjektiven Klagen, z. B. in der Beschreibung des bereits besprochenen Beschwerdebildes, ist sie völlig undemonstrativ, macht keine übertriebenen Angaben (eher das Gegenteil), sagt nur das Notwendigste, und es ist schwer, mit ihr in ein Gespräch zu kommen. Das ganze Gebaren ist so unauffällig und zurückhaltend, daß man sich nicht des Eindrucks erwehren kann, daß sie sich auch heute noch persönlich sozusagen unsichtbar machen möchte, als ob sie eben nicht vorhanden wäre, nicht gesehen und nicht erkannt werden wollte. Ich habe dieses Verhalten des Sich-nicht-auffällig-Machens, des Sich-fast-unsichtbarmachen-Wollens so oft bei ehemals Verfolgten, die lange Zeit ein verborgenes und von der täglichen Gefahr des Entdecktwerdens durchdrungenes Dasein in einem unsicheren Schlupfwinkel führten, klinisch und gutachterlich beobachtet, daß ich es als charakteristisch für Menschen bezeichnen möchte, die ein Verfolgungsschicksal wie das der Frau M. durchgemacht haben und auch heute noch psychisch an dessen Nachwirkungen laborieren.

Die Gemütslage ist ängstlich-gespannt und besorgt, die überwiegende Stimmung unfrei und ihre Gefühls- und Gedankenwelt ist von den vielen, affektbetonten, psychisch gänzlich unverarbeiteten Vorgängen der Verfolgungsjahre beherrscht. Dies tritt nicht nur in dem beschriebenen Gesamtverhalten, sondern auch in den wiederkehrenden Angst- und Alpträumen, die die nicht überwundenen Schreckerlebnisse der Verfolgungsjahre fast wortgetreu widerspiegeln, und auch in manchen ihrer heutigen Symptome klar zutage, z. B. in den phobischen Ängsten, das Haus abends zu verlassen (es ist gewissermaßen heute noch sicherer, verborgen zu bleiben, wie damals im illegalen Keller), in dem plötzlichen Aufschreien und Herausschreien-Wollen und es nicht können noch dürfen (genauso wie damals) und dergleichen mehr.

Wenn man nach dem Hintergrund dieser Erscheinungen forscht, was in dem vorliegenden Falle wegen der in sich gekehrten Erlebniswelt und der Tendenz zur Schweigsamkeit nicht leicht war und auch aus diesem Grunde eine wiederholte psychische Exploration erforderlich machte, so ergibt sich, daß Frau M. neben dem Leben der Illegalität, des Verstecktseins und des verängstigten Schweigens noch ein weiteres „Verfolgungsgeheimnis" etwa ein Jahrzehnt hindurch sorgsam zu hüten und verborgen zu halten hatte: Bis lange nach der Befreiung hat sie dem Sohn – ihrem einzigen Kinde, mit dem sie noch bis 1943 regelmäßig zusammen war und auch danach immer wieder zusammenkam – niemals gesagt, daß seine Mutter eine verfemte, geächtete, in ständiger Lebensbedrohung stehende Jüdin war. Auf meine diesbezügliche Frage antwortete sie schlicht: „Kindermund plappert aus . . . ich mußte vor ihm verbergen, daß ich eine Jüdin bin."

So notwendig und verständlich ein solches Verhalten unter den damaligen Verhältnissen für eine besorgte Mutter war, so hat doch der daraus und natürlich auch aus der totalen Verfolgungslage resultierende, sich über Jahre hinziehende äußere und innere Druck Spannungen erzeugt, deren Abreaktion unter den damaligen Verhältnissen unmöglich war und deren psychodynamische Folgeerscheinungen in gewissen Manifestationen der heutigen Symptomatik (chronischer Spannungszustand, phobische Symptome, das Herausschreien-Wollen der damaligen inneren, zwangsläufig unterdrückten Not usw.) unschwer erkenntlich werden.

Grobe psychiatrische Veränderungen im Sinne von Trugwahrnehmungen, Sinnestäuschungen oder Wahnvorstellungen sind nicht vorhanden. Sie ist örtlich wie zeitlich orientiert.

Im neurologischen Bereich finden sich mäßiger Dermographismus und leichter manueller Tremor. Die Reflexe sind seitengleich. Anhaltspunkte für eine Erkrankung des ZNS sind nicht gegeben. Die Kopfschmerzen sind hauptsächlich in der linken Kopf-, Stirn- und Gesichtshälfte lokalisiert und werden bei der neurologischen Untersuchung als subjektiv sehr intensiv geschildert; sie erzeugen in ihr das subjektive Gefühl, als ob „der ganze Kopf auseinandergehen und platzen würde". Da bei der sonst so zurückhaltenden, stillen und eher zu „understatements" geneigten Ausdrucks- und Sprechart der Patientin kaum Anlaß besteht, an dieser subjektiven Beschreibung zu zweifeln, wird man wohl nicht fehlgehen, wenn man auch die Kopfschmerzen und das charakteristische Gefühl, daß der ganze Kopft „platzen" könnte, mit dem vorgenannten starken Spannungszustand erlebnisdynamisch in Beziehung setzt.

Beurteilung

Wie aus der Vor- und Verfolgungsgeschichte, der wiederholten Befundauf-
nahme und der psychiatrischen Exploration sowohl im Dezember 1964 als auch
im Mai 1965 übereinstimmend hervorgeht, hat Frau M. als eine mit einem
„Arier" verheiratete Volljüdin die Gesamtdauer der nationalsozialistischen
Verfolgungsära – etwa 12 $1/2$ Jahre – mitten in der von Judenhaß und Judenver-
nichtung durchdrungenen Atmosphäre des damaligen „Dritten Reiches" durchlebt. Während man wohl annehmen kann, daß in den ersten Jahren der Rassenverfolgung mehr das vorwiegend diskriminatorische Element im Vordergrund
des Geschehens stand und daß dieses durch den christlichen Ehemann z. T.
wenigstens abgeschirmt werden konnte, verdichteten sich etwa von 1938 an die
Verfolgungsmaßnahmen zu mehr und mehr konkreten Existenz- und Wertent-
zugserlebnissen direkter und persönlicher Einwirkung (Ausschluß aus der
Innung, Verlust des Gewerbescheins, gröbliche Beschimpfungen), dann später
zu akuten lebensbedrohlichen Situationen (ständige Deportationsgefahr) und
kulminierten schließlich in einem ca. 2jährigen, ständig angsterfüllten „Unter-
tauchen" in die Illegalität.

Wenn man sich das Verfolgungserlebnis dieser Patientin als Ganzes vor
Augen führt und sich vergegenwärtigt, daß ein einziger Fehlschritt ihrerseits
oder auch ein von ihr nicht kontrollierbares Geschehen in ihrer Lebenssituation
– sie sagte mir beispielsweise, daß eine Ehescheidung seitens des selbst unter
Druck stehenden Mannes von ihr ein solches Ereignis gewesen wäre – ihre
prompte Deportierung und damit höchstwahrscheinlich ihr Ende herbeigeführt
haben würde, wenn man sich dies als eine tägliche und vielleicht sogar stündli-
che, über Jahre durch nichts gemilderte Gefahrensituation vergegenwärtigt, so
wird dem objektiven Beobachter die erlebnisdynamische Beziehung der heutigen Symptomatik zu dem damals Durchlebten kaum entgehen können. Es steht
für mich außer Frage, daß Frau M. im Bereiche ihres Gefühls- und Gemütsle-
bens einen psychischen Dauerschaden davongetragen hat, der als verfolgungsbe-
dingt im Sinne der Entstehung zu betrachten ist und der klinisch als ein chronischer Spannungs- und Angstzustand mit somatischen und vegetativen Äquiva-
lenten in Erscheinung tritt. Man kann im Sinne einer etwas verallgemeinernden
diagnostischen Klassifizierung den vorliegenden Zustand auch als eine vegetative Dystonie bezeichnen; ich glaube jedoch sagen zu können, daß man dem
psychiatrisch-klinischen Befund und dem gesamten Beschwerdebild mehr
gerecht wird, wenn man die vorstehende Diagnose eines chronischen bzw.
chronifizierten Spannungs- und Angstzustandes – mit somatischen und vegetativen Begleiterscheinungen einhergehend – als gegeben erachtet. Denn im
Vordergrund des derzeitigen Krankheitsbildes stehen unzweifelhaft die psychischen Manifestationen, u. a. die fortdauernde und fortwirkende Angst, während die Veränderungen im Vegetativum überwiegend sekundär zu sein scheinen. Meine Befunde stehen im vollen Einklang mit den Beobachtungen anderer
maßgeblicher Autoren, z. B. denen von Venzlaff (Göttingen), der die seelische
Belastung als Folge illegalen Lebens eindringlich dartut:

> Der wesentliche erlebnisdynamische Faktor der Illegalität ist die permanente Angst, das
> ständige Gefühl des Gehetztseins . . . oder das tatenlose Ausgeliefertsein im Versteck . . . Der

ständige Zwang, sich zu beherrschen, auf der Hut zu sein, die zwanghafte Furcht, irgendetwas falsch zu machen und sich zu gefährden, das Fehlen jeden Ventils, die Spannungen abzureagieren, stellten „eine überdurchschnittliche Dauerfrustration mit nachhaltigen Auswirkungen auf Psyche und Vegetativum dar"... Bei den verbliebenen Dauerstörungen... steht oft eine bleibende vegetative und emotionale Alteration (Schlafstörungen, Kopfschmerzen, ausgesprochene seelische Labilität und Verstimmbarkeit...) ganz im Vordergrund, offenbar als „spezifische Antwort auf die jahrelangen Angstspannungen".

Ich glaube, daß die obigen Ausführungen des hervorragenden deutschen Sachkenners hier im Grunde verbatim die Gegebenheiten des vorliegenden Falles umreißen, und ich habe die speziell einschlägigen Gesichtspunkte hervorgehoben. Wie ich in meiner kürzlich veröffentlichten wissenschaftlichen Arbeit über die Probleme (s. *Psyche* 1965, Heft 12:888–895) eingehender dargelegt habe, pflichte ich den Beobachtungen Venzlaffs gerade mit Sicht auf die durch Leben in der Illegalität verursachten psychischen Dauerschäden bei und stehe weiter mit Venzlaff, von Baeyer, Bensheim und anderen Autoren auf dem Standpunkt, daß die langjährige Ächtung und u. a. die mit dem Leben in der Illegalität verknüpfte seelische Belastung bis zu einem gewissen Grad der KZ-Belastung gleichzusetzen ist, namentlich mit Bezug auf die pathogenen Faktoren der fortwährenden Angst, chronischen Spannungen und des persönlichen Wert- und Geborgenheitsentzugs. Alle diese Faktoren sind sowohl in den Verfolgungsvorgängen, denen Frau M. jahrelang ausgesetzt war, als auch in ihrer heutigen Symptomatik einwandfrei nachweisbar. Auf der anderen Seite ist der eventuelle Einwand einer anlagemäßigen bzw. konstitutionellen Mitbeteiligung, wenn auch nicht völlig auszuschließen, jedenfalls nicht nachweisbar. Als nahezu sichergestellt ist allenfalls anzunehmen, daß eine konstitutionell geschwächte oder von Haus aus anfällige Frau wohl kaum die physisch-psychische Energie, Geistesgegenwart, Klarheit des Denkens hätte aufbringen können, die Härte dieses Verfolgungsschicksals überhaupt lebend zu überstehen, wie dies Frau M. getan hat, wenn auch mit nicht unbeträchtlicher Einbuße auf seelisch-nervösem Gebiete.

Ich schätze die bei ihr gegebene verfolgungsbedingte Minderung der Erwerbsfähigkeit in meinem Fachbereiche auf durchschnittlich 25 % seit der Befreiung und seither fortlaufend."

Zusammenfassung

Wie das vorliegende Fallbeispiel, beschreiben auch die anderen 12 Gutachten in dem Buch von Niederland die Problematik der Überlebenden sehr eindrucksvoll (Niederland 1980). In mehrstündigen psychiatrischen Explorationen hat der Autor die Verfolgten gründlich untersucht und allmählich zur psychodynamischen und forensisch-psychiatrischen Entdeckung und Durchforschung des Überlebendensyndroms gefunden. Diese Arbeit fand neben der intensiven psychoanalytischen Praxis von Niederland vorwiegend an Wochenenden statt und hat zu einer fruchtbaren Verschränkung von Psychiatrie und Psychoanalyse geführt. Das Überlebendensyndrom ist die Erkenntnis von etwas Neuartigem und vorher nicht Bekanntem in der Psychiatrie, wenn auch maßgebliche Autoren wie Hoppe, v. Baeyer, Matussek und der Jubilar dieser Festschrift diesen Bereich gründlich studiert haben. Die Beurteilungen von Niederland knüpfen besonders an ähnliche Beobachtungen von Venzlaff an, der sich u. a. auch um die Folgen der Illegalität gekümmert hat, wie oben zitiert (Venzlaff 1963). Den schon erwähnten „Persönlichkeitswandel" hat Niederland seinerseits übernommen und bestätigt. Die im angelsächsischen Sprachraum gebräuchliche Unterscheidung zwischen „Schocktrauma" (z. B. für die Juden in Deutschland die Kristallnacht) und „Streßtrauma" (die Dauer der Haft) bezieht er auf Venzlaffs Begriffe des „akuten und chronischen Belastungssyndroms" (Venzlaff 1966). Die „Verfolgungspsychiatrie" und „Verfolgungspathologie", maßgeblich repräsentiert durch Niederland und Venzlaff, ist bis heute eine Mahnung. Beide haben durch ihre subtile Gutachtertätigkeit die schematische Arbeit der Vertrauensärztlichen Dienste und manch anderer Unbelehrbarer aufgebrochen, die Wahrnehmung für Unrecht und für bisher nicht Dagewesenes geschärft. Das grausige historische Experiment der Konzentrationslager hat uns den „erlebnisbedingten Persönlichkeitswandel" gelehrt (Venzlaff 1958) oder den „Seelenmord" (Niederland 1980), „mit einem zumeist unheilbaren Knick in der Lebenslinie", den auch Heirat, Familie, Beruf nicht geradebiegen können. Die Überlebenden des Holocausts selbst und die Familien bleiben seelisch gebrochen und sterbenskrank. Diese Befunde behalten Gültigkeit, und nach langsam beginnender Vergangenheitsbewältigung 40 Jahre danach in Deutschland (Mitscherlich 1967; Richter 1986) könnten die Augen der Psychiatrie für den damaligen „Seelenmord" offenbleiben, noch mehr für die Bedingungen der Möglichkeit heutigen und künftigen Seelenmordes. Dieser Erkenntnisfortschritt ist nicht mehr rückgängig zu machen.

Literatur

Baeyer W, Häfner H, Kisker KP (1964) Psychiatrie der Verfolgten. Springer, Berlin Göttingen Heidelberg

Eissler KR (1963) Die Ermordung wievieler seiner Kinder muß ein Mensch symptomfrei ertragen, um eine normale Konstitution zu haben? Psyche 17:241–291

Goldney RD (1985) Survivor-victims and crisis care. Crisis - Int J Suicidol 6:1–9

Hoppe KD (1962) Verfolgung, Aggression und Depression. Psyche 16:521–537

Hoppe KD (1964) Verfolgung und Gewissen. Psyche 18:303–313

Hoppe KD (1985) Gewissen, Gott und Leidenschaft. Hirzel, Stuttgart

Kogon E (1974) Der SS-Staat. Das System der deutschen Konzentrationslager. Kindler, München

Matussek P (1965) Endogene Depression. Urban & Schwarzenberg, München Berlin

Matussek P (1971) Die Konzentrationslagerhaft und ihre Folgen. Springer, Berlin Heidelberg New York Tokyo

Mitscherlich A (1967) Die Unfähigkeit zu trauern. Piper, München

Niederland WG (1980) Folgen der Verfolgung: Das Überlebenden-Syndrom. Seelenmord. Suhrkamp, Frankfurt am Main

Pohlmeier H ([1]1978, [2]1983) Selbstmord und Selbstmordverhütung. Urban & Schwarzenberg, München Wien Baltimore

Pohlmeier H ([2]1980) Depression und Selbstmord. Keil, Bonn

Richter HE (1986) Amerikanismus, Antiamerikanismus - oder was sonst? Psyche 40:583–599

Rosenkötter L (1979) Schatten der Zeitgeschichte auf psychoanalytischen Behandlungen. Psyche 11:1024–1038

Rosenkötter L (1983) Die Ausschaltung der Störer - Anmerkungen zur Geschichte der Militärpsychiatrie in Deutschland. In: Lohmann HM (Hrsg) Das Unbehagen in der Psychoanalyse, Qumran, Frankfurt am Main

Venzlaff U (1958) Die psychoreaktiven Störungen nach entschädigungspflichtigen Ereignissen. Springer, Berlin Göttingen Heidelberg
Venzlaff U (1963) Die Illegalität. In: Paul HJ, Herberg H (Hrsg) Psychische Spätschäden nach politischer Verfolgung. Karger, Basel
Venzlaff U (1966) Das akute und das chronische Belastungssyndrom. Med Welt 17
Weis K (1982) Die Vergewaltigung und ihre Opfer. Enke, Stuttgart

Zur Beurteilung der Testierfähigkeit bei zerebralen Abbauprozessen

– unter besonderer Berücksichtigung des „luciden Intervalls"

G. Harrer und Chr. Frank

Einleitung

Durch die mit der veränderten Altersstruktur der Bevölkerung ansteigende Häufigkeit dementieller Erkrankungsbilder gewinnen auch die Probleme der psychiatrischen Beurteilung der Testierfähigkeit von Erblassern in höherem Lebensalter zunehmend an praktischer Bedeutung. Jeder Arzt kann in die Lage kommen, für das Gericht – meist nach dem Tod, selten noch zu Lebzeiten des Testators – Aussagen über das psychische Zustandsbild seines Patienten treffen zu müssen, um so Anhaltspunkte für die Beurteilung der in Zweifel gezogenen Testierfähigkeit gewinnen zu können. Besonders bei sich widersprechenden Zeugenaussagen der Beteiligten erlangen die ärztlichen Befunde und Beobachtungen geradezu eine Schlüsselstellung in der Beweiskette, sofern die Angaben sachdienlich, konkret und begründbar sind. Daraus erhellt die Notwendigkeit einer sorgfältigen, auch auf psychische Besonderheiten achtenden Befunderhebung und Dokumentation.

Der psychologische Hintergrund einer Testamentserrichtung unterscheidet sich von sonstigen Rechtsgeschäften und Willenserklärungen durch die hohe affektive Beteiligung bei der letztwilligen Verfügung eines Menschen und durch die meist in gründlichen Überlegungen gereifte Entschlußbildung. Für den Landwirt, der einen Hof mit seiner Hände Arbeit erworben, erheiratet oder von seinen Vorfahren ererbt hat, gewinnt die Sorge, wer von den möglichen Erben sein Gut am besten bestellen und weiterführen könnte, mit zunehmendem Alter an Bedeutung. Desgleichen macht sich der Geschäftsmann, dem es gelang, einen Betrieb zu gründen und zur Blüte zu bringen, und der nun den Zenit seines Lebens überschritten hat, in steigendem Maße über die Weiterführung seines Lebenswerkes nach seinem Ableben Gedanken. Ähnliches gilt schließlich für alle Menschen, die etwas ihnen wertvoll Erscheinendes hinterlassen können und möchten. Dies bedeutet, daß sich jeder, der eine testamentarische Verfügung trifft, in der Regel schon seit langem sehr eingehend und immer wieder mit den einschlägigen Sachverhalten und Problemen beschäftigt und auseinandergesetzt hat. Im Rahmen einer altersbedingten Einengung der Lebensinteressen kann die Frage der Erbübernahme sogar immer mehr in den Vordergrund treten und das Denken beherrschen.

Im allgemeinen wird man somit davon ausgehen können, daß der gesamte mit dem Problemkreis im Zusammenhang stehende Sachverhalt im Gedächtnis des

Erblassers vielfältig und verläßlich verankert und daher auch entsprechend abrufbar sein dürfte. Erfahrungen als ärztlicher Zeuge bei der Testamentserrichtung Schwerstkranker und Sterbender erhärten eine solche Annahme. Bei der retrospektiven forensisch-psychiatrischen Beurteilung der Testierfähigkeit eines Erblassers werden diese Gesichtspunkte auch mit zu berücksichtigen sein.

Rechtliche Aspekte

Aus rechtlicher Sicht stellt die Testierfähigkeit eine Sonderform der Geschäftsfähigkeit dar und ist durch das ABGB bzw. BGB speziell geregelt. Sie bedeutet die persönliche Fähigkeit zur Errichtung, Änderung oder zum Widerruf einer testamentarischen Verfügung.

Als *Regelfall* gilt die Annahme der Testier*fähigkeit* von Personen, die nach österreichischem Recht mindestens das 14. Lebensjahr bzw. nach deutschem Recht das 16. Lebensjahr vollendet haben (bei Minderjährigen gelten dabei besondere gesetzliche Formvorschriften für die Testamentserrichtung) und die nicht aus besonderen, im Gesetz festgelegten und später zu erläuternden Gründen davon ausgeschlossen sind.

Die Grundvoraussetzung für die privatrechtliche Willenserklärung in Form der letztwilligen Erbanordnung ist ein ausreichendes Maß an Urteilskraft und eine freie Willensbestimmung.

Österreichisches Recht (ABGB)

Nach österreichischem Recht muß die Erklärung „im Zustande der vollen Besonnenheit, mit Überlegung und Ernst, frei von Zwang, Betrug und wesentlichem Irrtume" erfolgen (§ 565 ABGB).

Schon vor der Jahrhundertwende wurden von Krafft-Ebing (1892) die Bedingungen für die Testierfähigkeit so erläutert:

1. Der Testirende muß das volle Bewusstsein von der Bedeutung der letztwilligen Verfügung in materieller und legaler Beziehung, die klare Einsicht in die Tragweite der von ihm gemachten Bestimmungen für sich und die Betheiligten sowie die Fähigkeit besitzen, seinen Willen klar und deutlich, sei es mündlich oder schriftlich, kund zu geben.
2. Diese Willenserklärung muss frei sein, d. h. unbeirrt durch Zwang, Vorspiegelung, Drohung, krankhafte Störung der Geistesthätigkeit. Fehlt eine dieser beiden Fähigkeiten, so kann von der gültigen Erklärung eines letzten Willens nicht die Rede sein.

Sperl (1975) spricht aus heutiger juristischer Sicht von der erforderlichen Fähigkeit, den letzten Willen „innerlich zu bilden und äußerlich zu erklären". Er weist auf die Notwendigkeit hin, „diese beiden in verschiedenen Sphären der menschlichen Persönlichkeit wurzelnden Einzelfähigkeiten" zu unterscheiden, „deren Summe erst die Testierfähigkeit ergibt. Diese kann durch Störungen in der einen oder anderen Sphäre verloren werden". An anderer Stelle geht der Autor von einem „willensmäßigen" und einem „intellektuellen" Anteil der Testierfähigkeit aus, die beide zusammenwirken müssen. Nach psychiatrischem

Sprachgebrauch würden wir hier von einem „voluntativen" und einem „kognitiven" Bereich sprechen.

Testierunfähigkeit wegen geistiger Störung

Der Verlust der Verstandeskräfte bzw. eine die freie Willensbestimmung aufhebende geistige Erkrankung schließt eine rechtswirksame Willenserklärung aus. Gemäß § 566 ABGB ist eine letztwillige Verfügung rechtsungültig, wenn bewiesen wird, „daß die Erklärung im Zustande der Raserei, des Wahnsinnes, Blödsinnes, oder der Trunkenheit geschehen sei".

Nach den Kommentaren und der Rechtsprechung ist die Testierfähigkeit „weniger als Geschäftsfähigkeit; sie erfordert nicht Vollbesitz der geistigen Kräfte und wird nur durch eine Beeinträchtigung ausgeschlossen, die die Freiheit der Willensentschließung aufhebt". Testierunfähigkeit liegt nur dann vor, „wenn der Erblasser nicht einmal das Bewußtsein hatte, eine letztwillige Verfügung zu treffen, und nicht wußte, was ihr Inhalt sei" (Dittrich u. Tades 1985).

Da der Gesetzgeber vom Regelfall der Testierfähigkeit ausgeht, trifft die Beweislast den, der Testier*unfähigkeit* behauptet, also ein Testament anficht.

Während im Strafrecht – nach dem Grundsatz „in dubio pro reo" – begründete Zweifel an der Schuldfähigkeit für eine Exkulpierung oder aber (nach bundesdeutschem Gesetz) wenigstens für die Annahme einer verminderten Zurechnungsfähigkeit ausreichen, muß demgegenüber im zivilrechtlichen Verfahren der Tatbestand der zur Aufhebung der Testierfähigkeit bzw. Geschäftsfähigkeit führenden psychiatrischen Störung außer Zweifel stehen (Langelüddeke u. Bresser 1976).

§ 567 ABGB setzt sich speziell mit den „intervalla lucida" auseinander: „Wenn behauptet wird, daß der Erblasser, welcher den Gebrauch des Verstandes verloren hatte, zur Zeit der letzten Anordnung bei voller Besonnenheit gewesen sei; so muß die Behauptung durch Kunstverständige, oder durch obrigkeitliche Personen, die den Gemütszustand des Erblassers genau erforschten, oder durch andere zuverlässige Beweise außer Zweifel gesetzt werden." Während nach § 566 ABGB die Ausnahme vom Normalzustand zu belegen ist, gelten nach § 567 ABGB die luziden Intervalle als Ausnahme, durch die das chronische geistige Unvermögen durchbrochen wird. Sperl (1975) bezeichnet diesen Sachverhalt als „Ausnahme von der Ausnahme". Daher hat auch derjenige die Beweislast zu tragen, der die Testier*fähigkeit* behauptet.

Im Gegensatz zum deutschen Recht schloß nach österreichischem Recht eine sog. beschränkte Entmündigung bzw. schließt seit 01. 07. 1984, mit Inkrafttreten des an die Stelle der Entmündigungsordnung getretenen Sachwaltergesetzes, die Bestellung eines Sachwalters gemäß § 273 ABGB – ganz unabhängig von dessen Wirkungskreis, d. h. vom Ausmaß der erforderlichen Betreuung des psychisch Kranken – die Testierfähigkeit keineswegs aus. Allerdings können die unter Sachwalterschaft stehenden Personen nur mündlich vor Gericht oder mündlich notariell testieren (§ 568 ABGB). Der Richter bzw. der Notar hat sich bei der Errichtung des Testaments davon zu überzeugen, daß „die Erklärung des letzten Willens frei und mit Überlegung geschehe" (§ 569 ABGB).

Deutsches Recht (BGB)

In der Bundesrepublik Deutschland gelten Entmündigte stets als testierunfähig. „Wer entmündigt ist, kann ein Testament nicht errichten. Die Unfähigkeit tritt schon mit der Stellung des Antrages ein, aufgrund dessen die Entmündigung ausgesprochen wird" (§ 2229/III BGB).

Im Unterschied zu den wegen Geisteskrankheit Entmündigten und damit Geschäftsunfähigen bleibt einer wegen Geistesschwäche, Verschwendung oder Trunksucht entmündigten und damit noch beschränkt geschäftsfähigen Person indes noch die Möglichkeit, ein vor der Entmündigung errichtetes Testament zu widerrufen (§ 2253/II BGB).

Nach § 2229/IV BGB kann ein Testament nicht errichten, „wer wegen krankhafter Störung der Geistestätigkeit, wegen Geistesschwäche oder wegen Bewußtseinsstörung nicht in der Lage ist, die Bedeutung einer von ihm abgegebenen Willenserklärung einzusehen und nach dieser Einsicht zu handeln".

Zu den geistigen Störungen muß der Ausschluß der freien Willensbestimmung hinzutreten (Schumann u. Lenckner 1972). Das von einem Geisteskranken in einem luziden Intervall errichtete Testament ist rechtsgültig (sofern eine der gesetzlich vorgesehenen Testamentsformen eingehalten wurde).

Nach einer Entscheidung des BGH reicht es nicht aus, „daß der Erblasser eine allgemeine Vorstellung von der Tatsache der Errichtung des Testaments und von dem Inhalt seiner letztwilligen Anordnungen hatte; er mußte vielmehr auch in der Lage sein, sich über die Tragweite dieser Anordnungen und ihrer Auswirkungen auf die persönlichen und wirtschaftlichen Verhältnisse der Betroffenen sowie über die Gründe, die für oder gegen ihre sittliche Berechtigung sprechen, ein klares Urteil zu bilden und nach diesem Urteil frei von Einflüssen etwaiger interessierter Dritter zu handeln" (BGH *FamRZ* 1958, S. 127).

Nach dieser Rechtsauffassung werden demnach sehr viel höhere Ansprüche an die Testierfähigkeit gestellt als im österreichischen Recht, nach dem es ja genügt, wenn dem Erblasser bewußt ist, daß er eine letztwillige Verfügung trifft, und wenn er über deren Inhalt Bescheid weiß sowie keine Willensmängel vorliegen.

Bei der retrospektiven Beurteilung der Testierfähigkeit von Patienten, die an einer mit psychischen Ausfällen und Störungen einhergehenden Erkrankung leiden bzw. litten, ergeben sich jedoch – unabhängig von den unterschiedlichen gesetzlichen Regelungen – für den Gutachter in der Bundesrepublik Deutschland wie auch für den Sachverständigen in Österreich prinzipiell die gleichen Schwierigkeiten.

Probleme bei der neuropsychiatrischen Begutachtung

Die meist nachträgliche Beurteilung des psychischen Zustandes des Erblassers zum Zeitpunkt der Testamentserrichtung oder eines Widerrufs muß sich auf häufig stark divergierende Zeugenaussagen von medizinischen Laien, auf die Beobachtungen von Notaren und Testamentszeugen, auf ärztliche Angaben und Befunde aus stationären oder ambulanten Behandlungen sowie gegebenenfalls auf die äußere Form und den Inhalt der testamentarischen Verfügungen stützen.

Jedem ist die Problematik der Zeugentüchtigkeit, nicht zuletzt auch in bezug auf Stellungnahmen über einen schon lange zurückliegenden Zeitraum bekannt. Widersprüche ergeben sich nicht nur aus polar entgegengesetzten Interessen am Ausgang des Rechtsstreits. Die zahlreichen globalen Eindrucksurteile aus vielfach oberflächlichen Gesprächskontakten liefern kaum aufschlußreiche Anhaltspunkte für das geistige Vermögen eines Betroffenen. Wesentlich wären direkte Beobachtungen und Details aus Lebenssituationen des Erblassers, die von ihm eine wirkliche Stellungnahme oder Entscheidung abforderten. Auch Ärzte als sachverständige Zeugen zur Frage der geistigen Möglichkeiten und Grenzen eines Testators sowie des eventuellen Ausmaßes affektiver Veränderungen sind im Hinblick auf die Verläßlichkeit und Ergiebigkeit ihrer Aussagen häufig überfordert. „Sie widmeten nur zu verständlich ihre Aufmerksamkeit dem Verlauf der körperlichen Erkrankung, eventuelle psychische Veränderungen, die ein hochbetagter Kranker daneben bietet, werden als „normale" Altersveränderungen eher beiläufig zur Kenntnis genommen, keinesfalls aber in ihren psychopathologischen Schweregraden gewichtet" (Rasch u. Bayerl 1985). Auch Janzen (1986) hebt zu Recht bezüglich der ärztlichen Befunderhebung und Dokumentation hervor, „wie sehr sich das ärztliche Interesse auf somatische Krankheitsphänomene beschränkt und wie wenig das in der Regel an Alltäglichem orientierte Praxis- oder Krankenbettgespräch für die Beurteilung der Geschäfts- und Testierfähigkeit hergibt". Wie häufig erschöpft sich doch die verbale Kommunikation mit dem Kranken auf alltägliche Redewendungen. Nicht selten läßt ein gut erhaltenes äußeres Erscheinungsbild und Verhaltensrepertoire die Patienten vordergründig – auch gegenüber dem Notar und den Testamentszeugen – als unauffällig erscheinen, und oft wird die vielleicht hinter einer guten Fassade verborgene, u. U. ausgeprägte affektive und kognitive Defizienz erst bei gezielter Exploration und psychischer Untersuchung erkennbar.

Nur in wenigen Ausnahmefällen wird ein Psychiater etwa im Hinblick auf die geplante Testamentserrichtung eines an einer schweren Erkrankung leidenden Spitalspatienten um eine Untersuchung gebeten, um zu eventuellen späteren Zweifeln an der Testierfähigkeit des Erblassers Stellung nehmen zu können. Selbst dort, wo eine eingehendere Befragung und Beobachtung oder sogar eine zusätzliche orientierende Intelligenzdiagnostik mit Hilfe eines geeigneten standardisierten psychometrischen Verfahrens eine relativ breite Befundbasis ergibt, bleibt man auf indirekte Rückschlüsse auf die Testierfähigkeit angewiesen. Jeder Arzt wird sich scheuen, direkte Fragen zum geplanten Testament, zu den Absichten und Beweggründen des Testators zu stellen.

Die Würdigung des testamentarischen Inhalts im Rahmen der Begutachtung ist problematisch. Zweifellos „läuft der Gutachter Gefahr, seinem persönlichen Ermessen und eigenen Wertungen statt einer wissenschaftlichen Aussage Raum zu geben" (Rasch u. Bayerl 1985). Die wahren Beweggründe einer u. U. in krassem Gegensatz zu früheren jahrelangen Äußerungen über die Erbnachfolge stehenden Entscheidung sind kaum eruierbar. Nur dort, wo sich Hinweise auf eine wahnhafte Motivbildung ergeben, ist auf das inhaltliche Kriterium nicht zu verzichten. Ansonsten ist der Inhalt testamentarischer Verfügungen zur Frage der Motivierung allenfalls dort – indes mit großen Vorbehalten – verwertbar, wo der Erblasser seine Anordnungen gegen jede übliche und sittliche Ordnung getroffen hat. Dabei ist als Maßstab die Ausrichtung an der Persönlichkeit und den Lebensumständen des Betroffenen entscheidend bzw. nach Luthe (1972) „die etwaige Abnormität stets unter Zugrundelegung der subjekteigentümlichen Motivordnung zu bestimmen". Mit dem Erfordernis der Freiheit der Willensentscheidung unabhängig von Einflüssen etwa interessierter Dritter ist nicht der im zwischenmenschlichen Alltagsleben stets wirksame motivierende Einfluß von Mitmenschen gemeint, sondern eine erhebliche, die Privatautonomie aufhebende Fremdbeeinflussung.

Formal und inhaltlich unauffällige Testamente sind kein absoluter Beweis einer erhaltenen Urteilsfähigkeit und freien Willensbestimmung. Das Zustandekommen einer letztwilligen Verfügung aus eigener Urheberschaft ohne Manipulation Dritter in der Textabfassung ist schließlich nie zweifelsfrei garantiert. Unter Betonung auch dieses Umstandes vertrat Gruhle (1942) die Auffassung: „Deshalb ist es durchaus unrichtig, die Geschäftsunfähigkeit eines Erblassers aus einer kritischen Würdigung seiner Rechtsgeschäfte herzuleiten."

So wie einerseits der Eindruck der Unauffälligkeit in einem auf unverbindliche Redewendungen beschränkten Gesprächsverhalten gröbste intellektuelle und affektive Beeinträchtigungen keineswegs ausschließt, darf andererseits nicht die mögliche Gefahr einer Fehlbewertung einer Gruppe von auffälligen Symptomen, wie z. B. aphasischer Störungen, übersehen werden. Patienten mit aphasischen Herdsymptomen, etwa in Form von Wortfindungsstörungen oder einer Beeinträchtigung der Sprache (motorische Sprachlähmung) bei erhaltenem Sprachverständnis können für den Laien leicht fälschlicherweise als verwirrt gelten und selbst Ärzte zu einer Fehlbeurteilung veranlassen. Auch Parkinson-Kranke werden ihrer starren Mimik, verlangsamten Psychomotorik und oft schwer verständlichen leisen Sprache wegen nicht selten zu Unrecht als dement verkannt. Desgleichen kann ein nur leicht dementer Patient bei gleichzeitig bestehendem Parkinson-Syndrom viel gestörter und abgebauter erscheinen, als er es wirklich ist. Vorsicht ist diesbezüglich auch bei der Beurteilung der verzitterten, kleinen und unleserlichen Handschrift von Parkinson-Kranken geboten.

Sofern das von der Umgebung am meisten beobachtete Symptom der Beeinträchtigung von Gedächtnisleistungen so ausgeprägt ist, daß der Betroffene nicht nur bezüglich Zeit und Ort, sondern auch im Hinblick auf grundlegende persönliche Daten und seine Lebenssituation desorientiert ist, ergeben sich keine Zweifel an der Testierunfähigkeit. Ein für den Entscheidungsprozeß erforderliches kritisches Abwägen ist bei so hochgradigem Verlust der Verfügbarkeit über Gedächtnis- und Denkinhalte gar nicht mehr möglich. Erhebliche Merkfähigkeits- bzw. Frischgedächtnisstörungen allein – ohne gleichzeitigen relevanten Verlust an Altgedächtnisbeständen – schließen jedoch die Fähigkeit zur ausreichenden Erfassung der für die Urteilsbildung maßgeblichen Umstände nicht grundsätzlich aus.

Ein wesentliches Kriterium für die retrospektive Beurteilung der Testierfähigkeit sind auch unterschiedliche Verlaufseigentümlichkeiten dementieller Prozesse. Bei primär degenerativem Abbau funktionstragender Ganglienzellen des Gehirns ist von einem zunehmend fortschreitenden Verfall der Persönlichkeit im intellektuellen sowie affektiven Bereich auszugehen, während Funktionsbeeinträchtigungen im Rahmen von Durchblutungsstörungen des Gehirns größeren Schwankungen unterliegen können. Ein Teil der eklatanten Widersprüche bei Zeugenaussagen findet hier seine Erklärung – neben dem Einfluß situativer Faktoren bzw. günstiger oder ungünstiger äußerer Umstände, unter denen Minderleistungen noch oder nicht mehr kompensierbar sind.

Fallbeispiel

Die 1971 im Alter von 85 Jahren verstorbene Erblasserin hatte in ihrem 1. Testament vom 27. 06. 1953 die beiden damals noch unmündigen Söhne ihrer jüngsten Tochter als Universalerben ihres unbeweglichen Vermögens eingesetzt und ihre 5 Kinder ausdrücklich auf den gesetzlichen Pflichtteil beschränkt. Im 82. Lebensjahr, am 04. 11. 1967, vermachte sie in einem 2. holographen Testament ihr Vermögen ihren 5 Kindern zu gleichen Teilen – mit dem ausdrücklichen Hinweis, dies geschehe bei voller Vernunft und unbeeinflußt. 16 Monate später, im Frühjahr 1969, 2 Jahre vor ihrem Tod, wurde sie „wegen Geisteskrankheit und Geistesschwäche" voll entmündigt. Im Laufe des Rechtsstreits um das von den beiden Klägern mit der Einrede der Testierunfähigkeit der Erblasserin angefochtene Testament vom 04. 11. 1967 wurden 2 psychiatrische Gutachten angefordert und in 4 Verhandlungen 28 Zeugen, darunter 3 behandelnde Ärzte, 3 Krankenschwestern und eine Fürsorgerin einvernommen.

Die mit 42 Jahren geschiedene ehemalige Geschäftsfrau (Fleischhauerei) hatte mit ihrer jüngsten Tochter am längsten zusammen gewohnt und bis 1967 tagsüber meist in der Hausgemeinschaft mit deren Familie gelebt, zu der ein besonderes Naheverhältnis bestand. Ein halbes Jahr vor der 2. Testamentserrichtung wurde die Erblasserin ins Altersheim gebracht, angeblich unter dem Vorwand, man richte ihre Mietwohnung her. In der folgenden Zeit habe sie wiederholt geäußert, über ihr Vermögen noch letztwillige Anordnungen treffen zu wollen. 1967 und 1968 sei sie – wie vormals schon zu einem ihrer Söhne – öfters weinend zur Familie der ältesten Tochter gekommen und habe – wie auch ihrer Zweitältesten gegenüber – berichtet, die beiden Kläger seien nicht mehr lieb zu ihr. Der Ältere habe sie sogar einmal „Hexe" genannt. Klägerischerseits wurde demgegenüber stets ein ungetrübtes Einvernehmen mit der Großmutter betont.

Für die psychiatrische Beurteilung der Krankheitsentwicklung ist u. a. der Zeitraum von 1966 bis 1969 wesentlich. Im Sommer 1966 – die Erblasserin hatte kurz zuvor ihrer praktischen Ärztin gegenüber erstmals über Vergeßlichkeit geklagt – wurde ein stationärer Klinikaufenthalt erforderlich. (Entlassungsdiagnose: latente Herzschwäche, ausgeprägte Zerebral- und Aortensklerose sowie allgemeine Sklerose der Gefäße). Im fachärztlichen Konsiliarbefund wurden keine organneurologischen Auffälligkeiten attestiert, jedoch u. a. zeitliche Orientierungs- und Merkfähigkeitsstörungen dokumentiert. Die produktive intellektuelle Leistungsfähigkeit und das Urteilsvermögen wurden hingegen als noch überraschend gut bezeichnet.

Im abschließenden Befundbericht über eine weitere Klinikaufnahme im Frühjahr 1967, mit Verdacht auf okkultes Neoplasma bei latent dekompensiertem sklerotischem Myokardschaden, wurde psychiatrischerseits eine hochgradige Vergeßlichkeit und zeitweilige zeitliche Desorientiertheit angeführt. Nach Aussage des Abteilungsarztes war die Patientin auch bettflüchtig und fand sich nach Verlassen des Krankenzimmers nicht mehr zurecht.

Die Leiterin des Altersheims, eine Krankenschwester, beschrieb die im Mai 1967 aufgenommene Heimbewohnerin als lustig, schlagfertig, zu witzigen und sinnvollen Gesprächen fähig und daher allgemein beliebt, jedoch von Anfang an vergeßlich, so daß sie Gesprächsinhalte nach 5 Minuten nicht mehr erinnert und mitunter fremdes Eigentum in ihren Schrank geräumt habe. Nur zeitweilig habe sie ihr Alter und das Tagesdatum angeben können. Sie habe jedoch gewußt, wo sie sich befinde, auch wohin sie gehe, wenn sie das Heim zu Verwandtenbesuchen verlassen habe. Zumindest im Jahre 1967 sei sie auch nie zu spät zum Essen gekommen. Zu Ende des Heimaufenthaltes (1970) habe sie sich nicht mehr richtig anziehen können.

Eine andere Krankenschwester berichtete über die Zeit des letzten Spitalaufenthaltes ab März 1970, die Erblasserin sei auf der einen Seite sehr vergeßlich gewesen, auf der anderen Seite wiederum nicht. Sie habe eine gute Menschenkenntnis und ein Gespür dafür gehabt, wer es gut mit ihr meine und wer nicht.

Eine Fürsorgerin und angeheiratete Verwandte, welche die Erblasserin 1967 bis 1970 bei Außendienstfahrten öfters mitgenommen und mit ihr dabei Gespräche geführt hatte, schilderte sie als aufgeschlossen und am Zeitgeschehen interessiert. Aus ihrer beruflichen Sicht habe die Zeugin die Entmündigung nicht verstehen können.

Der für das Entmündigungsverfahren im Frühjahr 1969 herangezogene psychiatrische Sachverständige konstatierte eine fortgeschrittene arteriosklerotische Demenz. Die Untersuchte sei zeitlich nicht, örtlich und zu ihrer Person nur mangelhaft orientiert, könne ihr Geburtsdatum nicht angeben und habe von Geld und Geldeswert keinerlei Vorstellungen.

Das Hausbesorgerehepaar berichtete über die ehemalige Mieterin, sie sei bereits vor der Heimaufnahme so zerstreut und vergeßlich gewesen, daß sie z. B. die Wasserleitung oder das Bügeleisen nicht abgestellt und an einem Sonntag mit Hemd und einem Mantel darüber bekleidet vorgehabt habe, Milch holen zu gehen. Auch habe sie die Kaffeebohnen nicht gemahlen, sondern so gekocht.

Ein anderer Hausbewohner, der die Erblasserin auch noch nach ihrer Heimaufnahme auf Spaziergängen begleitete, schilderte ihre Gespräche als klar und sinnvoll, von gutem Mutterwitz, Urteilsfähigkeit und guter Menschenkenntnis zeugend.

Die Miteigentümerin eines im Teilbesitz der Erblasserin stehenden Hauses betonte, diese habe die Frage des Dazukaufens von Anteilen und die wirtschaftliche Tragweite voll verstanden und sich keinen Verkauf einreden lassen. Über die im Grundbuch eingetragene Mitteilung der Entmündigung sei die Zeugin höchst erstaunt gewesen.

Die vom Gericht als nicht verwertbar beurteilten Zeugenaussagen der am Rechtsstreit Beteiligten waren extrem widersprüchlich.

Der Erstkläger, damals Student, betonte, ab dem Jahre 1966 seien die Gedächtnisstörungen bei seiner Großmutter ein Dauerzustand gewesen. Sie sei nie mehr vollkommen klar und in der Lage gewesen, den Sinn eines Gesprächs zu verstehen. Auch habe sie 1966 nach der Matura (Abitur) des Enkels gemeint, jetzt könne er Auto fahren und sei gelernter Fleischhauer. Im Winter 1966/67 habe er und sein Bruder scherzhaft zur Großmutter gesagt, es sei Sommer. Sie habe es geglaubt. Als sie 1966 oder 1967 geäußert habe, 1 kg Mehl koste 120 öS, und ihr der Enkel suggeriert habe, es koste zwei Groschen, habe sie gemeint, ja, er werde recht haben. Die Großmutter habe auch die noch in die Volksschule gehende, 1957 geborene Schwester der Kläger mit einem Dienstmädchen verwechselt. Der Zweitkläger führte an, als er seiner Großmutter zu Weihnachten 1966 einen mit Kerzen geschmückten Plastikchristbaum geschenkt habe, sei dieser von ihr ins Waschbecken gestellt und begossen worden, damit er frisch bleibe.

Die (als Erstbeklagte einvernommene) Mutter der Kläger betonte, der geistige Zustand der Erblasserin sei 1967 rapid schlechter geworden. Sie habe sich von Anfang an nicht im Heim orientieren können. Auch sei sie z. B. im Morgenrock vom Heim aus zu Besuch gekommen.

Zwei andere Töchter der Erblasserin versicherten demgegenüber, ihre Mutter sei ab 1968/69 nur deswegen bei ihren Kindern fallweise nicht ordnungsgemäß angezogen erschienen, weil ihre Kleider im Heim abgeschlossen aufbewahrt worden seien, damit sie nicht fortgehe. Sie habe sich aber an der Pforte vorbeigeschlichen und dabei gebückt, um nicht von der Schwester gesehen zu werden. 1967 sei sie noch selbst zum Finanzamt gegangen und habe ihrem Zweitjüngsten fallweise bei der Buchführung geholfen sowie für dessen Familie und für die ihrer Schwiegertochter hin und wieder – ohne schriftliche Merkhilfe – eingekauft und genau abgerechnet. 1967/68 habe sie noch einer Urenkelin im ersten Schuljahr beim Rechnen geholfen.

Der am Rechtsstreit nicht beteiligte Sohn der Schwägerin der Erblasserin betonte deren schwankendes Befinden während des Heimaufenthalts. An gewissen Tagen sei sie vollkommen hell, dann wieder sehr senil gewesen. Als ehemals sehr kluge und tüchtige Geschäftsfrau habe sie sich an Ereignisse vor 20 oder 30 Jahren genau erinnert, jedoch nicht an Vorgänge in der Gegenwart. Auch habe sie den Zeugen einmal während eines Besuches mit jemand anderem verwechselt.

Der Vorgutachter vertrat 1973 in seinem schriftlichen Gutachten die Auffassung, die Erblasserin habe zum Zeitpunkt der Testamentserrichtung am 04. 11. 1967 zufolge ihres fortgeschrittenen Krankheitsprozesses, einer Hirnarteriosklerose mit weitgehendem Persönlichkeitsabbau, nicht mehr die notwendige volle Besonnenheit besessen, die sich auf das Verständnis der Tragweite ihrer Handlung bezog, so daß die Motive ihrer Testamentsänderung unter dem maßgeblichen Eindruck ihrer damals sicher vorhandenen Geistesstörung entstanden seien und die Erblasserin daher nicht mehr geschäfts- und testierfähig gewesen sei. Diese Ausführungen wurden auch in der Berufungsverhandlung 1974 aufrechterhalten. Die Möglichkeit sog. „intervalla lucida" wurde mit der Begründung verneint, bei einem derart fortgeschrittenen Krankheitsprozeß des Gehirns der Erblasserin könne eine mögliche Aufhellung des getrübten Geisteszustands nicht so weit gegangen sein, daß jenes für die Errichtung eines Testaments und des Erfassens des Inhalts erforderliche Stadium der kritischen Vernunft eingetreten und eine freie Willensbildung möglich gewesen wäre.

Wir konnten uns dieser Meinung nicht anschließen. Die großen Schwankungen im psychischen Zustand der Erblasserin, die sich aus den Feststellungen der Ärzte und Krankenschwestern sowie aus Zeugenaussagen von am Rechtsstreit Unbeteiligten ergaben, blieben vom Vorgutachter gänzlich unberücksichtigt.

Anhaltspunkte für eine krankhafte Motivbildung, etwa im Rahmen eines Wahngeschehens, oder für einen Ausschluß der freien Willensbildung durch Einflüsse Dritter lagen nicht vor. Das handschriftlich verfaßte Testament vom 04. 11. 1967 war formal und inhaltlich einwandfrei und sprach gegen einen damaligen Zustand der Verworrenheit, Desorientiertheit und den Verlust des Gebrauchs des Verstandes. Ebensowenig ergaben sich aus einem handgeschriebenen Brief vom 03. 10. 1967 an die Großnichte sowie aus einer an sie 9 Tage nach der Testamentserrichtung abgefaßten Postkarte Hinweise auf einen gröberen dementiellen Abbau. Die Karte enthielt den herzlichen Dank der Erblasserin für ein erhaltenes Paket. Die Sorgen der Großnichte um ihr Ergehen wurden als unnötig bezeichnet und ein eventueller Besuch im Frühjahr angekündigt. Die Schreiberin schloß ihre Mitteilungen mit dem Wunsch, die Familie ihrer Nichte möge gesund und wohlauf sein.

Bei einer Längsschnittbetrachtung über den Zeitraum von fast 3 Jahren, von 1966 bis 1969 zum Zeitpunkt der Entmündigung, manifestierte sich nach unserer Auffassung zusammenfassend ein sehr wechselndes Ausmaß der psychischen Störungen – auch der im Vordergrund stehenden Vergeßlichkeit – im Rahmen des Hirngefäßleidens der Erblasserin. Ihr Urteilsvermögen wurde vom Krankheitsprozeß weit weniger betroffen als die Gedächtnisfunktionen und die Orientierung. Die zeitlichen Orientierungsmängel wurden im Jahr 1967 ärztlicherseits sowie von der Heimleiterin indes noch nicht als persistierend geschildert. Auch konnte sich die Erblasserin noch selbständig auf den Weg zu ihren Verwandten begeben und Besorgungen erledigen. Es wurde erstmals zum Zeitpunkt der Entmündigung, 16 Monate nach der strittigen Testamentserrichtung, eine mangelhafte örtliche Orientierung und zur eigenen Person dokumentiert und von einer fortgeschrittenen arteriosklerotischen Demenz gesprochen. Der fluktuierende Verlauf der zerebrovaskulären Erkrankung und die, abgesehen von den Gedächtnisfunktionsstörungen, noch bestehende intellektuelle Leistungsfähigkeit im Oktober und November 1967 sprechen mit größerer Wahrscheinlichkeit für die Annahme eines für eine freie Willensbildung noch ausreichenden Urteilsvermögens als für einen Zustand der Testierunfähigkeit.

Die Prägnanz dieses Falles, der die Problematik der Beurteilung der Testierfähigkeit eindrücklich vor Augen führt, hat uns zu einer etwas umfassenderen Darstellung eines Prototyps für viele ähnlich gelagerte Fälle veranlaßt.

Das Fallbeispiel entspricht mit seinen Verlaufseigentümlichkeiten dem klinischen Bild einer zerebrovaskulären Insuffizienz mit Übergang in eine Multiinfarktdemenz. Zunächst zeigen sich (s. Abb. 1 a–f) reversible Einbußen der psychischen Leistungsfunktionen, wobei die Dauer der Beeinträchtigungen im Laufe der Zeit zunimmt *(a)*. Mündet die Störung in eine Multiinfarktdemenz *(b)* – dies stellt keineswegs die Regel dar –, so kann die Progredienz zunächst noch von Zuständen einer Besserung und von lichten Intervallen überlagert werden. Bei primär degenerativen Demenzformen – etwa vom Alzheimer-Typ *(c)* – kommt es hingegen zu einer chronisch progredienten Verschlimmerung. Aufhellungen oder luzide Intervalle sind allenfalls bei Mischformen, d. h. einer Kombination von degenerativer und vaskulärer Demenz zu erwarten *(d)*. Das (ideal)typische Bild des „intervallum lucidum" ist durch ein passageres „Auftauchen" aus dem Pathologischen in den Normalbereich gekennzeichnet *(e)*. Die

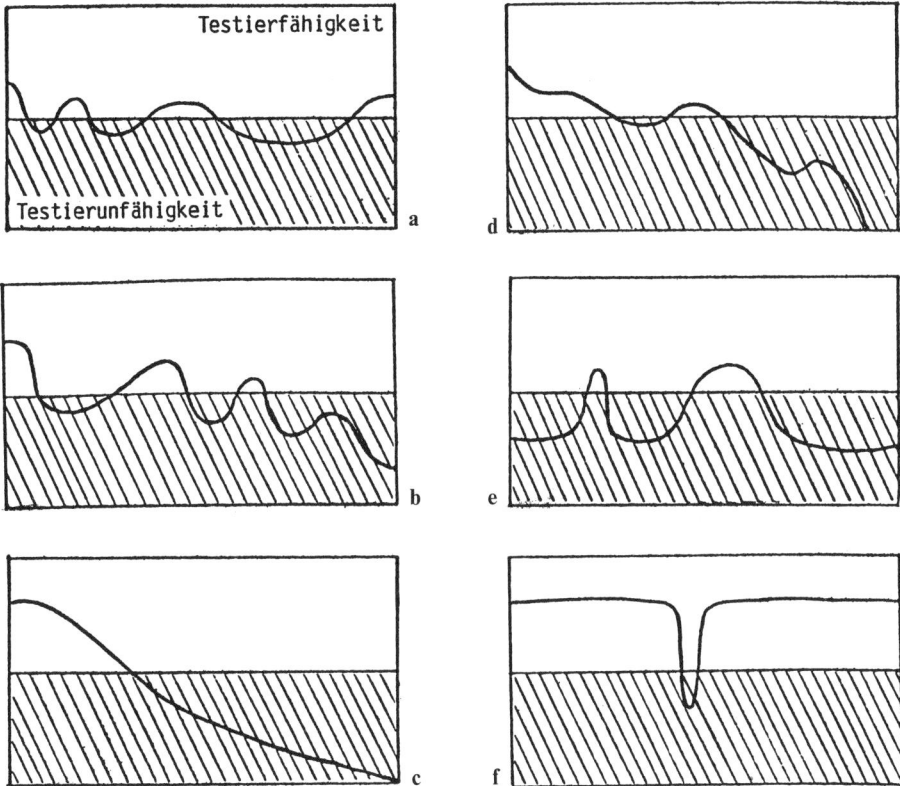

Abb. 1 a–f. Testierfähigkeit und Testierunfähigkeit bei zerebrovaskulären Erkrankungen und dementiellen Abbauprozessen: *a* zerebrovaskuläre Insuffizienz, *b* Multiinfarktdemenz, *c* Demenz von Alzheimer-Typ, *d* Mischform (vaskulär und degenerativ), *e* (ideal)typische „intervalla lucida", *f* transitorisch-ischämische Attacke (TIA)

gegensätzliche Verlaufsform stellt die transitorisch-ischämische Attacke (TIA) dar *(f),* bei der es aus vollem Wohlbefinden zu einer zeitlich begrenzten Bewußtseinsstörung und zu neurologischen Ausfällen kommen kann.

Intervalla lucida

Man wird Rasch u. Bayerl (1985), die den Begriff des luziden Intervalls als unwissenschaftlich, überholten nosologischen Vorstellungen entsprechend und nicht mehr zeitgemäß ansehen, recht geben, soweit es um seine Anwendung bei der Beurteilung der Testierfähigkeit von Patienten mit endogenen Psychosen (Schizophrenien, manisch-depressiven Erkrankungen) geht. Dies entspricht den „Tendenzen einer Neuorientierung der Begutachtungsmaßstäbe" auf dem Hintergrund „einer Integration veränderter diagnostischer und therapeutischer Konzepte der Psychiatrie in die forensische Sachverständigentätigkeit" (Venzlaff

1975). Wenn die Autoren hingegen die Auffassung vertreten, bei einer „hirnorganischen Wesensänderung oder einer Demenz auf dem Boden einer Zerebralsklerose oder einer Hirnatrophie . . ." richte sich „die Beurteilung der Testierfähigkeit allein nach den eingetretenen Dauerschäden", so widerspricht die mit dem Wort „allein" intendierte Ausschließlichkeit den klinischen Erfahrungen.

Aus heutiger neurologischer Sicht haben wir dank der modernen Untersuchungsmöglichkeiten stichhaltige Erklärungen und Beweise für das plötzliche Auftreten wie auch für das Verschwinden selbst spektakulärer zerebraler Ausfallserscheinungen. So kann es bekanntlich z. B. bei Vorliegen einer Einengung der Halsschlagader durch Hinzutreten extrazerebraler Faktoren – wie einer akuten Verschlechterung der Herzleistung – zu einer transitorisch-ischämischen Attacke (TIA) kommen, d. h. zum Auftreten von Verwirrtheitszuständen, Halbseitenlähmungen und aphasischen Störungen, die nur Stunden oder einen Tag lang anhalten, dann aber wieder völlig abklingen. Umgekehrt kann aber auch bei einer chronischen zerebralen Durchblutungsstörung durch eine Verbesserung der Verhältnisse im Gesamtkreislauf das Verschwinden aller vorbestehenden neurologischen und psychopathologischen Symptome bewirkt werden. Es ist ja gerade das Charakteristikum der von Wieck (1967) beschriebenen sog. Funktionspsychosen, daß sich ihr Ausprägungsgrad parallel mit den Veränderungen des zugrundeliegenden pathogenen Substrats (z. B. den zerebralen Nutritionsverhältnissen) bessert oder verschlechtert. Dabei handelt es sich um alltägliche klinische Erfahrungen. Derartige Zusammenhänge treten besonders dann eklatant in Erscheinung, wenn bei einer Herz-Kreislauf-Dekompensation eine kardiale Therapie eingeleitet wird und sich die Funktionsstörungen entsprechend zurückbilden.

Freilich soll nicht verkannt werden, daß der nachträgliche sichere Nachweis eines solchen Geschehens meist sehr schwierig, nur zu oft sogar unmöglich ist. Dies darf aber für den Sachverständigen, der die Frage der Testierfähigkeit zu einem bestimmten Zeitpunkt zu beurteilen hat, kein Grund sein, die Möglichkeit eines solcherart zustande gekommenen luziden Intervalls von vornherein auszuschließen. Solche Ereignisse sind nach unseren jahrzehntelangen klinischen Erfahrungen an einer neurologischen Abteilung – freilich in der Regel ohne rechtliche Relevanz – keineswegs so selten.

In geriatrischen Pflegeabteilungen mit einem ganz anderen Krankengut stellen derartige Beobachtungen eher die Ausnahme dar. Auf diesem Hintergrund ist die Feststellung von Rauch (1968) und von Oesterreich (1981) zu sehen, die luziden Intervalle seien in der früheren Alterspsychiatrie etwas überbewertet worden; zum Teil dürfte es sich dabei um Fehleinschätzungen bei erhaltener Fassade gehandelt haben. Ähnlich argumentiert auch Rose (1986): „Die oft für die Behauptung erhaltener Testierfähigkeit in Anspruch genommenen lucida intervalla werden in ihrer Bedeutsamkeit und Beweiskraft oft überschätzt."

Bedenkt man indes, daß die moderne Psychiatrie in zunehmendem Maße betont, daß den dementiellen Syndromen – entgegen früheren dogmatischen Ansichten – keineswegs immer ein irreversibler, sondern vielmehr durchaus auch ein teilweise reversibler Prozeß zugrunde liegen kann, so wäre es sicher nicht richtig, den Begriff der luziden Intervalle auch für die heute so häufigen zerebrovaskulären Erkrankungen abschaffen zu wollen. Bei ihnen stellt nämlich das Vorkommen von „intervalla lucida" keinen „Mythos", sondern eine sich im klinischen Alltag bestätigende Realität dar.

Daß die Annahme luzider Intervalle sehr zurückhaltend, „stets mit äußerster Vorsicht und auf den Einzelfall bezogen" erfolgen soll, wie Langelüddeke u. Bresser (1976) betonen, ist nur zu unterstreichen. Wenn trotz Besserungen des psychischen Gesamtzustands grobe Mängel des Kritikvermögens und der Urteilsbildung bestehen bleiben, ist Testierunfähigkeit anzunehmen.

Zusammenfassung

Das Kernproblem der forensisch-psychiatrischen retrospektiven Beurteilung der Testierfähigkeit eines Erblassers liegt in der fehlenden Möglichkeit eigener Befunderhebungen und im Angewiesensein auf oft wenig ergiebige und widerspruchsvolle Zeugenbeweise medizinischer Laien sowie auf ärztliche Zeugenaussagen und medizinische Befunddokumentationen, deren primäre Ausrichtung meist ganz anderen Schwerpunkten als psychopathologischen Besonderheiten und u. a. dem Urteilsvermögen des Patienten galt.

Durch flüchtige verbale Gesprächskontakte begünstigte Fehleinschätzungen entstehen insbesondere bei gut erhaltener äußerer „Fassade" und einem auf Umgangsformen sowie stereotype Redewendungen beschränkten Verhaltensrepertoire, das auch über grobe intellektuelle und affektive Beeinträchtigungen hinwegtäuschen kann, die mit den Grundvoraussetzungen einer Urteilsbildung und freien Willensbestimmung nicht mehr vereinbar sind.

Umgekehrt können auffällige Symptome wie aphasische Störungen, die Laien leicht mit Verwirrtheit gleichsetzen, zu Schwierigkeiten und Irrtümern in der Beurteilung führen. Auch Parkinson-Patienten werden aufgrund ihrer starren Mimik, verlangsamten Psychomotorik und oft schwer verständlichen, leisen Sprache nicht selten zu Unrecht als dement verkannt. Ebenso kann ein nur leicht dementer Patient bei einem gleichzeitig bestehenden Parkinson-Syndrom psychisch viel abgebauter erscheinen, als er es wirklich ist.

Starke Fluktuationen im Krankheitsverlauf und in den psychischen Funktionseinbußen sind naturgemäß bei vaskulären Prozessen und dementiellen Syndromen häufiger zu beobachten als bei degenerativen dementiellen Abbauprozessen, wie z. B. einer Demenz vom Alzheimer-Typus. Die Möglichkeit luzider Intervalle bei Patienten mit Hirngefäßprozessen wird durch Verlaufsbeobachtungen ohne forensische Relevanz, nämlich im klinischen Alltag neurologischer Abteilungen, bestätigt.

Der Nachweis luzider Intervalle im Rahmen der Beurteilung der Testierfähigkeit muß mit besonderer Sorgfalt und vorsichtiger, kritischer Würdigung der Umstände erfolgen. Eine kategorische Ablehnung luzider Intervalle würde – u. a. bei neurologisch Kranken – u. E. aus heutiger medizinischer Sicht einen Anachronismus darstellen.

Die forensisch-psychiatrische Begutachtung der Testierfähigkeit nimmt insofern eine Sonderstellung ein, als die Beweiswürdigung der Zeugenaussagen – entgegen der sonstigen prozessualen Usancen – nicht ausschließlich dem Gericht vorbehalten bleiben kann. Vielmehr vermag allein der psychiatrische

Sachverständige den Gehalt der Zeugenaussagen zutreffend zu bewerten und deren Relevanz für die psychische Verfassung des Testators zu würdigen.

Literatur

Dittrich R, Tades H ([32]1985) Das Allgemeine Bürgerliche Gesetzbuch. Manzsche Verlags- und Universitätsbuchhandlung, Wien

Gruhle HW (1942) Tat und Zurechnungsfähigkeit, Geschäft und Geschäftsfähigkeit. Nervenarzt 15:164–166

Harrer G, Frank CHR (1986) Forensische Psychiatrie in Österreich. In: Venzlaff U (Hrsg) Psychiatrische Begutachtung. Ein praktisches Handbuch für Ärzte und Juristen. Fischer, Stuttgart

Janzen J (1986) Mitwirkung des niedergelassenen Arztes bei der Begutachtung der Testier- und Geschäftsfähigkeit. Med Welt 37:270–272

Krafft-Ebing R von (1892) Lehrbuch der Gerichtlichen Psychopathologie. Enke, Stuttgart.

Langelüddeke A, Bresser PH (1976) Gerichtliche Psychiatrie. De Gruyter, Berlin New York

Luthe R (1972) Die Beurteilung Erwachsener im Zivil- und Sozialrecht. In: Göppinger H, Witter H (Hrsg) Handbuch der forensischen Psychiatrie II. Springer, Berlin Heidelberg New York Tokyo

Oesterreich K ([2]1981) Psychiatrie des Alterns. Quelle & Meyer, Heidelberg

Palandt ([45]1986) Bürgerliches Gesetzbuch. C. H. Beck'sche Verlagsbuchhandlung, München

Rasch W, Bayerl R (1985) Der Mythos vom luziden Intervall. Lebensversicherungsmedizin 1:2–8

Rauch HJ (1968) Die gerichtliche psychiatrische Untersuchung und Begutachtung im allgemeinen. In: Das öffentliche Gesundheitswesen, Bd V/A Thieme, Stuttgart, S 716 f

Rose HK (1986) Psychiatrische Begutachtung im Zivilrecht. In: Venzlaff U (Hrsg) Psychiatrische Begutachtung. Ein praktisches Handbuch für Ärzte und Juristen. Fischer, Stuttgart

Schumann MCL, Lenckner TH (1972) Psychiatrische Probleme des Privatrechts. In: Göppinger H, Witter H (Hrsg) Handbuch der forensischen Psychiatrie I. Springer, Berlin Heidelberg New York Tokyo

Sperl W (1975) Zum Begriff und zur Problematik der Testierfähigkeit. Jur. Blätter 97:449–452

Venzlaff U (1975) Aktuelle Probleme der forensischen Psychiatrie. In: Kisker KP, et al. (Hrsg) Psychiatrie der Gegenwart. Bd III, 2. Aufl. Springer, Berlin Heidelberg New York Tokyo

Wieck HH (1967) Lehrbuch der Psychiatrie. Schattauer, Stuttgart

VI. Der Sachverständige

Die Rolle des jugendpsychiatrischen Sachverständigen im Jugendgerichtsverfahren

R. Lempp

Die Aufgabe des psychiatrischen Sachverständigen erscheint zunächst, u. a. aus juristischer Sicht, entsprechend den Aufgaben auch anderer Sachverständiger vor Gericht, relativ klar umrissen. Nach Lenckner (1972) unterstützt der Sachverständige gemäß §§ 72 ff. StPO kraft richterlichen Auftrags das Gericht bei der der Rechtsanwendung vorausgehenden Beurteilung einer Beweisfrage, in dem er aufgrund seines besonderen Fachwissens, entweder

1. dem Gericht allgemeine Erfahrungssätze übermittelt oder
2. aus bestimmten, ihm vom Gericht unterbreiteten und von ihm selbst ermittelten Anknüpfungstatsachen Schlußfolgerungen im Hinblick auf das Vorliegen oder Nichtvorliegen rechtserheblicher Tatsachen zieht.

Der Sachverständige wird als „Gehilfe" des Richters angesprochen, wobei die rechtliche Würdigung des mit seiner Hilfe ermittelten Tatsachenmaterials ausschließlich in den Aufgabenbereich des Richters fällt, der auch für die tatsächlichen Feststellungen die Verantwortung trägt. Nach Peters (1966 a) soll der Sachverständige durch seine Sachkunde die richtige Auswertung und Beurteilung der festgestellten Taten ermöglichen. In diesem Zusammenhang wird regelmäßig und nachdrücklich darauf hingewiesen (Lenckner 1972; Göppinger 1972; Lempp 1983), daß der Sachverständige, insbesondere der psychiatrische Sachverständige, nicht in die Kompetenz des Richters eingreifen dürfe. Schon eine Stellungnahme zur Zurechnungsfähigkeit bzw. Schuldfähigkeit bedeute einen Übergriff in die richterliche Beweisfunktion. Göppinger (1971) weist aber in diesem Zusammenhang auch darauf hin, daß es sich bei dieser Forderung nach Enthaltsamkeit in die Beantwortung der Frage nach Zurechnungsfähigkeit bzw. Schuldfähigkeit um eine idealtypische Forderung handle, die in der Gerichtspraxis zu Problemen führen müsse und die Richter oft im Stich lasse.

Im großen und ganzen gilt jedoch eine solche Zurückhaltung des psychiatrischen Sachverständigen unbestritten als grundsätzliches Gebot. Dieses muß aber zwangsläufig nicht nur in einem Strafverfahren als der wichtigsten Domäne des forensisch-psychiatrischen Sachverständigen zu Problemen führen, sondern muß ihn zwangsläufig auch in einen Rollenkonflikt in seinem Beruf als Arzt bringen.

Daß dieser Konflikt lange Zeit nicht erkannt wurde, läßt sich durch den ursprünglichen Ausgangspunkt der Psychiatrie als Wissenschaft erklären. Dem ursprünglichen Verständnis lag in der Psychiatrie der Krankheitsbegriff von Kurt

Schneider (1961) und die von ihm daraus entwickelten Gutachtergrundsätze zugrunde, nach denen ausschließlich bei Psychosen und somatischen Prozessen eine Exkulpierungsrelevanz erreicht wird. Dabei verstand sich die Psychiatrie damals als Naturwissenschaft, deren Erkenntnisse, sofern sie einmal als richtig erkannt wurden, als unverrückbar und auf Dauer gültig angesehen wurden. Nach Kurt Schneider konnte Krankheit nur bei körperlichen Veränderungen festgestellt werden, welche sich über kurz oder lang auch naturwissenschaftlich exakt nachweisen lassen müßten. Insoweit war die Situation des psychiatrischen Sachverständigen nicht anders als die des technischen Sachverständigen, der beispielsweise aus einem Bremsweg die Geschwindigkeit eines Kraftwagens zum Unfallzeitpunkt errechnet. Der Arzt vor Gericht war nur für die Diagnose zuständig und hatte diese dem Gericht gegenüber zu erläutern und zu begründen.

Die rechtlichen Konsequenzen hatten strenggenommen den Sachverständigen nicht zu beschäftigen, die Folgerungen, die das Gericht aus dem Tatbestand und aus seinen Sachverständigenausführungen zog, hatte er zu akzeptieren.

Seither ist aber in vielfacher Hinsicht ein entscheidender Wandel eingetreten. Moser (1971) griff 1971 die forensische Psychiatrie als „repressive Kriminalpsychologie" an und seither ging, wie Schüler-Springorum (1979) anmerkte, beiden Partnern am forensischen Rollenspiel, den Ärzten und den Juristen, ein Stück Unbefangenheit verloren.

Zum einen hat sich die psychiatrische Wissenschaft weiterentwickelt, wobei für die bei einer forensischen Begutachtung relevanten Fragen der naturwissenschaftliche Anteil der Psychiatrie keineswegs wesentliche Fortschritte brachte. Wohl aber vermittelte ihr erfahrungswissenschaftlicher Anteil in der dynamischen Psychiatrie, der Psychoanalyse und in ihren Folgen mehr neue, vielseitige und in der Praxis bewährte Erkenntnisse, wenn diese auch keineswegs im naturwissenschaftlichen Sinn beweisbar waren. Venzlaff (1977) wies nach der Strafrechtsänderung zu den §§ 20 und 21 StGB vom 01. 01. 1975 nachdrücklich darauf hin, daß das Gesetz nun keinen Raum mehr lasse für den Schneider-Krankheitsbegriff und die danach entwickelten Begutachtergrundsätze. Die Beschränkung der Exkulpierungsmöglichkeit auf endogene und organisch begründete Psychosen ist schon lange nicht mehr haltbar. Dies wurde inzwischen auch vom Gesetzgeber akzeptiert.

Diese Anpassung an eine Weiterentwicklung der psychiatrischen Wissenschaft hat aber dem psychiatrischen Sachverständigen auch einen größeren Spielraum in der Beurteilung des psychischen Zustands des Begutachteten gebracht und damit nicht nur dem Gutachter die Erstellung eines überzeugenden Gutachtens, sondern auch dem Richter die Ermittlung des Sachverhalts als Grundlage für sein Urteil erschwert. Diese Schwierigkeit und die damit verbundene zunehmende Unsicherheit wird von manchen Richtern beklagt, wobei allerdings zu bedenken ist, daß eine zunehmende Differenzierung der Betrachtungs- und Beurteilungsweise kein Argument gegen ihre Wahrheit und Richtigkeit ist, eher im Gegenteil.

Darüber hinaus sind, nicht erst seit Moser, die forensisch tätigen Psychiater auch kritischer und skrupulöser geworden, was die Art ihrer Tätigkeit und ihre Folgen für den von ihnen Begutachteten anbelangt. Auch wenn man als forensischer Gutachter keine Möglichkeit hat, das geltende Strafgesetz anzuzweifeln –

es sei denn, man zieht die Konsequenz und übt keine Tätigkeit als forensisch-psychiatrischer Sachverständiger mehr aus, was einige Kollegen getan haben –, so bedeutet das keineswegs, daß der gutachtende Psychiater keine stille oder auch offene Kritik an dem Umgang mit diesem Gesetz, speziell, was die manchmal einseitige Ausnützung des richterlichen Ermessensspielraums anbelangt, äußert. Zurückliegende Erfahrungen über die verheerenden Folgen, die eintreten können, wenn sich Wissenschaftler, durchaus im Rahmen geltender Gesetze, als für die Folgen ihrer Tätigkeit nicht zuständig fühlen (wie beispielsweise bei der Kriegswissenschaft, bei der Herstellung einer Atombombe), haben diese Haltung als unverantwortlich erkennen lassen und haben Ärzte und sonstige Wissenschaftler auch für die Zukunft sensibilisiert, beispielsweise, was Genmanipulation, geplante Zivilschutzgesetze und anderes anbelangt.

Daß dies kein weltweiter Prozeß ist, wurde mir vor einigen Monaten deutlich, als ein südafrikanischer Psychiater von seiner Aufgabe berichtete, bei zum Tode verurteilten Häftlingen simulierte Psychosen als solche zu entlarven, was für die Betreffenden dann die Folge der Vollstreckung des Todesurteils bedeutete. Er fand dies völlig in Ordnung, da er sich zweifellos innerhalb des geltenden Rechts bewegte.

Der Psychiater als forensischer Gutachter wird also nicht mehr ohne weiteres bereit sein, seine ärztliche Aufgabe zurückzustellen, um allein noch eine diagnostisch-beschreibende Funktion, unbeschadet der sich daraus für den Begutachteten ergebenden Konsequenzen zu erfüllen. Eine solche Haltung muß aber immer wieder zu Konflikten mit dem geltenden Recht, auch konkret in einer Hauptverhandlung, führen.

Diese Problematik braucht sich zunächst dem jugendpsychiatrisch-forensischen Gutachter gar nicht zu stellen, und zwar nicht nur, weil sich die Kinder- und Jugendpsychiatrie als eine relativ junge Wissenschaft, wenn auch nicht von vornherein, so doch sehr frühzeitig die empirischen Erkenntnisse einer dynamischen Psychiatrie zu eigen gemacht und darauf aufgebaut hat, sondern auch besonders deshalb, weil das Jugendgerichtsgesetz als ein täterbezogenes Gesetz mit dem Ziel geschaffen und auf das Ziel hin weiterentwickelt wurde, den schuldig gewordenen Jugendlichen und Heranwachsenden zu erziehen, wenngleich durch Strafe. Brunner (1981) betont die ungleichen Paarungen von Strafe und Hilfe zur Resozialisierung, Sühne und Erziehung, die dem Richter bei der Strafzumessung und bei der Ermessensentscheidung über die Aussetzung des Rests einer bestimmten Jugendstrafe schwerwiegende in die weitere Entwicklung des Jugendlichen eingreifende Entscheidungen auferlegt. Es handle sich um eine Reaktion auf das Unrecht, und auch die Erziehungsmaßregeln im Jugendstrafverfahren müssen dem pädagogischen Gedanken der Schuldbewältigung Rechnung tragen. Erziehung und Hilfe zur Resozialisation sind aber durchaus Ziele und Aufgaben, die in Übereinstimmung zur Rolle des Arztes stehen, insbesondere des Kinder- und Jugendpsychiaters, der in seiner therapeutischen Funktion im weitesten Sinne stets auch sozialpädagogische Gesichtspunkte und Maßnahmen miteinbezieht.

Dazu kommt, daß der jugendpsychiatrisch-forensische Sachverständige ja vor Gericht keineswegs nur oder vorwiegend nach der Diagnose gefragt wird, die eine Schuldunfähigkeit oder eine Schuldminderung gemäß §§ 20 und 21 StGB begründen könnte, sondern nach der psychischen Reife und der Entwicklung der sozialen Verantwortlichkeit des Jugendlichen oder Heranwachsenden gemäß §§ 3 und 105 JGG. Darüber hinaus verlangt es seine Gutachtertätigkeit vor dem Jugendgericht, daß er sich auch zur Prognose äußern kann, und daß er seine Sachkenntnis auch auf Wunsch des Gerichts zur Möglichkeit und Aussicht bestimmter Maßnahmen einsetzt, wie zur heilerzieherischen Behandlung gemäß § 10, 2 JGG, oder zur Auswirkung vorgesehener Maßnahmen oder Strafen auf die weitere Entwicklung des Jugendlichen oder Heranwachsenden.

Sicherlich ist auch der jugendpsychiatrisch-forensische Sachverständige bei der Beurteilung der Voraussetzungen zur Annahme einer Schuldunfähigkeit oder erheblich verminderten Schuldfähigkeit an den Gesetzestext der §§ 20 und 21 StGB gebunden. Die dort niedergelegten Kriterien und ihre Zuordnung zu psychiatrisch-psychologischen Diagnosen hat Rasch (1983) dargelegt, der auch an anderer Stelle (1982) die Zuordnung des auch von ihm grundsätzlich abgelehnten, unglückseligen Begriffs der „schweren anderen seelischen Abartigkeit" vornimmt. Gerade die aus psychiatrischer Sicht bemerkenswerte Unbestimmtheit der beiden wesentlichen Kriterien, der „krankhaften seelischen Störung" und „schweren anderen seelischen Abartigkeit" lassen besonders dem jugendpsychiatrisch-forensischen Sachverständigen genügend Spielraum, dem Auftrag des Jugendgerichtsgesetzes nach Erziehung und Hilfe zur Resozialisierung zu genügen.

An dieser Stelle sollte nicht versäumt werden, auf die grundsätzliche Widersprüchlichkeit, ja Inkompatibilität der Annahme einer erheblich verminderten Schuldfähigkeit gemäß § 21 StGB und dem Erziehungs- und Resozialisierungsauftrag des Jugendgerichtsgesetzes hinzuweisen. Die Annahme einer Schuldunfähigkeit gemäß § 20 StGB ist auch im Rahmen eines Erziehungsstrafrechts allenfalls dadurch zu rechtfertigen, daß dann gewissermaßen die Jugendkriminalrechtspflege ihre Zuständigkeit verloren hat. Die Annahme einer erheblich verminderten Schuldfähigkeit gemäß § 21 StGB dagegen hat eigentlich nur in einem Schuld- und Tatstrafrecht einen Sinn. In einem auf die Täterpersönlichkeit und seine Erziehungsbedürftigkeit hin ausgerichteten Strafverfahren hat die Frage nach dem Grad der Schuld eigentlich keinen Platz. Ganz unabhängig von der Schuld müssen in jedem Fall diejenigen Maßnahmen – oder auch Strafen – erfolgen, die zur Erziehung und als Hilfe zur Resozialisation notwendig sind. Tatsächlich dienen mir die Darstellungen von körperlichen, seelischen und sozialen Bedingungen beim Begutachteten, mit denen ich die Voraussetzungen zur Anwendung des § 21 StGB bejahe, eigentlich ausschließlich dazu, dem Jugendgericht deutlich zu machen, welche zusätzlichen, der Beeinflussung durch den Jugendlichen mehr oder weniger entzogenen Faktoren bei der Entstehung der Tat wirksam waren. Nach meiner Erfahrung werden sie von den Jugendrichtern, mehr noch von den Jugendkammern, entweder interessiert, anteilnehmend oder auch routiniert zur Kenntnis genommen, in der Strafzumessung aber so gut wie nie merkbar berücksichtigt.

Aus der Aufgabe, als jugendpsychiatrisch-forensischer Sachverständiger an der Findung geeigneter Maßnahmen und Reaktionen für die Erziehung und Resozialisierung des jugendlichen Täters mitzuwirken, ergeben sich gleichwohl bei der Ausarbeitung des schriftlichen Gutachtens, wie auch in der Hauptverhandlung Probleme. Diese liegen in der Klärung der Motive des Jugendlichen. In vielen Fällen scheinen diese offenkundig zu sein, wie etwa bei einfachen Diebstählen als den häufigsten Delikten, oder auch bei Raub. Tatsächlich aber sind sie viel häufiger keineswegs so offenkundig und ohne weiteres erkennbar, wie dem Laien – und auch der Jugendrichter ist dabei vielfach Laie – erscheinen mag. Die Neigung, von sich selbst, allenfalls in Erinnerung an die eigene Jugend (wenngleich diese bemerkenswert rasch verblaßt), auf den Täter zurückzuschließen und die eigenen angenommenen Motive auch bei ihm vorauszusetzen, ist groß und führt regelmäßig, besonders bei den regionalen und sozialen Unterschieden zu erheblichen Fehlbeurteilungen.

Im allgemeinen Strafrecht ist das Motiv nur beim § 211 StGB ein Teil des Tatbestands; es ist allenfalls für die Strafzumessung von Bedeutung, wenn man nicht schon kritisch danach fragen will, ob eine „Zueignungsabsicht" nicht auch als Motiv oft sorgfältiger hinterfragt werden müßte. Im Jugendgerichtsverfahren dagegen ist eine genaue Motivanalyse (Lempp 1975) unbedingt erforderlich, und zwar für die Beurteilung der Täterpersönlichkeit, zur Frage der Prognose und auch zur Frage, welche Maßnahmen zur Erziehung Resozialisierung dienen können. Auch für die Beurteilung der Reife nach den §§ 3 bzw. 105 JGG ist die Erörterung des Motivs unumgänglich.

Die Frage der Klärung des Tatmotivs sehen die Richter in aller Regel als ihre ursprüngliche Aufgabe an, für die sie sich auch kompetent halten. Tatsächlich handelt es sich jedoch bei der Motivanalyse, will sie sich nicht einfach mit der häufig vom Angeklagten gar nicht zu beantwortenden Frage „warum haben Sie das getan?" begnügen, um eine außerordentlich schwierige, in besonderem Maße psychologischen Sachverstand und Erfahrung erfordernde Aufgabe, mit der viele Jugendrichter und Jugendkammern völlig überfordert sind.

Dabei soll nicht verschwiegen werden, daß man als forensischer Gutachter von vielen Jugendrichtern und auch Jugendkammern ausdrücklich gebeten und ermuntert wird, Ausführungen zum Tatmotiv zu machen, die dann auch interessiert und verständnisvoll aufgenommen werden, daß es aber durchaus auch Jugendrichter, u. a. Jugendkammern gibt, die hierin schon einen abzuwehrenden Eingriff in ihre richterliche Unabhängigkeit sehen.

Das gleiche gilt eigentlich für die Bewertung von Aussagen der jugendlichen und heranwachsenden Angeklagten, ja auch mancher Zeugen. Wenn man als forensisch-psychiatrischer Gutachter nicht nur in Jugendgerichtsverfahren erlebt, wie Gericht und Angeklagte aneinander vorbeireden und sich gegenseitig mißverstehen, dann sieht sich die Aufgabe des Sachverständigen als „Gehilfe des Richters" plötzlich ganz anders an, allerdings erfährt der Sachverständige, daß seine kompetente Hilfe dabei oft gar nicht erwünscht ist.

Auch die Jugendgerichtshilfe, die zu einer Verständnisvermittlung oft geeignet wäre, wird vom Gericht in dieser Funktion nur selten gesehen und in Anspruch genommen.

Aus alldem ergibt sich, daß die Rolle des kinder- und jugendpsychiatrischen Sachverständigen unter dem geltenden Recht, d. h. unter dem Jugendgerichtsgesetz, durchaus auch für den in seiner Eigenschaft als Arzt sensibilisierten Gutachter akzeptabel ist, ja, daß er sich geradezu als Arzt angesprochen fühlen muß. Daß er dabei gar nicht alle seine Kenntnisse und Kompetenzen zur Verwirk-

lichung des Ziels des Jugendgerichtsgesetzes, nämlich der Erziehung und Rehabilitation einbringen darf, liegt nicht am Gesetz, sondern an einer schon immer
zu ängstlichen Auslegung und Anwendung, die sich gerade in den letzten Jahren
– so ist mein Eindruck – eher zu einer restriktiveren Haltung wandelt und das
Jugendgerichtsgesetz wieder mehr zum Tatstrafrecht zurückinterpretiert. Nicht
allein, daß Jugendrichter und Jugendkammern sich noch nie vom Strafrahmen
des Erwachsenenstrafrechts völlig zu lösen vermochten und die Möglichkeiten
des Jugendgerichtsgesetzes im Sinne dieses Gesetzes voll auszunützen bereit
waren, obwohl Schaffstein (1981) mehrfach betonte, daß das Urteil „fast völlig in
das pflichtgemäße, nur durch erzieherische Rücksichten bestimmte Ermessen
des Jugendrichters gestellt sei", sondern auch, daß, m. E. in den letzten Jahren
zunehmend, jugendpsychiatrische Gutachter unerwünscht scheinen, die durch
ihre Interpretation den primären und spontanen, gefühlsmäßigen Strafanspruch
der Gesellschaft relativieren könnten. Wenn man nach Erstattung eines schriftlichen Gutachtens als Sachverständiger nicht zur Hauptverhandlung geladen wird,
so mag das noch im Hinblick auf die Vereinfachung und Kostenersparnis berechtigt erscheinen, wenn sich alle Prozeßbeteiligten über das Gutachten einig
sind. Wenn aber die Tatsache, daß der Jugendliche ausführlich begutachtet ist,
nach einer Hauptverhandlung ohne den Sachverständigen, im Urteil mit keinem
Wort Erwähnung findet, weil sie offenbar nicht „ins Konzept" paßt, oder wenn
der Sachverständige vor der Hauptverhandlung vom Vorsitzenden zur Seite
gerufen und gebeten wird, einen bestimmten Themenbereich doch möglichst
nicht anzusprechen, weil er das Verfahren komplizieren könnte, dann sind die
Grenzen des Rechts überschritten. (Daß dazu natürlich auch willfährige Verteidiger gehören, sei nur am Rande vermerkt.)

Thea Schönfelder (1979) wies daraufhin, daß eine auf den Verständniszusammenhang zwischen Lebensgeschichte, Persönlichkeit und Tat abzielende Begutachtung zweifellos die Zuordnung von Untersuchungsergebnissen unter die Formulierung des Strafgesetzes erschwere. Dem Richter werde seine Aufgabe dadurch nicht erleichtert, sondern sie werde mühevoller gemacht. Zum andern
werde seine institutionalisierte Rolle saurer: Verstehen erschwert Strafen. Eine
persönliche Beziehung erschwere die Einnahme einer formalen Rechtsposition,
weil Einfühlung in den Täter das Gefühl der richterlichen Gerechtigkeit ins Wanken bringen könne. Die in der richterlichen Eidesformel gestellte Forderung,
„ohne Ansehen der Person" zu urteilen, ist eigentlich im Jugendgerichtsverfahren
völlig fehl am Platze. Hier sollte der Richter ausdrücklich die Person „ansehen".

Hieraus ist die Abneigung mancher – keineswegs aller – Jugendrichter und
Jugendkammern gegen solche das Verständnis und die psychodynamischen
Zusammenhänge aufklärenden Gutachten verständlich, wenngleich sie im
Hinblick auf Ziel und Zweck eines insgesamt guten und geeigneten Jugendgerichtsgesetzes nicht vertretbar ist. Th. Schönfelder hat an anderer Stelle (1982)
den jugendpsychiatrisch-forensischen Sachverständigen als einen Grenzgänger
beschrieben, der im eigenen Land erhaltenes Material an Empfänger ins Nach-
barland so übermitteln soll, daß dieser damit etwas anzufangen weiß. Sie wies in
diesem Zusammenhang auch darauf hin, daß das Wissen von Erkenntnissen
über den Begutachteten auch das Einbringen der eigenen Persönlichkeit und
Herstellung einer Beziehung zwischen Gutachter und Untersuchtem notwendig

mache, und sie hat auf den großen Gewinn für alle Beteiligten hingewiesen, den eine solche an der ärztlichen Aufgabe orientierten Gutachtertätigkeit mit sich bringe.

Hier aber stößt der jugendpsychiatrisch-forensische Gutachter im Rahmen der Rechtswirklichkeit auch sehr rasch an Grenzen. Das Jugendgerichtsgesetz bietet zwar alle Möglichkeiten, geeignete Maßnahmen der Erziehung und auch der Therapie zu veranlassen. Die Durchführbarkeit dieser Maßnahmen, seien sie sozialpädagogischer oder psychotherapeutischer Art, ist aber außerordentlich erschwert, wenn nicht gar unmöglich gemacht. Der urteilende Richter hat bei einer Verurteilung zu einer Jugendstrafe keinerlei Möglichkeit, auf deren Ausgestaltung in irgendeiner Weise einzuwirken. Eine gerade bei „Langstraflern" notwendige, frühzeitig einsetzende und begleitende Psychotherapie oder zumindest eine persönliche sozialpädagogische Begleitung ist kaum realisierbar. Die in den Jugendstrafanstalten tätigen Psychologen sind so in die Anstaltshierarchie eingegliedert, daß sie ihre therapeutische Funktion nicht wahrnehmen können.

Schüler-Springorum (1979) hat im Hinblick auf diese Schwierigkeit vorgeschlagen, im Verfahren mehr und bessere Garantien einzubauen und so, wie zur Klärung der Diagnose in §§ 73 JGG, 81 StPO, 66 JWG Reaktionen vorgesehen sind, in stärkerem Maße auch solche für die Therapie im weitesten Sinne einzuführen.

Diese Schwierigkeiten, eine „Therapie" im weitesten Sinne im Rahmen des Jugendgerichtsgesetzes zu realisieren, liegt jedoch nicht nur an den gebotenen Möglichkeiten und personellen Voraussetzungen für solche therapeutischen Maßnahmen, sondern auch an einem überholten und mit den Notwendigkeiten nicht mehr in Einklang zu bringenden psychiatrischen Krankheitsbegriff, der zugunsten einer objektiven und subjektiven Hilfsbedürftigkeit aufgegeben werden sollte (Lempp 1986). Die Unvereinbarkeit der therapeutischen und sozialpädagogischen Maßnahmen und ihrer Realisierbarkeit auf der einen Seite und den gesetzlichen Voraussetzungen dazu auf der anderen Seite ergeben sich nicht nur im Bereich der Jugendstrafrechtspflege, sondern ebenso im Jugendhilferecht. Aus einer solchen Sackgasse kann nur ein schon vielfach gefordertes übergreifendes Jugendschutzrecht heraushelfen (Peters 1966 b; Lempp 1985).

Eine Betrachtung der Realität im Jugendstrafvollzug läßt solche Pläne hinsichtlich ihrer Realisierbarkeit fraglich erscheinen. Es erscheinen Zweifel, ob die Justiz, insbesondere die Strafrechtspflege und der Strafvollzug, von ihrem Ansatz und ihrer Struktur her überhaupt geeignet sind, so etwas wie „Therapie" zu realisieren, eine Therapie, zu der viele Straffällige bereit wären, und die bei fast allen straffällig gewordenen Jugendlichen im Grunde notwendig wäre. Rasch (1982) weist daraufhin, daß es Belege für die Annahme gebe, daß es sich bei einem großen Teil der Straffälligen um gestörte Persönlichkeiten handle, die auch bereit wären, sich auf Behandlungsmaßnahmen einzulassen. Sie sollten - nach Rasch - nicht auf dem Altar eines im Resultat zynischen Kriminalitätsheroismus geopfert werden.

Neueste Erfahrungen auf dem Gebiet der Familiengerichtsbarkeit lassen aber erkennen, daß Richter durchaus fähig und bereit sind, sich über ihre ursprüngliche juristische Funktion hinaus auch psychologische Sichtweisen eigenständig zu erarbeiten und auch in einer im weitesten Sinne therapeutischen Weise auch anzuwenden (Lempp u. a. 1975). Es besteht kein Grund anzunehmen, daß nicht auch Jugendrichter aller Instanzen zu einer solchen Erweiterung ihres Kompetenzbereichs in der Lage und bereit wären, wenn man sie nur dazu ermunterte und ihnen die dazu notwendigen Möglichkeiten einräumte.

Literatur

Brunner R ([6]1981) Jugendgerichtsgesetz, Kommentar Gruyter, Berlin New York, S 23

Göppinger H (1971) Kriminologie. Beck, München

Göppinger H (1972) Das Verfahren. In: Göppinger H, Witter H (Hrsg) Handbuch der forensischen Psychiatrie II., S 1532 ff

Gutachten über eine rechtstatsächliche Untersuchung zu § 50 b FGG für das BJM, 1986

Lempp R (1975) Die Verständigung über das Tatmotiv im Jugendgerichtsverfahren. Zbl. f. Jugendrecht und Jugendwohlfahrt 62:41–49

Lempp R (1983) Gerichtliche Kinder- und Jugendpsychiatrie. Huber, Bern Stuttgart Wien, S 46 ff

Lempp R (1985) Grenzprobleme zwischen Kinder- und Jugendpsychiatrie und Jugendhilfe. ZfJ 72; S 429–440

Lempp R (1986) Kinder- und Jugendpsychiatrie – Gegenwart und Entwicklung. In: Lempp R, Veltin A (Hrsg) Kinder- und Jugendpsychiatrie, eine Bestandsaufnahme. Aktion Psychisch Kranke, Bd 12 (11–24)

Lempp R v. Braunbehrens, v. Eichner E, Röcker D (1987) Die Anhörung des Kindes gemäß § 50 b FGG BJM (zur Zeit im Druck)

Lenckner T (1972) Strafe, Schuld und Schuldfähigkeit. In: Göppinger H, Witter H (Hrsg) Handbuch der forensischen Psychiatrie I, Springer, Berlin Heidelberg New York Tokyo, S 139 ff

Moser T (1971) Repressive Kriminalpsychiatrie. Suhrkamp, Frankfurt am Main

Peters K ([2]1966 a) Strafprozeß. Müller, Karlsruhe

Peters K (1966 b) Die Grundlagen der Behandlung jugendlicher Rechtsbrecher. MSchr. Krim. 49:49–62

Rasch W (1982) Die Begutachtung der sogenannten schweren anderen seelischen Abartigkeit im Sinne der §§ 20, 21 StGB. (Vortrag Tübingen 20. 1. 1982)

Rasch W (1983) Die Zuordnung der psychiatrisch-psychologischen Diagnosen zu den vier psychischen Merkmalen der §§ 20, 21 StGB. Psychiatr. Prax 10:170–176

Schaffstein F (1981) Zur Situation des Jugendrichters. NStZ 8:286–293

Schneider K ([4]1961) Die Beurteilung der Zurechnungsfähigkeit. Thieme, Stuttgart

Schönfelder T (1979) Zur Identität des jugendpsychiatrischen Sachverständigen. In: Müller-Küppers M, Specht F (Hrsg) Recht – Behörde – Kind. Huber, Bern Stuttgart Wien, S 159–164

Schönfelder T (1982) Kinderpsychiatrie und Recht. In: Nissen G, Focken A † (Hrsg) Kinder- und Jugendpsychiatrie – Entwicklung und Perspektive. (Symposion zum Gedenken von Prof. Dr. H. Harbauer am 12. und 13. 2. 1982 in Frankfurt am Main). Das ärztliche Gespräch, Tropon 5

Schüler-Springorum H (1979) Problematik und Perspektiven gesetzlicher Voraussetzung für die Behandlung delinquenter Jugendlicher. In: Müller-Küppers M, Specht F (Hrsg) Recht – Behörde – Kind. Huber, Bern Stuttgart Wien, S 153–158

Venzlaff U (1977) Methodische und praktische Probleme nach dem zweiten Strafrechtsreformgesetz. Nervenarzt 48:253–258

Zur Kompetenz des psychiatrischen Sachverständigen

N. S. Fotakis

Die Grenzen für die Begutachtungstätigkeit des Psychiaters als Sachverständigem sind seit langem Gegenstand von Meinungsverschiedenheiten und Zweifeln. Die Auseinandersetzung, die sowohl unter den juristischen Autoren als auch den Psychiatern stattfindet, ist verknüpft mit heiklen und schwer lösbaren Fragen, die zuweilen an die grundlegenden Probleme der Philosophie rühren; sie wird seit Jahrzehnten mit dem Austausch von Argumenten und Ansichten geführt, wobei sich eine allmähliche Wandlung der vorherrschenden Tendenzen abzeichnet. Der Gegensatz in den Auffassungen drückt sich hauptsächlich zum Thema des Ausschlusses und der erheblichen Minderung der Zurechnungsfähigkeit aus; die Meinungsverschiedenheiten bezüglich der Kompetenz des psychiatrischen Sachverständigen erstrecken sich jedoch auch auf sonstige straf- und zivilrechtliche Fragen.

Der Ausschluß der Zurechnungsfähigkeit und ihre erhebliche Minderung werden durch die §§ 34 und 36 des griechischen StGB geregelt, die in ihrem Inhalt und ihrer Formulierung hinreichend mit den Absätzen 1 und 2 des früheren § 51 des deutschen StGB vergleichbar sind.

Die Voraussetzungen für die Anwendung der §§ 34 und 36 des griechischen StGB werden nach 2 Kategorien unterschieden. Die erste enthält die „krankhafte Störung der Geistesfunktionen" und die „Bewußtseinsstörung", während die in Absatz 1 des § 51 des deutschen StGB vorgesehene „Geistesschwäche" im griechischen StGB – wenn sie Folge von Taubstummheit ist – Voraussetzung für die Anwendung des § 33 darstellt, wenn sie dagegen auf sonstige pathologische Beeinträchtigungen des Gehirns (z. B. frühkindliche Hirnschädigung) zurückzuführen ist, zu den „krankhaften Störungen der Geistesfunktionen" des § 34 gehört. Die 2. Kategorie der Voraussetzungen für die Anwendung der §§ 34 und 36 – aber auch § 33 – des griechischen StGB betrifft die Fähigkeit bzw. Unfähigkeit einer Person, „das Unrecht der Tat einzusehen" und „nach dieser Einsicht zu handeln". Bei der ersten dieser beiden Voraussetzungen wird also anstelle des „Unerlaubten" – wie in der deutschen Formulierung des § 51 Abs. 1 – in dem entsprechenden griechischen Text der Ausdruck „das Unrecht" verwendet. Es handelt sich praktisch nur um einen Unterschied im Ausdruck, nicht in der Bedeutung; dies gilt auch für den Unterschied zwischen „Geistestätigkeit" und „Geistesfunktionen", die jeweils in der deutschen und griechischen Formulierung der 1. Voraussetzung in der 1. Kategorie gebraucht werden.

Wesentliche Diskrepanzen bestehen, wenn man die Voraussetzungen für die Unzurechnungsfähigkeit und erheblich verminderte Zurechnungsfähigkeit in den §§ 34, 36 – und 33 – des griechischen StGB vergleicht mit den Bestimmungen der §§ 20 und 21 des deutschen StGB nach der großen Strafrechtsreform, in denen inzwischen unterschieden wird in „krankhafte seelische Störung", „tiefgreifende Bewußtseinsstörung", „Schwachsinn" und schließlich besonders die vieldiskutierte und wahrhaft eine Neuerung darstellende „schwere andere seelische Abartigkeit". Im Gegensatz dazu hat die Strafrechtsreform hinsichtlich der Voraussetzungen der 2. Kategorie keine Änderungen herbeigeführt, wenn man von dem Ersatz des Begriffes „das Unerlaubte" (§ 51 Abs. 1) durch den Ausdruck „das Unrecht" (§ 20) absieht, der, wie wir gesehen haben, auch im § 34 des griechischen StGB verwendet wird.

Sowohl in Griechenland als auch in Deutschland hat es sich eingebürgert, daß die Voraussetzungen für die Anwendung der Paragraphen über die Unzurechnungsfähigkeit und erheblich verminderte Schuldfähigkeit der 1. Kategorie „biologische" und der 2. Kategorie „psychologische" genannt werden. Ob diese Bezeichnungen der Realität entsprechen, stellt eine Frage dar, deren Beantwortung sich aus den nachstehenden Ausführungen ergeben wird. Das gleiche gilt für die ebenfalls allgemein gültige Unterscheidung der obigen Voraussetzungen in 2 Kategorien oder, wie einige Autoren es nennen, in 2 Stockwerke.

Gemäß der Formulierung der hier behandelten Paragraphen sowohl des griechischen als auch des deutschen StGB interessiert die Existenz der „biologischen" und „psychologischen" Voraussetzungen für ihre Anwendung zum Zeitpunkt der Begehung der strafbaren Handlung und nicht zur Zeit der Untersuchung der Person, die diese Handlung begangen hat. Ebenfalls müssen nach dem Gesetzestext bei der „biologischen" und „psychologischen" Voraussetzung für die Anwendung des betreffenden Paragraphen Ursache und Wirkung in kausalem Zusammenhang stehen.

Es ergibt sich sofort die Frage: Zur Lösung wieviel und welcher der oben dargestellten Probleme kann und soll der psychiatrische Sachverständige beitragen, welche Grenzen sind also seiner Zuständigkeit gesetzt? Die Ansichten hierzu gehen, wie bereits erwähnt, auseinander.

Kurt Schneider [1] unternahm in seinem klassischen Vortrag von 1948 eine Abgrenzung des Tätigkeitsbereichs des Psychiaters als Gutachter, und bekanntlich hat seine wenige Seiten umfassende Arbeit das psychiatrische, aber auch das juristische Denken und Handeln stark beeinflußt.

Bei der Begutachtung der Zurechnungsfähigkeit beschränkt sich laut dem Verfasser die Rolle des Sachverständigen lediglich auf die Diagnose der psychischen Störung des Täters. Aus der Natur dieser Störung, d. h. ob sie in eine der Kategorien „psychischer Krankheiten" – mit dem Umfang, den Schneider diesem Begriff zumißt – gehört oder nicht, wird die weitere Position des Sachverständigen bestimmt, dessen Werk, nach dieser Auffassung, praktisch identisch ist mit der diagnostischen Tätigkeit des klinischen Psychiaters. Auf die Auswirkungen des psychischen Zustands des Untersuchten und besonders auf diejenigen, die seine Fähigkeiten betreffen, das Unrecht seiner Handlung einzusehen und nach seiner Einsicht zu handeln, geht der psychiatrische Sachverständige nicht ein, sondern läßt die Fragen, die mit den „psychologischen" Voraussetzungen verknüpft sind – den Voraussetzungen des 2. Stockwerkes in der Terminologie Kurt Schneiders – „stillschweigend" außer acht. Denn „dem Text des § 51 liegt eine Psychologie der Handlung zugrunde, die lebensfern ist und sich auch mit der heutigen psychologischen Auffassung nicht vereinigen kann . . Er gliedert die Handlung in einen rationalen, intellektuellen Teil und in den der Willensentscheidung" [2]. Sofern diese Fragen mit dem philosophischen Problem der freien Willensentscheidung verbunden werden, lassen sie sich natürlich nicht beantworten, und zwar weder vom Sachverständigen noch selbstverständlich vom Richter. Die Frage ist, ob die Herstellung dieser Verbindung notwendig ist. Wir werden auf diesen Punkt noch zurückkommen. Wie bekannt, fanden die Ansichten Kurt Schneiders außer in Deutschland auch in Griechenland ein Echo, sowohl in der juristischen und psychiatrischen Literatur als auch in der praktischen Rechtsprechung [3].

Aber der „Agnostizismus" der phänomenologischen Schule blieb nicht ohne Widerspruch [4]. Die Diskussion kann keinesfalls als beendet betrachtet werden, wenn auch offenbar die Gegenseite allmählich die Oberhand gewinnt.

Auf jeden Fall gehören zur Kompetenz des Sachverständigen die sog. „biologischen" Voraussetzungen für die Anwendung der genannten Paragraphen. In diesem Punkt stimmen die abweichenden Auffassungen überein, scheiden sich aber sofort wieder über den Inhalt dieses Ausdrucks oder besser gesagt, den Umfang des Begriffs „psychische Krankheit".

Karl Jaspers unternahm Anfang unseres Jahrhunderts die Unterscheidung zwischen „Entwicklung" der Persönlichkeit und psychologischem „Prozeß" aus Anlaß seiner Untersuchung des Eifersuchtwahns [5] und kam in seiner allgemeinen Psychopathologie auf die Trennung dieser beiden Begriffe zurück. Später unterschied Kurt Schneider die „seelischen Abnormitäten als Folge von Krankheiten" eindeutig von den „seelischen Abnormitäten als Spielarten seelischen Wesens" [6]. In die 1. Gruppe ordnete er zum einen die aus vielfältigen Ursachen entstehenden „körperlich begründbaren Psychosen" und zum anderen die endogenen Psychosen ein, während in die 2. Gruppe die Verstandes-, Trieb- und Persönlichkeitsabnormitäten und die abnormen Erlebnisreaktionen gehören. Gemäß Schneider und seiner Schule fallen unter den Begriff der psychischen Krankheit, einen rein medzinischen Terminus, wie er betont, nur die Krankheiten der 1. Gruppe, von denen er unter Berufung auch auf Kisker [7] sagt: „. . . vor allem aber zerreißen sie die Geschlossenheit, die Sinngesetzlichkeit, die Sinnkontinuität der Lebensentwicklung" [8]. Wie Schneider in der Folge betont [9], stellen fast ausschließlich diese und einige seltene Ausnahmen der 2. Gruppe die biologische Begründung für die Anwendung der Bestimmungen der Paragraphen des StGB über Unzurechnungsfähigkeit oder eingeschränkte Zurechnungsfähigkeit dar. Diese enggefaßte Deutung des Begriffs der „psychischen Krankheit" wurde nicht generell akzeptiert, sondern mit Widerspruch aufgenommen. Dieser bezog sich sowohl auf die Frage, ob der Begriff, dermaßen eng ausgelegt, noch der klinischen Realität entspricht [10] wie auch auf den Zweifel, ob der bekannten oder als wahrscheinlich angenommenen körperlichen Begründung oder ihrer psychopathologischen Erscheinungsform und ihren psychischen Folgen das größere Gewicht beizumessen ist [11] und ob nicht die letztgenannten das Hauptkriterium für die Entscheidung bilden, ob es sich um eine psychische Krankheit handelt oder nicht, zumal es sich erweisen kann, daß diese Folgen in Fällen der 2. Gruppe der psychischen Krankheiten im Vergleich zur 1. Gruppe möglicherweise stärker auf die Persönlichkeit [12] und das Verhalten [13] des Kranken einwirken. Schließlich wurde auch angezweifelt, ob das Zerreißen der Sinngesetzlichkeit des Lebens ausschließlich die Folge psychischer Krankheiten - im engeren Begriffssinn - ist und nicht auch sonstiger psychischer Störungen.

Zum Unfang des Ausdrucks „krankhafte Störung der Geistesfunktionen" des § 34 des griechischen StGB, d. h. zum Umfang des Begriffs „psychische Krankheit" haben wir darauf hingewiesen, daß es von forensisch-psychiatrischer Seite geboten ist, hierunter die Gesamtheit der psychischen Störungen und nicht nur die psychotischen Prozesse zu verstehen, und zwar aus 2 Gründen: Eine Vielzahl biologischer Untersuchungen ergab krankhafte körperliche Befunde sowohl bei Psychosen verschiedener Kategorien als auch bei psychologischen Zuständen, die das Bild von abnormen Erlebnisreaktionen, erlebnisreaktiven Entwicklungen und Persönlichkeiten abgeben. So erscheint das Ziehen einer klaren Grenzlinie zwischen somatogenen und psychogenen psychischen Leiden heute nicht mehr mit Gewißheit möglich. Der 2. Grund wiegt noch schwerer: Die klinische psychiatrische Erfahrung hat gezeigt, daß es nicht immer die Psychosen sind, die den stärkeren und tiefgreifenderen Einfluß auf das Seelenleben, die Persönlichkeit, das Verhalten und die Reaktionen des kranken Menschen ausüben, und daß außerdem psychogene Leiden nicht selten schwere psychopathologische Auswirkungen auf das Subjekt haben, sowohl hinsichtlich ihrer Intensität als auch ihrer Qualität und bezüglich des Erlebens, der Persönlichkeit und des Verhaltens des Kranken. Nicht selten ist schließlich auch das Phänomen einer „seelischen Abnormität" eindeutig körperlicher Herkunft, die das psychopathologische Bild nicht einer Psychose, sondern einer abnormen „psychopathischen" Persönlichkeit, einer abnormen erlebnisreaktiven Persönlichkeitsentwicklung oder auch einer abnormen Erlebnisreaktion abgibt. Charakteristische Beispiele hierfür bietet z. B. die Temporallappenepilepsie [14]. Ebenso sind psychopathologische Phänomene, die als charakteristisch für psychotische Prozesse galten wegen des schweren und tiefen Eingriffs, den sie in die psychische Persönlichkeit nehmen - weswegen die Annahme der psychotischen Prozesse als „biologische" Begründung der Unzurechnungsfähigkeit oder erheblich verminderten Zurechnungsfähigkeit gerechtfertigt ist - auch bei psychischen Abnormitäten verschiedenster Kategorien anzutreffen. In Fällen dieser Art kann ein „Zerreißen der sinngesetzlichen Kontinuität der Lebensentwicklung" vorliegen, das uns, in Kombination mit sonstigen psychopathologischen Phänomenen, das Bild einer schweren Psychose zeigt, wie z. B. in Fällen von Primitivreaktionen [15].

Wenn also bei Neurosen, abartigen Persönlichkeiten und sonstigen psychischen Abnormitäten die Schwere der psychopathologischen Phänomene und der Einwirkung, die diese auf den Kranken ausüben, ebenso groß ist wie bei den Psychosen [16], folgt daraus, daß in den Begriffssinn der „krankhaften Störung der Geistesfunktionen" des § 34 des griechischen StGB - wie der „krankhaften Störung der Geistestätigkeit" des § 51 Abs. 1 - nicht nur die letzteren aufgenommen werden dürfen, sondern unbedingt auch die erstgenannten Kategorien psychischer Krankheiten gehören. Oder genauer formuliert: Wenn es um die

Entscheidung des psychiatrischen Sachverständigen geht, ob die vorliegende psychische Störung im jeweiligen konkreten Fall eine „biologische" Begründung für die Unzurechnungsfähigkeit oder erheblich verminderte Zurechnungsfähigkeit darstellt, wird er sich nicht so sehr auf die Kategorie der psychischen Krankheit stützen, um die es sich handelt, sondern hauptsächlich auf die Eigenschaften, die ihr Bild charakterisieren. Nicht die psychiatrische Diagnose, sondern das psychopathologische Bild des Untersuchten und seine Merkmale sind folglich die Kriterien von entscheidender Bedeutung für die Meinungsbildung des Sachverständigen. Wenn er beispielsweise ein Zerreißen der sinngesetzlichen Kontinuität der Lebensentwicklung, um bei diesem psychopathologischen Problem zu bleiben, feststellt, interessiert ihn vorwiegend dessen Vorhandensein und nicht, ob es Ausdruck eines psychotischen Prozesses oder eines psychischen Leidens anderer Kategorie ist [17]. Und natürlich beschäftigen den Gutachter von den Phänomenen, die das psychopathologische Bild des Untersuchten formen, vorwiegend jene, die auf diejenigen psychischen Funktionen und Möglichkeiten des Subjekts Auswirkungen haben, mit denen die Fähigkeiten verbunden sind, die vom Gesetz in der 2. Kategorie der Voraussetzungen für die Anwendung der genannten Paragraphen (d. h. als sog. „psychologische" Voraussetzungen oder als sog. „oberes Stockwerk") des griechischen und deutschen StGB festgelegt sind. Aus obigem ergibt sich bereits, daß die Meinungsbildung des Sachverständigen sich nicht nur auf die „biologischen" Voraussetzungen beschränken kann, sondern auch die sog. „psychologischen" Voraussetzungen berücksichtigen muß, da beide miteinander verknüpft sind.

Die deutsche Strafrechtsreform zeigte schließlich tatsächlich die Notwendigkeit der Erweiterung des Begriffs „psychische Krankheit" zumindest in der forensischen Psychiatrie. Die damaligen Diskussionen [18] und die endgültige Formulierung des § 20 mit dem Zusatz auch der „schweren anderen seelischen Abnormität" haben bestätigt, daß Anlaß für den Ausschluß oder die erhebliche Minderung der Zurechnungsfähigkeit jede Art von psychischer Störung geben kann. Es wurde jedoch noch etwas anderes verankert. Daß nämlich nicht die Art der Erkrankung, d. h. ihre nosologische Kategorie, sondern ihre Merkmale im jeweiligen konkreten Fall (d. h. ihr individualisiertes psychopathologisches Bild) das Kriterium dafür sind, ob die vorliegende psychische Krankheit Grund für die Anwendung des § 20 oder 21 gibt oder ob der Täter trotz seines Leidens voll zurechnungsfähig ist. Die Hinzufügung der Epitheta, die die „biologischen" Ursachen bezeichnen und charakterisieren, beweist, daß das Werk des Sachverständigen sich nicht in der psychiatrischen Diagnose der Krankheit des Täters erschöpft, sondern daß unter seine Kompetenz ebenfalls – oder hauptsächlich – die Bewertung bestimmter Merkmale des klinischen Bildes, die das Gericht interessieren, von forensisch-psychiatrischer und -psychologischer Seite fällt. Wir werden auf dieses 2. Thema noch näher eingehen.

In den Begriff „Bewußtseinsstörung" des § 34 des griechischen StGB und § 20 des deutschen StGB gehören sowohl Störungen, die von somatischen Krankheiten mit neurophysiologischen oder biochemischen Mechanismen verursacht werden, wie es z. B. bei der Epilepsie oder der Einwirkung toxischer Substanzen der Fall ist, als auch Störungen der Bewußtseinsfunktionen, die von psychogenen Prozessen hervorgerufen werden, wie z. B. Affekte und andere Ursachen

[19]. Die älteren Ansichten [20], nach denen als Ursache der Bewußtseinsstörung stets eine Enzephalopathie vorliegen muß, sind heute nicht mehr gültig, wenn auch die Gerichte, zumindest in Griechenland, nicht selten eine solche Störung nicht als „biologische" Begründung für die Anwendung des entsprechenden Paragraphen akzeptieren, wenn nicht nachgewiesen wird, daß sie als Ausdruck einer organischen Psychose auftritt. Auch die Auffassung jedoch, die den Gegenpol zur vorhergehenden darstellt, daß unter die Bewußtseinsstörungen nicht die Folgen von Krankheiten fallen dürfen, sondern nur normale psychologische Störungen [21], führt zu extremer Auslegung des Begriffes „Bewußtseinsstörung", dessen Grenzen sie übertrieben eng setzt. Sicher ist es im Endeffekt gleichgültig, da es zum selben praktischen Ergebnis führt, ob die Störungen der Bewußtseinsfunktionen der 1. oder 2. Gruppe, anstatt unter diesen Begriff zu fallen, einer der sonstigen „biologischen" Begründungen des § 20 des deutschen StGB [22] zugeordnet werden, weil der Prozeß, der der Bewußtseinsstörung unterliegt, organischer Natur jeglicher Ursache oder psychogen ist – wie z. B. die Affekthandlung [23], die so große Diskussionen verursacht hat. Von Bedeutung ist, ob die Bewußtseinsstörung, ob sie nun unter die erste oder letzte Kategorie der „biologischen" Begründungen für die Anwendung des genannten Paragraphen fällt, solcher Art ist, daß sie eine der beiden vom Gesetz bestimmten „psychologischen" Voraussetzungen dieses Paragraphen zur Folge hat.

Auch ist nicht von Bedeutung, jedenfalls nicht erstrangig, welcher Art die Bewußtseinsstörung ist, d. h. ob es sich um eine Einengung des Bewußtseinsfeldes, eine Minderung der Bewußtseinsebene, eine Bewußtseinstrübung oder eins von den von H. H. Wieck [24] beschriebenen Durchgangssyndromen handelt.

Den Sachverständigen und anschließend das Gericht interessieren mehr als die Ursachen, die Entstehungsmechanismen, die Form und die mit ihr zusammenhängenden körperlichen oder psychischen Befunde der Bewußtseinsstörung [25] ihre Merkmale und v. a. diejenigen, die verknüpft sind mit jenen psychischen Funktionen, aus denen die Einsichts- und Steuerungsfähigkeit des Subjekts entspringen, und die Auswirkungen, die die Bewußtseinsstörung aufgrund dieser ihrer Merkmale auf die genannten Fähigkeiten des Untersuchten hat. Hier liegt der Kern des Problems und hiervon hängt das Kriterium ab, aufgrund dessen der Gutachter seine Meinung bildet, ob die Bewußtseinsstörung im konkreten Fall eine biologische Voraussetzung für die Anwendung der §§ 34 und 36 des griechischen StGB oder §§ 20 und 21 des deutschen StGB darstellt oder nicht. Diese Einschätzung der Bewußtseinsstörung, zu der der Sachverständige schreiten muß, ist es auch, wie wir meinen, auf die das Adjektiv „tiefgreifend" des § 20 des deutschen StGB hinweist.

Bezüglich dieses Adjektivs ist es auch notwendig, auf die Erläuterung H.-L. Schreibers einzugehen, daß, wenn auch die wörtliche Formulierung eine solche Annahme zuließe, die Bezeichnung „tiefgreifend" bei der Bewußtseinsstörung nicht die Absicht des Gesetzgebers meint, hierunter auch Störungen aus dem Bereich des Unbewußten [26] zu verstehen. Diese Auslegung würde auch unserer Meinung nach tatsächlich auf ein sehr unsicheres Gelände führen.

Hinsichtlich der 2. Kategorie der Voraussetzungen für die Anwendung der §§ 34 und 36 des griechischen StGB, des ehemaligen § 51 Abs. 1 und 2, und der jetzigen §§ 20 und 21 des deutschen StGB, der sog. „psychologischen" Voraussetzungen, die das 2. Stockwerk oder die 2. sog. normative Stufe bilden, war es von jeher Gegenstand lebhafter Auseinandersetzungen, ob der Psychiater als Sachverständiger sich hierzu äußern sollte, wobei die Meinungsverschiedenheiten nicht nur die Frage betrafen, ob er es darf, sondern vornehmlich auch, ob er es kann [27]. Die Gegensätze zwischen der agnostischen Richtung, die auf Kurt Schneider zurückzuführen ist und u. a. von De Boor [28], Haddenbrock [29], Witter [30], Langelüddecke u. Bresser [31] beibehalten wird, und der „gnostischen" Position, die von Gustav Aschaffenburg [32] begründet wurde und von v. Baeyer [33], Undeutsch [34], Ehrhardt u. Villinger [35], Venzlaff [36], Wegener [37] u. a. vertreten wird, sind bekannt. Unseres Erachtens muß die Frage, ob der psychiatrische Sachverständige sich zu den „psychologischen" Voraussetzungen äußern soll bzw. ob er es kann, anders gestellt werden: Entspricht die Trennung der Ursachen für Ausschluß und erhebliche Minderung der Zurechnungsfähigkeit in 2 Kategorien, von denen nur die erste Forschungsobjekt des Sachverständigen darstellt, der Realität und dient die Kompetenz des Gutachters, auf diese Weise beschränkt, tatsächlich der Aufgabe der Rechtspflege? Unserer Meinung nach nicht.

Die „biologischen" und die „psychologischen" Voraussetzungen der hier besprochenen Paragraphen bilden in Wirklichkeit einen Komplex, bei dem psychopathologische Ursachen vielfältiger Natur und Herkunft vorübergehend oder dauernd auf die Persönlichkeit des Untersuchten einwirken, indem sie, in von Fall zu Fall unterschiedlichem Grade, psychische Funktionen beeinflussen, darunter auch jene, von denen die Einsichts- und Steuerungsfähigkeit des Subjekts abhängen. Dieser Komplex wird während seiner Untersuchung zwar in seine Bestandteile zerlegt, die getrennt betrachtet werden, ihm muß jedoch, zunächst vom Sachverständigen und anschließend vom Richter [38] als Gesamtheit begegnet werden, d. h. als einheitlichem psychischem Vorgang.

Die Diagnose einer Schizophrenie oder anderen Psychose oder einer sonstigen psychischen Störung hat nicht unbedingt den Ausschluß oder die erhebliche Minderung der Zurechnungsfähigkeit des Kranken zur Folge. Die Akzeptanz des einen oder des anderen ist sicher abhängig von der Existenz der psychischen Störung und ihrer Art; vornehmlich jedoch hängt sie ab von den psychopathologischen Phänomenen, die im konkreten Falle das klinische Bild des Kranken formen, d. h. von seiner qualitativen Synthese. Parallel dazu interessieren außerdem die Intensität der Krankheit und v. a. die quantitativen Parameter jener psychopathologischen Elemente des Krankheitsbildes, die mit den psychischen Funktionen zusammenhängen und darunter diejenigen beeinflussen, denen die vom Gesetz geforderten psychischen Fähigkeiten unterworfen sind, nämlich die Einsichts- und Steuerungsfähigkeit. Ob es sich um einen psychotischen Prozeß oder - um mit Karl Jaspers zu sprechen - um abnorme Persönlichkeitsentwicklung handelt, die qualitative Analyse des Krankheitsbildes und die quantitative Bewertung seiner Elemente zielen ab auf die Lokalisierung der psychopathologischen Phänomene und die Beurteilung ihrer Intensität, zum Zwecke der Meinungsbildung bezüglich des Umfangs ihrer Einwirkung auf bestimmte psychische Funktionen. Es handelt sich eindeutig um eine psychologisch-psychopathologische Erforschung, die zum Gegenstand das aus den beiden Kategorien der gesetzlich vorgesehenen Voraussetzungen bestehende Problem hat und die v. a. die Aufgabe des psychiatrischen Sachverständigen ist.

Dasselbe gilt natürlich auch für die übrigen „biologischen" Begründungen für den Ausschluß und die Minderung der Zurechnungsfähigkeit, bei denen ebenfalls die qualitative Analyse der Störung und die quantitative Bewertung ihrer Parameter stets die Beurteilung ihrer Einwirkung auf die sog. „psychologischen" Fähigkeiten des Subjekts durch den Sachverständigen anstreben.

Auf die Notwendigkeit, daß sich dieser nicht mit der Feststellung der als „biologisch" bezeichneten Ursache mittels psychiatrischer Diagnose begnügt, sondern in der Folge zur Auswertung seiner Befunde und Erkenntnisse schreitet – natürlich ausschließlich vom Standpunkt seiner Fachrichtung aus –, weist eindeutig auch der Zusatz der Epitheta im § 20 des deutschen StGB [39] hin, die die biologischen Ursachen näher bezeichnen und die im vor der Strafrechtsreform gültigen § 51 nicht vorhanden waren, noch im entsprechenden § 34 des griechischen StGB zu finden sind. Diese Würdigung seiner Befunde und Feststellungen durch den Sachverständigen beabsichtigt die Einschätzung ihrer Einwirkungen auf die „psychologischen" Fähigkeiten und die mit ihnen verbundenen psychischen Funktionen, deren Aufhebung oder bedeutende Minderung als Folge den Ausschluß oder die erhebliche Minderung der Zurechnungsfähigkeit des Patienten hat. Die Einschätzung der Wirkung psychopathologischer Phänomene auf psychische Funktionen und Fähigkeiten ist selbstverständlich grundsätzlich Aufgabe des Sachverständigen. Es muß außerdem hinzugefügt werden, daß das „Tiefgreifende" einer Bewußtseinsstörung oder die „Schwere" einer seelischen Abnormität nicht nur von dem Umfang abhängen, der die Elemente des psychopathologischen Syndroms charakterisiert, sondern auch von den Phänomenen, aus denen es sich zusammensetzt, d. h. sowohl von seinen quantitativen als auch von seinen qualitativen Merkmalen.

Von den qualitativen und den quantitativen Charakteristika der psychopathologischen Störung des untersuchten Täters und besonders von bestimmten von ihnen wird es abhängen, ob die vom Gesetz bestimmten „psychologischen" Fähigkeiten des Subjekts ausgeschlossen oder erheblich gemindert werden oder ob sie praktisch unberührt bleiben.

Die Fähigkeit, „das Unrecht – oder das Unerlaubte – der Tat einzusehen", d. h. die Einsichtsfähigkeit, ist im Endeffekt Ausdruck bestimmter psychischer Funktionen und Möglichkeiten des Individuums, erhaltene Informationen aufzunehmen, zu verarbeiten, zu kombinieren, zu deuten und zu beurteilen; sie ist also Ergebnis eines komplizierten psychischen Verarbeitungsprozesses. Die Veränderung dieses psychischen Prozesses als Folge von Einwirkungen der psychopathologischen Störung und der Grad seiner Veränderung – sein Ausschluß, seine erhebliche Minderung oder die juristisch irrelevante Einwirkung auf ihn – hängen ab von der Struktur und Stärke der gesamten psychopathologischen Störung, besonders aber von der Existenz und der Intensität von Elementen in ihrem Rahmen, die direkt mit jenen Bestandteilen des gesamten psychischen Prozesses in Verbindung stehen, die der – juristisch ausgedrückt – Einsichtsfähigkeit des Kranken unterliegen. Die Analyse und die Feststellung im Sinne der obigen Ausführungen in dem Grade, wie es im jeweiligen Fall des konkreten Täters und der begangenen Tat möglich ist, stellt eindeutig ein psychologisch-psychopathologisches Problem dar und ist daher prinzipiell Aufgabe des Sachverständigen.

Ebenso gilt dies für die sog. Fähigkeit des Täters, „nach seiner Einsicht zu handeln", nämlich seine Steuerungsfähigkeit; auch hier liegen die Analyse, die Feststellung des eventuellen Vorhandenseins und die Würdigung der psychologischen und psychopathologischen Voraussetzungen für die Aufhebung, die bedeutende Minderung oder die praktische Nichtbeeinflussung dieser Fähigkeit grundsätzlich im Kompetenzbereich des psychiatrischen Sachverständigen. Das Spektrum der Möglichkeiten der Wahl bzw. der Wendung einer Person in die eine oder andere Reaktionsrichtung unter gegebenen Umständen hängt mit bestimmten psychischen Mechanismen und Faktoren zusammen, die beeinflußt werden von den Persönlichkeitsmerkmalen und gewöhnlichen Reaktionsneigungen des Subjekts und selbstverständlich auch von jeweils bestimmten Elementen seiner psychopathologischen Zustands. Das Vorhandensein eines psychopathologischen Beitrags und sein Nachweis allein genügen nicht, um die Wendung der psychischen Erlebnisreaktion der Person in die eingeschlagene Richtung zu erklären. Hier sind die Analyse des Beitrags und die Feststellung der psychopathologischen Phänomene, die ihn ausmachen, die Einschätzung ihrer Stärke und schließlich die Meinungsbildung über den Grad und die Mechanismen der Beeinflussung auf die Persönlichkeit des Kranken erforderlich.

Die Feststellung der verzerrten Auffassung einer Person von der Realität als Folge eines paranoischen Beitrags, welcher Ursache auch immer, reicht nicht aus für die Annahme, daß das Subjekt in die Verhaltensrichtung geführt wurde, deren letztes Glied seine strafbare Handlung war und sich überhaupt nicht oder nur erheblich eingeschränkt gegen diese seine Reaktionsrichtung wehren konnte. Um diese Schlußfolgerung ziehen zu können, müssen wir die Intensität der festgestellten psychischen Störung und den Grad ihrer Herrschaft über die Persönlichkeit des Täters einschätzen, die beide von vielen Faktoren abhängen, u. a. auch davon, ob eine Therapie durchgeführt wurde oder nicht, und mit welchen Ergebnissen. Dasselbe gilt i. allg. auch im Falle einer Kurzschlußreaktion oder einer Affektreaktion, deren Auftreten nicht immer zum Ergebnis hat, daß die Person sich zwangsläufig in eine bestimmte Verhaltensrichtung bewegt und daß sie sich nicht anders hätte verhalten können.

Die Analyse und das Verständnis des Verhaltens sind Ergebnis psychopathologischer, psychologischer oder sogar auch neurobiologischer Studien, einer empirischen Arbeit also, die die Angelegenheit des Sachverständigen, allein oder mit Hilfe sonstiger Fachkollegen, ist.

Die Verbindung des Problems der Einsichts- und Steuerungsfähigkeit mit der uralten philosophischen Frage der Freiheit des menschlichen Willens durch Kurt Schneider mußte den großen Psychiater zu der Annahme führen, daß die Fragen des 2. Stockwerks – und v. a. die zweite von ihnen – nicht zu beantworten sind. Dies würde jedoch nicht nur für den psychiatrischen Sachverständigen, sondern für jeden Menschen [40] und folglich auch für den Richter gelten. Für Schreiber, wie auch für andere juristische Autoren, wird der „Täter verantwortlich gemacht, wenn er auch anders hätte handeln können" [41], wobei er weiter erläutert: „dieses anders Handelnkönnen darf freilich nicht in dem Sinne des als unhaltbar erkannten indeterministischen Freiheitsbegriffs aufgefaßt werden. Es meint nur, daß ein durchschnittlicher anderer in einer solchen äußeren und inneren Situation anders, d. h. normgemäß hätte handeln können, daß ihm nach unserer Erfahrung Handlungsspielräume zur Verfügung standen".

In der griechischen juristischen Literatur wurde ebenfalls der Standpunkt vertreten, besonders früher von Mangakis in seiner Monographie über die Schuld, daß die strafrechtliche Verantwortung unabhängig von dem Problem der Willensfreiheit aufrechterhalten werden kann, in Form der Schuld als persönlichem Tadel, als persönlicher Mißbilligung, begründet in der Möglichkeit auch unterschiedlichen Verhaltens, im „anders Handelnkönnen" des „durchschnittlichen sozialen Menschen", die bei psychischen Ausschlüssen jedoch fehlen kann [42], was auch von Androulakis [43], Katsantonis [44], Dedes [45] u. a. akzeptiert wird, während Kotsalis kürzlich darauf hinwies, daß die dogmatische Folge nur unter der Voraussetzung aufrechterhalten werden kann, daß ausschließlich die biologischen Gründe, die vom Gesetz bestimmt werden (d. h. diese und nur diese) die Basis für das „Nichtkönnen" des Täters darstellen. Indessen, fährt der Verfasser fort, stellt sich dieses Thema nur für die Handlungsfähigkeit; denn zur Aufhebung der Einsichtsfähigkeit des Unrechts können auch andere Gründe außer den streng biologischen des § 34 des griechischen StGB führen [46]. Viel früher hat schließlich Gardikas die Meinung vertreten, daß der Grundsatz der moralischen und strafrechtlichen Verantwortlichkeit bestehen bleiben kann, auch wenn wir an das Zwangsprinzip glauben [47].

Da, wie aus obigen Ausführungen hervorgeht, das Thema der „psychologischen" Voraussetzung von der philosophischen Frage losgelöst und auf eine pragmatische Basis gestellt wird, ist es v. a. Aufgabe des Sachverständigen, die Einsichts- und Steuerungsfähigkeit des Untersuchten zu erforschen und zu kommentieren. Dabei steht er vor der unlösbaren Alternative Determinismus-Indeterminismus [48], da er sich auf der rein empirischen Ebene der Psychiatrie und Psychologie bewegt.

Die Emanzipation [49] (mit wenigen Ausnahmen) der Begutachtung von der psychiatrischen Diagnose und der Übergang von dem diagnostischen Schema, aufgrund dessen der Sachverständige nach Kurt Schneider vorging [50], hin zu Vorschlägen zur Exkulpierung in den heutigen Anforderungen an den Umfang und die Richtungen der Tätigkeit des psychiatrischen Sachverständigen machten die Bewältigung seiner Aufgabe nicht leichter. Diese Anforderungen, die sich aus der Entwicklung der Wissenschaft und den Erfordernissen der Rechtspraxis ergaben, wurden in den betreffenden Diskussionen anläßlich der Strafrechtsreform untersucht und kristallisierten sich heraus mit dem Ersatz des § 51 durch die §§ 20 und 21 [51]. Die Verlegung des Schwerpunktes von der psychiatrischen Diagnose zur Würdigung der psychopathologischen Phänomene, aus denen sich das Krankheitsbild des betreffenden Täters zusammensetzt, und deren qualitative und quantitative Eigenschaften entscheidendes Gewicht erhalten (außer in Ausnahmefällen, wo die Diagnose allein ausreicht, wie z. B. bei der akuten Schizophrenie und der senilen Verwirrung) erweitern die Zuständigkeit, erschweren aber auch das Werk des Gutachters, wie sowohl von psychiatrischer [52] als auch von psychologischer [53] Seite unterstrichen wurde. Die Schwierigkeit wird noch vergrößert durch die Tatsache, daß Gegenstand der Begutachtungstätigkeit sowohl die als „biologisch" als auch die als „psychologisch" gekennzeichneten Fragen sind, oder besser gesagt, das aus den beiden Kategorien dieser Fragen bestehende einheitliche Problem. Gleichzeitig jedoch mit der Kompetenzerweiterung des Sachverständigen und der Ausdehnung seines Wirkungsbereiches wird auch die Methodologie der forensisch-psychiatrischen Begutachtung schwieriger, komplizierter und spezieller [54], worauf wir hier natürlich nicht weiter eingehen können. Wir wollen lediglich anmerken, daß der psychiatrische Sachverständige nicht selten den Beitrag anderer medizinischer Fachgebiete benötigen wird, wie z. B. des biologischen oder des psychologischen Labors.

Die Aufgabe des Sachverständigen wird weiterhin erschwert durch die Tatsache, daß er sich bei seiner Entscheidung über die Fragen, die mit den beiden Kategorien der Voraussetzungen für die Anwendung der besagten Paragraphen verbunden sind, nicht auf den Zustand des Täters zum Zeitpunkt der Untersuchung, sondern der Begehung der strafbaren Handlung beziehen muß. Die hier behandelten Paragraphen sind in ihrer Formulierung eindeutig, indem sie auf die psychischen Fähigkeiten des Täters, ihren Ausschluß oder ihre erhebliche Minderung aufgrund einer der vorgesehenen „biologischen" Ursachen bei Begehung der Tat Bezug nehmen.

Wie weit jedoch die Schuldzuweisung als Gegenstand ausschließlich die Tat hat, wird in der griechischen juristischen Literatur angezweifelt. Manoledakis [55], wie auch vor ihm Katsantonis [56], behauptet, daß Gegenstand der Zurechnung als Mißbilligung der Schuld die Schuld für das isolierte Vergehen ist, das der Täter begangen hat, und vertritt weiterhin die Ansicht, daß die Bewertung seiner Persönlichkeit generell nur für die Strafzumessung des Täters erlaubt und nützlich ist, nicht jedoch für die Bejahung seiner Schuld. Denn dann, so betont der Autor, würde der Schuldige bestraft werden für das, was er ist, und nicht für das, was er getan hat, was für ein liberales Rechtssystem untragbar wäre. Im Gegensatz dazu bezeichnet Mangakis [57] die Schuldzurechnung stets als ein „Urteil", das von der gesetzlichen Ordnung abgegeben wird und die Persönlichkeit des die Straftat Begehenden betrifft, ein „negatives normatives Urteil über die Persönlichkeit des Täters, ein Urteil, das die Bestrafung voraussetzt und die Strafe mit dem Bestraften persönlich verbindet". Ähnliche Ansichten entwickelten auch Androulakis [58], Daskalopoulos [59], Dedes [60] und andere.

Die Forderung des Gesetzes verpflichtet den Sachverständigen, nachdem er sich eine Meinung über den psychischen Zustand des Täters zum Zeitpunkt der Untersuchung gebildet hat, in der Folge, Schlüsse auf die Vergangenheit zu ziehen und, indem er den Verlauf der Krankheit verfolgt, ihre Entwicklung wie auch die Entwicklung seiner Persönlichkeit zu rekonstruieren, um anschließend einen neuen Querschnitt dieser Entwicklungen zum Zeitpunkt der Durchführung der Handlung vorzunehmen, indem er versucht, das seinerzeitige Bild der psychischen Krankheit und des Zustandes des Täters nachzuvollziehen, und dabei auch noch die Umstände, unter denen dieser zur strafbaren Handlung schritt, zu erfassen. Dieses Verfahren ist außerordentlich schwierig; es unterscheidet sich zweifellos stark von der Erforschung der Entwicklung der Krankheitsgeschichte des Patienten, die der klinische Psychiater vornimmt, und seine Erfolgsaussichten sind von Fall zu Fall höchst unterschiedlich.

Die Art des psychischen Leidens und seine Diagnose stellen natürlich ein
Element für die nachträgliche Beurteilung des Krankheitsverlaufs dar. Aber wir
wissen heute, daß auch im Falle von Krankheiten, die ihrem Bild nach als Ein-
heiten betrachtet wurden und für die eine ungefähr gleichartige Entwicklung –
z. B. kontinuierlich oder schubweise – angenommen wurde, dies mit der Realität
nicht übereinstimmt, und daß die Entwicklungstypen dieser Gruppen von Psychosen, wie z. B. der schizophrenen [61], äußerst unterschiedlich sind. So muß
der Sachverständige bei der Rekonstruktion des individualisierten Bildes der
psychischen Krankheit des Täters außer auf die Diagnose auch auf andere Daten
zurückgreifen. Im Gegensatz zur klinischen Arbeit des Psychiaters jedoch kann
der Sachverständige sich nicht auf die Aussagen des Untersuchten verlassen,
zumindest nicht in dem Grade, wie es der klinische Psychiater – natürlich entsprechend dem Zustand des Patienten – kann. Auch die Aussagen der Verwandten dürfen nicht unbesehen akzeptiert werden. Trotzdem wird der Sachverständige es anstreben, aus beiden Quellen eine möglichst vollständige Anamnese zu
erstellen, indem er auf Einzelheiten besteht, auf verschiedene Punkte mehrmals
zurückkommt, die Gegenprobe macht und versucht, die erhaltenen Informationen entweder abzusichern oder zu verwerfen. Er wird außerdem Einsicht nehmen in die Akten und die Aussagen, die im juristischen Untersuchungsstadium
abgegeben wurden. Daraufhin kann es ggf. notwendig sein, daß der Sachverständige persönlich einige der Zeugen befragt, und zwar einerseits weil er so die
Möglichkeit hat, auf Punkte näher einzugehen und sie aufs genaueste zu klären,
die ihn aus psychopathologischer Sicht besonders interessieren, während sie von
juristischer Seite u. U. von nebensächlicher Bedeutung sind, und ebenfalls weil
sein persönlicher Kontakt mit den Zeugen ihm wahrscheinlich eine bessere
Beurteilung ihrer Aussagen ermöglicht. Es kann sogar erforderlich sein, auch
Personen, die noch nicht verhört wurden, vorzuladen und zu befragen, sofern
der Sachverständige aus der Untersuchung des Täters, den Verwandten- und
anderen Zeugenaussagen und dem Studium der Akten zu der Meinung gelangt,
daß dies zweckmäßig wäre. Er wird natürlich weiterhin Kenntnis erhalten müssen von ärztlichen und ähnlichen Untersuchungen aus der Vergangenheit, auch
wenn diese nicht in die Akten aufgenommen wurden [62]. Indem er sich auf all
diese Unterlagen stützt, wird dem Sachverständigen, durch ihre Kreuzung und
Kombination, die Rekonstruktion – von in jedem Einzelfall unterschiedlichem
Vollständigkeitsgrad – der Krankheitsentwicklung des Täters gelingen.

Die nachträgliche Formung eines Bildes über den psychischen Zustand zur
Zeit der Begehung der Tat ist nicht minder schwierig als die Nachvollziehung
der Entwicklung der psychischen Krankheit und der Persönlichkeit des Täters.
Das Bild des damaligen Querschnitts gelingt nicht leichter als das des Längs-
schnittes der Entwicklung. Für die Rekonstruktion der seinerzeitigen psychischen Verfassung des Täters wird der Sachverständige auf seine klinischen und
Laborbefunde und die Erkenntnisse zurückgreifen, auf die sich auch die Diagnose des psychischen Leidens und die Formung des Krankheitsbildes zur Zeit
der Untersuchung gestützt haben; auf die Daten, aufgrund derer er sich über den
Krankheitsverlauf und die Persönlichkeitsentwicklung des Täters eine Meinung
bilden konnte, und schließlich auf die Vielfalt der Indizien, die über seine kör-
perlich-seelische Verfassung, sein Verhalten, seine Äußerungen und Reaktionen

während jenes Zeitraumes, und hauptsächlich natürlich speziell zum Zeitpunkt der Begehung der Tat, aussagen.

Außer jenen Daten jedoch, die die Person des Täters betreffen, interessieren den Sachverständigen ebenfalls die Einzelheiten, die ihm erlauben, sich über die Umstände, unter denen das Verbrechen begangen wurde (Tatsituation) und die Tatmerkmale eine Meinung zu bilden, indem er „die Tat als Symptom" betrachtet [63].

Durch die Zusammenstellung und einheitliche Betrachtung von Daten während der Untersuchung, die den Täter, seine Lebensentwicklung und die Zeit der Straftat einerseits und andererseits die Umstände betreffen, unter denen sie ausgeführt wurde, und ihre Merkmale, bildet sich der Sachverständige ein Urteil über die Existenz bzw. Nichtexistenz einer „biologischen" Voraussetzung des genannten Paragraphen und darüber, ob diese damals als Konsequenz den Ausschluß oder die erhebliche Minderung der im Gesetz beschriebenen psychischen Fähigkeiten des Täters hatte.

Das Gewicht seiner Meinung steht im Zusammenhang mit den Unterlagen, die dem Sachverständigen zur Verfügung stehen, deren Anzahl und Vollständigkeit wiederum von den Möglichkeiten abhängen, die ihm zu ihrer Zusammenstellung gegeben sind. Auch zu diesem Punkt bestehen Zweifel und gibt es Lücken bezüglich der Kompetenzabgrenzung des Sachverständigen. Auf jeden Fall muß er die Möglichkeit zur Untersuchung und, wenn es notwendig erscheint, zur Beobachtung des Täters haben, der dann in eine Spezialanstalt einzuliefern ist. Nicht selten jedoch ergibt sich die Notwendigkeit, daß dieser auch zusätzlichen (klinischen oder Labor)untersuchungen unterzogen werden muß. Dies gilt nicht nur für Krankheitsbilder, die unter die psychopathologischen Syndrome eingeordnet werden, die sog. „organischen Psychosen" also – die körperlich begründbaren Psychosen nach Kurt Schneider; auch in Fällen von psychopathologischen Zuständen, die sonstigen psychotischen Prozessen ähneln oder auch von Bildern anderer, nicht psychotischer seelischer Zustände, abnormer erlebnisreaktiver Entwicklungen, Neurosen und anderer seelischer Abnormitäten, müssen das Vorhandensein körperlicher pathologischer Phänomene und ihre Beziehung zu den vorliegenden psychopathologischen Befunden geprüft werden. Es werden dann weitere medizinische (klinische und Labor)untersuchungen erforderlich, wie z. B. im Falle der Notwendigkeit endokrinologischer Untersuchung. Noch häufiger ist es angezeigt, neurologische (elektroenzephalographische, Röntgen-, tomographische) Forschungen anzustellen oder auch sich an das psychologische Labor zu wenden. Dem Sachverständigen muß in diesen Fällen die Möglichkeit gegeben sein, die Durchführung von zusätzlichen klinischen- und Laboruntersuchungen anzuordnen und die Abfassung der entsprechenden Zusatzgutachten zu veranlassen.

Dem Sachverständigen müssen die Akten des juristischen Untersuchungsstadiums vollständig zur Verfügung stehen, damit er von allen ermittelten Daten und den Resultaten, die von juristischer Seite bis zum Verhandlungstermin eingebracht wurden, Kenntnis hat, so daß er das gesamte Material prüfen und aus seiner speziellen psychiatrischen Sichtweise bewerten und es mit seinen Befunden kombinieren kann. Besonders hinsichtlich der Zeugenaussagen reicht es nicht aus, daß der Sachverständige einfach Kenntnis ihres Inhalts erhält. Es kann häufig die ausführliche Analyse und Klärung von Einzelheiten erforderlich sein, die für den psychiatrischen Sachverständigen von besonderem Interesse sind, möglicherweise jedoch nicht für den Untersuchungsbeamten, der sie vielleicht nur verkürzt wiedergegeben oder ihm gar nicht gezeigt hat. Oft sind für diese Prüfung die besondere psychiatrische Erfahrung und Methode nötig.

Der Sachverständige muß die Möglichkeit der persönlichen Befragung nicht nur von Zeugen, sondern auch von Personen, die während der Untersuchung nicht zur Aussage vorgeladen wurden, haben, wenn er im Verlaufe seiner Nachforschungen zu der Auffassung gelangt, daß diese ihm Informationen bieten können, die ihm helfen, ein Bild des Verlaufs der psychischen Krankheit des Täters, der Entwicklung seiner Persönlichkeit, seines Verhaltens und seiner Reaktionsweise besonders zur Zeit der Tat zu erstellen. Die Möglichkeit der Befragung solcher Personen sowie die übrigen oben beschriebenen Rechte, die ihm gesetzlich gewährt werden müssen, werden ihm helfen, seiner Aufgabe nachzukommen.

Ein weiteres Thema ist die Kompetenzbestimmung des Sachverständigen gegenüber dem Richter. Das Verhältnis Richter–Gutachter hat bekanntlich viele Autoren beschäftigt. Hier beschränken wir uns auf die Ansichten einiger griechischer Juristen und gehen nicht auf die dem Leser ohnehin bekannte deutsche Literatur ein.

Die Meinungen der griechischen Strafrechtler divergieren auch heute noch. Erst kürzlich behauptete Philippides, wie auch andere Autoren vor ihm [64], daß bezüglich des Urteils über den Ausschluß der Zurechnungsfähigkeit oder ihre erhebliche Minderung in die Zuständigkeit des psychiatrischen Sachverständigen lediglich die Fragen fallen, die das Vorhandensein oder Nichtvorhandensein der „biologischen" Voraussetzungen für die Anwendung der betreffenden Paragraphen, d. h. ihr 1. Stockwerk, betreffen, während die Aufgabe der Würdigung, zu der auch die sog. „psychologischen" Fragen des 2. Stockwerks gehören, Sache des Richters ist. Philippides machte allerdings die Einschränkung, daß vielleicht in Zukunft, mit der Entwicklung der Wissenschaft, sich die entgegengesetzten Ansichten von Androulakis und dem Verfasser dieser Arbeit als richtig herausstellen [65]. Androulakis vertritt dagegen die Auffassung, daß das Werk des Sachverständigen die Gesamtheit der Fragen über die Unzurechnungsfähigkeit und erheblich verminderte Zurechnungsfähigkeit der Paragraphen des StGB umfaßt, daß der psychiatrische Sachverständige dem Gericht das „Material", das aus der empirisch-psychologischen Untersuchung des Täters hervorging, sowie das wissenschaftliche „Rüstzeug" für die rechte Würdigung durch den Richter anhand geben muß und meint, indem er sich auf die bindende Kraft der psychiatrischen Gutachten beruft, daß das Gutachten des Sachverständigen als Hilfsmittel des juristischen Werkes nicht dem Grundsatz der freien Beweiswürdigung unterliegt. Dies soll jedoch nicht bedeuten, daß der Richter die Schlußfolgerungen des Sachverständigen unbedingt akzeptieren muß oder daß sie ihn binden, sondern lediglich, daß er die Meinung des Sachverständigen nicht übergehen oder ignorieren darf und daß er, wenn er von dem Gutachten nicht überzeugt ist, hierzu Stellung nehmen und seine Ablehnung begründen muß, weil sein Urteil sonst aufgrund einer Kompetenzüberschreitung gefällt und damit revisibel würde (§ 510 Abs. 1 StPO). Der Verfasser fragt sich allerdings auch, wie der

Richter, ohne die erforderlichen Fachkenntnisse und Erfahrungen zu haben, das Gutachten in seinem Wesen beurteilen und womöglich die enthaltenen Schlußfolgerungen zurückweisen kann und kommt aus diesem Grunde zu dem Schluß, daß „es also keinen Zweifel gibt, daß die Anwendung des Gesetzes und damit das Schicksal des Angeklagten in Wirklichkeit direkt und von Anfang bis Ende der Beurteilung des Sachverständigen überlassen sind [66]."

Die hier beschriebene juristische Auffassung, daß es Aufgabe des psychiatrischen Sachverständigen ist, dem Gericht das „Material", das aus seiner empirisch-psychologischen Untersuchung des Täters hervorgeht, sowie das wissenschaftliche „Rüstzeug" für die rechte Würdigung dieses „Materials" anhand zugeben, findet auch unsere Zustimmung, die wir das Thema von der forensisch-psychiatrischen Seite aus betrachten. Allerdings sind hierzu hauptsächlich 2 Erläuterungen erforderlich. Die erste betrifft die Tatsache, daß dieses „Material" in Beziehung steht zu der Gesamtheit der von den genannten Paragraphen berührten Themen, die, wie wir bereits gezeigt haben, ein einheitliches Problem bilden, das von der Sache her nicht in einzelne Teile (Stockwerke) gegliedert werden kann, sondern vom Sachverständigen prinzipiell als einheitliches Ganzes mit empirischen Methoden untersucht werden muß. Die 2. Klarstellung bezieht sich auf die empirische Erforschung, die sich nicht auf die Abgabe von Fakten und die Sammlung von Befunden beschränkt, sondern sich außerdem auf ihre Bewertung aus forensisch-psychiatrischer Sicht zum Zwecke der Ziehung von Schlußfolgerungen ausdehnt, und daß, damit das „Material" und das „Rüstzeug", die der Sachverständige dem Richter liefern soll, entstehen, sowohl die empirische Untersuchung und Beweisführung als auch die psychiatrische Würdigung der Befunde erforderlich sind. Der „zweifachen Aufgabe und Arbeitsmethode des Richters" (Kotsalis) [67] entspricht die ebenfalls zweifache Aufgabe und Arbeitsmethode des psychiatrischen Sachverständigen, damit „die im Gesetz nur ganz allgemein in vieldeutigen Formeln festgelegten Grenzen in gemeinsamer Arbeit von Richter und Sachverständigem für die jeweilige psychische Störung und den Einzelfall konkretisiert werden" [68]. Gemeinsam mit Schreiber sehen wir aus psychiatrischer Sicht den Sachverständigen als „selbständigen Helfer" bei der Urteilsfindung [69].

Die Grenzen der Kompetenz des Sachverständigen sind die gleichen auch bei vielen zivilrechtlichen Fragen, wo der Sachverständige sich ähnlich vielschichtigen gerichtspsychiatrischen Problemen gegenübergestellt sieht, die eine einheitliche Lösung und Bearbeitung erfordern, genau wie beim forensisch-psychiatrischen Thema der Unzurechnungsfähigkeit. Ein typisches Beispiel bietet der Fall der speziellen Rechtsgeschäftsunfähigkeit nach § 131 des griechischen BGB. Für die Anwendung des angeführten Paragraphen fordert das Gesetz, daß der die Willenserklärung Abgebende nicht „das Bewußtsein seiner Handlungen" hat oder daß er „infolge einer Geisteskrankheit nicht in der Lage ist, die Vernunft zu gebrauchen". Die Feststellung einer Bewußtseinsstörung jeglicher Natur oder einer Geisteskrankheit jeglicher Ursache reicht für die Anwendung des besagten Paragraphen allein nicht aus, da nicht irgendeine Bewußtseinsstörung vorausgesetzt wird, sondern eine in der Form, daß das Subjekt die Bedeutung seiner Handlungen nicht begreift, bzw. das Vorliegen einer psychischen Krankheit, die die Unfähigkeit zum Gebrauch des Verstandes zur Folge hat, was in Beziehung zum Inhalt des konkreten Rechtsgeschäfts beurteilt wird und selbstverständlich den Zeitpunkt der Willenserklärung betrifft [70], auf den sich auch die beiden Kategorien der psychischen Störungen beziehen. Der Sachverständige wird das Vorhandensein der evtl. vorliegenden Störung nachweisen; in der Folge muß er jedoch seine Meinung abgeben über ihre „psychologischen" Konsequenzen, die nicht generell, sondern in Bezug auf die konkrete Handlung beurteilt werden. Auch hier wird folglich die sog. „gemischte" Methode angewandt, die auch von juristischer Seite vorgezogen wird [71].

Das gleiche gilt in Fällen von Ausschluß bei der Delikthaftung, bei der die Bewußtseinsstörung, die psychische Krankheit – im weiteren Begriffssinn – oder die Taubstummheit die Unfähigkeit des Subjekts, das Unrecht seiner Tat einzusehen, zur Folge haben müssen, damit die Anwendung des § 915 des griechischen BGB zur Geltung kommt, während das Fehlen der Handlungsfähigkeit vom Gesetz nicht gefordert wird [72]. Auch im Familienrecht, bei gerichtlicher Entmündigung (§§ 1686, 1691 und 1695 Abs. 3 des griechischen BGB) und gerichtlicher Bestandschaft (§ 1705 des griechischen BGB) sowie im Erbrecht, in Fällen von Unfähigkeit zur Testamentsabfassung (§ 1719 Abs. 2 und 4 des griechischen BGB) stellt sich die Zuständigkeit des Sachverständigen heute ebenso dar wie bei der zivilrechtlichen Haftung, der Geschäftsfähigkeit und der Zurechnungsfähigkeit; in allen diesen und noch weiteren Fällen ist der psychiatrische Sachverständige nach der bereits zitierten Formulierung von Schreiber „selbständiger Helfer bei der Urteilsfindung". Eine detaillierte Beschreibung der Kompetenz des Sachverständigen in Fragen des Bürgerlichen Rechts ist in diesem Rahmen jedoch nicht möglich.

Bei der Untersuchung des Themas Unzurechnungsfähigkeit oder erheblich verminderte Zurechnungsfähigkeit des Täters, auf das wir wieder zurückkommen, um einen weiteren Aspekt der Tätigkeit des Sachverständigen zu berühren, hängt es von den Merkmalen und Eigenheiten des Falls und von den Möglichkeiten, die zu seiner Erforschung gegeben sind, ab, bis zu welchem Punkt der Sachverständige zur Lösung des individuellen Problems voranschreiten kann. Häufig jedoch, selbst wenn die genannten Voraussetzungen erfüllt sind, können wir kein Urteil bezüglich der Zurechnungsfähigkeit des Täters zum Zeitpunkt der Begehung der strafbaren Handlung abgeben. In diesem Fall ist es, wie wir schon früher betonten [73], vorzuziehen, daß der Gutachter anstatt zu wissenschaftlich unbeweisbaren Vermutungen und theoretischen Konstruktionen zu schreiten, den anderen Weg einschlägt, der sich ihm in den modernen Rechtssystemen öffnet, den Weg nämlich der sichernden Maßregeln, und daß er auf diese Weise versucht, das sich im vorliegenden Fall aus der Sache ergebende Hindernis zu umgehen.

Das auch vom griechischen StGB 1950 vorgesehene gemischte System von Strafen und sichernden Maßnahmen [74], von denen sich die ersten auf die Schuldfähigkeit, die zweiten auf die Gefährlichkeit des Täters stützen, ist Ausdruck der heutigen Tendenz zur Hinwendung von der Beurteilung des begangenen Verbrechens zur Beurteilung der Persönlichkeit des Täters dieses Verbrechens, und hat die Vorbeugung gegen zukünftige strafbare Handlungen des Täters und seine soziale Wiederanpassung zum Ziel. Es ist nicht Thema dieser Arbeit, die Schwierigkeiten zu untersuchen, die der Sachverständige zu bewältigen hat, wenn es darum geht, eine Meinung über die Gefährlichkeit des Täters abzugeben, noch generell auf die Untersuchung dieses umfangreichen Problems einzugehen.

Zu beurteilen, wie weit die sichernden Maßregeln dahin tendieren, zu einem großen Teil die für die Schuldzuweisung konstruierten Strafen zu ersetzen, wie heutige Autoren meinen, ist nicht Aufgabe des psychiatrischen Sachverständigen. Wenn auch unter den Argumenten für diese Ansicht die Schwierigkeiten im Hinblick auf den Nachweis der Unzurechnungsfähigkeit und verminderten Zurechnungsfähigkeit angeführt werden. In dem Moment jedenfalls, wo durch die sichernden Maßregeln die Möglichkeit der Umgehung des bezüglich des Ausschlusses oder der erheblichen Verminderung der Zurechnungsfähigkeit des Täters evtl. auftretenden objektiven unüberwindlichen Hindernisses gegeben wird, mit demselben praktischen Ergebnis hinsichtlich des Schutzes der Allgemeinheit vor der strafbar handelnden Person – aber auch hinsichtlich der Bemühungen um ihre Wiedereingliederung und Resozialisierung – sind wir der Meinung, daß der psychiatrische Sachverständige entweder das Problem des Nachweises in seiner Gesamtheit lösen muß und sich nicht auf Kompromisse oder Teillösungen mit den erheblichen praktischen Konsequenzen, die diese nach sich ziehen würden, einlassen darf, oder, wenn dies von der Sache her nicht durchführbar ist, das besagte Hindernis wie oben beschrieben, also auf dem Wege der sichernden Maßregeln, umgehen muß.

Auch wenn es darum geht, über die Zurechnungsfähigkeit des Täters zum Zeitpunkt der Straftat zu entscheiden, dürfen wir uns nicht auf die seelische Verfassung der die Tat verübenden Person während dieses begrenzten Zeitraumes beschränken, auch wenn wir diese völlig nachvollziehen konnten. Obwohl der Buchstabe des Gesetzes es nicht fordert, darf es nicht sein, daß der psychiatrische Sachverständige die Persönlichkeit des Täters, wie diese während seiner bisherigen Lebensentwicklung erscheint, sowie die Prognose der festgestellten psychischen Krankheit außer acht läßt. Vor allem ist es nicht möglich, daß der psychiatrie Sachverständige die Auswirkungen, die die evtl. vorhandene psychische Krankheit oder Abnormität des Täters auf sein Verhalten haben kann, d. h. seine Gefährlichkeit und den Einfluß, den die Art seiner strafrechtlichen Behandlung auf seine Persönlichkeit und seine Resozialisierung nehmen kann, unberücksichtigt läßt, wobei die Wahl dieser Behandlung sich zwangsläufig auf den Inhalt des Sachverständigengutachtens stützen wird.

Indem er diesem Weg folgt, befindet sich der psychiatrische Sachverständige im Einklang mit dem Geiste des Gesetzes, das sich nicht mit Handlungen, sondern mit handelnden Menschen beschäftigt und folglich von seiner Natur her ein Strafrecht der Straftäter und nicht der Straftaten ist.

Anmerkungen

[1] Schneider, Kurt (⁴1961) *Die Beurteilung der Zurechnungsfähigkeit.* Thieme Stuttgart, S. 18 ff.

[2] Schneider, K.: ebenda, S. 19–20.

[3] Statt vieler einzelner Quellen s. in Deutschland:
Witter, H. (1972) „Die Beurteilung Erwachsener im Strafrecht." In: Göppinger, H., Witter, H.: *Handbuch der Forensischen Psychiatrie.* Berlin Heidelberg New York, Bd. II, S. 908 ff., Haddenbrock, S. (1972) „Strafrechtliche Handlungsfähigkeit und Schuldfähigkeit (Verant-

wortlichkeit), auch Schuldformen." In o. g. *Handbuch der forensischen Psychiatrie,* Bd. II,
S. 886 ff., Langelüddecke A., Bresser P. H. (⁴1976) *Gerichtliche Psychiatrie.* Berlin New York,
S. 269 ff., Bresser P. H. (1978) „Probleme bei der Schuldfähigkeit und Schuldbeurteilung."
NJW 1978: *1188,* De Boor W. (1959) *„Über motivisch unklare Delikte.* Berlin Göttingen
Heidelberg, S. 184, u. a.; in Griechenland:
Stringaris, M. G. (1948) *Gerichtliche Psychiatrie – Psychobiologische und psychopathologische
Kriminologie.* Athen, S. 388 ff. (griechisch), Gardikas, K. G. (⁴1959) *Kriminologie.* Athen, Bd.
A, S. 769 ff. (griechisch).

[4] Baeyer, W. R. von (1959) „Neurose, Psychotherapie und Gesetzgebung." In: Frankl, V. E.,
Gebsattel V. E. F. von, Schulz, J. H.: *Handbuch der Neurosenlehre und Psychotherapie.*
München und Berlin, Bd. I, S. 629 ff., Ehrhardt, H. Villinger, W. (1961) Forensische und
administrative Psychiatrie." In: Gruhle, H. W., Jung, R., Mayer-Gross, W., Müller, M.:
Psychiatrie der Gegenwart. Berlin Göttingen Heidelberg, Bd. III., S. 225 ff., Venzlaff, U.
(²1975) „Aktuelle Probleme der forensischen Psychiatrie." In o. g. *Psychiatrie der Gegenwart,*
Berlin Heidelberg New York, Bd. III, S. 902 ff., u. a.

[5] Jaspers, K. (1910) „Eifersuchtwahn. Ein Beitrag zur Frage: Entwicklung einer Persönlichkeit
oder Prozeß?" *Z Neurol 1:567* (ebenso in: *Gesammelte Schriften zur Psychopathologie.* Berlin
Göttingen Heidelberg 1963, S. 85 ff.) und: *Allgemeine Psychopathologie.* Berlin Göttingen
Heidelberg 1959, 7. Aufl., S. 590 ff.

[6] Schneider, K.: a.a.O. (Anm. 1), S. 14 und: *Klinische Psychopathologie.* Stuttgart 1976, 11.
Aufl., S. 2 u. S. 8.

[7] Kisker, K. P. (1955) „Zur Frage der Sinngesetzlichkeit." Schweiz *Arch Neurol Psychiatr* 76:3.

[8] Schneider, K.: a.a.O. (Klinische Pathologie, Anm. 6), S. 8–9.

[9] Schneider, K.: a.a.O. (Anm. 1), S. 17.

[10] Baeyer, W. R. von: a.a.O. (Anm. 4), S. 631 und: „Erlebnisreaktive Störungen und ihre
Bedeutung für die Begutachtung." *Dtsch Med Wochenschr* 1958: 2317, Ehrhardt, H. u.
Villinger, W.: *a.a.O. (Anm. 4), S. 208 ff.,* Mende, W. (1979) „Die tiefgreifende Bewußtseins-
störung in der forensisch-psychiatrischen Diagnostik." In: *Festschrift für Paul Bockelmann.*
München, S. 312.

[11] Janzarik, W. (1972) „Forschungsrichtungen und Lehrmeinungen in der Psychiatrie:
Geschichte, Gegenwart, forensische Bedeutung." In: Göppinger, H. u. Witter, H. (Hrsg)
Handbuch der forensischen Psychiatrie. Berlin Heidelberg New York, Bd. I, S. 647 ff., Rasch,
W.: „Die Zurechnung der psychiatrisch-psychologischen Diagnosen zu den vier psychi-
schen Merkmalen der §§ 20/21 StGB." *Strafverteidiger* 1984: 265.

[12] Venzlaff, U. (1976) „Ist die Restaurierung eines Krankheitsbegriffes erforderlich, um
kriminalpolitische Gefahren abzuwenden?" *ZStW* 88:57.

[13] Fotakis, N. S. (1968) „Die Zurechnungsfähigkeit aus forensisch-psychiatrischer Sicht."
Poinika Chronika XVIII 1 (griechisch)

[14] Meyer, J. E. (1957) „Zur forensischen Bedeutung der Temporallappenepilepsie." *Dtsch
Zschr Gerichtl Med* 46:212. Schorsch, G. (1960) „Epilepsie: Klinik und Forschung." In:
Psychiatrie der Gegenwart. Berlin Göttingen Heidelberg, Bd. III, S. 661 ff., 673 ff., Seelbach,
H. (1953) „Die cerebralen Anfallsleiden: Genuine Epilepsie, symptomatische Hirnkrämpfe
und die Narkolepsie." In: *Handbuch der Inneren Medizin.* Berlin Göttingen Heidelberg,
Bd. V/III (Neurologie), S. 1093 ff.

[15] Ein typisches Beispiel für Primitivreaktion aus Heimweh, das als Folge das Zerreißen der
Sinnkontinuität und Sinngesetzlichkeit der Lebensentwicklung hatte, bildet der Fall eines
griechischen Gastarbeiters, der in der Umwelt eines kleinen, abgelegenen Dorfes im
Pindos-Gebirge, ohne elementare Schulbildung, aufgewachsen war und gelebt hatte, bis er
nach Deutschland auswanderte. Dort lebte er in einem Arbeiterlager, sprach kein Deutsch,
und fühlte sich in seiner Arbeits- und Wohnumgebung als Fremder. Einziges Verbin-
dungsglied zu dieser Welt war ein Landsmann mit einigen Deutschkenntnissen. Nach
dessen Abreise und dem Versiegen seines einzigen Kommunikationskanals zu seiner
Umgebung, entwickelte er eine von paranoischen Phänomenen beherrschte Erlebnisreaktion, die ihn schließlich zum Mord an einem deutschen Arbeiter, der neben ihm schlief,
führte. Das Gericht, das die Schlußfolgerung des psychiatrischen Gutachtens annahm,
urteilte, daß er unzurechnungsfähig sei und ordnete seine Repatriierung an. Seine Rück-

kehr in die vertraute Umgebung des Bergdorfes führte auch dazu, daß sein eingeschobener psychopathologischer Zustand vorüberging und seine Lebensentwicklung seitdem normal verlief, wie wir feststellen konnten, als wir ihn einige Jahre später dort untersuchten. (Bresser, P. H., Fotakis, N. S. 1967) „Sogenannte Primitivreaktionen und ihre Beurteilung." *ZStW.* 79:449.

[16] Meyer, J. E. (1976) „Psychiatrische Diagnosen und ihre Bedeutung für die Schuldfähigkeit im Sinne der §§ 20/21." *ZStW.* 88:49, Venzlaff, U.: a.a.O. (Anm. 12), S. 58, Wegener, H. (1981) *Einführung in die forensische Psychologie.* Darmstadt, S. 103.

[17] Fotakis, N. S. (1975) *Der Ausschluß und die Minderung der Zurechnungsfähigkeit aus psychischen Ursachen.* Athen, S. 52–53 (griechisch).

[18] Außer den diesbezüglichen Aussprachen in den Protokollen, s. auch den Band *Gutachten und Stellungnahmen zu Fragen der Strafrechtsreform mit ärztlichem Einschlag.* Bonn 1958.

[19] Ehrhardt, H., Villinger, W.: a.a.O., S. 210 ff., Langelüddecke, A., Bresser, P. H.: a.a.O., S. 64 ff., Wegener, H.: a.a.O., S. 80 ff., Fotakis, N. S. (1978) *Themen forensischer Psychologie und forensischer Psychiatrie.* Thessaloniki, Bd. I b (Die Zurechnung), S. 15 ff. und 26 ff. (griechisch).

[20] Gruhle, H. (1953) „Der § 51 vom Standpunkt des Psychiaters." *Kriminalbiolog. Gegenwartsfragen* 84, Bresser, P. H.: a.a.O. (Anm. 3), S. 1190.

[21] Wolfslast, G. (1981) „Die Regelung der Schuldfähigkeit im StGB." *Juristische Arbeitsblätter,* S. 467.

[22] s. a. Rasch, W.: „Schuldfähigkeit." In: Ponsold, A. (Hrsg.) (³1967) *Lehrbuch der gerichtlichen Medizin.* Stuttgart, S. 59.

[23] Rasch, W. (1980) „Die psychologisch-psychiatrische Beurteilung von Affektdelikten." *NJW* S. 1309 ff.

[24] Wieck, H. H. (1956) „Zur Klinik der sogenannten symptomatischen Psychosen." *Dtsch Med Wochenschr* 81: S. 1345.

[25] Mende, W.: a.a.O. (Anm. 10), S. 320, Rasch, W.: a.a.O. (Anm. 22), S. 83 und Venzlaff, U.: a.a.O. (Anm. 12), S. 62.

[26] Schreiber, H.-L. (1981) „Bedeutung und Auswirkungen der neugefaßten Bestimmungen über die Schuldfähigkeit." *Neue Zschr. f. Strafrecht:* 47.

[27] Rasch, W.: a.a.O. (Anm. 22), S. 61.

[28] De Boor, W.: a.a.O. (Anm. 3), S. 184.

[29] Haddenbrock, S.: a.a.O (Anm. 3), S. 63 ff.

[30] Witter, H.: a.a.O. (Anm. 3), S. 998 ff.

[31] Langelüddecke, A., Bresser, P. H.: a.a.O (Anm. 3), S. 267.

[32] Aschaffenburg, G. (1910) „Zurechnungsfähigkeit." In: *Bemerkungen zum Vorentwurfe des Strafgesetzbuches.* Herausgegeben von der Justizkommission des deutschen Vereins für Psychiatrie. Jena, und: „Strafrecht und Strafprozeß." In: Hoche (³1934) *Handbuch der gerichtlichen Psychiatrie.* Berlin.

[33] Baeyer, W. R. v.: a.a.O. (Anm. 4), S. 337 ff.

[34] Undeutsch, U. (²1957) „Zurechnungsfähigkeit bei Bewußtseinsstörung." In: Ponsold: *Lehrbuch der gerichtlichen Medizin.* Stuttgart, S. 130 ff.

[35] Ehrhardt, H, Villinger, W.: a.a.O. (Anm. 4), S. 118.

[36] Venzlaff, U.: a.a.O. (Anm. 4), S. 902 ff.

[37] Wegener, H.: a.a.O. (Anm. 16), S. 107.

[38] Fotakis, N. S.: a.a.O. (Anm. 13), S. 8 ff. und (1986) „Richtungen der forensischen Psychiatrie." In: *Festschrift für Nikolaos Choraphas, Elias Graphos und Konstantinos G. Gardikas.* Athen (im Druck – griechisch).

[39] S. hierzu Wegener, H. (Hrsg.) (1983) „Zur Problematik der Beurteilung von Schweregraden schuldmindernder oder schuldausschließender Störungen – Bericht über ein Symposium und die Vorträge der Teilnehmer." *Mschr Kriminol* 1983, S. 325 ff.

[40] „. . . weil das kein Mensch beantworten kann" (K. Schneider – Die Beurteilung – a.a.O. (Anm. 1), S. 20).

[41] Schreiber, H.-L. (1983) „Schuld und Schuldfähigkeit im Strafrecht." In: *Festschrift aus Anlaß des zehnjährigen Bestehens der deutschen Richterakademie in Trier.* Heidelberg, S. 77.

[42] Mangakis, G. Al. (1962) *Die Schuld im Strafrecht. Grundlegende Probleme der Schuldtheorie.* Athen, S. 60 ff., 110 ff. (griechisch).

[43] Androulakis, N. K.: *Strafrecht*. Athen, Bd. E, S. 470 (griechisch).

[44] Katsantonis, A. (1972) „Die Zurechnungsfähigkeit psychopathischer oder psychisch abnormer Straftäter." *Poinika Chronika* XXII: 97 (griechisch).

[45] Dedes, Ch. G. (1975) *Schuld und Zumutbarkeit*. S. 31 ff. (griechisch).

[46] Kotsalis, L. (1985) *Die Kenntnis und die Unkenntnis des Unrechts.* (Beitrag zur Auslegung der §§ 31, Abs. 2, 34 und 36 des griechischen StGB), Athen, S. 220 ff. (griechisch).

[47] Gardikas, K. G. (^{5}1966) *Kriminologie*. Athen, Bd. A, S. 776 (griechisch).

[48] Venzlaff, U.: a.a.O. (Anm. 4), S. 906.

[49] Haddenbrock, S. (1981) „Psychiatrisches Krankheitsparadigma und strafrechtliche Schuldfähigkeit. Zum psychiatrischen Beitrag für richterliche Entscheidungen über §§ 20, 21 StGB." *Festschrift für Werner Sarstedt*. Berlin, S. 40.

[50] Schneider, K.: a.a.O. (Anm. 1, Die Beurteilung), S. 16 ff.

[51] Schreiber, H.-L. (1981) „Bedeutung und Auswirkung der neugefaßten Bestimmung über die Schuldfähigkeit." *Neue Z Strafrecht* 46 und (1977): „Was heißt heute strafrechtliche Schuld und wie kann der Psychiater in ihrer Festellung mitwirken?" *Nervenarzt* 48:242.

[52] Meyer, J. E.: a.a.O. (Anm. 16), S. 46 ff.

[53] Undeutsch, U. (1974) „Schuldfähigkeit unter psychologischem Aspekt." In: *Handwörterbuch der Rechtsmedizin für Sachverständigen und Juristen*. Stuttgart, Bd. II., S. 91 ff.

[54] Fotakis, N. S. (1983) *Das psychiatrisch-psychologische Gutachten. Seine Grundlagen, seine Grenzen und sein Beweiswert*. Athen, S. 13 ff., 341 ff. und 391 ff. (griechisch).

[55] Manoledakis, I. (1981) *Allgemeine Theorie des Strafrechts*. Thesaloniki, Bd. III (Die Schuld), S. 165, Anm. 401 (griechisch).

[56] Katsantonis, A. H. (1972) *Strafrecht. Allg. Teil*. Athen, Bd. I (Die Lehre über die Straftat und ihre Erscheinungsformen), S. 261 (griechisch).

[57] Mangakis, G. Al. (^{2}1981) *Strafrecht. Diagramm des Allg. Teils*. Athen, S. 273 (griechisch).

[58] Androulakis, N. K. (1970) „Zurechnung' Schuldbemessung und personale Identität." *ZStW* 82:492

[59] Daskalopoulos, I. M.: *Elemente der Kriminologie*. Athen, Bd. I, S. 13, 26, 60, 86 (griechisch).

[60] Dedes, Ch. G.: a.a.O. (Anm. 45), S. 35.

[61] Bleuler, M. (1973) *Die schizophrenen Geisteskrankheiten im Lichte langer Kranken- und Familiengeschichten*. Stuttgart Huber, G. (1979) *Schizophrenie*. Darmstadt. Zum Thema zyklothymische Psychosen s. (statt v. a.): Angst, J. (1966) „Zur Ätiologie und Nosologie endogener depressiver Psychosen." *Monogr. Gesamtgeb. Neurol. Psychiat.* Springer, Heidelberg und Perris, C. (1966) „A study of bipolar (manic-depressive) and unipolar recurrent depressive psychoses." *Acta Psychiatr. Scand. [Suppl.]* 194.

[62] Fotakis, N. S.: a.a.O. (Anm. 54), S. 15 ff.

[63] Rasch, W.: a.a.O. (Anm. 22), S. 73; s. a. Fotakis, N. S.: a.a.O. (Anm. 54), S. 24 ff.

[64] Siehe z. B.: Vouropoulos, A. N. (1958) „Das psychiatrische Gutachten (Par. 200 StPO)." *Poinika Chronika* VIII (griechisch) und Graphos, E. (^{6}1966) *Strafprozeßordnung*. Athen, Bd. A, S. 113 ff. (griechisch).

[65] Philippides, T. G.: „Psychologie und Strafrecht." In: *Festschrift für Nikolaos Choraphas, Elias Graphos und Konstantinos Gardikas*. Athen 1986 (im Druck – griechisch).

[66] Androulakis, N. K. (1973) „Der psychiatrische Sachverständige im Strafrechtsprozeß." *Poinika Chronika* XXIII, S. 321 ff. (griechisch) und: *Strafrecht. Allg. Teil*. Athen, S. 321 ff. (griechisch). Was das zivilrechtliche Verfahren anbetrifft, so zögert K. D. Kerameus [„Freiheit und Bindung im gutachtlichen Recht. Kritik der Rechtsprechung und Reformvorschläge für die Gesetzgebung." *Armenopoulos* XVII (1972) 32 ff. (griechisch)] die Bindung des Richters durch das Gutachten zu akzeptieren und stellt zur Diskussion, bezugnehmend auch auf Urteile des Areopag (höchsten Gerichts), ob die unbegründete Nichtbeachtung des Gutachtens durch das Gericht eine Gesetzesüberschreitung ist; charakterisiert aber trotzdem die psychiatrischen Erkenntnisse bezüglich des Angeklagten als „obligatorisch" für den Richter.
Zum Strafrecht betont I. M. Daskalopoulos [„Die prozeßrechtliche Position der psychiatrischen Sachverständigen gem. § 200 StPO. *Engephalos* 9 (1972) 7 ff.], daß der Sachverständige den Richter zwar bezüglich seiner Beurteilung über das Geschehene bindet, nicht jedoch bezüglich seines Urteils über den Wert des Geschehens. Besonders aber hinsichtlich des

psychiatrischen Gutachtens (§ 200 StPO) scheint das Gesetz dem Richter das Recht abzusprechen, frei den Wert der Feststellungen des psychiatrischen Sachverständigen zu würdigen. Wie der Verfasser betont, scheint der Richter bei dem psychiatrischen Gutachten, das das Vorhandensein einer psychischen Krankheit des Angeklagten betrifft, sofern er die Rechtsgültigkeit des Gutachtens nicht anzweifelt, an dieses gebunden zu sein, nicht nur bezüglich des Geschehenen, sondern auch bezüglich des Wertes des Geschehenen für den Ausgang des Gerichtsverfahrens. Der Autor fragt sich abschließend: Ersetzt der psychiatrische Sachverständige etwa den Richter bei der Abfassung seines Urteils, bei der Austeilung der strafrechtlichen Gerechtigkeit? Und weiter – hört dieser Sachverständige etwa für den Strafrichter auf zu sein, was die anderen Sachverständigen für ihn sind? Ist der psychiatrische Sachverständige, der über die Gesundheit des Angeklagten entscheidet, vielleicht der eigentliche Beherrscher des Strafprozesses hinter den Kulissen, und wie ist etwas derartiges möglich, wenn doch allein der Richter die volle Verantwortung für das Urteil hat und niemand sonst? Welche ist also die wahre Position des psychiatrischen Sachverständigen?

[67] Kotsalis (a.a.O., Anm. 46, S. 230 ff., Anm. 105 und 116) betonte kürzlich, daß „der zweifachen Voraussetzung" des § StGB über die Zurechnungsfähigkeit mit den Fragen zweier Kategorien eine zweifache Aufgabe und Arbeitsmethode des Richters entspricht, der sich in seinem Werk auf die Ergebnisse des Sachverständigen sowohl der ersten – der „biologischen" – als auch der zweiten – der „psychologischen" – Seite der Themen stützt, und betont zur ersten Seite, daß der Richter endgültig beurteilen muß, ob der Befund des Sachverständigen in eines der biologischen Kriterien des § 34 einzuordnen ist und so seine Anwendung in Hinsicht auf „den Grund" möglich macht, und daß der Sachverständige ebenfalls seine Meinung abgeben muß, ob die konkrete Handlung aufgrund des „biologischen" Zustands des Täters erklärt werden kann. Der Verfasser sieht sogar die Verpflichtung des Sachverständigen, sich auszulassen über die „Klärung der Auswirkungen der festgestellten Abnormität auf die Dynamik des Bewußtseins und des Willens"; diese Verpflichtung endet jedoch hier, während die Antwort auf die Fragen des § 34 dem Richter gebührt.

[68] Schreiber, H.-L.: a.a.O. (Anm. 51), S. 246. K. E. Bees (1975) (*Zivilprozeßordnung. Allgemeine Lehre und Kommentar der §§*. Athen, S. 1670 – griechisch) schreibt: „Gegenstand des Gutachtens ist grundsätzlich die Konkretisierung der unbestimmten juristischen Definitionen im verhandelten individuellen Fall", indem er in der Folge erklärt, daß dies „nicht bedeutet, daß die Sachverständigen die Jurisdiktion haben".

[69] Schreiber, H.-L. (1985) „Zur Rolle des psychiatrisch-psychologischen Sachverständigen im Strafverfahren." In: *Festschrift für Rudolf Wassermann*. Neuwied, S. 1008.

[70] Papasteriou, D. H. (1981) „Voraussetzung der speziellen Rechtsgeschäftsunfähigkeit." *Beitrag zum Kommentar des § 131 BGB*. Thessaloniki, bes. S. 35 ff., 50 ff. und 77 (griechisch), s. dort auch Literaturhinweise.

[71] Papasteriou, D. H.: ebenda, S. 34.

[72] Stathopoulos (1978) Allg. *Schuldrecht*. Athen, Bd. I, S. 142–143 (griechisch).

[73] Fotakis, N. S.: a.a.O. (Anm. 13), S. 12 ff.

[74] Philippides, T. G.: „Das System der Strafen und sichernden Maßregeln im griechischen StGB vom 1.1.1951." *ZStW* 66 (1954): 408 ff. und: „Das griechische Strafgesetzbuch vom 1. Jan. 1951." *ZStW* 69 (1957): 580 ff. und: *Strafrecht. Allg. Teil*. Thessaloniki Athen, Bd. A, S. 78 ff. (griechisch).

Zivilrechtliche Verantwortlichkeit psychiatrischer Sachverständiger

E. Deutsch

Die Schadensersatzpflicht eines Psychiaters, der als Sachverständiger tätig wird, steht am Schnittpunkt zweier Probleme: Es handelt sich einmal um die Berufshaftung des Arztes; sodann ist die besondere Haftung des für ein Gericht tätigen Sachverständigen angesprochen. Die Arzthaftung allgemein hat zwar in der jüngsten Zeit eine erhebliche Ausdehnung erfahren, welche neben Fehlern der Therapie auch solche der Diagnose erfaßt. Jedoch gilt das nicht für das hier angesprochene Gebiet. Die Berufshaftung des Psychiaters und das vergleichbare Einstehenmüssen von Trägern psychiatrischer Anstalten hat sich in der gerichtlichen Praxis im wesentlichen auf die Verhinderung des Selbstmordes verengt. Das gilt nicht nur in Deutschland, sondern etwa auch in Frankreich [1]. Andere Arten der Haftung kommen in der Praxis kaum vor, wie auch sonstige wichtige Rechtsfragen dieses Bereichs nur wenig erörtert werden, etwa wann die freiwillige Therapie in eine Zwangsbehandlung übergeht, welche Rechte der Patient in der psychiatrischen Klinik hat und von welcher Bedeutung Aufklärung und Einwilligung, insbesondere hinsichtlich der Nebenwirkungen von Medikamenten, sind [2]. Dagegen spielt die Inanspruchnahme des Sachverständigen wegen sog. Schlechtachten in der Praxis eine vordringliche Rolle. Allerdings erscheinen hauptsächlich Wirtschaftsprüfer und technische Sachverständige als Beklagte bei der Sachverständigenhaftung. Dabei hat es sich gezeigt, daß eine einheitliche Anspruchsgrundlage für die Sachverständigenhaftung fehlt. Aus den vorhandenen deliktischen Normen läßt sich nur unvollkommen das Einstehen der Experten für unrichtige Gutachten entnehmen. Das gilt u. a. für den Umfang und die Beschränkung der Haftung. Daher hat die Kommission zur Reform des Zivilprozeßrechts vorgeschlagen, einen § 839 a in das BGB einzuführen, der die Haftung des gerichtlichen Sachverständigen auch für reine Vermögensschäden einführen sollte. Zugleich sollte die Haftung des gerichtlichen Sachverständigen auf grobe Fahrlässigkeit beschränkt werden [3].

Immerhin hatte schon das Reichsgericht im Jahre 1909 einen Fall aus Düsseldorf zu beurteilen, in welchem der Ersatzanspruch gegen einen Arzt wegen eines falschen Gutachtens über den Geisteszustand Gegenstand der Verhandlung war [4]. Der Kläger hatte Ersatz des Schadens von einem Arzt gefordert, der ihm durch den Versuch seiner Frau, deren Verwandten und des Arztes entstanden war, ihn als geisteskrank entmündigen lassen. Im Gegensatz zu den unteren Instanzen hielt das Reichsgericht einen Anspruch durchaus für möglich. Gäbe ein Arzt ein Gutachten ohne genügende Unterlage ab, so liege in diesem fahrlässigen Verhalten zugleich ein Verstoß wider die guten Sitten. Denn nach der Behauptung des Klägers, der Arzt habe ihn niemals auf seinen Geisteszustand untersucht, könne die Annahme begründet sein, daß der Arzt nicht bloß grob fahrlässig handelte, sondern zugleich wider die guten Sitten verstoßen hätte.

In dieser Entscheidung taucht ein Leitmotiv der Sachverständigenhaftung auf, das in anderem Zusammenhang immer wieder anklingt: Es ist grob fahrlässig und möglicherweise sittenwidrig, wenn der Sachverständige den Gegenstand seiner Begutachtung nicht selbst in Augenschein nimmt [5].

Was den Haftungsgrund angeht, so stellt sich zunächst die Frage, ob der gerichtlich bestellte Sachverständige durch eine fehlerhafte Auskunft die Staatshaftung gemäß Art. 34 GG, § 839 BGB auslöst. Bejahendenfalls würde der Staat oder sonst die Anstellungsbehörde unmittelbar haften; gegen den Gutachter bestünde nur bei grober Fahrlässigkeit oder Vorsatz die Möglichkeit des Rückgriffs. Das Eingreifen der Staatshaftung wird von der Rechtsprechung verneint, denn der gerichtliche Sachverständige übt keine hoheitliche Gewalt für das Gericht aus [6]. Er ist vielmehr nur Gehilfe des Gerichts, das seinerseits erst die hoheitliche Gewalt ausübt. Somit verbleibt ausschließlich die Privathaftung des Sachverständigen selbst. Ein Anspruch wegen Vertragsverletzung kann dann bestehen, wenn der Verletzte den Sachverständigen selbst vertraglich zu Rate gezogen hat. Das wird nur in Ausnahmefällen geschehen. Für gewöhnlich kommen deshalb als Ansprüche des Patienten nur solche aus unerlaubter Handlung in Betracht, die keine vertragliche Beziehung voraussetzen.

Vorweg behandelt sei der Fall des begleitenden Fehlers bei der Gutachtenerstattung. Ist bei der medizinischen Untersuchung des Patienten, die der Erstattung des Gutachtens vorangeht, eine Verletzung des Körpers oder der Gesundheit des Patienten geschehen, so haftet der Arzt kraft seiner ärztlichen Berufshaftung. Die normalen Regeln über das Einstehenmüssen für Kunstfehler gelten auch hier. Der Arzt hat für Schäden einzustehen, die er dem Patienten sorgfaltswidrig zufügt, §§ 823, 276 BGB. So hat der BGH im Jahre 1972 einen Arzt für haftbar gehalten, der eine Gleichgewichtsprüfung zur Erstattung eines Gutachtens über die Minderung der Erwerbsfähigkeit des Patienten vorgenommen hatte. Dabei hatte der Assistenzarzt 50 cm^3 Wasser in die linke Ohrhöhle gespritzt, was zu schweren Schäden führte. Das Gericht hat diesen Fall deutlich von dem der Erstattung eines unrichtigen Gutachtens abgegrenzt. Der Patient hat hier einen Schaden bei der Vorbereitung des gerichtlichen Gutachtens erlitten, ohne daß dieser Fehler sich im Gutachten auswirkte. Mögliche Einschränkungen der Haftung des Gutachters greifen deshalb nicht ein [7].

Als Gründe der Haftung des psychiatrischen Sachverständigen gegenüber den zu begutachtenden Patienten kommen somit u. a. die Verletzung der Freiheit und der Gesundheit in Betracht, § 823 Abs. 1 BGB. Dabei wird unter Freiheit die persönliche Bewegungsfreiheit verstanden, welche insbesondere bei gerichtlich angeordneten Einweisungen oder bei Überschreitungen solcher Einweisungen eingreifen mag [8]. Die allgemeine Handlungsfreiheit wird von diesem Freiheitsbegriff nicht erfaßt; sie könnte höchstens dem allgemeinen Persönlichkeitsrecht zugeordnet werden. Die Verletzung der Gesundheit kann insoweit angezeigt sein, als das Zusammenspiel der Funktionen des lebenden Organismus, hier u. a. in psychischer Hinsicht, tangiert ist. Im allgemeinen unterscheiden wir nämlich die Körperverletzung von der Gesundheitsverletzung in der Weise, daß in Gestalt des Körpers die Unverletzlichkeit, mit dem Begriff der Gesundheit das Zusammenspiel der physiologischen Funktionen geschützt ist [9]. Schließlich kommt auch § 826 BGB, der Verstoß gegen die guten Sitten mit vorsätzlicher Schadenszufügung, in Betracht: Dieser Tatbestand ist einschlägig – u. a. soweit es um reine Vermögensinteressen geht. Das Vermögensinteresse als solches ist in den § 823 ff. BGB nicht gegen die fahrlässige Verletzung geschützt. Aus diesem Grunde ist in manchen Entscheidungen zur Haftung des Psychiaters von vornherein § 826 BGB in den Vordergrund gestellt, da es hier ausschließlich um die Verletzung von Vermögensinteressen ging [10]. Der Vorschlag der Kommission zur Reform des Zivilprozeßrechts, aus diesen Gründen einen § 839a BGB zu schaffen, der die Haftung des gerichtlichen Sachverständigen auch auf reine Vermögensschäden erstreckt, hat jedoch zu keiner gesetzlichen Initiative geführt [11].

Schließlich besteht noch die Möglichkeit der Haftung des gerichtlichen Sachverständigen wegen Verletzung eines Schutzgesetzes, § 823 Abs. 2 BGB. Als ein solches Schutzgesetz kommt die strafrechtliche Eidesverletzung in Betracht. Der fahrlässige Falscheid und die fahrlässige eidesstattliche Aussage sind unter Strafe gestellt. § 163 StGB wird als Schutzgesetz angesehen [12]. Jedoch ist zweifelhaft und wahrscheinlich abzulehnen, daß allgemeine Vermögensinteressen durch das Verbot fahrlässig falscher Aussagen geschützt sind. Der Schutzbereich dieser Norm reicht nicht so weit, daß das ganze Vermögen eines möglicherweise Betroffenen mit einzubeziehen ist.

Die wirklichen Haftungsgründe sind also die beiden Verschuldensformen Vorsatz und Fahrlässigkeit. Vorsatz wird außerordentlich selten vorkommen, wenn jedoch auch bei besonders bösartigem Verhalten eine Haftung wegen Vorsatz des Sachverständigen denkbar erscheint. In der weit überwiegenden Zahl der Fälle wird aufgrund des Fahrlässigkeitsbegriffs entschieden werden, ob der Sachverständige haftet. Fahrlässigkeit ist die Außerachtlassung der im Verkehr erforderlichen Sorgfalt, § 276 Abs. 1 S. 2 BGB. Diese Sorgfalt wird vom Standard des besonderen Verkehrskreises bestimmt, hier also der Psychiater. Mißbrauch, Schlendrian oder besondere Eigenwilligkeit sind keine Sorgfalt mehr. Auf der anderen Seite hat der gutachtende Psychiater einen gewissen Ermessensspielraum, dessen Ausnutzung er jedoch auch gegenüber dem Gericht kenntlich machen sollte. Nicht jedes Abweichen von der herkömmlichen oder erwarteten psychiatrischen Begutachtung ist gleich Verschulden; erst mit dem Überschreiten des Ermessensspielraums beginnt die Fahrlässigkeit. Im übrigen gilt im zivilen Haftungsrecht ein objektiv-typisierter Sorgfaltsbegriff; persönliche Unfähigkeiten oder Besonderheiten entschuldigen nicht. Sie sind vielmehr auszugleichen, was beim Arzt u. a. bedeutet, daß er den Patienten ggf. an einen anderen Spezialisten überweisen muß.

Die Haftung des gerichtlichen Sachverständigen wird jedoch im allgemeinen eingeschränkt [13]. Das heißt, daß der Experte nicht für jede Fahrlässigkeit haftet, sondern nur für einen besonderen Grad der Fahrlässigkeit oder für ein anderes gravierendes Fehlverhalten. Der Grund für die Haftungsbeschränkung liegt in dem Schutz der Rechtskraft des Urteils. Gemäß § 839 Abs. 2 BGB haftet der Richter für eine Pflichtverletzung bei einem Urteil nur dann, wenn diese in einer

Straftat besteht. Dieses persönliche Haftungsprivileg, das der Beständigkeit des Urteils dienen soll, wird irgendwie auch auf den Sachverständigen zu erstrecken sein [14]. Man will verhindern, daß der Prozeß im Wege der Urteils- oder Gutachtenschelte gegen den Richter oder Sachverständigen ohne gravierenden Anlaß fortgesetzt wird. Bei Privilegierungen ist es heute üblich geworden, die leichte Fahrlässigkeit zu entschuldigen, jedoch für die grobe Fahrlässigkeit haften zu lassen. Das ergibt sich aus den Bestimmungen des AGB-Gesetzes sowie einer Reihe von Haftungsprivilegien im BGB. So wird man auch die notwendige Beschränkung der Haftung des gerichtlichen Sachverständigen, die auch für den psychiatrischen Sachverständigen gilt, bei der groben Fahrlässigkeit ansiedeln können.

Die Bestimmung der groben Fahrlässigkeit ist jedoch nicht einfach. Nach der Rechtsprechung ist grobe Fahrlässigkeit gegeben, wenn eine Doppelform erfüllt ist [15]. Ihr erster Teil knüpft an den Vorsatzverdacht an, wenn gefragt wird, ob das unbeachtet gelassen wurde, was im gegebenen Fall jedem hätte einleuchten müssen. Es handelt sich um die alte Formel Ulpians: Non intellegere quod omnes intellegunt [16]. Im zweiten Teil der Formel wird darauf abgestellt, ob die erforderliche Sorgfalt nach den gesamten Umständen in ungewöhnlich großem Maße verletzt wurde, was zu einem später aufgegebenen Definitionsversuch des ersten Entwurfs zum BGB zurückführt [17]. Die grobe Fahrlässigkeit stellt einen beweglichen Begriff dar, der an vielen Stellen, vom gutgläubigen Erwerb bis zur Haftungsbeschränkung reichend, verwendet wird. Seine Definition ist bis heute nicht endgültig gelungen. Soweit es um Haftungs- und Rückgriffsbeschränkung geht, weist die grobe Fahrlässigkeit wahrscheinlich eine erhebliche subjektive Komponente auf. Nicht vorwerfbares Verhalten macht nicht haftbar, soweit es auf grobe Fahrlässigkeit ankommt.

Wie schon die Definition des § 839a des Entwurfs der Kommission für das Zivilprozeßrecht zeigt, ist die Kausalität des unrichtigen Gutachtens für den Schaden ein wesentliches Problem [3]. Sie ist gegeben, wenn eine „auf der Unrichtigkeit beruhende, das Verfahren abschließende Entscheidung" ergeht. Damit ist das Problem des Verhältnisses der Haftung des Gerichts und des Gutachters erneut aufgeworfen. Insbesondere in den französischen Entscheidungen wird die Problematik der Vermittlung des Schadens durch das Urteil erkennbar [18]. Man hat auch darauf hingewiesen, daß die eigentliche Verletzung der Rechte und Güter nicht durch den Sachverständigen, sondern durch die gerichtliche Entscheidung erfolgte [19]. Damit wird das Problem des Regreßverbots beschworen, nämlich die Frage gestellt, ob nicht die gerichtliche Entscheidung den Haftungszusammenhang zwischen dem unrichtigen Gutachten und der Verletzung unterbreche. Im Zivilrecht ist die Unterbrechung des Haftungszusammenhangs durch eine ganze Kette von Entscheidungen anerkannt [20]. Vorausgesetzt ist ein psychischer Kausalzusammenhang, der hier durch das Handeln des Gerichts oder durch eine Anerkenntnis oder einen günstigen Vergleich von seiten des Verletzten gegeben ist. Sodann ist notwendig, daß die entferntere Ursache nur fahrlässig, die unterbrechende jedoch vorsätzlich oder zumindest bewußt gesetzt worden ist. Daran wird es im Falle eines falschen Urteils meistens fehlen. Schließlich ist auch noch erforderlich, daß der erste Akt den zweiten nicht „herausgefordert" hat [21]. Mit dieser Herausforderungsformel sollen Unterbrechungen vermieden werden, wenn beide Akte auf der gleichen Ebene liegen – sich der eine gewissermaßen aus dem anderen ergibt. An der Herausforderung fehlt es hier nicht, denn das falsche Gutachten ist für gewöhnlich geeignet, eine unzutreffende gerichtliche Entscheidung zu veranlassen. Somit erweist sich eine mögliche Unterbrechung des Haftungszusammenhangs aus zwei Gründen als nicht gegeben. Der Sachverständige haftet für sein falsches Gutachten allein oder neben dem Richter, falls dieser gemäß § 839 Abs. 2 BGB haftbar sein sollte.

Die Problematik der Haftung des psychiatrischen Sachverständigen ist Gegenstand einer „cause célèbre" gewesen. Ich meine den Fall Weygand gegen Selbach. Der Sozialanwalt Dr. Weygand war beschuldigt der Beleidigung, der üblen Nachrede, des Widerstands gegen die Staatsgewalt und ähnlicher Delikte. Er wurde auf gerichtliche Anordnung in eine psychiatrische und neurologische Klinik gebracht, in der ihn Professor Selbach untersuchte. In seinem späteren Gutachten attestierte Selbach dem Patienten Weygand eine abnorme Persönlichkeit mit querulatorischer Entwicklung und stellte bei ihm eine psychopatische progressive Querulanz mit eindeutigem Krankheitswert fest. Als Folge des Gutachtens von Professor Selbach wurde der Haftbefehl aufgehoben und durch einen Unterbringungsbefehl ersetzt, aufgrund dessen sich Weygand über 3 Monate im festen Haus eines Landeskrankenhauses befand. In der in Münster durchgeführten Hauptverhandlung verneinte das Gericht entsprechend den Gutachten von anderen Sachverständigen eine Einschränkung der Zurechnungsfähigkeit Weygands und verurteilte ihn zu einer Freiheitsstrafe. Das Urteil wurde vom Bundesgerichtshof bestätigt. Weygand nahm nunmehr Selbach wegen schuldhaft unrichtig erstatteten Gutachtens in Anspruch und verlangte Schadenersatz wegen Verletzung des Persönlichkeitsrechts und des Rechtsgutes Freiheit aufgrund § 823 Abs. 1 BGB. Sein auf Zahlung von DM 10000,- gerichteter Anspruch ist von den 3 zivilgerichtlichen Instanzen verneint worden. Der Bundesgerichtshof hielt es für unumgänglich, die Ansprüche zu beschränken, die auf Abänderung eines durch gerichtliches Urteil geschaffenen Ergebnisses abzielen. Es dürfe nicht zu einer großen Zahl von Prozessen kommen, mit denen versucht werde, das Ergebnis abzuändern. Der Bundesgerichtshof will den Sachverständigen weder im Falle leichter Fahrlässigkeit noch im Falle grober Fahrlässigkeit haften lassen. Auch wenn die Sorgfaltspflicht in einem gesteigerten Grad verletzt worden sei, behielten die Gründe für die Haftungsbeschränkung ihr Gewicht. Zudem wäre eine unterschiedliche Beurteilung bei leichter und gesteigerter Fahrlässigkeit nicht sachgerecht. Sie würde nämlich den gebotenen Schutz des Sachverständigen praktisch weithin wertlos machen, da der Unterlegene des Vorprozesses regelmäßig grobe Fahrlässigkeit behaupten würde. Die Grenze zwischen leichter und grober Fahrlässigkeit sei fließend. Wohl aber komme eine Haftung des Sachverständigen bei Unrichtigkeit seines Gutachtens, die auf grober Fahrlässigkeit beruhe, dann in Betracht, wenn er mit einer Rechts- oder Rechtsgutverletzung oder einer sonstigen Schädigung gerechnet und diese billigend in Kauf genommen habe. Mit der Anwendung des § 826 BGB, nämlich der vorsätzlichen Schädigung in sittenwidriger Weise, sei die Haftung des Sachverständigen gegeben [22]. Das Urteil ist in der Literatur auf Kritik gestoßen [23]. Das Bundesverfassungsgericht hat in einem aufsehenerregenden Beschluß die Entscheidung des Bundesgerichtshofs kassiert und die Sache an den BGH zurückverwiesen. Dort ist der Rechtsstreit dann durch einen Vergleich beendet worden, in welchem der Anspruch im wesentlichen anerkannt wurde. Die Richter des Bundesverfassungsgerichts waren zwar einheitlich der Auffassung, das Urteil des BGH aufzuheben [24]. In den Gründen des Beschlusses zeigen sich jedoch zwei Meinungen. Vier Richter waren der Überzeugung, das Grundrecht von Weygand auf Freiheit der Person, Art. 2 Abs. 2 GG, sei auch dann verletzt, wenn ihm ein Schadenersatzanspruch aus § 823 Abs. 1 BGB mit der Begründung versagt werde, der gerichtlich bestellte unbeeidete Sachverständige habe aus Rechtsgründen nicht für die Folgen einer leicht fahrlässigen Falschbegutachtung einzustehen. Eine solche Haftungsbeschränkung könne zwar der Gesetzgeber anordnen; der Richter dürfe aber einen bestehenden deliktsrechtlichen Schutz nicht von sich aus unterlaufen. Die vier anderen Richter waren der Überzeugung, daß die Gerichte den Haftungsausschluß im Falle leichter Fahrlässigkeit durchaus von sich aus durchführen könnten, denn es sprächen gewichtige Gründe dafür, auf leicht fahrlässiges Verhalten des Sachverständigen § 823 Abs. 1 BGB nicht anzuwenden. Dies gelte jedoch nicht für grobe Fahrlässigkeit, für die jedenfalls gehaftet werde.

Der Beschluß des Bundesverfassungsgerichts hat festgeschrieben, daß die zivilrechtliche Verantwortlichkeit psychiatrischer Sachverständiger jedenfalls nicht für den Fall grober Fahrlässigkeit ausgeschlossen werden darf. Dem stünde die Verfassung entgegen. Im übrigen mischt jedoch der Beschluß des Verfassungsgerichts zutreffende und weniger einleuchtende Erwägungen. Durchaus zu folgen ist dem Gericht darin, daß die Verbürgung des verfassungsrechtlichen Freiheitsrechts durch Art. 2 Abs. 2 GG durch das geltende Deliktsrecht konkretisiert wird, indem es Sanktionen für die Beeinträchtigung der Freiheit durch Dritte bereithalte. Deshalb dürfe der Richter die in § 823 Abs. 1 BGB statuierte Jedermannhaftung nicht zugunsten bestimmter Personen auf nur vorsätzliches Verhalten einschränken. Es sei nicht Sache des an Gesetz und Recht gebundenen Richters, im Wege der Rechtsfortbildung Haftungsansprüche zu verkürzen, die das Gesetz in Einklang mit der Grundentscheidung gemäß Art. 2 Abs. 2 GG gewähre. Weniger leuchtet jedoch die Darlegung des Gerichts zu der sog. Jedermannhaftung des § 823 Abs. 1 BGB ein. Man liest dort: „der eindeutige Wortlaut des § 823 Abs. 1 BGB (wer) ist als solcher nicht auslegungsfähig". Einmal ist die Frage der Auslegungsfähigkeit zunächst eindeutig lautender Begriffe in der allgemeinen Rechtslehre nicht unumstritten [25]. Grundsätzlich unterliegt auch der Zivilrichter keiner Methodenbeschränkung: Neben der Auslegung sind auch die Analogie und die teleologische Reduktion zulässig. Die Rechtsfrage geht also dahin, ob die teleologische Reduktion der Sachverständigenhaftung aufgrund der allgemein formulierten Tatbestände des Deliktrechts so weit gehen sollte, wie sie der Bundesgerichtshof vorgenommen hat. Die Haftung des Sachverständigen für leichte Fahrlässigkeit auszuschließen, wird zunehmend anerkannt. Diese jedoch auch im Falle grober Fahrlässigkeit zu verneinen, ist weder notwendig noch angebracht. Es erfüllt jedoch mit Sorge, wenn man liest, daß vier Richter des Bundesverfassungsgerichts, die Hälfte des entscheidenden Senats, der Überzeugung waren, daß die Gerichte die Beschränkung der Sachverständigenhaftung auf grobe Fahrlässigkeit nicht von sich aus vornehmen dürfen.

Die Rechtsfortbildung durch die Zivilgerichte würde damit bedauerlich beschränkt.

Die zivilrechtliche Verantwortung psychiatrischer Sachverständiger, im Schnittpunkt der Berufshaftung und der Arzthaftung stehend, wird selten eingreifen. Ihre Konturen erscheinen in der Rechtsprechung eher verwischt. Auf ein die Haftung im Übermaß einschränkendes Urteil des Bundesgerichtshofs ist ein gegensätzlicher, aber wesentliche Rechtsfragen nicht zum Abschluß bringender Beschluß des Bundesverfassungsgerichts gefolgt.

Wie heißt es in der englischen Rechtslehre? – „Hard cases make bad law."

Anmerkungen

[1] Carbonneau, *The principles of medical and psychiatric liability in French law.* International and Comparative Law Quarterly 1980, 742; Dorsner-Dolivet, *Respowsabilité des cliniques en raison des accidents survenus aux malades mentaux,* Gazette du Palais 1980, Doctrine 5:458.

[2] Vgl. genauer Deutsch, *Arztrecht und Arzneimittelrecht,* Kapitel XV: „Psychisch Kranke und Behinderte".

[3] „§ 839a: Wer als gerichtlicher Sachverständiger vorsätzlich oder grob fahrlässig ein unrichtiges Gutachten erstattet, ist zum Ersatz des Schadens verpflichet, der einem Prozeßbeteiligten durch eine auf der Unrichtigkeit beruhende, das Verfahren abschließende Entscheidung entsteht" (Bericht der Kommission für das Zivilprozeßrecht 1977, S. 358).

[4] *RGZ* 72, 175.

[5] BGH *BB* 1960, 1301; LG Braunschweig *BB* 1966, 1325.

[6] *BGHZ* 59, 310.

[7] *BGHZ* 59:316.

[8] Vgl. BGH LM BGB § 839 (Fc) Nr. 15 (Übermäßige bzw. überlange Fixierung eines Patienten).

[9] Vgl. Deutsch, „Die Gesundheit als Rechtsgut im Haftungsrecht". In: *25 Jahre Karlsruher Forum,* 1983, S. 93 ff.

[10] *RGZ* 72, 175; *BGHZ* 62, 54. Offensichtlich für jeden fahrlässig zugefügten Vermögensschaden haftet der Sachverständige in Österreich: OGH *ÖJZ* 78, 602.

[11] Vgl. dazu auch BVerfGE 49, 304 ff.

[12] *BGHZ* 42, 318 m. w. N.; [12]Staudinger-Schäfer, § 839 Rdnr. 457.

[13] Das gilt etwa auch in Frankreich nur, wenn ein Urteil ergangen ist: cassation, req. 26. 10. 1914 D. 1916.1.53.

[14] *BGHZ* 42, 313 ff.; 43, 374.

[15] *BGHZ* 10, 14, 69.

[16] D. 50, 16, 213, 2.

[17] E. I § 144 Abs. 2: „die Sorgfalt eines ordentlichen Hausvaters in besonders schwerer Weise vernachlässigt wird".

[18] Cass. 9. 3. 49 D. 1949.331; Lyon 14. 1. 31 D. 1931.2.125 note Minvielle; Montpellier 15. 3. 48 Gaz.Pal. 25. 5. 1948.

[19] Krauß, „Zur Haftung des psychiatrischen Sachverständigen im Strafprozeß", *Strafverteidiger* 85, 512 ff.

[20] BGH *JZ* 67, 639; *BGHZ* 57, 25; BGH *NJW* 71, 1982; *NJW* 76, 568; *NJW* 85, 671.

[21] Larenz, [13]Schuldrecht I, § 27 III.

[22] *BGHZ* 62, 54 ff.

[23] Vgl. Hellmer, *NJW* 1974, 556; Blomeyer, *ZRP* 1974, 215; Hopt, *JZ* 1974, 551. Weitere Stellungnahmen in BVerfGE 49, 332.

[24] BVerfGE 49, 304.

[25] Vgl. Larenz, [2]Methodenlehren der Rechtswissenschaft, S. 301 ff.; Enneccerus, [12]Allg. Teil des BGB, § 49 I; Anders Hamilton v. Ratbone 175. U.S. 414 („plain meaning rule").

Die forensische Psychiatrie an den Universitäten in der Bundesrepublik Deutschland, in Österreich und in der Schweiz*

K. FOERSTER

Im *Bericht über die Lage der Psychiatrie in der Bundesrepublik Deutschland* der Enquêtekommission heißt es im Jahre 1975, daß es an fundierten Forschungsergebnissen in der forensischen Psychiatrie fehle. Zur Abhilfe wurde eine breite Institutionalisierung der Forschung an den Universitäten gefordert. Zu diesem Zweck wurde vorgeschlagen, an jeder Universität eine Abteilung oder ein Institut für forensische Psychiatrie im Rahmen der psychiatrischen Klinik einzurichten. Entsprechend dem interdisziplinären Charakter des Faches solle eine Kooperation mit den Nachbardisziplinen Rechtswissenschaft, Psychologie und Soziologie angestrebt werden. Eine enge Zusammenarbeit mit dem Bereich für forensische Psychiatrie des nächstgelegenen psychiatrischen Landeskrankenhauses solle ebenfalls erfolgen. Zusätzlich solle durch solche Abteilungen oder Institute die vernachlässigte Ausbildung, Weiterbildung und Fortbildung aller mit Straftätern und psychisch kranken Straftätern befaßten Berufsgruppen gefördert werden.

Acht Jahre später ist die Situation in der forensischen Psychiatrie in der Bundesrepublik Deutschland durch zwei gegenläufige Tendenzen gekennzeichnet: Auf der einen Seite ständig steigende Anforderungen seitens der Justiz an die Tätigkeit der psychiatrischen Sachverständigen, sowohl was die Zahl der zu begutachtenden Straftäter wie auch den Zeitaufwand für den einzelnen Fall betrifft, und auf der anderen Seite eine nur geringe Zahl von Psychiatern, die diese Begutachtungen übernehmen können und wollen. Eine kenntnisreiche Interpretation dieser Lage hat Witter in seiner Denkschrift über die *Allgemeine Lage der forensischen Psychiatrie* (unveröffentlichtes Manuskript) gegeben. Er sieht die genannte Situation durch zwei Entwicklungen entstanden: Die Aufgaben des forensisch tätigen Psychiaters sind über das ursprüngliche gutachterliche Hauptproblem des Ausschlusses der Verantwortungsfähigkeit hinaus erweitert worden durch die Forderung nach Darlegung von Behandlungsmöglichkeiten und ihren Erfolgsaussichten, d. h. die Frage nach der Prognose soll mit beantwortet werden. Auf der anderen Seite ist nach Witter der geringe Ausbildungsstand auf dem Gebiet der forensischen Psychiatrie für das ebenso geringe Interesse seitens der Psychiater verantwortlich. Mit der Abkehr von gutachterlichen forensischen Aufgaben schwinde in den psychiatrischen Kliniken auch das

---

* Dieser Beitrag erschien 1983 in *Forensia* 4:73–79; die Wiedergabe erfolgt hier mit einigen formalen Änderungen.

wissenschaftliche Interesse an diesem Gebiet, womit sich gleichzeitig der forensisch-psychiatrische Ausbildungsstand verschlechtere, ein Aspekt, den auch Venzlaff (1975) betont hat.

Für zukünftige Überlegungen schien es deshalb sinnvoll, eine Bestandsaufnahme des Ist-Zustandes der forensischen Psychiatrie an den Universitäten zu machen, ergänzt durch Informationen über die Lage in Österreich und in der Schweiz.

Zu diesem Zweck wurden alle Institute für forensische Psychiatrie und sämtliche psychiatrischen Universitätskliniken bzw. die Dekanate der medizinischen Fakultäten in der Bundesrepublik Deutschland, in Österreich und in der Schweiz angeschrieben. In diesem Brief wurden die Adressaten um Mitteilung darüber gebeten, in welcher Form an der betreffenden Fakultät bzw. Klinik die forensische Psychiatrie in der Lehre vertreten ist und welches Lehrangebot für die Studenten welcher Fakultäten gemacht wird. Daneben wurde nach den Schwerpunkten der wissenschaftlichen und praktischen Arbeit gefragt sowie nach der Ausstattung der Abteilung bzw. des Institutes, falls an der betreffenden Fakultät eine solche Einrichtung existiert.

Diese Umfrage wurde von allen Angeschriebenen beantwortet, teilweise in sehr ausführlicher und detaillierter Form. Allen Instituts- und Klinikdirektoren sowie allen Dekanen, die mich bei der Umfrage unterstützt haben, möchte ich für ihre Mithilfe herzlich danken. Da die meisten der Angeschriebenen am Ergebnis der Umfrage außerordentlich interessiert waren, entschloß ich mich, diese Ergebnisse zu publizieren, zumal ich hierzu mehrfach ausdrücklich aufgefordert wurde.

Im Rahmen der folgenden Darstellung wird nur die Situation der forensischen Psychiatrie im universitären Bereich geschildert. Wünschenswert wäre eine Ergänzung, die auch die Möglichkeiten der forensisch-psychiatrischen Bereiche der psychiatrischen Landeskrankenhäuser erfaßt, wobei diese Bereiche teilweise eine innere oder äußere Selbständigkeit besitzen, wie beispielsweise der forensisch-psychiatrische Bereich des Landeskrankenhauses Andernach (Prof. Horn), die Klinik für gerichtliche Psychiatrie Haina (Priv. Doz. Heinz) oder die geplante Klinik in Düren.

Für den Bereich der sozialtherapeutischen Anstalten existiert eine Übersicht über den derzeitigen Stand in Heft 26 der Schriftenreihe des Bundeszusammenschlusses für Straffälligenhilfe: „Sozialtherapie als kriminalpolitische Aufgabe."

Bundesrepublik Deutschland

Selbständige Institute oder Abteilungen für forensische Psychiatrie

Berlin: Das Institut für forensische Psychiatrie ist eine selbständige wissenschaftliche Einrichtung der Freien Universität Berlin. Im wissenschaftlichen Dienst sind außer dem geschäftsführenden Direktor (Psychiater), derzeit Prof. Rasch, zwei weitere Professoren (Psychiater) und acht Assistenten (zwei Psychiater, fünf Diplompsychologen, ein Diplompädagoge) tätig. – Unterricht: Die Vorlesungen sind für Juristen, Mediziner, Psychologen und Soziologen ausgeschrieben. Die

Lehrveranstaltungen werden meist von Jurastudenten besucht und behandeln die verschiedenen Aspekte der forensischen Begutachtung und der klinischen Kriminologie. - Forschung: Probleme der Durchführung des Maßregelvollzugs gemäß § 63 StGB; Probleme der kriminologischen Prognose; Zwischenfälle bei sog. Lockerungen im Strafvollzug; Supervision für Bewährungshelfer; Einzel- und Gruppentherapie - Angebote für Delinquenten.

Essen: Der Lehrstuhl für forensische Psychiatrie ist noch nicht besetzt.

Hamburg: Die Abteilung für forensische und Kriminalpsychiatrie gehört zur psychiatrischen Universitätsklinik. Im wissenschaftlichen Dienst tätig sind außer dem Direktor der Abteilung (Psychiater), Prof. Krause, ein weiterer Professor (Psychiater), ein Psychiater, ein Diplom-Psychologe und eine Soziologin. - Unterricht: Seminare und Vorlesungen für Mediziner, Juristen und Psychologen. - Forschung: Resozialisierung von Straffälligen; Therapie von Sexualdelinquenten. Spezialsprechstunde für Triebgefährdete sowie psychiatrisch-psychologische Versorgung einer sozialtherapeutischen Anstalt.

Homburg: Das Institut für Gerichtliche Psychologie und Psychiatrie ist eine selbständige Einrichtung in den Räumen der psychiatrischen Universitätsklinik. Im wissenschaftlichen Dienst tätig sind außer Prof. Witter, dem Direktor (Psychiater), ein weiterer Professor (Psychiater) und eine Psychologin. Dem Institut angeschlossen ist eine Untersuchungsstelle für Verkehrstauglichkeitsfragen, die mit einem Psychologen besetzt ist. - Unterricht: Vorlesungen über gerichtliche Psychiatrie für Juristen, Psychologen und Mediziner. - Forschung: Psychopathologie und Sexualpsychiatrie im Rahmen forensischer Fragestellungen.

Kiel: Die forensische Psychiatrie wird von der Abteilung Rechtsmedizin II vertreten. Neben dem Direktor, Prof. Grahmann (Psychiater), und einem habilitierten Rechtsmediziner sind zwei Nervenärztinnen sowie ein Arzt und Diplom-Psychologe und ein weiterer Diplom-Psychologe im wissenschaftlichen Dienst tätig. - Unterricht: forensische Psychiatrie und nervenärztliche Begutachtung für Mediziner und Juristen. - Forschung: psychopathologische Untersuchungen an Brandstiftern und methodologische Untersuchungen zur Prüfung von Psychopharmaka.

Köln: Die Abteilung für Gerichtliche Psychologie und Psychiatrie gehört zum Institut für Rechtsmedizin. Neben dem Direktor, Prof. Bresser (Psychiater), arbeitet im wissenschaftlichen Dienst eine Diplom-Psychologin. - Unterricht: forensisch-psychiatrische Kolloquien, gemeinsam mit Psychiatern, Rechtsmedizinern und Strafrechtlern. Fortbildung von Juristen und Ärzten des öffentlichen Gesundheitswesens. - Forschung: sozialprognostische und sexualpathologische Fragen sowie Probleme im Rahmen der Alkoholthematik.

Marburg: Das bisherige selbständige Institut für Gerichtliche und Soziale Psychiatrie wurde mit Emeritierung von Prof. Ehrhardt aufgelöst.

München: Die Abteilung für forensische Psychiatrie ist in die Universitätsnervenklinik integriert. Im wissenschaftlichen Dienst sind tätig außer dem Direktor, Prof. Mende (Psychiater), zwei Nervenärzte und zwei Psychologen sowie eine Sozialarbeiterin. - Unterricht: Vorlesung über forensische Psychiatrie für Medi-

ziner, Psychologen, Heilpädagogen und Juristen, gemeinsam mit dem Lehrstuhlinhaber für Kriminologie. Daneben für den gleichen Hörerkreis ein Kolloquium
und ein Seminar über Begutachtungsfragen. – Forschung: Sozialtherapie von
psychisch gestörten Rechtsbrechern in ambulanten und stationären Gruppen;
Täter-Opfer-Beziehungen; Transsexualismus; Reformvorschläge für zivilrechtliche Fragen; forensische Aspekte des Alkohol- und Drogenmißbrauchs.

Vertretung der forensischen Psychiatrie im Rahmen psychiatrischer Kliniken

Es bestehen zwei Arten von Wissensvermittlung für Studierende verschiedener
Fakultäten: zum einen die Darstellung der forensischen Psychiatrie im Rahmen
einer eigenen Vorlesung über forensisch-psychiatrische Probleme durch interes-
sierte Mitarbeiter der jeweiligen Klinik und zum anderen die Diskussion forensisch-psychiatrischer Probleme innerhalb der psychiatrischen Hauptvorlesung.
Schließlich existiert an einigen Universitäten noch die Möglichkeit einer zusätzlichen Darlegung dieser Probleme im Rahmen der rechtsmedizinischen Lehrveranstaltungen.

1. *Spezielle Vorlesungen* für forensische Psychiatrie werden an folgenden Universitäten gehalten: Bonn, Erlangen, Freiburg, Gießen, Göttingen, Mannheim,
Tübingen. Die Vorlesung wird meist angeboten für Mediziner, Juristen und
Psychologen, in Tübingen zusätzlich für Sozialpädagogen. In Gießen erfolgt
die Vorlesung gemeinsam mit dem Institut für Rechtsmedizin und dem
Institut für Kriminologie, in Göttingen gemeinsam mit dem Lehrstuhlinhaber
für Strafrecht.

2. Im Rahmen der *Hauptvorlesung* wird die forensische Psychiatrie an folgenden
Universitäten gelehrt: Aachen, Düsseldorf, Frankfurt, Hannover, Heidelberg,
Lübeck, Mainz, Münster, Ulm.

3. Neben der Darstellung in der psychiatrischen Hauptvorlesung wird die
forensische Psychiatrie im Rahmen der *rechtsmedizinischen Lehre* an folgenden Universitäten vertreten: Erlangen, Frankfurt, Freiburg, Mainz, Lübeck.

Besondere Forschungsschwerpunkte wurden in folgenden Bereichen genannt:
- Fragen der Drogendelinquenz und Bedeutung des Besinnungskonzepts für
Schuld- und Geschäftsfähigkeit (Frankfurt).
- Psychodynamische Fragen der Delinquenz (Gießen).
- Probleme des Maßregelvollzugs und der Unterbringung psychisch kranker
Rechtsbrecher (Göttingen).
- Selbstmord als kriminologisches Problem; Rauschgiftkriminalität; kriminolo-
gische Problematik zur Manipulierbarkeit des Menschen (Mainz – Rechtsme-
dizin).
- Fehlerquellen psychiatrischer Gutachten; Entscheidungsverhalten und Aussa-
gegrenzen sowie Stellenwert und Erfahrungstatsachen in psychiatrischen
Begutachtungen; Beurteilungskriterien der Fahreignung; psychodynamische
Faktoren bei Diebstahlhandlungen; forensische Alterspsychiatrie (Münster).
- Katamnesen im Sozialrecht; Fragen der Fahreignung; sog. unmotivierte
Diebstahlhandlungen; Probleme der sog. schweren anderen seelischen Abar-
tigkeit (Tübingen).

Österreich

Salzburg: Das Institut für forensische Psychiatrie ist das einzige diesbezügliche Universitätsinstitut (Lehrkanzel) Österreichs. Neben dem Direktor, Prof. Harrer (Neuropsychiater), sind drei Assistenten tätig. – Unterricht: Seminar für Psychologen und Juristen (demnächst auch Mediziner) über forensisch-psychiatrische Grenzfragen, gemeinsam mit den Vorständen des Instituts für Strafrecht. – Forschung: Probleme bei der Beurteilung der Fahrtauglichkeit; Alkohol und Recht; Freiheitsentzug und Unterbringungsrecht.

Wien: forensisch-psychiatrische Abteilung innerhalb der psychiatrischen Universitätsklinik. Neben dem Abteilungsleiter (Priv.-Doz. Sluga) sind sieben Assistenten in Teilzeitbeschäftigung tätig, wobei diese Assistenten gleichzeitig an der Abteilung und in Anstalten des Maßnahmevollzugs arbeiten. – Unterricht: Vorlesung über forensische Psychiatrie für Mediziner, Juristen und Psychologen. – Forschung: Straf- und Maßnahmevollzug; sozialtherapeutische Fragen.

An der *Universität Graz* erfolgt die Darstellung der forensischen Psychiatrie im Rahmen der psychiatrischen Hauptvorlesung für Mediziner durch den Direktor des dortigen Landeskrankenhauses, und an der *Universität Innsbruck* existiert eine spezielle Vorlesung über forensische Psychiatrie für Mediziner und Juristen durch den Direktor des Landesnervenkrankenhauses Hall.

Schweiz

Basel: (An der psychiatrischen Universitätsklinik existiert ein forensisch-psychiatrischer Dienst, an dem neben dem Leiter (Dr. Rümmele) ein Assistent arbeitet. – Unterricht: Vorlesung über forensische Psychiatrie für Juristen und Psychologen sowie für Mediziner im Rahmen der Hauptvorlesung. – Forschung: ambulante Therapie von Straftätern und Supervision derartiger Behandlungen.

Bern: Der Lehrstuhl für forensische Psychiatrie ist noch nicht besetzt. – Die Vorlesung über gerichtliche Psychiatrie und forensische Klinik für Mediziner und Juristen wird durch den Direktor der psychiatrischen Klinik in Münsingen gehalten.

Genf: Die Vertretung der forensischen Psychiatrie erfolgt im Rahmen des Instituts für Rechtsmedizin. Neben dem Leiter des forensisch-psychiatrischen Dienstes arbeiten mehrere Assistenten, teilweise in Teilzeitbeschäftigung sowie gleichzeitig im Vollzugsdienst. – Unterricht: Vorlesung und Kurse im Rahmen des Unterrichts in Rechtsmedizin. – Forschung: Fragen der Psychotherapie bei Straftätern (Sozialtherapie); Fragen der Verkehrstauglichkeit; psychiatrische Betreuung der Justizvollzugsanstalt.

Lausanne: Die Probleme der forensischen Psychiatrie werden durch einen der Direktoren der psychiatrischen Universitätspoliklinik im Rahmen einer speziellen Vorlesung für Mediziner, Juristen und Kriminologen gelehrt. Daneben bestehen Fortbildungsmöglichkeiten für praktisch tätige Juristen.

Zürich: An der psychiatrischen Universitätsklinik existiert ein forensisch-psychiatrischer Dienst, an dem neben dem Leiter (Dr. Vossen) ein ständiger Oberarzt und drei Assistenzärzte, davon zwei im Wechsel, arbeiten. – Unterricht: Vorlesungen für Mediziner und Juristen sowie Fortbildung für Richter, Kriminologen, Sozial- und Polizeidienste sowie Krankenpflegeberufe. – Forschung: Grundsatzprobleme der Tätigkeit des psychiatrisch-psychologischen Sachverständigen.

Diskussion

Aus diesen Ergebnissen der Umfrage ist zu entnehmen, daß die Darstellung der Probleme der forensischen Psychiatrie an den Universitäten in unterschiedlichem Maße gewährleistet ist, häufig abhängig von persönlichen Interessen oder Neigungen der Mitarbeiter an den jeweiligen Kliniken. Die dringend erforderliche Fortbildung sowohl der Psychiater wie der Juristen kann offenbar nur unzureichend wahrgenommen werden. Dies erscheint um so wichtiger, als in nahezu allen Antworten betont wurde, daß die genannten Unterrichtsangebote sowohl für Mediziner wie auch für Juristen keine Pflichtveranstaltungen darstellen. Somit erfahren Juristen über forensisch-psychiatrische Fragen im Rahmen ihres Studiums nichts, wenn sie kein besonderes Interesse für diese Probleme haben. Gleiches gilt für die Studenten der Medizin, wobei ein gewisses Basiswissen in rechtlichen und Begutachtungsfragen für alle Ärzte wünschenswert wäre, ganz abgesehen von der erforderlichen Verbesserung im Rahmen der Weiterbildung in der Psychiatrie.

Die geäußerten Meinungen für eine mögliche zukünftige Institutionalisierung der forensischen Psychiatrie als Teilgebiet der Psychiatrie lassen sich dahingehend zusammenfassen, daß ganz entschieden der Standpunkt vertreten wurde, an den Universitäten keine selbständigen Institute oder Abteilungen zu errichten. Vielmehr solle die forensische Psychiatrie auch in ihrer Institutionalisierung eng im Rahmen der psychiatrischen Klinik verbleiben und in diese integriert sein. Für eine solche Lösung spricht, auch nach unserer eigenen Meinung, die Tatsache, daß der forensisch tätige Psychiater stets den Kontakt zum psychisch Kranken braucht, um psychische Störungen und Krankheiten ohne den Hintergrund der Delinquenz zu erleben und erfahren zu können. Daneben sollte er u. E. über eigene psychotherapeutische Erfahrungen verfügen und nicht ausschließlich gutachterlich tätig sein. Zur Intensivierung der Forschung, u. a. der dringend erforderlichen empirischen Forschung, scheint es uns allerdings nötig, der forensischen Psychiatrie im Rahmen der psychiatrischen Klinik eine gewisse Eigenständigkeit zu ermöglichen. Die jeweilige Organisationsform dürfte sehr von den örtlichen Verhältnissen abhängen, so daß sich generelle Vorschläge hierfür kaum geben lassen. Eine solche „Einheit" für forensische Psychiatrie hätte folgende hauptsächliche Aufgaben:
1. Forschung, u. a. empirisch fundierte Grundlagenforschung, um die zahlreichen offenen Fragen und Probleme der forensischen Psychiatrie zukünftig besser bearbeiten zu können.

2. Lehre im Rahmen des studentischen Unterrichts für Mediziner, Psychologen, Juristen und Sozialpädagogen und gleichgewichtig die Fortbildung der in den genannten Berufen bereits praktisch Tätigen.
3. Kontakt zum forensisch-psychiatrischen Bereich des zuständigen psychiatrischen Landeskrankenhauses und zur nächstgelegenen sozialtherapeutischen Anstalt. Gemeinsame Forschungsschwerpunkte könnten etwa das Erfassen längerfristiger Verläufe bei psychisch abnormen Rechtsbrechern, Fragen der stationären Therapie und Therapiekatamnesen sein. Durch diesen Kontakt könnte sich eine für die Gutachter außerordentlich wichtige Rückmeldung ihrer prognostischen Einschätzung der untersuchten Probanden entwickeln, denn die Frage der Prognose gehört nach wie vor zu den dringlichsten und methodologisch am wenigsten gesicherten Feststellungen, die der Sachverständige gleichwohl treffen muß.

Die genannten Bereiche entsprechen der Aufgabenverteilung der forensischen Psychiatrie im internationalen Vergleich, wie von einer Arbeitsgruppe der Weltgesundheitsorganisation im Jahre 1975 dargelegt wurde. Entsprechend unserer Meinung wurde in diesem Gremium betont, daß die forensische Psychiatrie Teil der allgemeinen Psychiatrie bleiben müsse. Der forensisch tätige Psychiater solle sich – als Arzt – in erster Linie der Arzt-Patienten-Beziehung auch in seiner besonderen Situation als Gutachter verpflichtet fühlen. Mit diesem ärztlichen Standpunkt eng verknüpft ist die sich abzeichnende Entwicklung einer „neuen" forensischen Psychiatrie, die mehr behandlungsorientiert sein wird – sei es im Sinne langfristiger therapeutischer Bemühungen, sei es im Sinne von Kriseninterventionen oder gar im Sinne von präventiven Maßnahmen.

Die von der genannten Arbeitsgruppe getroffene Feststellung, daß sich das wissenschaftliche Niveau der Forschung in der forensischen Psychiatrie in einem frühen Stadium der Entwicklung befinde, sollte uns für die Zukunft Stachel und Ansporn zugleich bedeuten.

Literatur

Venzlaff U ([2]1975) Aktuelle Probleme der forensischen Psychiatrie. In: Psychiatrie der Gegenwart, Bd. III, Springer, Berlin Heidelberg New York Tokyo
Witter H Zur allgemeinen Lage der forensischen Psychiatrie. (Unveröffentlichtes Manuskript)